AF880203

Psicoanalisi e Neuroscienze

a cura di
Mauro Mancia

Psicoanalisi e Neuroscienze

A cura di

Mauro Mancia

Springer

A cura di:
Mauro Mancia
Professore Emerito di Neurofisiologia
Università degli Studi di Milano
Analista di Training
della Società Psicoanalitica Italiana

In copertina:
a sinistra Sigmund Freud. Immagine fornita da The Freud Museum, London, con autorizzazione
a destra fig. tratta da "Language aquisition and brain development". K. L. Sakai, Science 310, 4 nov. 2005, p. 817, con autorizzazione

Tradotto e adattato dall'opera:
Psychoanalysis and Neuroscience, M. Mancia ed.
© Springer-Verlag Italia 2006

Traduzione a cura di Mariella Schepisi

ISBN 978-88-470-0658-4

Springer fa parte di Springer Science+Business Media
springer.com
© Springer-Verlag Italia 2007

Quest'opera è protetta dalla legge sul diritto d'autore. Tutti i diritti, in particolare quelli relativi alla traduzione, alla ristampa, all'utilizzo di illustrazioni e tabelle, alla citazione orale, alla trasmissione radiofonica o televisiva, alla registrazione su microfilm o in database, o alla riproduzione in qualsiasi altra forma (stampata o elettronica) rimangono riservati anche nel caso di utilizzo parziale. La riproduzione di quest'opera, anche se parziale, è ammessa solo ed esclusivamente nei limiti stabiliti dalla legge sul diritto d'autore, ed è soggetta all'autorizzazione dell'editore. La violazione delle norme comporta le sanzioni previste dalla legge.

L'utilizzo in questa pubblicazione di denominazioni generiche, nomi commerciali, marchi registrati, ecc. anche se non specificatamente identificati, non implica che tali denominazioni o marchi non siano protetti dalle relative leggi e regolamenti.

Responsabilità legale per i prodotti: l'editore non può garantire l'esattezza delle indicazioni sui dosaggi e l'impiego dei prodotti menzionati nella presente opera. Il lettore dovrà di volta in volta verificarne l'esattezza consultando la bibliografia di pertinenza.

Progetto grafico della copertina: Simona Colombo, Milano
Impaginazione: Graphostudio, Milano
Stampa: Arti Grafiche Nidasio, Assago, Milano

Stampato in Italia
Springer-Verlag Italia S.r.l., Via Decembrio 28, I-20137 Milano

Prefazione

Questa raccolta di scritti esprime un tentativo di integrare due complesse e diverse discipline come la Psicoanalisi e le Neuroscienze. Il grande sviluppo della ricerca neuroscientifica sia neurofisiologica che neuropsicologica ha creato un interessante ponte con la psicoanalisi, offrendo una base morfofunzionale a funzioni specifiche della mente su cui sono fondate le teorie psicoanalitiche. Le funzioni qui discusse dal punto di vista interdisciplinare sono le seguenti: emozioni, memoria, inconscio, percezione, attenzione, veglia, sonno, sogno, empatia, condivisione di affetti, intenzionalità, simulazione incorporata, aspetti dello sviluppo della mente infantile.

Il contenuto del libro è diviso in quattro sezioni. Nella prima sono presentati i contributi più recenti relativi alla memoria, nella doppia funzione esplicita ed implicita, e alla sua relazione con l'inconscio. Nella stessa sezione è discusso il rapporto della memoria con le emozioni e con le funzioni cognitive della mente. Una particolare attenzione è dedicata all'emisfero destro, emisfero considerato il "cervello emotivo" per eccellenza. I contributi relativi alle capacità predittive del cervello e alla plasticità cerebrale in rapporto a determinate esperienze completano la prima sezione del libro.

La seconda sezione è dedicata alle osservazioni neuropsicologiche con bioimmagini sulla capacità della mente umana di condividere situazioni affettive ed emozionali. Qui la funzione dei neuroni-specchio viene discussa relativamente alla empatia, intenzionalità e simulazione incorporata.

La terza sezione riguarda il sogno come oggetto di dialogo della psicoanalisi con le neuroscienze e il cognitivismo. I contributi della neurologia, neurofisiologia, psicologia sperimentale e neuropsicologia sono discussi in relazione a strutture e circuiti (dopaminergici) cerebrali in grado di organizzare le funzioni oniriche della mente. Alla Psicoanalisi viene attribuito il compito centrale di dare un significato al sogno collegandolo alle esperienze affettive ed emozionali più precoci dell'individuo e considerandolo lo strumento indispensabile per il lavoro ricostruttivo della storia inconscia dell'individuo.

La quarta sezione riguarda la vita prenatale e immediatamente postnatale. Il comportamento fetale è studiato con metodi ecografici a partire dalla decima settimana di gestazione fino al completamento della stessa. Dopo la nascita, gli studi neurofisiologici portano un contributo significativo alla organizzazione mentale precoce del bambino.

In conclusione, il libro ha lo scopo di dare un'ampia visione dei vari campi di interazione in cui le neuroscienze possono offrire le basi neurofunzionali a teorie psicoanalitiche e alla stessa clinica.

Desidero esprimere la mia gratitudine alla Dott.ssa Donatella Rizza per la sua disponibilità e per il suo sostegno nella raccolta dei vari lavori e nella organizzazione del libro, alla Dott.ssa Mariella Schepisi per la traduzione di molti capitoli e alla Sig.ra Laura Matteini per l'aiuto nella revisione del testo e nella stesura della bibliografia.

Milano, 21 febbraio 2007 *Mauro Mancia*

Indice

Elenco degli autori

AGLIOTI SALVATORE MARIA
Dipartimento di Psicologia
Università "La Sapienza"
Roma

ANDERSON MICHAEL C.
Department of Psychology
University of Oregon
Eugene, Oregon, USA

ARMONY JORGE
Douglas Hospital Research Centre
Verdun, Canada

AVENANTI ALESSIO
Dipartimento di Psicologia
Università degli Studi di Bologna
Centro Studi e Ricerche in Neuroscienze Cognitive
Cesena

BASSETTI CLAUDIO L.
Department of Neurology
University Hospital
Bern, Switzerland

BISCHOF MATTHIAS
Department of Neurology
University Hospital
Bern, Switzerland

Cappelli Luigi
Dipartimento di Psicologia Clinica
Università degli Studi "Carlo Bo", Urbino
Membro ordinario della Società Psicoanalitica Italiana

Gainotti Guido
Servizio di Neurologia del Policlinico Gemelli
Università Cattolica del Sacro Cuore
Roma

Gallese Vittorio
Dipartimento di Neuroscienze
Università degli Studi
Parma

Koukkou Martha
The Institute for Brain-Mind Research
University Hospital of Psychiatry
Zurich, Switzerland

Lehmann Dietrich
The Institute for Brain-Mind Research
University Hospital of Psychiatry
Zurich, Switzerland

Lehtonen Johannes
Department of Psychiatry
University of Kuopio
Kuopio, Finland

Leuzinger-Bohleber Marianne
Sigmund Freud Institut
Universität Kassel
Frankfurt, Germany

Mauro Mancia
Professore Emerito di Neurofisiologia
Università degli Studi di Milano
Analista Didatta della Società Psicoanalitica Italiana

Osaka Naoyuki
Department of Psychology
Graduate School of Letters
Kyoto University

Pally Regina
UCLA Department of Psychiatry
New Center for Psychoanalysis and
Private Practice of Psychiatry and
Psychoanalysis
Los Angeles, USA

Pfeifer Rolf
Institut für Informatik
Universität Zürich
Zürich, Switzerland

Piontelli Alessandra
Dipartimento di Medicina Materno/Fetale
Università degli Studi
Milano

Pugh Gilbert
Psychotherapist
Hackney, London, UK

Sergerie Karine
Douglas Hospital Research Centre
Verdun, Canada

Valko Philipp
Department of Neurology
University Hospital
Bern, Switzerland

Introduzione: come le Neuroscienze possono contribuire alla Psicoanalisi

MAURO MANCIA

Premessa

Confronto, non incorporazione. Integrazione, reciproco apporto alla conoscenza delle funzioni della mente; reciproco rispetto dei limiti metodologici ed epistemologici di ciascuna disciplina: questa la norma che regola il mio pensiero interdisciplinare e che mette a confronto per un reciproco arricchimento le Neuroscienze e la Psicoanalisi.

Parlare di psicoanalisi ai neuroscienziati non è più facile che parlare di neuroscienze agli psicoanalisti. L'intero secolo appena concluso ha assistito ad una sordità e a volte a volgari polemiche tra i cultori delle due discipline, contrassegnate spesso da ignoranza o scarsa conoscenza della psicoanalisi teorica e clinica da parte dei neuroscienziati e disinteresse oltre che ignoranza degli psicoanalisti rispetto alle ricerche e agli sviluppi delle neuroscienze. Ma il grande avanzamento delle scienze neurologiche, neurofisiologiche, neuropsicologiche, psicologiche sperimentali, e la formazione di una nuova generazione di psicoanalisti più aperti dei loro predecessori ad accettare il confronto con altre discipline, o comunque sollecitati ad aprirsi ad altre avventure del pensiero e ad altri incontri interdisciplinari, o persino preoccupati della "crisi" in cui la psicoanalisi ha finito per entrare girando intorno agli stessi concetti, hanno facilitato l'incontro e il superamento delle reciproche diffidenze. È stata così possibile la formazione di una base comune su cui costruire un linguaggio che possa promuovere la ricerca sulle funzioni della mente, particolarmente cara alla psicoanalisi ma cui si sono avvicinate anche le neuroscienze.

In questi ultimi anni si è sviluppato un forte interesse per un dialogo tra Neurobiologia e Psicoanalisi; ne è testimone il gruppo di neuropsicoanalisti che hanno contribuito allo studio dell'attività mentale conscia e inconscia in pazienti con lesioni neurologiche focali, osservati con il metodo analitico [1, 2]. Altri lavori su questo tema sono usciti recentemente [3] e l'European Psychoanalitical Federation mi ha incaricato di organizzare gruppi *ad hoc* in occasione delle sue riunioni annuali.

È iniziato così a strutturarsi un pensiero condiviso teso non tanto a dimostrare che Freud aveva ragione o torto o che le teorie psicoanalitiche sono o meno compatibili con la definizione di scienza, quanto a portare dati sperimentali capaci di ampliare concetti psicoanalitici di base e dare loro una consistenza anatomo-funzionale nel tentativo, già presente nel pensiero di Freud, di poter un giorno spiegare la mente con le sue emozioni, affetti, passioni e pensieri in termini scientifici il più possibile vicini a quelli usati dalla chimica, fisica e biologia. Nel presupposto che la mente non può essere spiegata a prescindere da un monismo ontologico anche se le modalità del suo studio sono diverse sul piano epistemologico e del metodo. Consapevoli che la psicoanalisi è tutta fondata sulla intersoggettività mentre le neuroscienze si basano su un rapporto del soggetto con l'oggetto del suo interesse. E consapevoli anche che diverse sono le logiche che sottendono queste ricerche, una *logica della spiegazione* è alla base delle neuroscienze mentre una *logica della comprensione* caratterizza la pratica della psicoanalisi.

I campi di un possibile interesse e integrazione tra le diverse discipline neuroscientifiche e la psicoanalisi sono molti e ogni area di ricerca ha permesso un significativo arricchimento reciproco:

- lo studio delle emozioni e del loro ruolo nello sviluppo della mente infantile, nell'organizzazione delle diverse forme di memoria e nel comportamento umano;
- le ricerche sui diversi sistemi della memoria, sui suoi correlati neuroscientifici e sul loro rapporto con le caratteristiche e le funzioni dell'inconscio;
- le scoperte relative al sonno (REM e non-REM) e ai suoi rapporti con il sogno;
- lo studio del feto con ecografie ad alto potere risolutivo, relativo al suo comportamento e allo sviluppo del sistema nervoso centrale;
- le osservazioni sulle prime comunicazioni del neonato con la madre e l'ambiente in cui cresce come possono essere dedotti dall'*infant observation*;

- le ricerche sullo sviluppo del linguaggio a partire dalla ricezione della voce materna in epoca prenatale, fino alla organizzazione neurologica precoce dei centri sensoriali, motori, grammaticali e semantici del linguaggio;
- la maturazione neurobiologica e lo sviluppo mentale in relazione alle funzioni della coscienza e dell'inconscio;
- lo studio dell'empatia e della condivisione di stati emozionali e affettivi, in rapporto alle esperienze di dolore fisico;
- l'analisi della complessa questione dei neuroni-specchio che aprono prospettive importanti ed estremamente affascinanti su come il cervello è in grado di produrre "engrammi" o "configurazioni" neuronali in risposta al proprio movimento o alla osservazione di soggetti che compiono gli stessi movimenti e in rapporto alla intenzionalità, imitazione, simulazione incorporata e condivisione di stati affettivi e relazionali normali e patologici.

È di queste diverse prospettive scientifiche che si parlerà in questo libro con lo scopo di mettere a confronto dati oggettivi che derivano dalla ricerca neuroscientifica con i dati soggettivi dell'esperienza psicoanalitica da cui possono scaturire idee e ipotesi capaci di dare un senso più profondo al lavoro psicoanalitico e ad un tempo offrire possibili interpretazioni delle stesse osservazioni neuroscientifiche. Queste ultime, avendo il privilegio della oggettività e riproducibilità, possono offrire alla psicoanalisi delle basi anatomo-funzionali in grado di dare sostanza alle sue ipotesi derivanti dall'incontro intersoggettivo tra due persone nella stanza dell'analisi.

Lo scopo di questa raccolta è quello di promuovere un pensiero teorico-clinico che allontani la psicoanalisi progressivamente dalla metapsicologia per avvicinarla sempre più ad una vera e propria Psicologia che sia aperta alla sperimentazione e alla osservazione scientifica. Una psicologia che permetta un collegamento tra funzioni neurofisiologiche e funzioni mentali quali basi per una teoria integrata della mente. Questo lavoro interdisciplinare ha anche lo scopo di creare un linguaggio comune che permetta un'intesa sul significato dei termini e concetti usati, uno scambio di ipotesi e di idee, che possa arricchire sia la psicoanalisi che le neuroscienze. Perché queste ultime, come tutte le scienze, non possono prescindere dalla mente cosciente e inconscia di colui che sperimenta, osserva e interpreta. E lo studio di queste funzioni della mente è il compito principale della psicoanalisi.

Emozioni e memoria

Vorrei ora sinteticamente accennare ai contributi più recenti relativi a funzioni mentali che le neuroscienze hanno affrontato con metodi sperimentali e che saranno in gran parte oggetto di discussione in questo volume. Iniziando con il problema delle emozioni, per le implicazioni che esse hanno per la psicologia generale (in particolare per l'organizzazione della memoria) e per la teoria e pratica della psicoanalisi.

Dopo Darwin, che nel 1872 con *L'espressione delle emozioni nell'uomo e negli animali* [4] metteva le basi per un discorso scientifico sulle emozioni, pochi scienziati si sono occupati di questo tema centrale alla psicologia e alle scienze umane e sociali. Questo relativo disinteresse dei neuroscienziati per le emozioni è durato per molti anni ed è stato interrotto dal lavoro di LeDoux [5] che, cento anni circa dopo Darwin, con il suo *Cervello emotivo* ha espresso le idee di base su come le emozioni si producono nel cervello e si esprimono, su come il cervello percepisce gli stimoli emotivamente eccitanti e risponde loro, su come l'individuo apprende e memorizza emozioni e su come i sentimenti coscienti dell'uomo emergono dall'inconscio.

Tra i contributi più originali di LeDoux, utili per la psicoanalisi, ricordo qui quello relativo all'influenza delle emozioni sui processi della memorizzazione. Questo autore riprende i dati sperimentali sull'animale e sull'uomo che hanno permesso la scoperta di un doppio sistema della memoria: l'*implicita* e l'*esplicita* [6, 7], la prima mediata da varie strutture controllate dall'amigdala, la seconda mediata dal lobo temporale dove l'ippocampo gioca il ruolo principale. La memoria esplicita viene definita come cosciente mentre la implicita è non consapevole e inconscia. Regista dell'esplicita è l'ippocampo, in quanto collegato alla corteccia associativa tramite la corteccia definita come transizionale (peririnale, entorinale, paraippocampale) cui arrivano le informazioni dalla corteccia sensoriale (visiva, acustica, somatica, gustativa, olfattiva). L'ippocampo organizza degli "engrammi" o "configurazioni neurali" con cui seleziona e codifica le informazioni che lo raggiungono per depositarle attraverso i nuclei talamici nelle cortecce associative diffusamente nel cervello. Questa operazione giustifica le più antiche osservazioni di Lashley [8] che permettono di considerare la funzione della memoria come *olistica*, appartenente cioè diffusamente al mantello neocorticale.

La memoria implicita è quella più direttamente emozionale. Essa è gestita dall'amigdala e dalle aree a questa collegate che sono l'ipotalamo, il tronco encefalico, i nuclei della base, il cervelletto e le aree corticali associative. L'amigdala è collegata a doppia via con l'ippocampo [9] influenzando così anche la memoria esplicita o dichiarativa. Il sistema della memoria implicita entra in gioco nelle emozioni condizionate come ad esempio la paura, che sappiamo coinvolgere anche il cervelletto [10]. La memoria implicita è invocata da LeDoux anche per spiegare l'amnesia infantile. Egli riprende il lavoro di Jacobs & Nadel [11] nell'affermare che traumi precoci, anche senza essere ricordati, possono avere un'influenza duratura nello sviluppo della vita mentale, e che l'amigdala matura prima dell'ippocampo. In questa affermazione egli anticipa il lavoro di Siegel [12] che sottolinea la diversa maturazione nel tempo delle due strutture chiave dei sistemi della memoria, favorendo l'ipotesi che la memoria implicita maturi prima della esplicita. Questo dato ha un'enorme importanza nello sviluppo della mente infantile e nel processo che conduce alla organizzazione dell'inconscio, come spiegherò in seguito.

Le modalità con cui uno stimolo o esperienza emotiva può essere memorizzato sono molteplici. Attraverso una via nervosa lo stimolo emotivo può raggiungere l'amigdala e direttamente coinvolgere strutture prosencefaliche e corticali per una archiviazione. Ma lo stesso stimolo, via amigdala, ipotalamo laterale, tronco encefalico e sistema nervoso autonomo, può produrre liberazione di adrenalina che può facilitare, attraverso il locus coeruleus, la secrezione di noradrenalina. Quest'ultima ritorna all'amigdala stessa e all'ippocampo attivandoli. La co-attivazione delle due strutture chiave della memoria a seguito di uno stimolo emotivo può facilitare l'apprendimento e la sua memorizzazione. Tale processo può partecipare anche alla sua rievocazione nell'ambito del sistema della memoria esplicita.

È importante per la psicologia e la psicoanalisi il tema, trattato da LeDoux, dell'effetto di traumi e stress sui due sistemi della memoria, dal momento che gli effetti traumatici sull'amigdala sono diversi da quelli sull'ippocampo. Osservazioni recenti hanno di fatto approfondito questo aspetto e confermato il ruolo di traumi precoci nel funzionamento della memoria [13]. Traumi di varia natura possono far riemergere nel mammifero risposte condizionate alla paura apparentemente estinte. Questo dato sperimentale è di interesse anche psicoanalitico in quanto ci autorizza a pensare che determinate esperienze traumatiche e stressanti di un tempo passato possono riemergere nel transfert in quanto depositate nella memoria implicita e apparentemente estinte (cioè non ricordabili). Ma l'apparente estinzione non cancella le esperienze che anzi, depositate in questa memoria arcaica, continuano a condizionare la vita emotiva e cognitiva del soggetto per tutta la vita. LeDoux [5] propone una spiegazione neurofisiologica per la resistenza all'estinzione di una paura condizionata depositata nella memoria implicita. Egli ipotizza che l'organizzazione neuronale dell'amigdala possa essere tale da creare una rete condizionata che attraverso una particolare "plasticità" dei neuroni crei le condizioni per resistere alla estinzione. Ciò comporta che le esperienze emozionali siano impresse in maniera indelebile nel sistema implicito e non siano pertanto cancellabili. Tuttavia la loro espressione può essere "plasticamente" regolabile e trasformabile dal cervello attraverso un'azione di controllo corticale sull'amigdala stessa. L'amigdala, infatti, invia molte proiezioni alle aree corticali (specie visive) e perciò stimoli emotivi possono passare direttamente dall'amigdala alla corteccia associativa (è probabile che sia l'emisfero destro ad essere interessato maggiormente da queste proiezioni) (Gainotti, Cap. 2, questo volume). Ma anche quest'ultima, sebbene in minor misura, manda fibre all'amigdala realizzando con questa un complesso circuito a feed-back [14]. È questo che permette alla corteccia di esercitare un'azione regolativa sull'amigdala. Questo dato può fare da supporto all'ipotesi che il pensiero elaborato nel corso dell'analisi, e che presumiamo abbia una sua collocazione funzionale nella neocorteccia, possa esercitare una modulazione e un controllo sulle emozioni attraverso la sua azione sull'amigdala.

Dopo LeDoux molti neuroscienziati hanno studiato le emozioni con tecniche più sofisticate e hanno potuto osservare "in vivo" quali aree del cervello si infiammino quando stimoli emotivi le raggiungono e come essi possano essere elaborati. Tra questi Damasio [15] che vede l'emozione come un processo capace di promuovere un evento a valanga: la secrezione di sostanze che a loro volta creano un evento che produce la scarica di altre sostanze che si diffondono a varie regioni cerebrali. Pertanto, gli stimoli emotivi producono cambiamenti del profilo chimico del corpo, che a loro volta modificano strutture e funzioni cerebrali che organizzano "configurazioni neurali" che diventano responsabili del vissuto emozionale. Per cui l'emozione è vista come un mutamento transitorio dello stato dell'organismo, un insieme concreto di "configurazioni" neurali organizzate da mappe di strutture relazionali. Tali organizzazioni si strutturano molto precocemente, influenzano lo sviluppo della mente infantile ed hanno la possibilità di condizionare il comportamento e il pensiero umano nel corso dell'intera vita.

In un lavoro successivo, Damasio [16] fa l'ipotesi che le emozioni precedano i sentimenti in quanto esse sono comparse prima nel corso dell'evoluzione. Questo autore ipotizza che i processi mentali siano fondati su mappe del corpo presenti nel cervello sotto forma di "configurazioni neurali" nelle quali sono rappresentate le risposte agli eventi che causano emozioni e sentimenti. L'autore distingue le emozioni primarie o *fondamentali* che comprendono la paura, la rabbia, la felicità, la tristezza, e quelle *sociali* che riguardano la vergogna, il senso di colpa, la gelosia, l'invidia, ecc. Queste ultime, in particolare, sembrano prodotte da configurazioni neurali che regolano il comportamento e che sono innate. Lo stimolo adeguato attiva le aree corticali associative somato-sensoriali, che a loro volta coinvolgono l'amigdala attraverso l'attivazione del prosencefalo basale, ipotalamo e tronco encefalico. Pertanto le aree associative somato-sensitive possono essere considerate la "centralina" o area che contiene mappe del corpo e costituisce un organo di smistamento delle emozioni e sentimenti che coinvolgono successivamente le parti anteriori del cingolo e dell'insula. Le aree somato-sensitive che realizzano il più alto livello di rappresentazione dello stato del corpo sono quelle dell'emisfero destro. Questo dato si collega al ruolo dell'emisfero destro nel processo delle emozioni e della memoria emotiva (Gainotti, Cap. 5, questo volume e [17]), come vedremo in seguito

Il cervello è dotato di sistemi capaci di creare rappresentazioni che simulano ciò che altri individui sentono attraverso determinate espressioni facciali, capaci di veicolare affetti ed emozioni. Per questi autori [18], la corteccia somatosensoriale gioca un ruolo fondamentale nelle rappresentazioni capaci di riconoscere le emozioni facciali. La corteccia somatosensoriale di destra, in particolare, insieme all'amigdala e alla corteccia visiva dello stesso emisfero, appare importante nel recuperare informazioni relazionali che provengono dall'osservazione dei volti. Lo studio con immagini funzionali [19] ha inoltre dimostrato che l'imitazione di un'altra persona attraverso l'esperienza visiva produce attivazione dell'opercolo frontale di sinistra e della corteccia parietale di destra. Tali dati sperimentali sull'uomo suggeriscono che l'*espressione facciale di emozioni* coinvolga regioni dell'emisfero destro che servono a rappresentazioni visive e somato-sensoriali di emozioni associate all'espressione del viso. Casi offerti dalla neuropatologia dimostrano che la lesione della corteccia somatosensoriale di destra può produrre anosognosia e un disturbo della conoscenza del proprio stato corporeo, spesso accompagnato da un appiattimento delle emozioni. La corteccia somatosensoriale di destra insieme all'amigdala funzionano così come due componenti indispensabili di un sistema neurologico che permette di recuperare la conoscenza delle emozioni espresse dal viso.

Di estremo interesse per il discorso sulle emozioni precoci è il contributo di Jaak Panksepp [20] che ha portato evidenze a favore dell'ipotesi che le esperienze emozionali precoci possano condizionare profondamente lo sviluppo del cervello e della personalità del bambino in quanto producono un cambiamento della sua economia mentale. Questa trasformazione costituisce la base di quello che Edelman [21] chiama "darwinismo neurale". Si sa oggi che emozioni "positive" precoci promuovono aspetti più ottimisti e più sani della personalità, mentre esperienze emozionali "negative" possono essere la causa di stati fortemente ansiosi e depressivi del soggetto anche da adulto. Tali influenze possono esercitarsi a livello cerebrale, promuovendo fattori di crescita o la secrezione di varie molecole, tra cui il glutammato, in risposta a stimoli ambientali. Questi possono avere una grande importanza nel modulare la "plasticità" del sistema nervoso centrale. Tali risposte possono dare ragione del fatto che neonati e bambini vivono più intensamente degli adulti le proprie emozioni e sono in grado di attivare processi autoregolatori delle stesse. Lo stesso senso primario del Sé che si organizza fin dalla nascita appartiene più alla sfera emozionale che a quella cognitiva. Traumi precoci, come abbandoni, violenze fisiche e psicologiche, abusi e stress di varia origine, possono creare le condizioni per una tendenza, che dura l'intera vita, alla tristezza, depressione, rabbia e risentimento. Un contenimento del neonato da parte della madre e il contatto fisico pelle-a-pelle con lei veicolano affetti ed emozioni capaci di promuovere fattori di crescita, liberazione di oxitocina e altre sostanze che riducono lo stress infantile. Importante a questo riguardo la produzione del *corticotrophic releasing factor* (CRF) che è stato dimostrato sperimentalmente nei mammiferi essere il fattore che più risente dello stress emotivo prodotto dalla separazione del neonato dalla madre.

È ormai accertato che le influenze precoci dell'ambiente possono agire sulla plasticità neuronale [22]. Il tronco encefalico umano è pienamente funzionante alla nascita. Esso risponde a funzioni motorie e vegetative vitali. Il sistema limbico (ipotalamo, amigdala, setto, cingolo e ippocampo) controlla la fame e la sete ed è responsabile dell'esperienza e dell'espressione di emozioni che includono piacere, rabbia, paura, gioia e desiderio del contatto sociale emozionale. Le esperienze ambientali precoci possono influenzare l'organizzazione di queste specifiche reti neurali interferendo quindi con la loro abilità di selezionare e controllare il comportamento. Pertanto le influenze sociali, emozionali e ambientali precoci esercitano effetti organizzanti significativi sul cervello e sugli aspetti intellettuali, sociali ed emozionali dello sviluppo.

L'interesse di queste osservazioni per la psicologia e la psicoanalisi appare subito evidente se si pensa che il neonato con il suo sistema limbico che provvede alla organizzazione di ogni aspetto del comportamento sociale ed emozionale richiede una considerevole quantità di stimoli sociali e fisici, incluso il contatto materno, sensoriale ed emozionale per svilupparsi. È così pervasivo questo "bisogno limbico" di stimolazione emozionale, che il neonato, durante la maggior parte del primo anno di vita, è alla ricerca di un contatto sociale e sorride alla vicinanza di chiunque, persino di uno sconosciuto. Nel sistema limbico l'amigdala appare come l'organo guida dei processi alla base del comportamento affettivo ed emozionale nei mammiferi e in particolare nell'uomo. Essa riceve input sensoriali multimodali e proietta a tutti i livelli del sistema nervoso centrale facilitando il consolidamento delle memorie emozionali. I suoi neuroni mostrano attività theta durante l'arousal emozionale e vari tipi di oscillazione durante il sonno caratterizzato da onde sincrone [23]. Questi autori ipotizzano che gli eventi sincronizzanti dell'amigdala possano promuovere la plasticità sinaptica del cervello facilitando l'interazione tra le aree non-corticali che partecipano al deposito delle informazioni e la corteccia del lobo temporale mediale più direttamente coinvolta nella memoria esplicita o dichiarativa. Tuttavia, poiché l'amigdala gestisce il circuito che sottende il sistema della memoria implicita ed ha un ruolo nel condizionare le memorie emozionali, è probabile che essa partecipi alla organizzazione, codificazione e deposito delle esperienze precoci che saranno archiviate in questa forma di memoria.

Sappiamo che le emozioni influenzano fortemente le funzioni della memoria. In situazioni emotive l'amigdala modula sia la codifica che l'archiviazione della memoria ippocampo-dipendente, cioè esplicita [9]. Tale azione è affidata anche ad ormoni dello stress che attivano recettori adrenergici nella amigdala baso-laterale che a sua volta modula gli effetti di questi ormoni sul consolidamento ippocampale. Studi con neuroimmagini hanno suggerito che l'amigdala di destra e quella di sinistra possono essere coinvolte in maniera differenziale nel processo della memoria per stimoli emozionali in rapporto al sesso del soggetto. L'amigdala di *sinistra* sembra correlata con l'organizzazione della memoria nella donna, mentre l'amigdala di *destra* è più attiva nella organizzazione della memoria nell'uomo. Esiste anche uno specifico coinvolgimento dell'amigdala di sinistra e di destra nella memorizzazione di esperienze rispettivamente verbali e visive. Queste indagini con neuroimmagini suggeriscono anche che la relazione tra l'amigdala e l'ippocampo può essere bi-direzionale in relazione alla codifica di eventi essenzialmente emotivi [9].

Un particolare contributo al ruolo dell'amigdala nel consolidare la memoria a lungo termine viene dal lavoro di McGaugh [24] per il quale la regione baso-laterale dell'amigdala ha un ruolo cruciale nel processo di memorizzazione delle esperienze emozionali. Ci sono evidenze che ormoni prodotti da stress e altri sistemi neuromodulatori convergono nel regolare l'attività dei recettori noradrenergici all'interno del nucleo baso-laterale dell'amigdala. Tale nucleo modula il consolidamento mnemonico attraverso le sue proiezioni ad altre strutture importanti della memoria esplicita come l'ippocampo, il nucleo caudato, il nucleo basale e la corteccia cerebrale. Accanto agli aspetti emozionali della memoria esplicita, come si può intuire dalla sua capacità di attivare i neuroni ippocampali, l'amigdala partecipa al consolidamento della memoria implicita in quanto memoria emozionale, come è suggerito ad esempio dal suo ruolo nel consolidamento della paura condizionata. Questi dati costituiscono una base funzionale per l'influenza reciproca tra memoria implicita ed esplicita, modulazione di estrema importanza nello sviluppo della mente infantile e nei processi di apprendimento precoce.

Oltre a queste osservazioni [9] è stata sottolineata l'importanza della interazione tra amigdala e ippocampo ai fini di una regolazione limbica sottocorticale del processo di memorizzazione e dell'effetto di traumi e stress precoci sulla struttura e sulla funzione dell'ippocampo. Lo stress aumenta il livello di corticosteroidi che causa atrofia dei dendriti delle cellule piramidali CA3, inibisce la neurogenesi nel giro dentato e impedisce l'apprendimento e la memorizzazione nella memoria esplicita ippocampo-dipendente [9, 25]. Queste osservazioni appaiono di estremo interesse per la psicologia dello sviluppo. Lo stress da deprivazione e separazione dei piccoli mammiferi neonati dalla madre per 3 ore ogni giorno diminuiva la produzione di nuovi granuli nell'adulto attraverso un meccanismo corticosteroidi-dipendente [13]. Tali traumi precoci nell'infanzia impedivano parallelamente in modo permanente l'apprendimento e la memoria ippocampo-dipendente e aumentavano la disponibilità alla deprivazione inibendo la neurogenesi adulta dell'ippocampo. Queste osservazioni presentano un particolare interesse per la psicologia dello sviluppo e per la psicoanalisi, che fa risalire molti aspetti della patologia mentale a distorsioni e traumi che hanno interessato il neonato in epoca precoce del suo sviluppo.

I numerosi contributi fin qui discussi relativi al ruolo delle emozioni nel processo di apprendimento e memorizzazione attraverso la loro azione sull'amigdala e sull'ippocampo, strutture chiave nella funzione della memoria rispettivamente implicita ed esplicita, trovano nelle più recenti osservazioni e riflessioni riportate in questo volume un loro completamento e integrazione.

Sergerie e Armony (Cap. 4, questo volume) sottolineano come l'essenza dell'emozione risieda nel suo effetto negativo sul pensiero. Citando il lavoro di altri autori [26] essi riportano il ruolo dei neuroni amigdaloidei nel rispondere selettivamente ai visi e nel modulare processi attenzionali attraverso le loro proiezioni dirette alle aree corticali o indirettamente tramite l'effetto sul sistema colinergico del "forebrain" e noradrenergico del locus coeruleus [27]. La corteccia orbito-frontale viene considerata da questi autori (Cap. 4, questo volume) come parte di un sistema di collegamento o interfaccia che unisce il sistema che segnala una minaccia (l'amigdala) con il sistema attenzionale (la corteccia fronto-parietale). Un segnale di pericolo attiva così un sistema attenzionale attraverso l'amigdala con la corteccia orbito-frontale in funzione di interfaccia. L'amigdala è parte essenziale del sistema che incrementa la memoria emotiva. Poiché tale incremento è assente in situazioni sperimentali per lesione dell'amigdala di *sinistra*, ma non per quella di destra, è evidente il ruolo della prima nel rinforzare la dimensione emozionale della memoria dichiarativa sia a seguito di stimoli verbali (narrazioni) che non verbali (immagini di quadri).

Alcuni autori [24, 28] pensano che l'amigdala influenzi il deposito delle memorie emozionali in varie regioni cerebrali coinvolte nella memoria episodica. È stato proposto che questo nucleo limbico moduli la memoria emozionale, la codifichi e la consolidi attraverso la sua influenza su altre strutture come l'ippocampo, lo striato e la corteccia cerebrale [29]. L'amigdala non parteciperebbe al ricordo di esperienze emozionali. Questo sarebbe il compito del solo ippocampo. Tale ipotesi è interessante per la definizione dei compiti dei due sistemi della memoria: la esplicita e la implicita. Sulla base di questi dati è probabile che l'amigdala codifichi e consolidi la memoria emozionale implicita che non permette il ricordo. La sua partecipazione al recupero di materiale emozionale è stata ipotizzata da alcuni autori [30] mentre altri [31] riportano risposte specifiche dell'amigdala alla vista di quadri che richiamavano delle emozioni. Sergerie e Armony (Cap. 4, questo volume) sottolineano le incertezze che tuttora esistono sul ruolo dell'amigdala nel recupero di esperienze memorizzate. È probabile che essa sia coinvolta nel recupero di emozioni depositate nella memoria esplicita in virtù della sua relazione con l'ippocampo, mentre partecipi alla archiviazione di emozioni nella memoria implicita solo nella loro codifica e consolidamento, senza il loro ricordo, che questa forma di memoria comunque non permette.

Memoria e inconscio

Le emozioni possono essere viste come facenti parte di un processo adattativo in relazione al sistema cognitivo e alle funzioni emisferiche asimmetriche. È l'emisfero destro che sembra deputato a organizzare il livello più basso delle emozioni e ad integrarlo con il loro livello più elevato. Varie recenti osservazioni suggeriscono inoltre che l'emisfero destro è coinvolto nelle varie forme di memorie emozionali non consapevoli: quelle prodotte da condizionamento emotivo e quelle rappresentate dalle varie dimensioni della memoria implicita. Questa funzione riveste un particolare interesse per la psicoanalisi in quanto collega la memoria emotiva all'inconscio e conferisce all'emisfero destro un ruolo estremamente importante nell'organizzazione di quest'ultima funzione della mente (Gainotti, Cap. 5, questo volume).

La scoperta del doppio sistema della memoria [7, 32-34]: *esplicita o dichiarativa*, cosciente, verbalizzabile e ricordabile, essenziale per la nostra identità e per la nostra autobiografia, ed *implicita*, non cosciente, non verbalizzabile e non ricordabile, apre prospettive enormi alla teoria e clinica psicoanalitica ed estende il concetto di inconscio. In particolare la implicita è la sola memoria che si sviluppa precocemente, è presente ed attiva già nelle ultime settimane di gestazione ed è l'unica memoria di cui dispone il neonato nei suoi primi due anni di vita. La sua dimensione *procedurale* ed *emotivo-affettiva* permette al bambino di archiviare in essa le sue prime esperienze collegate alla voce e al linguaggio materno e all'ambiente in cui cresce. Inoltre lo stesso rapporto che la madre ha con il corpo del neonato, il suo parlargli, guardarlo e toccarlo, in sintesi la sua *rêverie* veicola affetti ed emozioni che saranno archiviate nella sua memoria implicita.

Se ora seguiamo il percorso del pensiero dello stesso Freud [35] per il quale ogni evento depositato nella memoria è parte strutturante l'inconscio dell'individuo, possiamo prospettare un collegamento tra la memoria implicita e la funzione inconscia della mente allo "stato nascente". Tale inconscio precoce non può essere frutto di una rimozione in quanto le strutture della memoria esplicita indispensabili per la rimozione (in particolare l'ippocampo) non sono mature prima dei due anni di vita [12]. Pertanto le esperienze presimboliche e preverbali che sono depositate nella memoria implicita non sono perdute anche se non sono ricordabili. Esse costituiscono la struttura portante di un *inconscio precoce non rimosso* che condizionerà la vita affettiva, emozionale e cognitiva dell'individuo anche da adulto e per il corso della sua intera vita [36, 37].

È possibile qui collegare questa nuova dimensione delle funzioni inconsce della mente con la clinica. Essa ci permette di approfondire e affinare il nostro modo di stare con il paziente così da poter ricuperare tale inconscio non rimosso, anche senza il ricordo, attraverso una particolare attenzione alla "dimensione musicale" del transfert, così come appare nelle sue comunicazioni infraverbali (Mancia, Cap. 3, questo volume, e [36]). Questa dimensione transferale collega come un metaforico ponte le emozioni vissute nel corso della seduta con quelle precoci dell'infanzia ed è in grado di comunicare quegli affetti che non possono essere comunicati dalla sola narrazione. Una specifica attenzione alle possibilità ricostruttive offerte dal sogno permetterà all'analista di recuperare, attraverso le potenzialità simbolopoietiche di quest'ultimo, le esperienze presimboliche così da poterle verbalizzare e rendere pensabili. Gli studi neuroscientifici relativi alla memoria offrono così all'analista teorico e pratico degli strumenti preziosi per raggiungere le aree più nascoste e arcaiche della personalità del paziente, aree inconsce dimenticate ma operative in lui, che potranno riaffiorare nella relazione analitica, costruire l'essenza di una estesa *Nachträglichkeit* freudiana e permettere la storicizzazione del suo inconscio, a partire da quello non rimosso.

È interessante proprio per l'importanza che la memoria riveste nelle funzioni inconsce della mente, riferirsi qui ai contributi di quegli autori (Leuzinger-Bohleber e Pfeifer, Cap. 2, questo volume) che considerano la memoria (esplicita) non come una struttura statica da archivio, ma come una funzione dinamica, interattiva, sottoposta ad una continua "ricategorizzazione" incorporata secondo il modello proposto da Edelman [21] per la coscienza. L'ipotesi che qui propongo, sulla base delle esperienze neuroscientifiche e dei processi trasformativi più complessi che avvengono nell'incontro analitico, è che anche la memoria implicita, sollecitata dal transfert, possa essere sottoposta ad interazioni dinamiche con la memoria esplicita e che vada incontro a "ricategorizzazioni" nel corso del processo. Tali processi possono costituire la base di trasformazioni che fanno seguito ad *insight* e prese di coscienza ottenuti con il lavoro costruttivo e ricostruttivo nel transfert e con la interpretazione dei sogni. Altrettanto interessante mi sembra pensare che anche le "ansie senza causa apparente, persecutorie e depressive" descritte in questo volume (Cappelli, Cap. 6) e che affliggono tanti nostri pazienti possano trovare una spiegazione nelle esperienze traumatiche inconsce precoci preverbali, mai rappresentate, mai conosciute e mai pensate, depositate nella loro memoria implicita e pertanto parti attive del loro inconscio non rimosso.

Empatia, simulazione e condivisione di affetti

Un argomento di estrema attualità e di grande interesse per la psicoanalisi riguarda quello emerso dalle esperienze neurofisiologiche e neuropsicologiche con neuroimmagini relative alla empatia, simulazione incorporata, imitazione, intenzionalità, condivisione di stati affettivi ed emozionali. L'empatia, in particolare, è stata oggetto di numerosi studi in questi ultimi anni sia sul piano sperimentale che clinico. Un'ampia analisi storica e un approfondimento clinico sono stati fatti da Bolognini [38] che ne ha descritto le caratteristiche specifiche nell'ambito della relazione analitica distinguendola dalla condivisione di affetti, dalla fusionalità e da altre modalità relazionali inconsce. Sul piano clinico, questo autore ha portato esempi in cui l'empatia, o un difetto di essa, aveva conseguenze nel processo analitico. Non emerge con chiarezza da questo scritto il rapporto che l'empatia ha con la identificazione proiettiva. Questo aspetto ha una sua importanza anche ai fini dell'interpretazione di dati sperimentali sull'uomo che riguardano la condivisione di stati affettivi e la simulazione incorporata di cui si sono occupati molti autori in questi ultimi anni. In particolare, è stato osservato, sperimentando sull'uomo, che le stesse aree affettive del dolore (aree anteriori del cingolo e dell'insula) si attivano sia nel soggetto sottoposto a stimoli fisici dolorifici, che ad osservatori che hanno un legame affettivo con il soggetto. La sofferenza del soggetto era comunicata all'osservatore solo attraverso uno specchio, quindi per via extraverbale con le espressioni del viso e del corpo [39]. L'attivazione delle stesse strutture affettive del dolore si osservava anche quando il soggetto era sottoposto a stimoli verbali che mimavano un'esperienza affettiva dolorosa [40] (Osaka, Cap. 10, questo volume). Questi dati sperimentali suggeriscono che l'affetto doloroso è mediato da una interazione funzionale tra la parte anteriore della corteccia del cingolo e la corteccia prefrontale. Una ricerca più recente con la tecnica delle neuroimmagini (Avenanti e Aglioti, Cap. 9, questo volume) ha dimostrato un'attività neurale indotta nell'osservatore dalla visione o dalla immaginazione di un dolore sofferto da un altro individuo. L'attivazione delle strutture nervose del dolore (aree sensoriali specifiche, cingolo anteriore e insula) si sovrappongono ampiamente. Questo effetto, che coinvolge sia la struttura affettivo-emozionale che quella discriminativa del dolore dell'osservatore e dell'osservato, è stato descritto come una forma di *empatia*. Il concetto di empatia è stato così messo in rapporto a quello di "simulazione incorporata" che permette di "replicare" nella mente del soggetto lo stato mentale dell'individuo osservato. Tale stato implica che le condizioni motorie ed emozionali di un individuo possano attivare delle "rappresentazioni o configurazioni neurali" corrispondenti nel sistema nervoso di un altro individuo che lo osserva. Il confronto-simulazione con il dolore dell'altro permette di avere una comprensione empatica esperienziale del dolore dell'altro.

La scoperta dei neuroni-specchio [41] (Gallese, Cap. 11, questo volume) porta un contributo importante alla processualità di sistemi neurali relativi ad azioni sensomotorie e ad emozioni proprie e a quelle osservate negli altri. È stato così dimostrato che esiste una possibilità di raggiungere una "sintonizzazione intenzionale" con altri individui in virtù di una "simulazione incorporata". Tale processo permette un *insight* esperienziale della mente dell'altro con cui si è in relazione. I neuroni-specchio sono il correlato neurale di questo complesso meccanismo che permette il sentimento dell'empatia [42] e una "modalità condivisa di intersoggettività". Essi possono rappresentare anche i meccanismi neurofisiologici dell'imitazione descritti primariamente in ambito psicoanalitico [43].

La ricchezza dei dati provenienti dagli esperimenti sui neuroni-specchio delle cortecce frontali e parietali della scimmia permette l'ipotesi che questo sistema "configurazionale sensomotorio primario" possa essere innato, risponda a stimoli specifici e costituisca una funzione neurologica indispensabile alla sopravvivenza dell'individuo e della specie.

Di grande interesse, a questo riguardo, l'osservazione recente [44] eseguita con la tecnica del fMRI che i bambini che soffrono di una sindrome autistica mostrano l'assenza di attività dei neuroni-specchio nel giro frontale anteriore (*pars opercularis*). Di fatto l'attività in quest'area era correlata inversamente alla severità dei sintomi autistici suggerendo l'ipotesi che una disfunzione del sistema dei neuroni-specchio sia responsabile dei deficit relazionali osservati nella sindrome autistica. Sorge qui un problema di non facile soluzione: è il sistema dei neuroni-specchio deficitario fin dalla nascita per ragioni genetiche ad essere responsabile della sindrome autistica, oppure è un disturbo traumatico ambientale legato soprattutto al fallimento della relazione primaria ad impedire quell'espressione genica indispensabile perché il sistema dei neuroni-specchio possa funzionare in epoca precoce e nello sviluppo mentale del bambino?

Questi risultati possono comunque costituire degli importanti correlati neurofisiologici di processi mentali particolarmente interessanti per la teoria e pratica psicoanalitica. Chi ha esperienza analitica sa che la relazione tra due individui che esprimono emozioni di varia natura (anche dolorose) può comportare il passaggio dall'uno all'altro di emozioni ed affetti i più diversi. Tale modalità che assolve a molte funzioni (comunicative, difensive, offensive, ecc. [45]) è stata descritta dalla Klein nel 1946 [46] e definita come *identificazione proiettiva*. Essa consiste nel fatto che parti del Sé cariche di affetti ed emozioni possono essere inconsciamente scisse e proiettate nell'altro che con le caratteristiche di queste parti viene identificato. Le numerose esperienze sopra descritte che riguardano la condivisione di stati affettivi o la stessa empatia, o quelle che gli autori chiamano "simulazione incorporata", possono essere viste come l'espressione fisiologica di stati mentali che hanno profonde analogie con la identificazione proiettiva sopra descritta.

Sogno

Il sogno, in questi ultimi anni, è stato oggetto di interessi interdisciplinari e si è posto come oggetto di dialogo tra le neuroscienze e la psicoanalisi (Mancia, Cap. 12, questo volume, e [47]). Come è noto, il sogno ha interessato la psicoanalisi prima di qualsiasi altra disciplina scientifica [48] ed ha coinvolto oniromanti, teologi, poeti, medici, artisti e filosofi di tutti i tempi [47]. È con la scoperta del sonno REM che le porte del sogno si sono aperte alle neuroscienze. I contributi della neurofisiologia sono stati tesi soprattutto a riconoscere i meccanismi del sonno e le strutture coinvolte, le sue fasi, le caratteristiche neurofisiologiche che le qualificano. È stata la psicofisiologia ad interessarsi agli stati mentali che compaiono nelle diverse fasi del sonno. Queste ricerche hanno proposto un modello dicotomico del sonno (REM e non-REM) che attribuiva al solo sonno REM le caratteristiche di "cornice biologica" all'interno della quale il sogno poteva formarsi (Mancia, Cap. 12, questo volume). Su questa base, alcuni autori [49] hanno negato ogni significato psicologico al sogno relegandolo alla sfera del biologico. Tuttavia altre ricerche psicofisiologiche [50, 51] hanno dimostrato che un'attività mentale di tipo onirico con allucinazioni, emozioni e autorappresentazioni può presentarsi in ogni fase del sonno dall'addormentamento al risveglio. Sulla base di questi risultati, è stata avanzata l'ipotesi [50] che nel sonno si attivi un *unico generatore* del sogno relativamente indipendente dalle sue fasi. Tuttavia, poiché il sogno in fase REM presenta anche caratteristiche qualitative diverse dal sogno in fase non-REM [52], è stato ipotizzato un *doppio generatore* del sogno corrispondente alle due grandi fasi del sonno (REM e non-REM).

La ricerca più recente con neuroimmagini [53, 54] ha suggerito una dissociazione tra sogno e stati del sonno e ha indicato nel circuito dopaminergico l'organizzatore del sogno, che coinvolge pertanto varie strutture e circuiti cerebrali, in particolare la regione parietale di destra e sinistra, aree frontoventrali, la regione occipito-temporale e aree limbiche. L'attivazione del circuito dopaminergico avverrebbe per azione delle aree frontoventrali che presiedono al processo motivazionale. Tuttavia, anche lesioni di fibre afferenti alla corteccia parieto-occipitale (in particolare dell'emisfero destro) producono una scomparsa dei sogni, mentre l'architettura del sonno resta del tutto normale [55] (Bassetti e Coll., Cap. 14, questo volume). Queste osservazioni lasciano pensare che l'abolizione del sogno per lesioni centrali che interrompono il circuito dopaminergico sia da ascrivere ad una sindrome da disconnessione [56] (Mancia, Cap. 12, questo volume).

È del tutto evidente che i diversi approcci neuroscientifici al sogno non ci dicono nulla sul suo significato, né sul suo ruolo nella economia della mente. È la psicoanalisi la sola disciplina ad interessarsi al sogno come rivelatore dell'inconscio, come funzione della mente in grado di trasformare simbolicamente esperienze presimboliche e di creare immagini che colmano il vuoto della non rappresentazione di un inconscio precoce non rimosso. Oltre, naturalmente, a riportare alla luce, attraverso il ricordo, esperienze rimosse nella infanzia (dopo i due anni) e nel corso della vita depositate nella memoria esplicita (Mancia, Cap. 12, questo volume).

Il sogno ha quindi anche la funzione, originariamente descritta da Freud, di riportare alla luce materiale rimosso, operazione che potremo definire di *de-rimozione*. A questo riguardo mi sembra di estremo interesse l'esperienza di rimozione volontaria [57] che, studiata con neuroimmagini, permette di osservare una attivazione delle aree frontali dorsolaterali ed una deattivazione dell'ippocampo bilateralmente. Poiché questo fenomeno è esattamente l'opposto di quanto avviene nel sogno (in fase REM) in cui si osserva una attivazione dell'ippocampo e una deattivazione della corteccia frontale dorsolaterale [53], l'esperienza di rimozione volontaria confermerebbe a livello neurofisiologico la funzione de-rimotiva del sogno.

I dati neuroscientifici sull'attività onirica del cervello offrono un contributo al pensiero psicoanalitico contemporaneo e in particolare alla riflessione sull'idea che ci sia un *continuum* tra le fantasie (inconsce) della veglia e le fantasie (oniriche) del sogno. Questa idea, che dobbiamo a Bion [58] e a Meltzer [59], è affascinante e sottolinea il ruolo insostituibile delle fantasie inconsce nella vita mentale della veglia e del sogno. Esistono tuttavia delle differenze neurofisiologiche processuali tra questi due stati della mente che la ricerca neuroscientifica sta ora mettendo in evidenza. Ad esempio, l'elaborazione delle informazioni che il cervello compie dipende dal suo stato funzionale, inteso in senso globale, in quel momento specifico. È quest'ultimo che controlla le strategie processuali che condizionano i contenuti cognitivo-emozionali della memoria, le procedure di immagazzinamento e ciò che il soggetto può ricordare o dimenticare con il sogno (Lehmann e Koukkou, Cap. 8, questo volume).

Recentemente è stato inoltre dimostrato che gli stimoli dati ad un'area corticale del cervello umano subiscono un destino diverso nel loro processo diffusivo interemisferico e intracorticale a seconda che il soggetto dorma in sonno sincrono o sia sveglio [60]. Esiste una stretta relazione tra questi diversi stati funzionali della corteccia cerebrale e il diverso stato di coscienza che caratterizza la veglia e il sonno. In veglia l'attivazione di una limitata area corticale si diffonde tra aree corticali dello stesso emisfero e dell'emisfero opposto, mentre nel sonno (in cui si elabora il sogno) questa diffusione è inibita e lo stimolo resta confinato all'area stimolata. Ciò dimostra una *diversa processualità funzionale del mantello neocorticale* e sottolinea la differenza dei due stati di coscienza e presumibilmente del contenuto dei processi emozionali e cognitivi che caratterizzano gli stati della mente nelle condizioni di sonno (sogni) rispetto alla veglia (fantasia inconscia).

Coscienza e inconscio

Un discorso interdisciplinare tra psicoanalisi e neuroscienze non può non interessare la coscienza e i suoi diversi livelli funzionali. Freud si è occupato di coscienza in rapporto all'inconscio nel 1922 in *L'Io e l'Es* [61]. L'incipit di questo lavoro è: "La distinzione dello psichico in ciò che è cosciente e ciò che è inconscio è il presupposto fondamentale della psicoanalisi [...] La psicoanalisi non può far coesistere l'essenza dello psichico nella coscienza ed è invece indotta a considerare la coscienza come una delle qualità della psiche" (p. 476). Tra inconscio e coscienza esiste comunque per Freud un'area intermedia, un limbo psichico che egli chiama *preconscio*. Quest'ultimo corrisponde a un materiale psichico latente ma molto vicino alla coscienza: "Riserviamo invece – precisa Freud – a ciò che è rimosso e dinamicamente inconscio la denominazione di inconscio" (p. 478).

Tuttavia Freud, nonostante sottolinei l'importanza dell'inconscio rispetto alla coscienza, nel senso che è quest'ultima ad essere condizionata dall'inconscio, afferma che "tutto il nostro sapere è invariabilmente legato alla coscienza. Anche l'*inc.* possiamo imparare a conoscerlo solo rendendolo cosciente [...] la coscienza costituisce la superficie dell'apparato psichico [...] Sono C [coscienti] tutte le percezioni: quelle che ci giungono dall'esterno (le percezioni sensoriali) e quelle che provengono dall'interno e che chiamiamo sensazioni e sentimenti" (p. 482).

Già nel 1912, in *Nota sull'inconscio in psicoanalisi* [35], Freud aveva usato, per indicare la coscienza, il sistema percezione-coscienza (P-C) per sottolineare il fatto che noi siamo coscienti soltanto di quelle rappresentazioni di cui abbiamo percezione: "Chiameremo allora 'conscia' - egli scrive - soltanto la rappresentazione che è presente nella nostra coscienza e di cui abbiamo percezione, attribuendo questo solo significato al termine 'conscio'; invece le rappresentazioni latenti, se abbiamo motivo di supporre che continuino a esistere nella vita psichica - com'era nel caso della memoria - dovranno essere designate come 'inconsce'" (pp. 575-576). Questo passaggio di Freud mi sembra di particolare interesse in quanto collega - direi identifica - l'inconscio con la memoria di rappresentazioni latenti.

Freud dedica molta attenzione in *L'Io e l'Es* [61] alle funzioni dell'Io considerato il rappresentante della coscienza, senza dimenticare tuttavia che esso è, in parte, anche inconscio. Il linguaggio assume (come rappresentazione di parole) la funzione in grado di portare alla coscienza le rappresentazioni (di cose) inconsce, ma resta comunque il fatto che l'Io si comporta in modo essenzialmente passivo e viene "vissuto" da forze ignote e incontrollabili. L'Io è al servizio dell'Es: "Un individuo è dunque per noi un Es psichico, ignoto e inconscio, sul quale poggia nello strato superiore l'Io, sviluppatosi dal sistema P [percezione] come da un nucleo" (pp. 486-487). L'Io appare così a Freud come un'istanza a struttura complessa con processi psichici legati alla coscienza ed altri invece inconsci (che si comportano alla maniera del rimosso).

Questa doppia natura dell'Io pone gli studiosi dell'età evolutiva nella condizione di vedere la ontogenesi della mente umana come caratterizzata da una formazione della coscienza che decorre parallelamente alla organizzazione dell'inconscio. All'inizio della vita, infatti, lo sviluppo della mente infantile si articola su tre poli: il *desiderio* del bambino legato alle sue preconcezioni e motivazioni che lo spingono a relazionarsi con l'oggetto materno; l'*equipaggiamento interno* del bambino di natura genetica che è in grado di condizionare l'incontro del bambino con la madre e l'ambiente in cui cresce; e, infine, l'*ambiente* dove la madre ha un ruolo centrale con la sua *rêverie* nel veicolare, attraverso la voce, il linguaggio, il modo di trattare il corpo e la sua sensorialità, affetti ed emozioni al neonato.

Nei primi periodi della vita, il bambino inizia precocemente a crearsi delle rappresentazioni che nascono dalle sue esperienze sensoriali e dalle sue abilità trasformative legate alla *transmodalità percettiva* [62]. In virtù di queste capacità da cui nasceranno precocemente le sue funzioni relazionali riflessive [63], il bambino è in grado di crearsi delle rappresentazioni che costituiranno la base delle imitazioni sensomotorie [64]. Successivamente iniziano i primi processi di identificazione di tipo proiettivo e introiettivo che permetteranno al bambino di arricchire e trasformare le prime rappresentazioni e di sviluppare le proprie capacità simboliche di organizzazione del pensiero. Questo percorso è parallelo a quello descritto dalla Klein, che vede il neonato passare da una *posizione schizo-paranoide* ad una *posizione depressiva*, e comporta un processo trasformativo che dalle prime rappresentazioni affettive raggiunge processi di significazione: plastica, iconica e di vario tipo (nell'area transizionale del gioco), fino allo sviluppo del linguaggio. Questo processo trasformativo può essere dominato da traumi ed emozioni, fantasie e difese che possono influenzarlo e distorcerlo profondamente. Tale processo costituisce comunque le fondamenta della coscienza e della identità del bambino. Ma, ad un tempo, le emozioni e gli affetti, le fantasie e difese che l'accompagnano, depositati nella memoria implicita, verranno a costituire gli elementi fondanti il suo *inconscio precoce non rimosso*. Il bambino, infatti, in questo periodo della vita non può rimuovere esperienze dolorose e traumatiche né le difese ad esse collegate in quanto le strutture necessarie per la memoria esplicita (ippocampo), indispensabili per la rimozione, non sono ancora mature. Egli usa piuttosto modalità inconsce caratterizzate da negazione e da scissione e identificazione proiettiva di parti del Sé cariche di angoscia. Sarà compito della madre di bonificarle e rimandarle al neonato per una introiezione.

L'ontogenesi della coscienza dunque si accompagna ad un processo parallelo di organizzazione dell'inconscio. La coscienza diventa allora una funzione complessa ma non autonoma. Essa sarà condizionata da fantasie, difese ed emozioni inconsce che influenzeranno i processi di simbolizzazione e tutto il processo trasformativo che dai sistemi delle rappresentazioni affettive raggiungerà i sistemi di significazione fino al linguaggio. Le esperienze qui descritte possono influenzare le primarie relazioni del bambino e facilitare quello che Money-Kyrle [65] chiama "fraintendimento primario". Il risultato di tale fraintendimento sarà la distorsione delle rappresentazioni affettive inconsce che a loro volta potranno influenzare quelle attività percettive e cognitive che costituiscono gli elementi strutturali della coscienza.

È evidente dunque che la coscienza, per la psicoanalisi, è legata al mondo delle rappresentazioni. Una sorta di organo di senso delle qualità psichiche, legato al linguaggio, una funzione che consente al soggetto di porsi in relazione con la propria realtà inconscia [66].

* * *

Diverso è l'approccio neuroscientifico alla coscienza. Non potendosi interessare all'inconscio in quanto privo, fin ad oggi, di un referente anatomo-funzionale specifico, le neuroscienze si sono interessate alle basi neurofisiologiche della coscienza. Esse hanno individuato due forme di coscienza: la *coscienza di base* (o *coscienza primaria*, secondo Edelman) e la *coscienza differenziata* (o *coscienza di ordine superiore*, secondo Edelman).

La coscienza, nella sua dimensione di base, equivale alla vigilanza e fonda le sue radici nel cervello più arcaico e cioè nei sistemi che operano nel tronco encefalico, in particolare nel *sistema reticolare ascendente* [67, 68] che controlla il mantello neocorticale attraverso il talamo aspecifico mediale e intralaminare. Su questa base è interessante l'ipotesi di Alfred Fessard [69] che lo stato di coscienza sia dovuto ad una integrazione esperienziale (*experienced integration*) che avviene all'interno della formazione reticolare del tronco encefalico. Essa infatti è organizzata a rete, integra le varie afferenze sensoriali e organizza un circuito a feed-back che tende ad aggiustare la sua attività ad un livello operativo ottimale da cui dipendono i diversi stati di coscienza, dalla veglia più attenta al sonno; è sensibile a sostanze e ormoni circolanti, controlla in senso ascendente il sistema talamocorticale. I neuroni di questo sistema sono in grado di rispondere a varie afferenze modificando la propria attività, passando da un ritmo continuo a un ritmo oscillante come equivalente elettrofisiologico delle variazioni dello stato di coscienza [68, 70].

La corteccia cerebrale e la sua attività modulare resta il luogo del massimo livello di integrazione. Essa è condizionata dalle influenze sottocorticali di origine reticolare e talamica che possono *desincronizzarla* (come equivalente elettrofisiologico della veglia) o *sincronizzarla* (come equivalente elettrofisiologico del restringimento del campo di coscienza fino al sonno).

La *coscienza differenziata o di ordine superiore* ha caratteristiche diverse e proprietà specifiche come la capacità di analizzare, sintetizzare, richiamare alla mente esperienze ed integrarle nella struttura dell'Io attraverso un sistema coordinato di spazio-tempo. È a Jasper [71] che va dato il merito di aver definito le quattro caratteristiche fondamentali della coscienza relative a) alla propria identità, b) alla propria unicità, c) alla propria attività, d) all'essere in antitesi con il mondo esterno e con l'altro. Molteplici sono le definizioni di coscienza: un complesso di processi psichici che permettono al soggetto di essere consapevole di sé e del suo ambiente, della propria vita psicologica e della propria possibilità di integrare il presente con il passato, di utilizzare le percezioni esterne e interne, o di essere capace di intenzionalità [72].

Il problema che le neuroscienze si sono poste è: come può l'essere umano diventare consapevole dello spazio-tempo in cui vive, del proprio corpo e della propria identità? Come può stabilire un rapporto tra sé e il mondo?

Vari sono i processi psicofisiologici essenziali per l'organizzazione della coscienza. La *percezione* è la pietra miliare di tale organizzazione, ma anche l'attenzione, la memoria, l'ideazione, la critica, il giudizio, la volontà, le emozioni, il pensiero sono aspetti fondamentali della coscienza necessari ad essa per integrare le esperienze con il mondo sensoriale. L'uomo è capace di autocoscienza quando è in grado di attribuire un senso alla sua esperienza vissuta dove percezione, immaginazione e realtà possono integrarsi [73].

Numerosi neuroscienziati si sono occupati in questi anni di dare una spiegazione neurofisiologica alla coscienza a partire da Popper & Eccles [74] che hanno proposto una *teoria dualista interazionista* in cui le aree corticali associative dell'emisfero dominante (sinistro) diventano le aree di interfaccia e interazione fra mente e cervello. Tuttavia, l'integrazione più interessante di questi ultimi anni tra neuroscienze e psicoanalisi relativamente alla coscienza viene dai contributi di altri autori. Edelman [75] afferma che la coscienza di sé è legata all'attività della corteccia cerebrale dove si ha l'elaborazione delle informazioni che provengono dall'esterno e dall'interno del corpo, la loro selezione e il trasferimento ad altre aree corticali. La sua *teoria della selezione dei gruppi neuronici* si basa sulla possibilità che gruppi di neuroni corticali hanno di selezionare schemi di risposte a determinati stimoli, schemi che possono costituire delle *mappe cerebrali*. Queste ultime interagiscono reciprocamente attraverso un processo di "rientro" che permette alle diverse aree cerebrali di coordinare la loro attività per dare luogo a nuove e sempre più complesse funzioni (come la memoria, la simbolizzazione e lo stesso pensiero). Il cervello, in virtù di questa organizzazione a mappe, può compiere delle categorizzazioni percettive. La teoria della selezione dei gruppi neuronali spiega anche la capacità del bambino di organizzare un'area simbolica precedente a quella sintattica e quindi come elemento centrale della organizzazione della coscienza di ordine superiore.

Per Daniel Dennett [76], il cervello è capace di ri-progettare se stesso creando la base dell'apprendimento e della memoria. Le funzioni della coscienza si legano così alla plasticità del cervello che ha permesso lo sviluppo del linguaggio dall'*homo habilis* a noi [77]. È dall'*homo habilis*, infatti, che è iniziata la complessa organizzazione di un software che ha influenzato l'hardware del cervello fino al punto di trasferire queste modificazioni nel genoma (questa è l'essenza di quello che Dennett chiama "effetto Baldwin").

Damasio [78] pensa che la mente sia un insieme di *rappresentazioni o configurazioni neurali* che diventano immagini e che possono essere manipolate e diventare forme di una coscienza superiore. Il tutto avviene per integrazione di processi che coinvolgono le aree associative e le aree sensoriali di ordine inferiore in maniera tale che le percezioni che le raggiungono possono essere organizzate in concetti e categorizzate. La categorizzazione dell'esperienza nelle cortecce prefrontali sarebbe responsabile di rappresentazioni: la coscienza fa parte delle funzioni della mente, frutto di esperienze elaborate e selezionate, memorizzate e storicizzate nel nostro cervello.

Più recentemente, il sistema talamo-reticolare è stato considerato come il responsabile, in virtù del suo controllo sui moduli corticali, delle proprietà essenziali dell'esperienza cosciente [79]. Per questi autori, perché la coscienza emerga è necessario che diversi gruppi di neuroni del sistema talamo-corticale siano coinvolti in circuiti "rientranti" che vengono nel tempo differenziandosi l'uno dall'altra. Il fenomeno del "rientro" è il meccanismo specifico che assicura l'integrazione dell'informazione a livello del sistema talamo-corticale. Questi gruppi neuronali vanno incontro a varie selezioni nello sviluppo, in virtù dell'esperienza che, attraverso vari "rientri", crea nel tempo nuove sinapsi e partecipa alla plasticità neuronale.

Una proprietà fondamentale dell'esperienza cosciente si fonda sulla capacità che il cervello con le sue componenti ha di affrontare la differenziazione e la molteplicità pur conservando la propria unicità e la propria coerenza. Ad Edelmann & Tononi [79] va dato il merito di aver proposto un'ipotesi che può affrontrare, anche se non risolvere, l'annosa questione di come un'esperienza oggettiva, com'è il caso delle osservazioni in campo neuroscientifico, possa spiegare l'esperienza soggettiva che è alla base della relazione psicoanalitica. Si tratta del problema dei *qualia*, intesi come qualità specifiche dell'esperienza soggettiva. In quanto esperienze soggettive, i *qualia* non possono non interessare la psicoanalisi. Alle neuroscienze interessano poiché i *qualia*, come altre esperienze, possono trovare una loro spiegazione nell'attività di gruppi neuronali che, attraverso i processi di "rientro", possono costituire un nucleo di elevata complessità quale base per l'esperienza soggettiva. La discriminazione dell'attività neuronale, ad esempio, anche nel neonato o addirittura nel cervello fetale, può venire dal sistema propriocettivo, cinestesico e autonomo. Tali funzioni riguardano in particolare il cervello più antico e cioè il tronco cerebrale (in particolare il ponte) dove i neuroni colinergici maturano molto precocemente rispetto ad altri sistemi [80]. I *qualia* che emergono da queste attività neuronali del tronco e riferibili a questa precoce discriminazione, potrebbero - secondo questi autori - essere fondanti il Sé più primitivo.

Esiste a questo punto una convergenza di estremo interesse tra questa ipotesi neuroscientifica e quella che emerge dagli studi della vita prenatale. In particolare, è stata recentemente osservata con tecniche ecografiche la presenza alternata sotto forma di *cluster* di movimenti generali e parziali del feto e di suoi movimenti respiratori già a partire dalla tredicesima settimana di gestazione (Piontelli, Cap. 15, questo volume). La presenza di altri elementi comportamentali ha permesso a questo autore di avanzare l'ipotesi che i neuroni pontini che si sviluppano precocemente nel tronco encefalico coordinino con un meccanismo di alternanza, dovuta all'intervento di interneuroni inibitori, l'attività motoria e respiratoria e diano origine all'inizio del sonno attivo [81]. È evidente l'interesse per i *qualia* che possono emergere da queste attività neuronali e quindi costituire la base per una organizzazione protomentale del feto che può iniziare durante il sonno attivo. Lo stesso discorso può valere per l'interazione precoce madre/bambino [37, 62, 82] dove le esperienze sensoriali e affettive che coinvolgono queste strutture del tronco quale fondamento dei *qualia* possono costituire le radici primarie di uno stato di coscienza e ad un tempo di un inconscio non rimosso.

Vita prenatale e neonatale

Infine, vorrei fare qualche riflessione che proviene dalla ricerca sulle origini dell'attività mentale umana a partire dal feto e nei primi periodi della vita.

Un interesse vivo per la vita psichica fetale è presente da molti anni nella comunità psicoanalitica internazionale [83]. Un particolare interesse è stato dedicato alle diverse componenti fisiologiche del feto: attività sensomotoria, comportamento generale, funzioni integrative, in particolare relative ai vari stati di sonno e di veglia [81]. Di particolare interesse è l'attenzione dedicata al comportamento precoce del feto, dalla 10° alla 20° settimana di gestazione (Piontelli, Cap. 15, questo volume). Sono state osservate funzioni precoci: movimenti generalizzati, movimenti respiratori, clonie e singhiozzi, ed altri movimenti e comportamenti. È stato visto come gruppi di movimenti (generalizzati e respiratori) sono organizzati in *clusters alternati*. Dato che le strutture neuronali del ponte sono le più precoci ad organizzarsi [12, 80], è possibile avanzare l'ipotesi che esse presiedano a funzioni ascendenti e discendenti di tipo motorio e sinaptogenico. L'alternanza dei *clusters* offre una evidenza interessante a favore della maturazione di alcuni circuiti interneuronali inibitori nel tronco encefalico che agirebbero come interruttori che regolano la organizzazione motoria e respiratoria. La precoce attività pontina pone poi un problema importante anche per la psicoanalisi, nel senso che essa può rappresentare la base di un inizio precoce del sonno attivo del feto analoga (per alcuni aspetti) al sonno REM del cervello maturo [84].

Alla nascita e con l'inizio delle relazioni primarie, il neonato presenta una precoce e intensa capacità di apprendimento basata soprattutto sulle emozioni e sugli affetti che scaturiscono da queste relazioni. Già durante la gestazione, il feto percepisce alcuni ritmi biologici materni come il ritmo cardiaco e il respiratorio. Inoltre egli sente la *voce materna* nella sua intonazione che gli veicola stati affettivi ed emozionali specifici [85]. Queste esperienze possono essere memorizzate [86]. Su questa base il feto inizia il suo primo rapporto con la madre che si svilupperà alla nascita con il progressivo sviluppo del linguaggio. La voce materna è in grado di influenzare la frequenza cardiaca e il tasso di suzione del neonato [87]. La sensibilità al linguaggio della madre e dell'ambiente in cui cresce permette al neonato di apprendere la sua prosodia molto precocemente e a partire dal sesto mese di vita di rappresentarsi le intonazioni sequenziali relative alle vocali e alle consonanti dello stesso linguaggio.

Esperienze recenti [88] hanno dimostrato che la percezione del linguaggio e le stesse conoscenze grammaticali si sviluppano nel neonato entro il suo primo mese di vita. I fattori linguistici che si organizzano più precocemente sono gli uditivo-fonologici e, in seguito, quelli lessico-semantici. I primi sono legati a una processualità che riguarda il giro temporale superiore posteriore (area 22 di Brodman), mentre i secondi interessano le regioni temporo-parietali (giro angolare e sopramarginale, aree 39 e 40 di Brodman) dell'emisfero sinistro. I processi grammaticali e sintattici giocano un ruolo critico nell'integrazione selettiva delle informazioni lessico-semantiche e sono localizzati nel giro frontale inferiore dell'emisfero sinistro, che comprende le aree opercolari e triangolari (aree 44 e 45) e l'area frontale laterale premotoria (aree 6, 8, 9) di sinistra. Queste aree costituiscono quello che è definito come "centro grammaticale" del linguaggio [88]. Esso si attiva per qualsiasi lingua cui il bambino è esposto confermando la natura universale dei processi grammaticali già proposta da Chomsky [89]. È necessario tuttavia qui ricordare che il bambino risponde con un'attività motoria generalizzata al linguaggio dell'adulto (eterosincronico) e alla sua stessa lallazione (autosincronico) [90]. Questo significa che tutte le aree sensomotorie partecipano all'inizio allo sviluppo del linguaggio e che solo successivamente si organizzano i vari centri grammaticali, sintattici e semantici del linguaggio. È questo il momento in cui le funzioni linguistiche si concentrano nei diversi centri dell'emisfero sinistro.

Oltre alla voce e al linguaggio, il contatto visivo è estremamente importante nell'ambito della relazione primaria del bambino con la madre. Già durante il primo anno di vita, il neonato impara rapidamente che lo sguardo degli altri veicola informazioni significative [91]. Tali informazioni sono di natura essenzialmente affettiva e procurano intense emozioni nel neonato. Anche il corpo costituisce un elemento della relazione del bambino con la madre. Il modo con cui la madre lo contiene, lo tocca, lo guarda, gli parla, il livello della sua *rêverie* costituiscono aspetti importanti della relazione in quanto veicolano affetti ed emozioni che il neonato depositerà e conserverà nella sua memoria implicita. Potremmo definire tale deposito, con una metafora presa dalla genetica, il *DNA psicologico* che caratterizzerà la sua personalità per il resto della sua vita.

A queste prime esperienze della vita neonatale ha portato un contributo significativo il gruppo di Lehtonen (Cap. 16, questo volume) che ha approfondito la conoscenza psicofisiologia e neurofisiologica degli eventi che accompagnano l'allattamento e la primaria organizzazione della mente coscia e inconscia del neonato. Nei primi periodi della vita, la interazione del neonato con la madre è basata sul gioco comunicativo che riguarda il corpo. La interazione corporale tra il neonato e la madre raggiunge il suo apice nell'allattamento che produce un intenso scambio nel momento di succhiare al seno e altri contatti pelle-a-pelle che soddisfano i bisogni istintuali vitali del bambino. Su questa interazione si organizza un "Io-corpo" (Body-Ego) che può essere considerato come una primordiale *matrix-like structure*.

Nel neonato, durante l'allattamento, si osserva una variazione nell'ampiezza dell'attività EEG nelle aree corticali posteriori dell'emisfero destro. Questo evento è particolarmente accentuato nel neonato affamato, mentre è assente durante un succhiare pacifico. L'intenso bisogno di cibo insieme allo stimolo sensoriale dell'allattamento può così modificare l'attività corticale del neonato. Tale cambiamento non è più presente a 3 mesi di vita. Ma a 6 mesi compare un'attività theta nell'EEG durante l'allattamento. Tale effetto di rinforzo delle onde theta dimostra che le connessioni tra le strutture sottocorticali e le aree corticali si sono maturate così da creare la base per una "rete neurale organizzata" che permetta la registrazione in corteccia di eventi sensoriali collegati all'allattamento insieme all'attivazione di centri sottocorticali che regolano il comportamento nutritivo del bambino.

È stata vista [92] a 9 mesi un'attività theta non solo quando il neonato è al seno, ma anche quando osserva delle immagini piacevoli: per questo tale attività è stata definita "theta edonico". È così possibile l'ipotesi che il ritmo theta possa funzionare come l'equivalente elettrico di *esperienze affettive precoci* (piacevoli e spiacevoli). È interessante ricordare che attività theta è presente anche durante il sogno in fase REM dell'adulto. L'interesse di queste osservazioni sta nel fatto che l'interazione madre-bambino con le sue componenti neurofisiologiche può essere collegata a quei processi che conducono nei primi anni di vita alla formazione della memoria implicita.

La relazione del neonato con il suo corpo, quale derivato della interazione con la madre, è essenziale alla formazione nello spazio mentale dell'immagine del corpo e delle sue funzioni [93]. L'"Io-corpo" (Body-Ego) è così da considerare come una organizzazione della prima *immagine protomentale del Sé*. Il succhiare al seno è un elemento importante nella organizzazione mentale precoce dell'Io-corpo.

L'interesse psicoanalitico di queste varie e complesse vicende sulla vita prenatale e perinatale scaturisce dal fatto che la mente umana si organizza molto precocemente e che traumi di vario genere che colpiscono il feto possono influenzare lo sviluppo del suo cervello e delle sue funzioni mentali consce e inconsce precoci, condizionando quindi il modo con cui alla nascita il neonato può relazionarsi con la madre e l'ambiente in cui cresce. Tutto ciò ha un'importanza enorme per la teoria e pratica psicoanalitica [94]. Gli affetti e le emozioni che la voce materna ha veicolato al feto e al neonato, così come le attenzioni e le cure date al suo corpo possono ricomparire nel transfert e simbolicamente essere rappresentate nei sogni dei nostri pazienti. Questo valorizza la ricerca sulla vita fetale e neonatale, a cominciare con l'*infant observation* [95-98] fino agli studi sull'attaccamento [99], memoria [100], funzioni riflessive [63] e studi relativi alla formazione del Sé più precoce [62] e alla organizzazione delle funzioni coscienti e inconsce della mente umana.

Bibliografia

1. Kaplan-Solms K, Solms M (2000) Clinical studies in neuro-psychoanalysis. International Universities Press, London
2. Solms M, Turnbull O (2002) The brain and the inner world. Other Press, New York
3. Scalzone F (2005) Notes for a dialogue between psychoanalysis and neuroscience. Int J Psychoanal 86:1405-1423
4. Darwin C (1965) The expression of the emotions in man and animals. University of Chicago Press, Chicago (original publication 1872)
5. LeDoux JE (1996) The emotional brain. Simon and Schuster, New York [trad. it.: Il cervello emotivo. Alle origini delle emozioni, Baldini e Castoldi, Milano 1998]
6. Squire LR (1994) Declarative and nondeclarative memory: multiple brain system supporting learning and memory. In: Schacter DL, Tulvin E (eds) The memory systems. MIT Press, Cambridge MA, pp 203-232
7. Schacter DL (1996) Searching for memory. The brain, the mind, and the past. Basic Books, New York
8. Lashley K (1950) The problem of serial order in behavior. In: Jeffers LA (ed) Cerebral mechanisms in behavior. Wiley, New York
9. Phelps EA (2004) Human emotion and memory: interactions of the amygdala and hippocampal complex. Curr Opin Neurobiol 14:198-202
10. Sacchetti B, Scelfo B et al (2004) Long-term synaptic changes induced in the cerebellar cortex by fear conditioning. Neuron 42:973-982
11. Jacobs WJ, Nadel L (1985) Stress-induced recovery of fears and phobias. Psychol Rev 92: 512-531
12. Siegel SJ (1999) The developing mind: toward a neurobiology of interpersonal experience. Guilford, New York [trad. it.: La mente relazionale. Neurobiologia dell'esperienza interpersonale, Cortina, Milano 2001]
13. Karten YJC, Olariu A, Cameron NA (2005) Stress in early life inhibits neurogenesis in adulthood. Trends Neurosci 28:171-172
14. LeDoux JE (2000) Emotion circuits in the brain. Annu Rev Neurosci 23:155-184
15. Damasio AR (2000) The feeling of what happens: body and emotion in the making of consciousness. Harcourt Brace, New York [trad. it.: Emozione e coscienza. Adelphi, Milano]
16. Damasio AR (2003) Looking for Spinoza. Joy, sorrow, and the feeling brain. Harcourt, New York [trad. it.: Alla ricerca di Espinoza. Emozioni, sentimenti e cervello, Adelphi, Milano]
17. Gainotti G (2001) Components and levels of emotion disrupted in patients with unilateral brain damage. In: Gainotti G (ed) Emotional behavior and its disorders. Boller F, Grafman J (eds) Handbook of neuropsychology, vol 3, 2nd edn. Elsevier, Amsterdam, pp 161-180

18. Adolphs R, Damasio H et al (2000) A role for somatosensory cortices in the visual recognition of emotion as revealed by three-dimensional lesion mapping. J Neurosci 20:2683-2690
19. Iacoboni M, Woods RP et al (1999) Cortical mechanisms of human imitation. Science 286:2526-2528
20. Panksepp J (2001) The long-term psychobiological consequences of infant emotions: prescriptions for the twenty-first century. Neuropsychoanalysis 2:149-178
21. Edelman GM (1987) Neural darwinism: the theory of neuronal group selection. Basic Books, New York
22. Joseph R (1996) Neuropsychiatry, neuropsychology and clinical neuroscience. Williams and Wilkins, Baltimore
23. Paré D, Collins DR, Pelletier G (2002) Amygdala oscillations and the consolidation of emotional memories. Trends Cogn Sci 7:306-314
24. McGaugh JL (2002) Memory consolidation and the amygdala: a systems perspective. Trends Neurosci 9:456-461
25. McEwen BS, Sapolsky RM (1995) Stress and cognitive function. Curr Opin Neurobiol 5:205-216
26. Leonard CM, Rolls ET et al (1985) Neurons in the amygdala of the monkey with responses selective for faces. Behav Brain Res 15:159-176
27. Holland PC, Gallagher M (1999) Amygdala circuitry in attentional and representational processes. Trends Cogn Sci 3:65-73
28. Cahill L, Weinberger N et al (1999) Is the amygdala a locus of "conditioned fear"? Some questions and caveats. Neuron 23:227-228
29. Packard M, Teather L (1998) Amygdala modulation of multiple memory systems: hippocampus and caudate-putamen. Neurobiol Learn Mem 69:163-203
30. Dolan RJ, Lane R et al (2000) Dissociable temporal lobe activations during emotional episodic memory retrieval. Neuroimage 11:203-209
31. Sharot T, Delgado MR, Phelps EA (2004) How emotion enhances the feeling of remembering. Nat Neurosci 7:1376-1380
32. Warrington EK,Weiskrantz L (1974) The effect of prior learning on subsequent retention in amnesic patients. Neuropsychologia 12:419-428
33. Mancia M (2000) Sulle molte dimensioni della memoria: neuroscienze e psicoanalisi a confronto. Psiche 2:181-192
34. Semenza C (2001) Types of memory in psychoanalysis. Congress on "Neuroscientific and Psychoanalytic Perspectives on Memory", New York, 20-22 April 2001
35. Freud S (1912) Nota sull'inconscio in psicoanalisi. OSF 6
36. Mancia M (2003) Dream actors in the theatre of memory: their role in the psychoanalytic process. Int J Psychoanal 84: 945-952
37. Mancia M (2004a) Sentire le parole. Archivi sonori della memoria implicita e musicalità del transfert. Bollati Boringhieri, Torino (Feeling the Words. Neuropsychoanalytic Understanding of Memory and the Unconscious. Hove: Routledge, 2007)
38. Bolognini S (2002) L'empatia psicoanalitica. Bollati Boringhieri, Torino
39. Singer T, Seymour B et al (2004) Empathy for pain involves the affective but not sensory components of pain. Science 303:1157-1164
40. Osaka N, Osaka M et al (2004) A word expressing affective pain activates the anterior cingulate cortex in the human brain: An fMRI study. Behav Brain Res 153: 123 127
41. Rizzolatti G, Craighero L (2004) The mirror neuron system. Ann Rev Neurosci 27:169-192

42. Gallese V (2001) The "shared manifold" hypothesis: from mirror neurons to empathy. J Conscious Stud 8 (5-7):33-50
43. Gaddini E (1969) On imitation. Int J Psychoanal 50:475-484
44. Dapretto M, Davies MS, Pfeifer JH (2005) Understanding emotions in others: mirror neuron dysfunction in children with autism spectrum disorders. Nature Neurosci, online publication 4 December 2005; print publication 2006, 9:28-30
45. Rosenfeld HA (1987) Impasse and interpretation. Tavistock, London New York [trad. it.: Comunicazione e interpretazione. Bollati Boringhieri, Torino, 1989]
46. Klein M (1975) Notes on some schizoid mechanisms. In: Envy and gratitude and other works (1946-1963). Hogarth Press, London, 1946, pp 1-24 [trad. it.: Note su alcuni meccanismi schizoidi. In: Scritti 1921-1958, Boringhieri, Torino, 1978, pp 526-535]
47. Mancia M (2004) Il sogno e la sua storia. Marsilio,Venezia
48. Freud S (1900) L'interpretazione dei sogni. OSF 3
49. Hobson JA, Pace-Schott EF, Stickgold R (2003) Dreaming and the brain: toward a cognitive neuroscience of conscious states. In: Pace-Schott EF, Solms M, Blagrove M, Harnad S (Eds) Sleep and dreaming. Scientific advances and reconsiderations. Cambridge University Press, Cambridge, pp 1-50
50. Bosinelli M, Cicogna P (eds) (1984) Psychology of dreaming. Clueb, Bologna
51. Foulkes D (1985) Dreaming: a cognitive-psychological approach. Erlbaum, Hillsdale NJ
52. Nielsen TA (2003) A review of mentation in REM and NREM sleep: "Covert" REM sleep as a possible reconciliation of two opposing models. In: Pace-Schott EF, Solms M et al (eds) Sleep and dreaming. Scientific advances and reconsiderations. Cambridge University Press, Cambridge, pp 59-74
53. Maquet P, Péters J-M et al (1996) Functional neuroanatomy of human rapid-eye movement sleep and dreaming. Nature 383:163-166
54. Solms M (2003) Dreaming and REM sleep are controlled by different brain mechanisms. In: Pace-Schott EF, Solms M et al (eds) Sleep and dreaming. Scientific advances and reconsiderations. Cambridge University Press, Cambridge, pp 51-58
55. Bischof M, Bassetti CL (2004) Total dream loss: a distinct neuropsychological dysfunction after bilateral PCA stroke. Ann Neurol 56: 583-586
56. Geshwind N (1965) Disconnection syndromes in animals and man. Brain 88:237-274 and 585-644
57. Anderson M, Ochsner KN et al (2004) Neural systems underlying the suppression of unwanted memories. Science 303:232-237
58. Bion WR (1962) Learning from experiences. Heinemann, London [trad. it.: Apprendere dall'esperienza. Armando, Roma, 1972]
59. Meltzer D (1984) Dream-life. A re-examination of the psycho-analytical theory and technique. Clunie Press, Perthshire [trad. it.: La vita onirica. Una revisione della teoria e della tecnica psicoanalitica. Borla, Roma, 1989]
60. Massimini M, Ferrarelli F et al (2005) Breakdown of cortical effective connectivity during sleep. Science 309:2228-2232
61. Freud S (1923) L'Io e l'Es. OSF 9
62. Stern DN (1985) The interpersonal world of the infant. Basic Books, New York [trad. it.: Il mondo interpersonale del bambino. Bollati Boringhieri, Torino, 1987]
63. Fonagy P, Target M (1997) Attachment and reflective function: their role in self-organization. Dev Psychopathol 9: 679-700
64. Mancia M (1996) Imitazione, rappresentazione, identificazione: loro ruolo nello sviluppo e nel transfert. Riv Psicoanal 42: 225-247

65. Money-Kyrle R (1978) The collected papers of Roger Money-Kyrle. Roland Harris Educational Trust/Clunie Press, Perthshire [trad. it.: Scritti 1927-1977 (introduzione e cura di M.Mancia). Boringhieri, Torino, 2002 (1ª ed., Loescher, Torino, 1984)]
66. Semi AA (2003) La coscienza in psicoanalisi. Cortina, Milano
67. Moruzzi G (1972) The sleep-waking cycle. Ergeb Physiol 64:1-165
68. Moruzzi G, Magoun HW (1949) Brain stem reticular formation and activation of the EEG. Electroencephalogr Clin Neurophysiol 1:455-473
69. Fessard A (1954) Mechanisms of nervous integration and conscious experience. In: Delafresnaye JF (ed) Brain mechanisms and consciousness. Charles Thomas, Springfield IL
70. Mancia M (1982) Some physiological properties of the ascending brain stem reticular system. Arch Ital Biol 120:72-94
71. Jasper K (1964) Psicopatologia generale. Il Pensiero Scientifico, Roma
72. Mancia M (1998) Coscienza sogno memoria. Borla, Roma
73. Ey H (1954) Etudes psychiatriques. Desclée de Brower, Paris
74. Popper K, Eccles JC (1977) The self and its brain. Springer, New York [trad. it.: L'Io e il suo cervello, Armando, Roma, 1981]
75. Edelman GM (1992). Bright air, brilliant fire. On the matter of the mind. Basic Books, New York [trad. it.: Sulla materia della mente. Adelphi, Milano, 1993]
76. Dennett DC (1991) Consciousness explained. Little Brown, Boston
77. Tobias PV (1988) Olduvai gorge, vols 4A and 4B: The skulls, endocast and teeth of Homo habilis. Cambridge University Press, Cambridge
78. Damasio AR (1994) Descartes' error: emotion, reason and the human brain. Groaaet/Putnam, New York [trad. it.: L'errore di Cartesio. Adelphi, Milano, 1995]
79. Edelman GM, Tononi G (2000) Un universo di coscienza. Come la materia diventa immaginazione. Einaudi, Torino
80. Joseph R (1999) Environmental influences on neural plasticity, the limbic system, emotional development and attachment: a review. Child Psychiatry Hum Dev 29:189-208
81. Mancia M (1981) On the beginning of mental life in the foetus. Int J Psychoanal 62:351-357
82. Mancia M (1994) Dall'Edipo al sogno, Cortina, Milano
83. Rascovski A (1977) El psiquismo fetal. Paidos, Buenos Aires [trad. it.: La vita psichica nel feto. Il Formichiere, Milano, 1980]
84. Mancia M (1976) Sommeil, rêve et instincts: une approche interdisciplinaire. Rev Fr Psychanal 1:31-58
85. Kolata G (1984) Studying learning in the womb. Science 225:302-303
86. De Casper AJ, Fifer WP (1980) Of human bonding: newborns prefer their mothers' voices. Science 208:1174-1176
87. Mehler J, Bertoncini J et al (1978) Infant recognition of mother's voice. Perception 7:491-497
88. Sakai KL (2005) Language acquisition and brain development. Science 310:815-819
89. Chomsky N (2002) On nature and language. Cambridge University Press, Cambridge
90. Condon WS, Sander LW (1974) Neonate movement is synchronized with adult speech: interactional participation and language acquisition. Science 183:99-101
91. Farroni T, Gergely C et al (2002) Eye contact detection in humans from birth. Proc Natl Acad Sci USA 99:9602-9605
92. Maulsby RL (1971) An illustration of emotionally evoked theta rhythm in infancy. Hedonic hypersynchrony. Electroencephalogr Clin Neurophysiol 31:157-65

93. Gaddini E (1981) Notes on the mind-body question. Int J Psychoanal 68:315-329
94. Bergeret J, Soulé M et al (2006) Anthologie du foetus. Abords Pluridisciplinaires. Dunod, Paris
95. Bick E (1968) The experience of the skin in early object-relations. Int J Psychoanal 45:558-566
96. Harris M (1975) Some notes on maternal containment in "good enough" mothering. J Child Psychother 4:35-51
97. Vallino D, Macciò M (2004) Essere neonati. Borla, Roma
98. Piontelli A (1986) Backwords in time: a study in infant observation by the method of Esther Bick. Clunie Press, Perthshire
99. Bowlby J (1969) Attachment and loss. Hogarth Press, London [trad. it.: L'attaccamento alla madre. Boringhieri, Torino, 1972]
100. Fonagy P (1999) Memory and therapeutic action. Int J Psychoanal 80:215-223

Parte 1
Memoria ed emozioni

Capitolo 1

Cooperazione, non incorporazione: psicoanalisi e neuroscienze

GILBERT PUGH

Come sostengo in questo capitolo, considero la psicoanalisi e le neuroscienze[1] due discipline distinte, la cui collaborazione non può essere che vantaggiosa per entrambe; tuttavia dissento decisamente dall'idea che i progressi delle neuroscienze renderanno superflua la psicoanalisi, o che questi progressi non contribuiranno significativamente alla salute mentale, soprattutto nel campo degli psicofarmaci.

Per introdurre l'argomento presento quattro flash su altrettanti punti di vista, espressi da noti psicoanalisti e neuroscienziati, riguardo alla relazione tra le due discipline; sostengo poi che lo sviluppo della psicoanalisi freudiana come noi la conosciamo non è avvenuto in conseguenza del fatto che Freud non è riuscito a convalidare scientificamente le sue teorie. Dunque non è necessario che la psicoanalisi diventi sempre più una "scienza dura": la chiave del suo progresso sta nella condivisione delle nuove conoscenze, nell'obiettivo di chiarire i problemi mente-corpo attraverso una pluralità di approcci.

Dopo queste pagine introduttive, passerò a trattare la memoria, un tema a cui Freud si interessò agli inizi della sua attività e per il quale una valutazione congiunta da parte di neuroscienziati e psicoanalisti si è rivelata, recentemente, assai proficua. Avverto i miei lettori dei pericoli che possono celarsi nel trasferire alcune idee dalle neuroscienze alla psicoanalisi. Termino con due vignette cliniche che illustrano alcune idee contenute in questo saggio.

[1] In questo saggio il termine "neuroscienze" si riferisce a tutte le scienze neurologiche

Alcuni punti di vista sulla collaborazione tra neuroscienze e psicoanalisi

Jaak Panksepp (neuroscienziato comportamentale) e Mark Solms (neuroscienziato) [1] ritengono che non spetti alle neuroscienze e alla psicoanalisi, nella loro collaborazione, dimostrare che Freud avesse ragione o torto; le due discipline devono limitarsi a portare a termine l'opera da lui iniziata più di un secolo fa.

Arnold Goldberg (psicoanalista) [2]: Non possiamo parlare di un divario tra neuroscienze e psicoanalisi. Si tratta di due mondi separati.

Mortimer Ostow (neurologo, psichiatra e psicoanalista) [3]: È possibile che la psicoanalisi sopravviva solo come un settore della neuropsicoanalisi e della psichiatria [...] non penso che abbia un futuro come disciplina a sé stante.

André Green (psicoanalista) [4]: Non c'è una relazione diretta tra neurologia e attività psichica. L'unico suggerimento che potrei dare per ampliare il dibattito tra psicoanalisi e neuropsicologia è la creazione di gruppi di discussione in cui gli analisti presentino una serie di sedute e chiedano agli scienziati di interpretarle [...] Dobbiamo riconoscere che per uno psicoanalista una citazione da Shakespeare può essere più illuminante di un'intera biblioteca di articoli scientifici.

Scienza e oltre...

Come pensiamo, così viviamo. Ecco perché l'assemblaggio di idee filosofiche ha più valore di uno studio specialistico: è qualcosa che dà forma alla nostra cultura.
A.N. Whitehead [5]

Le lettere che Freud inviò a Fliess nell'ultimo decennio dell'Ottocento ci mostrano un giovane neurologo tutto dedito all'impresa di elaborare una teoria clinica delle nevrosi e delle psicosi a partire dall'idea centrale che i sintomi risultano dalla rimozione di affetti sessuali spiacevoli, stimolati da eventi reali o da fantasie. Freud si allontanò gradualmente dalla sua "teoria della seduzione": non negò mai che la seduzione infantile abbia conseguenze negative sul piano emozionale, ma si rese conto che le tracce della seduzione erano spesso legate a ricordi scarsamente affidabili: "È impossibile distinguere tra una verità e una finzione che è stata investita affettivamente" [6].

Cercò allora un'altra strada, tentando con decisione di esaminare che cosa diventa la teoria del funzionamento psichico con l'introduzione di considerazioni quantitative, di una sorta di economia delle energie nervose. È l'impresa da lui tentata nel *Progetto di una psicologia* [7], e abbandonata dopo un periodo di lavoro frenetico, con queste parole scritte a Fliess: "Mi sembra di aver avuto una sorta di follia" [6]. Il *Progetto* è tuttavia, come ha osservato Kanzer, "una serie di proposizioni psicologiche tratte dall'osservazione clinica ed espresse in un linguaggio neurologico" [8]. E Mancia [8a] sostiene che "il linguaggio del *Progetto* è solo apparentemente fisiologico. Sostanzialmente è un linguaggio metaforico". Solms e Saling condividono questo punto di vista, osservando che Freud mantenne molte delle idee contenute nel *Progetto*, ma "nessuna di queste idee era basata sulla neurofisiologia o sull'anatomia dell'epoca" [9]. Per il futuro della psicoanalisi è più significativo il fatto che nel 1893 Freud avesse respinto le idee di Meynert e poi quelle di Charcot sulla localizzazione corticale della psicopatologia, adottando invece il modello di John Hughlings Jackson, secondo il quale i processi mentali complessi andavano studiati evitando di isolarli in specifiche aree cerebrali: questo è un approccio che Freud aveva già sostenuto in *Sull'afasia*, e che gli consentiva di considerare gli aspetti biologici del funzionamento mentale come separati ma interconnessi con gli aspetti psicologici [9-11]. Ma dopo quasi quarant'anni egli era semmai più pessimista riguardo alla possibilità di comprendere questa interconnessione:

> Tutto ciò che sta in mezzo fra [...] [il cervello e i nostri atti di coscienza] ci è sconosciuto, e non è data una relazione diretta fra i due estremi del nostro sapere. Ma se pure una tale relazione esistesse, al massimo potrebbe fornire un'esatta localizzazione dei processi della coscienza, comunque non potrebbe aiutarci a comprenderli meglio [12, p. 572 ed. it.].

Nel 1995 il filosofo Chalmers [13] definì questo problema "il problema difficile".

Toulmin [14] [citato da Ulrike May, 15] osserva che spesso i grandi scienziati da giovani hanno una "visione" e poi dedicano il resto della vita a verificarla. Nell'ultimo decennio dell'Ottocento Freud è dominato da una "visione" del genere, che lo spinge a cercare di spiegare il funzionamento psichico ricorrendo a tutte le discipline che possono essere utili a tale scopo, sempre tenendo presenti come elementi essenziali i processi inconsci, la sessualità umana e la sua rimozione. Egli scrive a Fliess nel gennaio 1896:

> Vedo che, per le vie traverse della medicina, tu stai raggiungendo il tuo primo ideale, vale a dire la comprensione fisiologica dell'uomo, mentre io nutro la segreta speranza di arrivare per le stesse vie alla mia meta iniziale, la filosofia. Questo volevo infatti in origine, quando ancora non mi era per nulla chiaro per qual fine fossi al mondo [6, lettera del 1° gennaio 1896].

Tre mesi dopo, ribadiva le sue speranze:

> Se ci sarà concesso qualche altro anno di lavoro tranquillo, certamente lasceremo entrambi qualcosa che possa giustificare la nostra esistenza. Questa consapevolezza mi fortifica contro tutte le preoccupazioni e le fatiche quotidiane. Da giovane non ero animato da altro desiderio che non fosse quello della conoscenza filosofica, e ora, nel mio passare dalla metafisica alla psicologia, quel desiderio si sta avverando [6, lettera del 2 aprile 1896].

Non si comprende appieno l'impatto delle due frasi citate se non ci si rende conto che Freud usa una sua versione personale dei termini "psicologia" e "filosofia". Ulrike May [15] spiega che a quell'epoca per Freud psicologia "significa una teoria esplicativa generale la quale costituisce un più astratto quadro di riferimento in cui sistemare e collegare in modo sistematico i dati clinici. Come sappiamo, questa parte della teoria venne chiamata metapsicologia a partire dal febbraio 1896".

Per Freud, la filosofia abbracciava globalmente la medicina, la neurologia e la psicologia, compresi i problemi del rapporto mente-corpo e della coscienza. È certamente vero che alla fine dell'Ottocento Freud non aveva a disposizione abbastanza "scienza dura" per tentare una soddisfacente presentazione quantitativa dei dati raccolti sul piano psicologico – ed egli definì follia i propri tentativi in tal senso – ma è dubbio che desiderasse davvero che la sua psicoanalisi diventasse quella che oggi definiremmo una disciplina neuroscientifica. Numerosi autori successivi hanno dato per scontato che questa fosse la sua intenzione, e che perciò il *Progetto* sia un tentativo fallito.

Freud era un *conquistador*. Era interessato alla neurologia e agli ormoni, alla psicologia e alla psicosi, e voleva esplorare la possibilità di combinare tutto questo, a formare una filosofia: "Le dottrine e i sistemi filosofici sono opera di un esiguo numero di persone con spiccate impronte individuali; in nessun'altra scienza spetta alla personalità dello scienziato una parte di così grande rilievo come appunto nella filosofia" [16, pp. 261 sg. ed. it.].

Negli anni novanta Freud lesse per la prima volta Theodor Lipps, un filosofo tedesco il quale sosteneva che "lo psichico è in sé inconscio" [17, p. 585 ed. it.]. All'epoca, un tale punto di vista era insolito per un filosofo; era più comune l'affermazione che un'entità psichica inconscia è una contraddizione in termini: ciò che è inconscio non può essere mentale, e Freud rimase un po' perplesso scoprendo fino a che punto le idee di Lipps erano vicine alle sue: "Trovo che l'essenza delle mie idee è espressa con grande chiarezza in Lipps, forse meglio di come avrei potuto fare io". E aggiunge: "Spesso chi cerca trova più di quanto desiderava trovare" [6].

Ma il filosofo da cui rimase più colpito fu Schopenhauer: "Non solo ha sostenuto il primato dell'affettività e l'importanza preminente della sessualità, ma ha conosciuto addirittura il meccanismo della rimozione" [18, p. 127 ed. it.]. Freud affermò di essersi accostato a Schopenhauer soltanto quando era già avanti negli anni [18], ma la bibliografia dell'*Interpretazione dei sogni* [19] contiene tre riferimenti a questo filosofo, e dunque è impossibile che a quell'epoca non lo conoscesse, e che fosse solo una vittima innocente del *priming* [20]!

Anche a Nietzsche egli si interessò in quegli anni, e il 1° febbraio 1900 informò Fliess di averne acquistato le opere [6]. Nietzsche è stato "l'altro filosofo le cui intuizioni e scoperte coincidono spesso, in modo sorprendente, con i risultati faticosamente raggiunti dalla psicoanalisi; più che la priorità mi importava di conservarmi libero da ogni influsso esterno" [18, p. 127 ed. it.].

L'interpretazione dei sogni

Il tentativo di completare *L'interpretazione dei sogni* – che richiese più di quattro anni – ci fa pensare all'attuale contesa tra psicoanalisti e neuroscienziati, non tanto perché essi siano in disaccordo sui fatti ma soprattutto perché c'è un abisso tra il poeta, l'artista e il filosofo, da una parte, e lo scienziato e il matematico dall'altra. Lo scienziato e il matematico si aspettano di trovare "la verità", o una qualche versione di essa, mentre poeti, artisti e filosofi sanno che l'interrogativo "è vero o falso?" non ha risposta. Consideriamo per esempio uno studio molto ingegnoso svolto da Fabiani e Coll. [21], i quali hanno raccolto una serie di potenziali legati a eventi, nel tentativo di distinguere i ricordi veri dai ricordi falsi o costruiti. Risulta da questo studio che i ricordi veri, ma non i ricordi falsi, lasciano una sorta di marchio sensoriale. Ci sono prove dell'esistenza di un engramma o traccia mnestica, ma la memoria testata in questo studio era semantica, dichiarativa, e perciò priva di contenuti autobiografici ed emozionali. Questo "marchio sensoriale" ha un'utilità per la ricerca sperimentale *in vitro*, per esempio nel verificare l'integrità di un percorso neurale, ma attualmente è di scarso interesse per la psicoanalisi, perché non tiene conto delle distorsioni che possono verificarsi nella percezione e nel richiamo della memoria relativa a eventi reali.

Freud tentò di essere sia un filosofo che uno scienziato, e questo gli procurò grandi sofferenze. Con l'"arte" e con i sogni non aveva problemi, ma lo faceva soffrire il settimo capitolo, quello dedicato alla "Psicologia". Nel giugno 1898 la sua angoscia è evidente: "La prosecuzione del sogno si strascica [...] Effettivamente è terribilmente difficile esporre la nuova psicologia per quanto si riferisce ai sogni [...] Così mi sono arenato di fronte alle *relazioni esistenti fra i due sistemi di pensiero*; devo prenderli sul serio. Per un po' di tempo non sarà di nuovo possibile parlarmi. La tensione dovuta all'incertezza provoca uno stato di miserevole disagio, avvertibile quasi fisicamente" [6, lettera del 9 giugno 1898; corsivo aggiunto].

Nel maggio 1899 decide di dare il libro alle stampe, anche se permane il dubbio sul fatto che i risultati vadano oltre la sua capacità di spiegarli. A conferma, racconta a Fliess la nota storiella del marito e della moglie che non riescono a decidere se uccidere un gallo o una gallina per la festa. Se uno muore, l'altro soffrirà. Il rabbino risponde: "Lasciatelo soffrire!" (lettera del 28 maggio 1899). Che questo sia vero o meno, Freud pubblicherà il suo libro.

Ormai ha deciso, ma anche dopo aver mandato a Fliess le prime bozze per permettergli di "partecipare al libro dei sogni", scrive: "Uno strano sentimento verso un figliolo che dà così tante preoccupazioni! La cosa mi procura molti disagi; di giorno non riesco a lasciar passare più di due ore senza chiamare in soccorso l'amico Marsala, che per magia mi fa apparire il mondo non così desolato come sembra a chi è sobrio" (lettera dell'8 luglio 1899).

Forse Fliess non sarà in grado di aiutarlo con i suoi consigli, ma lo consola regalandogli una cassa di bottiglie di Marsala.

La prima copia dell'*Interpretazione dei sogni* arriva a Fliess il 27 ottobre 1899. Nel famoso settimo capitolo Freud chiarisce che per illustrare l'apparato psichico si serve di modelli, analogie e metafore. "Intendiamo tralasciare completamente il fatto che l'apparato psichico in questione ci è noto anche come preparato anatomico" [19, p. 489 ed. it.], ma nelle sue descrizioni utilizza termini che sembrano neurologici. Esaminandoli meglio, vediamo che si serve di un linguaggio gergale, dove i termini non vengono assunti nel loro preciso significato neurologico. "Innervazione", che significa la dotazione nervosa di una regione del corpo, indica qui la trasmissione di energia. Analogamente, l'*apparato* ha un obiettivo sensoriale e motorio, ma Freud intende che ha una direzione. Il termine *riflesso* non è usato nel senso di un'azione involontaria ma indica che l'*apparato* è reversibile, e il riferimento a "gradi di resistenza alla conduzione" allude a importanti idee contenute nel *Progetto*. È come se il filosofo si dissociasse dalla *scienza* ma chiedesse al lettore di non perdere di vista una possibile corrispondenza tra i due ambiti.

Penso che la trattazione della memoria nel settimo capitolo non vada al di là di una presentazione schematica intesa a illustrare i processi di progressione e regressione nei sogni, ma non costituisca una teoria psicoanalitica della memoria né possa dare un'idea dell'ampiezza e della ricchezza delle idee di Freud a quell'epoca. Per esempio, nel lavoro del 1899 *Ricordi di copertura* egli conclude affermando: "Forse, va perfino messo in dubbio se abbiamo ricordi coscienti provenienti *dall'*infanzia o non piuttosto ricordi costruiti *sull'*infanzia" [22, p. 452 ed. it.]. Questa straordinaria affermazione anticipa uno degli aspetti più complessi che la teoria della memoria affronterà ottant'anni dopo.

Anatomia, fisiologia, neurologia, psicologia: appariva impossibile combinarle in una teoria generale che fosse soddisfacente; la visione di Freud, la visione del poeta, dell'artista e del filosofo, trascendeva tutte queste discipline. In una lettera scritta a Fliess, nel pieno della tormentosa elaborazione del settimo capitolo, leggiamo questa frase toccante:

> C'è dentro di me una sensibilità per la forma, un apprezzamento della bellezza come perfezione: e le frasi tortuose del mio libro dei sogni, con il suo sfoggio di espressioni indirette e concettose, offendono profondamente uno dei miei ideali [6].

La visione di Freud comporta la ricerca della verità sul funzionamento psichico, ma egli desidera collocare correttamente le sue intuizioni all'interno della conoscenza effettiva. Cerca a tutti i costi di sfuggire all'errore categoriale che consiste nel situare all'interno del cervello eventi e processi che sono di pertinenza della mente.

Nel 1924, deluso dallo scarso interesse per la psicoanalisi da parte della filosofia e della medicina e dall'"ipocrisia culturale" [23] della società, Freud abbassa un po' il tiro:

> Dalla propria posizione intermedia tra medicina e filosofia la psicoanalisi deriva soltanto svantaggi [23, p. 53 ed. it.].

Memoria

Passo ora all'argomento della memoria, e più in particolare alla memoria processata in modo non conscio, un campo in cui la cooperazione tra neuroscienze e psicoanalisi ha stimolato numerose teorie e idee, soprattutto negli ambiti "non verbali" della psicoanalisi [24-26].

Non si può dire che le neuroscienze abbiano "scoperto" la memoria inconscia, ma la nuova tipologia offre una validazione empirica di qualcosa che da molto tempo la psicoanalisi sapeva già dal punto di vista fenomenologico, cioè che i processi della memoria hanno un ruolo di primo piano nel consentirci di comprendere le reazioni transferali intensamente investite e altri eventi esperienziali al di fuori del transfert [27].

Negli anni ottanta del Novecento si moltiplicarono le scoperte nel campo dei sistemi della memoria; in particolare, Cohen e Squire hanno differenziato nel 1980 la memoria procedurale dalla memoria dichiarativa, fornendo così la prima descrizione formale di una memoria processata in modo non conscio. Nel 1984 Peter Graf e Daniel Schacter si resero conto della necessità di una nuova tipologia per evitare confusioni terminologiche. Definirono "memoria esplicita" la memoria dichiarativa processata in modo conscio – memoria dichiarativa già suddivisa da Tulving nel 1972 in memoria episodica e semantica – e ricorsero al termine "memoria implicita" per indicare tutte le forme di memoria processata in modo non conscio, tra le quali la memoria procedurale, quella emozionale e il *priming*. Il *priming* opera "in modo invisibile" nella nostra mente influenzando la memoria in conseguenza di una precedente esposizione a eventi, idee e percezioni. Schacter [20, pp. 167 sg.] ha esposto nel 1926 idee interessanti sul rapporto tra *priming* e plagio.

Memoria processata in modo non conscio

Esaminerò in breve come la psicoanalisi ha utilizzato gli aspetti processati non consciamente della nuova tipologia della memoria.

La psicoanalisi ha avuto la tendenza a considerare identica e limitata alla memoria procedurale quella versione della nuova tipologia della memoria che riguarda la memoria implicita, invece di considerare la memoria procedurale come una categoria della memoria implicita, accanto al *priming* e alla memoria emozionale. La mia impressione è confermata da queste parole di Ross [28]: "A conti fatti, per il momento, io tenderò a restare fedele alla nostra attuale convenzione psicoanalitica e userò il termine 'procedurale' per riferirmi alla memoria implicita, anche se alcuni scienziati cognitivi considereranno questo uso come iperinclusivo". Altri autori, per esempio Fonagy [29], Levin [30] e Target [31], parlano di memoria "procedurale o implicita" come se i due termini fossero intercambiabili. Fonagy arriva a spiegare in una nota (p. 216): "Dal punto di vista terapeutico, dovrebbe essere sufficiente la consapevolezza di un modo attivo e di un modo passivo di ricordare". In psicoanalisi la terminologia è molto meno importante delle idee che comunica, tuttavia io considero questa intercambiabilità come una confusione della specie con il genere.

Memoria procedurale

Il termine "memoria procedurale" si riferisce ad abilità e abitudini motorie, percettive e cognitive [27]. Chiamata a volte memoria "delle abilità e delle abitudini", la memoria procedurale è caratterizzata dall'acquisizione di un'abilità motoria, per esempio suonare il pianoforte, che dopo numerose ripetizioni diventa automatica. Quando un'abilità è diventata una routine o un'abitudine, può essere caricata su altri sistemi cerebrali come i gangli della base, la corteccia motoria e il cervelletto, dove viene processata in modo inconscio [20, pp. 187 sg.]. Un'abilità che è diventata una "seconda natura" non richiede più un accurato monitoraggio corticale. Abbiamo dunque una memoria che era in origine memoria dichiarativa – all'inizio dobbiamo apprendere consciamente e ricordare che *i bambini buoni avranno la frutta* – e che finisce per diventare automatica. Potremmo fare un parallelo con il nostro sistema percettivo scisso [32], che ci consente di reagire immediatamente al pericolo aggirando la corteccia ed eliminando così la consapevolezza dall'atto di fuggire; oppure, se il pericolo è meno minaccioso, riflettiamo sulla situazione ed escogitiamo un piano d'azione all'interno della consapevolezza conscia. La memoria procedurale ed entrambi gli aspetti del sistema percettivo scisso vengono utilizzati dai piloti costretti ad atterrare dopo essere stati colpiti dal nemico.

Penso che la *mise-en-scène* e la natura della memoria procedurale non la rendano adatta ai ruoli che le sono stati attribuiti da numerosi psicoanalisti, i quali l'hanno sovraccaricata di significati indebiti. L'eccessivo ricorso alla nozione di memoria procedurale ha ridotto la nostra consapevolezza degli altri processi, molto più importanti, della memoria implicita, come il *priming*, che ha una notevole influenza subliminale sui nostri pensieri e comportamenti, e naturalmente del processo più importante di tutti per la psicoanalisi, cioè la memoria affettiva emozionale. È certamente vero che la memoria procedurale e la conoscenza procedurale non vengono processate consciamente; ma "non consciamente" va inteso in un senso molto diverso dal modo in cui sono inconsci i contenuti psichici che sono stati rimossi, o dal modo in cui è non conscio quel materiale che non è disponibile alla coscienza a causa dell'immaturità neurologica di alcune parti del cervello, in particolare l'ippocampo. Poiché la memoria procedurale è stata il primo tipo di memoria processata inconsciamente a essere descritto dalle neuroscienze, questa caratteristica di evidente "semplice" non-consapevolezza la rese un campo molto affascinante per la ricerca teorica. Anche la psicoanalisi si entusiasmò per questo concetto, perché fino ad allora "inconscio" significava l'inconscio dinamico rimosso di Freud, e qui c'era invece un processo mentale non conscio che però non era rimosso. La formazione della memoria procedurale a partire dall'attività esplicita è altrettanto priva di affetto quanto è priva di affetto la memoria non conscia che ne risulta, e forse, come accade per la memoria semantica, la sua durevolezza ha a che fare con la sua qualità in un certo senso meccanica, se non addirittura alessitimica. Nella memoria procedurale non esistono contenuti autobiografici; "essa non comporta rappresentazioni dello stato interno dell'individuo" [33]. È comprensibile che il termine "procedura" si presti all'improvvisazione, e in particolare a un modo di consolidare le relazioni e le esperienze precoci che diventano abitudini, diventano "il modo in cui vediamo le cose", che entra a far parte del nostro carattere e, da adulti, influenzerà le nostre relazioni con gli altri. Non sono in disaccordo con il contenuto di questa sequenza, ma non credo che possa essere attribuita alla memoria procedurale. Si tratta di un processo troppo unidimensionale sia come memoria che come conoscenza, e trascura tutta la complessità delle interazioni fra la memoria implicita ed esplicita, che, attraverso percorsi neurali diversi, portano nello studio dell'analista versioni diverse del passato. Lo stesso Freud credeva che il "carattere" fosse basato sulle tracce mnestiche delle impressioni del soggetto [19] ma, a mio avviso, senza ipotizzare una mediazione della memoria procedurale, come sostengono invece Grigsby e Hautlamb [34]. È inevitabile che i processi procedurali abbiano una parte nel consolidare l'apprendimento ripetitivo, in cui sono coinvolte componenti di coordinazione e componenti motorie, ma questo accade più di frequente nella seconda infanzia e nell'età adulta. Ryle [35] rileva che c'è una differenza cruciale tra le procedure sviluppate per gestire le abilità fisiche e quelle che riguardano invece le relazioni umane, perché in queste ultime c'è la presenza di un'altra persona e di un'altra mente. Non so se le neuroscienze potranno risolvere questa differenza, ma non penso che possa farlo la psicoanalisi.

Il lavoro di Stern e Coll. sulla "conoscenza relazionale implicita" [26] – e la loro conclusione che "rendere conscia la conoscenza rimossa è assolutamente diverso dal rendere conscia la conoscenza implicita" – non viene invalidato dal fatto che essi considerano come sinonimi conoscenza implicita e conoscenza procedurale, ma io trovo strano che, nelle situazioni di intimità fra madre e bambino e fra terapeuta e paziente, l'ipotetico veicolo che trasporta le sottili sfumature affettive della "protoconversazione" [36, p. 55] tra madre e bambino e l'immediatezza affettiva dei "*now*" *moments* tra paziente e terapeuta debba essere una memoria priva di affetto. A mio avviso, in questa teoria dell'apprendimento relazionale implicito il *something more than interpretation* (qualcosa di più che una interpretazione) risulterebbe rafforzato se "implicito" fosse inteso come conoscenza emozionale inconscia sostenuta dal *priming*, e se l'abitudine, oggi teorizzata in termini di procedure, implicasse tutti i sistemi di memoria, il semplice apprendimento associativo e il condizionamento classico.

Memoria emozionale

La memoria emozionale è l'apprendimento condizionato delle risposte emozionali a una situazione, ed è mediata dall'amigdala. Si ritiene che le rappresentazioni della memoria affettiva vengano archiviate separatamente rispetto ai dettagli fattuali degli eventi [37].

Si suppone da più di vent'anni che le strutture cerebrali alla base della memoria implicita siano pronte prima che ci sia bisogno di una memoria esplicita [38]. Questa ipotesi si fonda sul fatto che l'ippocampo umano, necessario per processare la memoria esplicita, è immaturo alla nascita e nei primi due anni di vita, mentre l'amigdala e i gangli della base, necessari per processare la memoria affettiva implicita, sono ben sviluppati già alla nascita. Se ne è tratta la conclusione che nella prima infanzia la memoria esplicita è carente. Per Weiskrantz [39] la memoria implicita può essere codificata e mantenuta fin dalla prima infanzia, diversamente dalla memoria esplicita, che non diventa stabile prima dei tre o quattro anni di età.

Sebbene Schacter [20] sia stato indotto a scrivere che i sintomi delle pazienti isteriche studiate da Freud e da Breuer "sono caratterizzati da ricordi impliciti di eventi che esse non sono in grado di ricordare esplicitamente", sia le neuroscienze che la psicoanalisi hanno preferito fare quello che potevano fare con l'innegabile non-consapevolezza della memoria procedurale piuttosto che seguire la strada più speculativa, la quale suggerisce che la memoria procedurale viene rappresentata molto prima della memoria esplicita. Dal punto di vista delle neuroscienze questo è comprensibile, visto che un affidabile programma di ricerca mirato a dimostrare questa proposizione incontra enormi difficoltà, non da ultimo perché il sistema di controllo fronto-orbitale, che ha una parte di primo piano nella regolazione delle emozioni, matura a metà del secondo anno di vita, un periodo in cui il bambino medio possiede un vocabolario che conta meno di settanta parole [40].

Freud e la memoria processata inconsciamente

Risulta dagli scritti preanalitici di Freud che egli era fin troppo consapevole degli intensi sentimenti delle sue pazienti verso di lui, ma anche della loro inclinazione ad agirli, invece di limitarsi a parlarne.

Come sappiamo, le prime idee di Freud sul transfert erano che fosse un "ostacolo" da superare e una potente forma di resistenza [41], anche se nel 1905 scriveva: "La traslazione, destinata a diventare il più grave ostacolo per la psicoanalisi, diviene il suo migliore alleato se si riesce ogni volta a intuirla e a tradurne il senso al malato" [42, p. 398 ed. it.]. Oggi nessuno rifiuterebbe questa definizione del transfert come un potente alleato, tuttavia solo l'avvento di una nuova tipologia della memoria, che conferma l'importanza e il significato di un processo inconscio che non è rimosso, rende possibile rivalutare l'agito analogamente a come Freud aveva rivalutato il transfert. Io penso che in realtà Freud si riferisse a ciò che oggi chiamiamo memoria implicita e conoscenza implicita, senza rendersi conto che, come il transfert, l'acting out, se compreso dall'analista, non è un ostacolo ma un altro "potente alleato" per comunicare la memoria emozionale, che è priva di parole. Le sue osservazioni in *Ricordare, ripetere e rielaborare* indicano che l'acting out è considerato soggiacere "alla coazione a ripetere (che ora sostituisce l'impulso a ricordare)" [43, p. 356 ed. it.]. Freud così prosegue: "Anche l'apporto della resistenza è riconoscibile con facilità. Quanto maggiore è la resistenza, tanto maggiore è la misura in cui il ricordare viene sostituito dal mettere in atto (ripetere)" [43, p. 357 ed. it.]. Egli scrive che preferirebbe che le sue pazienti ricordassero "secondo la vecchia maniera" [43, p. 359 ed. it.]: è un triste riferimento al fatto che i ricordi richiamati in ipnosi erano meno sconvolgenti. "Fare qualcosa" sembrava essere l'unico accesso al ricordo disponibile al paziente. Oggi sappiamo che esprimere sentimenti, a volte attraverso l'azione, è l'unico modo in cui il paziente può esprimere parte di un ricordo la cui componente esplicita non è stata registrata a causa dell'immaturità neurologica, o che, nel caso di un bambino di due o tre anni, è stata registrata solo in modo frammentario. Dunque la componente affettiva lotta per esprimersi in assenza di qualunque marchio temporale o contestuale da parte dell'ippocampo che possa indicare che l'esperienza appartiene al passato e non al "qui e ora". L'archeologia della mente non conosce la datazione al carbonio 14. Poiché Freud era inconsapevole del materiale inconscio non rimosso, ipotizzò che l'acting out fosse un modo di ricordare quando i contenuti dimenticati sono stati sottoposti a rimozione.

Cinquant'anni dopo, l'acting out non era ancora diventato un alleato. Nel 1974 Greenson lo classificò tra le *resistenze di transfert* e concluse la parte del suo libro così intitolata osservando che quando la riproduzione è egosintonica "è sempre più difficile fare ricorso all'Io ragionevole del paziente, stabilire un'alleanza di lavoro e svelare o ricostruire i ricordi sottostanti" [44].

L'acting out descritto da entrambi gli autori assomiglia piuttosto a un campo di battaglia. Di nuovo Freud: "Se [...] [la] traslazione si fa ostile o troppo accentuata, tale dunque da esigere una rimozione, subito il ricordo lascia il posto alla messa in atto [...] L'ammalato dissotterra dall'arsenale del passato le armi con cui si difende dalla prosecuzione della cura, armi che noi dobbiamo toglierglі di mano una a una" [43, p. 357 ed. it.].

Sebbene Freud in questo scritto attribuisca l'acting out alla rimozione dei ricordi, quello che è più interessante è che egli collega i ricordi di copertura, l'amnesia infantile e i processi psichici interni: "Qui accade assai spesso che venga 'ricordato' qualcosa che non ha mai potuto essere 'dimenticato', per il semplice fatto [...] che non è mai stato cosciente" [43, p. 355 ed. it.]. Immediatamente dopo, – e vi torneremo fra breve – associa a "una specie particolare di situazioni assai importanti che si verificano in un'epoca assai remota dell'infanzia [...] [delle quali] non è in genere possibile suscitare il ricordo. Si arriva a prenderne conoscenza attraverso i sogni" (*ibid.*).

Penso che qui Freud stia tentando di comprendere la differenza tra la dimenticanza di quelli che oggi chiameremmo eventi dichiarativi e non dichiarativi. Scrive dunque che la dimenticanza di impressioni, scene ed esperienze "si riduce in genere a un loro 'sbarramento'" [43, p. 354 ed. it.]. Ma con i processi di riferimento interni, gli impulsi emozionali e le connessioni di pensiero, "accade assai spesso che venga 'ricordato' qualcosa che non ha mai potuto essere 'dimenticato', per il semplice fatto [...] che non è mai stato cosciente". Questa è allora una descrizione della memoria non rimossa, come diventa ancora più chiaro se manteniamo la direzione dell'"apparato psichico" dalla "regressione" alla "progressione" [19, pp.

490-95 ed. it.]: stiamo adesso considerando il *ricordare*. Possiamo leggere la frase precedente come segue: "Accade molto spesso che venga 'dimenticato' qualcosa che non ha mai potuto essere 'ricordato', perché non è mai stato cosciente". È una descrizione molto chiara di quello che io intendo per memoria implicita, cioè memoria emozionale con *priming*. Potremmo anche dire che il *priming* e i ricordi di copertura di Freud hanno molto in comune.

Il punto essenziale è che qui Freud identifica due diversi processi per ricordare e per dimenticare "eventi" interni ed esterni. Gli atti interni ed esterni, egli scrive, "devono essere considerati separatamente nella loro relazione con il dimenticare e il ricordare" [43]. Inoltre, a proposito degli atti interni, scrive che "sembra [...] del tutto indifferente che una tale 'connessione' sia stata cosciente e poi sia stata obliata, o che essa non sia mai pervenuta alla coscienza. La consapevolezza che il malato raggiunge nel corso dell'analisi è del tutto indipendente da questo o quel tipo di rievocazione" [43, p. 355 ed. it.]. Tradotto in un linguaggio attuale, Freud sta dicendo che gli "eventi" dichiarativi vengono dimenticati estromettendoli dalla mente (creando uno "sbarramento"), cioè con la repressione (non con la rimozione), mentre gli "eventi" non dichiarativi vengono "costruiti", e per il paziente non ha importanza se sono stati consci o no.

Anche se non vi troviamo una teoria generale della memoria, questo importante saggio ci mostra come le idee neuroscientifiche siano state all'origine delle osservazioni accurate e veritiere di un pensatore pioniere.

La rimozione, la mente inconscia e lo stato inconscio

Da un punto di vista descrittivo e fenomenologico, io penso che le energie dell'Es postulate da Freud derivino da meccanismi biologici filogenetici i cui contenuti, perciò, non sono stati acquisiti dall'individuo. Questi meccanismi non contribuiscono alla coscienza, non essendoci coinvolgimento della neocorteccia. Prudentemente Freud scrive qualcosa di simile nel penultimo paragrafo dell'*Inconscio*: "Se nell'uomo ci sono formazioni psichiche ereditarie simili all'istinto degli animali, esse costituiscono il nucleo dell'inconscio" [45, pp. 78 sg. ed. it.]. La rimozione mantiene lo stato inconscio, e qui Freud la definisce come un rendere inconscio ogni conflitto di tipo sessuale o aggressivo, con i relativi sentimenti, impulsi e idee. Io distinguo nettamente tra i sistemi motivazionali omeostatici [46], per esempio il sonno o la nutrizione, altri sistemi motivazionali tra i quali le interazioni di attaccamento [47, 48], e gli istinti sessuali e aggressivi descritti da Freud. Resta da vedere come si collegano agli istinti freudiani i "sistemi di controllo emozionale" generatori di affetti di cui parla Panksepp [49], che vanno dai sistemi di ricerca ai sistemi di rabbia, paura, panico, piacere e accudimento, fino ai sistemi di elaborazione del gioco. Panksepp li considera sistemi di regolazione, ma non pulsioni. Tutti questi sistemi motivazionali sono di origine innata, ed è ragionevole supporre che alcuni di essi siano filogeneticamente più antichi di altri. Non voglio dire che la vita istintuale consista semplicemente in una dicotomia tra sessualità e aggressività, ma che queste due pulsioni sono di eccezionale importanza per la comprensione del comportamento umano, tanto che insieme a loro si è sviluppata la relativa istanza di controllo, la rimozione. Freud ha sempre considerato complicato il problema della quantità di dispiacere che deriva dalla sessualità e che rende necessaria la rimozione, a differenza di un dispiacere equivalente o anche più intenso derivante da altri aspetti della vita.

> Penso che nella vita sessuale debba esserci una fonte indipendente per la liberazione del dispiacere: una volta presente, questa fonte può attivare sensazioni di disgusto, dare forza alla moralità e così via [...] Finché non c'è una teoria esatta del processo sessuale, la questione dell'origine del dispiacere che è all'opera nella rimozione rimane senza risposta [6].

Una delle ragioni principali per le quali Freud introdusse la seconda topica è che si era reso conto che non esisteva una singola agenzia psichica definibile come "l'inconscio": non solo l'Es ma anche parti dell'Io e del Super-Io, nella seconda topica, potevano essere definite inconsce. Osservano Laplanche e Pontalis [50] che nella seconda topica il termine "inconscio" viene usato più spesso come aggettivo. Potremmo dire che questo equivale alla consapevolezza che, anche se esiste un'agenzia psichica, "l'inconscio", la mente utilizza l'elaborazione inconscia in molti altri modi diversi e per "fini" diversi. Per esempio, la repressione della memoria (a volte chiamata dimenticanza) è probabilmente il meccanismo più comunemente utilizzato per allontanare dalla coscienza un'idea o un evento che può essere causa di disagio o molestia. Non implica l'esistenza di un inconscio dinamico, e potrebbe essere definita come preconscio; per esempio ci permette un'esperienza "adesso" quando prendiamo tutti i giorni lo stesso autobus alla stessa fermata. Se vogliamo, siamo in grado di ricordare il viaggio in autobus di ieri. Analogamente, la ragione per cui non abbiamo imbucato quella lettera che conteneva un assegno, a pensarci bene, era la nostra idea che fosse ingiusta la multa che ci eravamo visti dare per divieto di sosta.

Nel complesso, i neuroscienziati si trovano molto meglio con l'inconscio come aggettivo. Dopo una discussione sulla memoria implicita (in cui sembra limitarsi alla memoria procedurale), Kandel [51] scrive che questi dati "non hanno alcuna somiglianza con l'inconscio freudiano. Non c'è relazione con le spinte istintuali o con i conflitti sessuali, e l'informazione non accede mai alla coscienza [...] dov'è l'altro inconscio, se mai esiste?". Se formuliamo il problema in questo modo, certamente possiamo chiederci dov'è l'inconscio. Non c'è alcuna somiglianza, nel modo più assoluto, tra la non-coscienza della memoria procedurale riflessiva e l'inconscio dinamico di Freud: dire che le cose non stanno così equivale a dire che la conduzione silenziosa di impulsi neurali svela l'esistenza di un altro "inconscio".

La nuova tipologia della memoria ha rivelato alla psicoanalisi un'altra serie di fenomeni a cui prendono parte processi inconsci e non-consci. Quando non eravamo ancora consapevoli della memoria implicita, altri eventi noti che coinvolgevano processi mentali consci o non consci erano gli svenimenti (causati da motivi psicologici), il dormire e il sognare, stati dissociativi tra i quali sonnambulismo e comportamenti di fuga, la repressione della memoria (processata in modo non conscio), gli stati postipnotici e naturalmente la rimozione. Non sorprende, allora, che dopo la descrizione di tre ulteriori esempi "scientifici" di attività mentale inconscia o non conscia – *priming*, memoria affettiva e memoria procedurale – entrambe le discipline abbiano cominciato a chiedersi se l'inconscio freudiano fosse da ridefinire alla luce di queste scoperte. Per le ragioni che ho detto, io credo che le cose fossero complicate dal considerare il carattere non conscio della memoria procedurale senza esaminare se fosse un vero processo "mentale" o soltanto un processo riflessivo, dunque fisiologico. Si confondeva il non essere conscio con l'essere inconscio. Molti psicoanalisti, con il sostegno delle neuroscienze, scelsero il tipo "sbagliato" di memoria implicita, la "memoria senza mente", per mettere in questione la pertinenza e l'importanza dell'inconscio freudiano e del suo carceriere, il processo di rimozione. Sembra assolutamente ragionevole, sebbene contrasti con la tesi che io sostengo qui, l'idea che i modelli delle relazioni oggettuali formino ricordi procedurali che sono inconsci perché sono procedurali e non perché sono rimossi [52], ma allora perché questo significa che "l'eliminazione della rimozione non dev'essere più considerata una chiave dell'azione terapeutica" [29, p. 218]? Solo perché sono stati descritti altri tipi di elaborazione inconscia, il lavoro psicoanalitico sulla rimozione non ha più alcun significato? Una porta non può avere forse più di una serratura? Sono completamente d'accordo con Fonagy sul fatto che una delle idee centrali di Freud, quella che l'eliminazione della rimozione e il superamento della resistenza rivelerebbero il passato del paziente, risulta invalidata, perché adesso sappiamo che non solo la percezione non è priva di macchia, ma buona parte dei ricordi non sono che improvvisazioni a partire dall'attualità. Ma la cosa importante è che la psicoanalisi ha ritenuto così a lungo la rimozione come un tema centrale che le risulta difficile non considerare l'equiparazione di inconscio e rimozione l'unica manifestazione di elaborazione inconscia o non-conscia. La conclusione che io traggo dalla lettura di *Ricordare, ripetere e rielaborare* è che, essendo consciamente "inconsapevole" del significato di quella che oggi chiamiamo memoria implicita, Freud attribuì alla rimozione il processo di occultamento dei ricordi. Oggi riteniamo che l'elemento dichiarativo di quei ricordi fosse assente o deformato perché, a motivo dell'immaturità funzionale del cervello, essi non potevano essere registrati con sicurezza nella mente. L'acting out divenne così per Freud l'unico accesso alla memoria, concepita come fatta di sentimenti senza parole.

Cercare ricordi veritieri dietro la porta con su scritto "rimozione" equivale a cercare nel posto sbagliato; ma sbirciare sopra, sotto e dietro questa porta alla ricerca di frammenti di evidenza riguardo a quell'alieno filogenetico che chiamiamo l'inconscio dinamicamente rimosso rimane un elemento cruciale nell'aiuto che cerchiamo di dare ai nostri pazienti perché apprendano qualcosa sulla loro mente.

È sempre più importante il tentativo di guardare dietro quell'altra porta con su scritto "memoria implicita", memoria che non è rimossa ma di cui si percepiscono soltanto alcune tracce sfuggenti; l'accesso, come è stato detto, è difficile, perché questa porta è stata sigillata. È probabile che il processo onirico, oltre alla sua utilità per quanto attiene alla *via regia*, ai percorsi preconsci e alle manifestazioni inconsce di danni neurologici, consenta di intravedere la memoria affettiva implicita [53].

Ho accennato che si può accedere ad alcuni aspetti dell'inconscio rimosso e della memoria implicita solo attraverso un processo tortuoso, perché è impossibile penetrarvi direttamente. Freud dice esplicitamente che l'inconscio dinamico è accessibile alla coscienza solo quando, grazie all'analisi, è diventato preconscio. Dunque il preconscio non è rimosso, ma non è nemmeno conscio. E lo sottolinea quando scrive in *L'Io e l'Es*:

"Costatiamo però di avere due specie di inconscio: il latente che è tuttavia capace di divenire cosciente, e il rimosso che in quanto tale e di per sé non è capace di divenire cosciente" [54, pp. 477 sg. ed. it.].

La nuova tipologia della memoria introdotta dalle neuroscienze ha conseguenze di grande portata per la psicoanalisi. Oltre all'inconscio dinamico rimosso e al contenuto inconscio represso, conosciamo oggi la memoria implicita, che comprende la memoria affettiva non conscia e inconscia, il *priming* inconscio e la memoria procedurale processata in modo non conscio. Visto il coinvolgimento di percorsi e sistemi diversi, non sorprende che per spiegare la memoria implicita e l'inconscio sia necessario ricorrere a tecniche diverse.

Il "sapore" di una seduta clinica può mutare all'improvviso, e la sequenza routinaria associazioni-interpretazione può essere interrotta da un cambiamento di marcia da parte del paziente, quando l'affetto prende il posto della cognizione. Il terapeuta deve essere attento a repentine variazioni, spesso silenziose e sfumate, dell'esperienza affettiva del paziente durante la seduta. Per non perdere lievi e passeggeri scoppi mascherati di affettività, io siedo dietro il paziente, ma in una posizione che mi consente di vederlo meglio in viso. Non cogliere questi momenti equivale, a mio avviso, a quello che Stern [26] definisce un "*now moment* fallito". Stern distingue il *something more* da un'interpretazione del transfert, definendo il *something more* una "relazione mutativa" e l'interpretazione un'"informazione mutativa" (p. 903).

Sono completamente d'accordo con lui sul fatto che la "relazione implicita condivisa" ha radici nelle primissime relazioni e che la conoscenza implicita e la memoria implicita (per me, la memoria affettiva e il *priming*, non la memoria procedurale) non sono rimosse perché non appartengono al sistema istintuale inconscio che utilizza la rimozione per mantenere lo stato inconscio; appartengono invece al sistema della memoria emozionale implicita, che all'inizio è privo di un corrispettivo esplicito.

I miei lievi dissensi rispetto al punto di vista di Stern e Coll. riguardano la loro descrizione di un "momento d'incontro" [26, p. 917]. Sintetizzo qui la loro posizione. Un "momento d'incontro" è l'opposto di come lo si intende abitualmente. Io non sono un rappresentante attuale di un altro; l'esperienza è l'esperienza di adesso; non abbiamo bisogno di parlarne; infine, una risposta tecnica è inadeguata: "L'analista deve rispondere con qualcosa che venga vissuto come specifico alla relazione con il paziente e che sia espressione della sua esperienza [...] e ne porti la firma" (p. 917). Non sono d'accordo solo su questo ultimo punto, perché in quel momento il paziente può vivere l'analista come un facilitatore genuinamente empatico, "dalla mia parte" ecc. Ma per il paziente l'esperienza è un'emozione che proviene non si sa da dove, e a questo punto la "firma" dell'analista può essere vissuta come un'intrusione. Un borbottio di riconoscimento o un silenzio carico di attenzione possono funzionare meglio quando il paziente si sente libero di vivere l'esperienza di essere solo con i propri sentimenti in presenza di un altro di cui si fida e di cui sono fuori discussione l'esistenza e la disponibilità a fornire sostegno [55]. La sicurezza del coinvolgimento totale dell'analista è ciò che consente questa *memory in feeling* [56].

Spesso non è facile giudicare quando un'interpretazione, del transfert o di altro, è più utile, o se invece nel momento presente non ha proprio nulla a che fare con l'esperienza abituale per il paziente, e sarebbe più utile un altro tipo di ascolto. Il livello di affettività nelle frasi pronunciate dal paziente non costituisce necessariamente un buon criterio, perché può essere che il paziente viva nei confronti del terapeuta intensi sentimenti che risalgono a un'epoca in cui la memoria dichiarativa era pienamente funzionante e i sentimenti erano accompagnati dalla memoria autobiografica. In questo caso, l'interpretazione del transfert può essere l'unico intervento appropriato. Ma spesso a chiarire la situazione è il paziente stesso, che nemmeno udrà un'interpretazione, per quanto esatta, se si trova in una situazione di forte memoria emozionale implicita che rende le parole del terapeuta altrettanto irrilevanti quanto lo erano state in passato. L'interpretazione, seppure verrà udita, verrà vissuta come un rumore di fondo o addirittura come un'intrusione. Per il paziente, i suoi sentimenti presenti non riguardano la relazione che si svolge nello studio dell'analista. In questi momenti è necessaria un'intensa sintonizzazione da parte dell'analista. Osservazioni quali: "In questo momento mi trovo dentro qualcos'altro" o: "Sono da un'altra parte" possono offrire all'analista un indizio verbale. In pratica, spesso è molto più difficile di così.

Si è sostenuto che "la disponibilità affettiva del caregiver nell'intimità sembra essere la più importante caratteristica promotrice di crescita all'interno delle esperienze precoci di accudimento" [57]; dove questa disponibilità sembra essere mancata, è probabile che il paziente abbia più bisogno di comunicazioni relative alla memoria emotiva; le comunicazioni sui contenuti rimossi, e tra queste le interpretazioni del transfert, appariranno più utili quando la vita psichica del paziente è prevalentemente "depressiva" piuttosto che "schizoparanoide".

Il toccante resoconto di Margaret Little come *paziente,* dove ella descrive la sua "conoscenza relazionale implicita" esperita con Winnicott e il suo organizzare queste esperienze nella sua mente come *autore*, quando le sue angosce erano ormai più depressive, illustra la metabolizzazione, attraverso l'empatia, dei sentimenti senza parole: "È straordinario il fatto che l'inconscio di un essere umano possa reagire all'inconscio di un altro essere umano senza passare attraverso la coscienza" [58]. Questa osservazione di Freud si riferisce certamente a un inconscio implicito non rimosso, intuito ma non descritto da Freud [53]. Margaret Little ricorda:

> Per molte lunghe sedute, egli tenne entrambe le mie mani letteralmente strette tra le sue quasi a formare un cordone ombelicale, mentre io giacevo sul lettino, spesso nascosta sotto la coperta, silenziosa, inerte, ritirata, in preda al panico, alla rabbia o alle lacrime, addormentata e a volte abbandonandomi ai miei sogni. A volte sembrava che si assopisse; dormiva e poi si risvegliava con un sobbalzo a cui io reagivo con rabbia, spaventata e con la sensazione di aver ricevuto un colpo (...) [un "*now moment* fallito" [26]]. Probabilmente in quelle sedute si annoiava e si sentiva spossato; a volte aveva le mani doloranti [59].

La consapevolezza implicita di Margaret Little le consentì in seguito di contraccambiare l'empatia di Winnicott: lo diagnosticò e lo soccorse quando senza rendersene conto ebbe un attacco di cuore durante una seduta con lei. La loro fu davvero una relazione implicita condivisa (comunicazione personale di Margaret Little).

Oggetti mnesici

Il filosofo Chalmers [13], considerando il problema mente-corpo e più in particolare la coscienza, propone di suddividere il problema in due aspetti: il "problema difficile" e il "problema facile". Per le neuroscienze il problema facile comporta la costruzione di esperimenti che identifichino quei processi cerebrali fisiologici che sono collegati alla coscienza. Il problema difficile consiste nel riuscire a spiegare come questi processi producano le nostre esperienze sensoriali.

Ma per la psicoanalisi, in realtà, non esistono problemi facili; ce lo assicura il "fantasma nella macchina"! La psicoanalisi deve lottare con i processi inconsci che ottenebrano; con le difese che sviano, negano e confondono; con una psiche che è stata maestra di autoinganni; con un sistema percettivo-motorio che deforma, inventa e falsifica, ma nondimeno riporta al presente una versione del passato.

In questa parte finale del capitolo mi occuperò brevemente di come vengono processate e ricordate le esperienze del passato. I modi di rapportarsi agli altri, le esperienze soddisfacenti e insoddisfacenti, le perdite e le malattie, tutto ciò influenza e modella ogni momento presente. L'esperienza della nascita influenza le prime relazioni del bambino con il caregiver primario, e a loro volta queste relazioni influenzano il modo in cui il bambino negozia la situazione edipica e così via. Tutte insieme, quando siamo vecchi o malati, queste esperienze influenzano il nostro modo di pensare alla nostra morte.

La teoria delle relazioni oggettuali interne di Melanie Klein fornisce alla psicoanalisi un sistema prevalentemente intrapsichico di interazione fra le esperienze inconsce, che permette di comprendere il passato nel presente; ma alcune delle idee contenute in questa teoria apparivano oscure e incompatibili con le neuroscienze, per esempio per quanto riguarda il tentativo delle neuroscienze di distinguere una rappresentazione da un'esperienza concreta, tanto che l'intera tematica è stata per lo più ignorata da queste discipline, oppure i neuroscienziati l'hanno inclusa nell'argomento generale della memoria. Mi sorprende che secondo Kandel [60] la teoria kleiniana delle relazioni oggettuali interne sarebbe limitata perché costruita e basata su concettualizzazioni *superate* della memoria, in quanto, a suo avviso, non risulta che per la Klein la sua teoria avesse a che fare con la memoria, anche se altri – e soprattutto Marjorie Brierley [61] – si sono chiesti se ci fosse una base comune. Si può certamente dire che le osservazioni di Melanie Klein sulle *memories in feeling*, che ha descritto come un vivido revival di situazioni precoci interne ed esterne, sono tra le prime descrizioni della memoria emozionale implicita [62], anticipando di più di vent'anni la nuova tipologia della memoria.

Sia la Klein che Fairbairn hanno messo in rilievo la natura dinamica degli oggetti interni. Fairbairn scrive: "In determinate condizioni gli oggetti interiorizzati possono acquisire un'indipendenza dinamica [...] È indubbiamente in questa direzione che dobbiamo guardare per spiegare il fondamentale animismo degli esseri umani" [63]. Questo animismo e questo dinamismo degli oggetti interni mi hanno suggerito una connessione tra le relazioni oggettuali interne e le *memories in feeling* di Melanie Klein, che sono una chiara descrizione della memoria emozionale implicita [64].

Nel 2002, a seguito di un lavoro condotto dallo Hampstead Index Project e riportato da Joseph e Anne-Marie Sandler [65], venne formulata una distinzione fra le interiorizzazioni che modificano le rappresentazioni del Sé (che gli autori chiamano "identificazioni") e le interiorizzazioni che conferiscono alle rappresentazioni oggettuali lo statuto di "oggetti introiettati". A partire da questa distinzione, ho suggerito che tali "oggetti introiettati" implichino rappresentazioni esperienziali sia del Sé che dell'oggetto, e siano considerati far parte del sistema della memoria esplicita. Prestare attenzione consente di riflettere e di cambiare idea. "Come avrebbe affrontato questo problema mio padre?", ci dice qualcosa sulla natura di questi "oggetti introiettati".

D'altra parte, le "identificazioni" sono in parte del carattere e in parte del Sé, e prestarvi attenzione non equivale a chiedersi se esse comportino o meno un'esperienza soggettiva. Possono essere considerate far parte della memoria emozionale implicita. La terminologia è molto meno importante dell'idea che aspetti dell'Io e di tutti gli oggetti interni, compreso il Super-Io, siano composti di materiale mnestico che in parte è accessibile alla coscienza e in parte no. Ho definito le identificazioni "oggetti della memoria implicita" e le introiezioni "oggetti della memoria esplicita", perché a mio avviso ciò che la Klein descriveva nei termini di un modello soggettivo del mondo interno ha molto in comune con gli aspetti, più dinamici, del nuovo modello della memoria e in particolare della memoria emozionale implicita.

Ma la memoria, per quanto ne sappiamo, probabilmente non basta a spiegare in che modo sentimenti, relazioni e atteggiamenti del passato vengono riportati in vita a dar forma al presente. Poiché sembra certo che i sistemi della memoria sono interattivi e hanno distribuzioni multiple nel cervello, è verosimile che siano coinvolti ambedue i sistemi della memoria, dichiarativa e non dichiarativa. Possiamo considerare interagenti la memoria processata in modo conscio e quella processata in modo inconscio. Per esempio: quanto spesso abbiamo udito un amico abbracciare un'opinione su qualcosa senza essere assolutamente consapevole di averla presa di sana pianta da una conversazione di qualche settimana prima fra noi due (e senza rendersi conto che probabilmente questo punto di vista è incompatibile con il suo punto di vista originario)? È un caso di *priming* processato in modo non conscio; è così che i bambini acquisiscono informazioni, ed è così che possiamo raccogliere informazioni riguardo alla memoria implicita, che altrimenti non può essere conscia. Non sono d'accordo con l'affermazione generale che "tutte le forme di memoria, compresa [...] la memoria implicita, possono essere richiamate grazie all'effetto di *priming* dei contenuti dei sogni, del transfert, dei lapsus ecc." [30]. Tuttavia il *priming* influenza inconsciamente tutti i tipi di memoria, tranne forse la memoria semantica, e naturalmente la memoria emozionale influenza profondamente la memoria episodica.

I processi del condizionamento classico, che sono coinvolti in tutte le forme di acquisizione di conoscenza, comprese le emozioni, devono essere distinti dai processi procedurali. Si può dire che l'esito del condizionamento è la formazione di una procedura, ma questo non ha niente a che fare con il processo di formazione della memoria procedurale. Davis scrive che "il semplice condizionamento classico non è un processo di basso livello o un processo riflesso. È una modalità primaria per rappresentare il mondo. Queste rappresentazioni sono estremamente complesse e precise" [66]. Al contrario, il processo procedurale e la memoria che ne risulta sono di basso livello e simili a un riflesso, e hanno in comune con il condizionamento classico soltanto il fatto di essere non consci. Il condizionamento classico rientra così nella categoria delle "identificazioni" e si riferisce naturalmente alla memoria non dichiarativa.

Due esempi clinici

Come primo esempio presenterò alcuni aspetti di tre sedute che illustrano il sorgere di *memories in feeling* in conseguenza di ferite alla testa.

Peter è un uomo sposato di mezza età, molto dotato, lavora come terapeuta. Suo padre era uno studioso, una persona molto fine, e sua madre una donna tenera e riservata soggetta a gravi crisi depressive che durante l'infanzia del paziente avevano reso necessari diversi ricoveri in clinica psichiatrica, con la conseguenza che il bambino ogni volta doveva essere affidato a parenti per alcune settimane.

Nei giorni precedenti le tre sedute che sto per riassumere, Peter ebbe un incidente abbastanza serio ma senza gravi conseguenze: batté la testa e il corpo su un palo di cemento, perdendo temporaneamente i sensi.

Dopo una convalescenza di una settimana ritornò in terapia in uno stato pietoso; aveva sulla testa dei tagli suturati e il viso tutto graffiato e pieno di lividi. Si sdraiò sul lettino molto lentamente e con grande difficoltà. Raccontò i dettagli dell'incidente, ed era chiaro che si trovava ancora sotto shock. Mi disse che desiderava descrivermi come si fosse sentito prossimo a morire Verso la fine provò a mettersi seduto, ma disse che gli era impossibile. Fece altri tentativi, ma ogni volta ricadeva stremato, e diceva di non essere in grado di rialzarsi. Andai a prendergli un bicchiere d'acqua; dichiarò che non voleva essere aiutato a sollevarsi. Avvicinai la mia poltrona al lettino, lo rassicurai, gli dissi che poteva fare con calma, io sarei uscito un attimo dalla stanza. Dopo tre o quattro minuti era riuscito a sedersi aiutandosi con la poltrona. Al mio ritorno mi chiese di uscire di nuovo perché, mi disse, la mia assenza gli rendeva meno difficile alzarsi in piedi. Altri cinque minuti, poi prese congedo e lasciò il mio studio. Le mie conoscenze mediche mi permettevano di escludere un episodio cardiovascolare; nondimeno, quando mi trovavo fuori dalla stanza avevo avuto la sensazione dolorosa di trascurarlo, ma avevo anche pensato che in quel momento la mia presenza fosse simbolicamente troppo simile a quella di un oggetto sentito disperatamente come necessario.

Anche nella seduta successiva Peter si sdraiò sul lettino lentamente e con dolore. Mi disse di essersi sentito molto rassicurato quando io ero uscito dalla stanza, nella seduta precedente, perché questo significava che a mio avviso non si trattava di un malore grave. Parlò ancora del suo incidente e di come si fosse sentito vicino a morire. Poi mi disse con grande emozione: "Su una cosa lei non mi ha capito, lei non si è reso conto che io voglio cercare quello che è realmente vero. L'allattamento al biberon non è vero latte. Mi sembra che mia madre dica: 'Bevilo; non fa niente se non c'è un vero seno',[2] come se dicesse: 'Se una cosa non c'è, non c'è, al diavolo le cose cattive ecc.' Nell'ultima seduta desideravo ardentemente che lei mi tenesse la mano. Non voglio sentirmi dire che i miei pensieri sono colpevoli".

Gli comunicai che mi stava dicendo com'era sentirsi "tenuto sulla corda", non poter avere sentimenti di autocommiserazione o di impotenza o di bisogno, senza sentirsi dire "gli altri stanno peggio di te" e "lei non sente davvero quello che sente". Gli dissi anche che la sua terrificante paura di morire dopo l'incidente probabilmente riecheggiava un terrore infantile.

Ma quello che non gli dissi allora e di cui adesso, riesaminando il materiale, sono convinto, è che si stava anche sforzando di individuare qual era la differenza tra la sua esperienza attuale di me come rappresentante della sua "madre interna" autobiografica e il riemergere di frammenti reali di *memories in feeling* dal passato – forse dai circuiti amigdaloidei – in conseguenza del trauma cranico [67].

Verso la fine della seduta si sforzò di rialzarsi, ma ancora una volta ricadde sul cuscino. Tentò parecchie altre volte, e alla fine ci riuscì con l'aiuto della mia poltrona. Allora disse esitante: "Penso che lei dovrebbe lasciarmi". Risposi che, se era questo che desiderava, lo avrei fatto. Lentamente e dolorosamente spostò le gambe sul pavimento, sorrise e disse: "Lei è furbo, non è vero? Aveva assolutamente ragione a non allontanarsi. Non mi sento affatto in imbarazzo per questo incidente".

---

[2] Il paziente esprime qui il suo bisogno di autenticità. In realtà era stato allattato esclusivamente al seno, ma in modo rigido, con intervalli di quattro ore precise tra una poppata e l'altra.

Nella seduta successiva parlò soprattutto dell'incidente e dei suoi vari consulenti medici, ma verso la fine si sforzò di rialzarsi e disse con una certa disperazione: "Mi dispiace molto fare queste scene". Gli risposi immediatamente: "Questo non è uno spettacolo, lei mi sta mostrando, nell'unico modo che le è possibile, che cosa significa avere intensi sentimenti che non hanno mai avuto parole e non ne avranno mai".

Non c'è spazio per discutere in modo approfondito questo importante materiale, e mi limiterò ad alcune osservazioni su aspetti direttamente pertinenti al nostro tema. Quando Peter scoprì di non riuscire ad alzarsi dal lettino, non ne fui sorpreso, rendendomi conto di alcuni indizi "preparatori" presenti nel materiale delle sedute precedenti, indizi che segnalavano il suo bisogno di attaccarsi intimamente a me; per esempio, spesso alzandosi dal lettino faceva delle battute; per compilare l'assegno mi chiedeva sempre di prestargli la mia penna; se in una seduta si era arrabbiato, prima di andare via faceva sempre la pace. Chiamavamo "seminari" i suoi resoconti dettagliati di ciò che accadeva nella sua vita; questi resoconti erano una difesa contro i sentimenti, che io tentavo di comprendere attraverso interpretazioni del transfert; ma era sempre come se Peter desiderasse e avesse bisogno di "qualcosa di più" [26]. Due sedute prima dell'incidente si era reso conto, a metà di una seduta, di aver usato la tecnica "seminariale" per parlare a modo suo dei sentimenti che provava. Rivolse su di sé la sua frustrazione e la sua divertita contrarietà; si batté la fronte con il palmo della mano: "Ahrr, l'ho rifatto, sono così frustrato, mi sento di voler essere isterico...". Notai in particolare questa espressione insolita.

Sospettavo che la maggior parte dei riferimenti transferali riguardassero l'età dai cinque anni in poi, quando la sua memoria autobiografica era saldamente stabilita e la deferenza verso gli altri e l'occultamento dei sentimenti dolorosi erano diventati atteggiamenti egosintonici. A livello intrapsichico, doveva trovare il modo di accedere a quei sentimenti precoci che non avevano un contenuto autobiografico... Come i contenuti rimossi, anche la memoria implicita non può essere portata direttamente alla coscienza.

Nelle sedute che seguirono, Peter fece molte utili autointerpretazioni. Identificò le sue lacrime ricorrendo a inni religiosi francesi che parlavano del sollievo dalla sofferenza procurato dal sostegno della mano divina. Una mattina chiese il permesso di portare la bicicletta nel mio ingresso, e nella seduta anticipò la mia interpretazione con una comprensione così chiara che io non ebbi altro da aggiungere.

Nelle sedute che seguirono all'incidente, molte altre sensazioni e fantasie rivelavano un complesso sistema di collegamento tra memoria implicita ed esplicita, tra le esperienze concrete degli oggetti interni kleiniani e le rappresentazioni degli altri.

Due sedute dopo il trauma alla testa si chiese ad alta voce se era stato *soltanto* un incidente; dopo parecchie sedute, disse che, a posteriori, quell'esperienza gli era stata utile.

L'ultimo punto che desidero prendere in esame, e che riguarda la prima seduta dopo l'incidente, sono i miei sentimenti quando ero rimasto fuori dallo studio per qualche minuto. Mi sembrava di averlo abbandonato. Mi sentivo in colpa, e nello stesso tempo costretto a farlo. Riflettendo su questi sentimenti, sentii che stavo elaborando un'intensa identificazione proiettiva e che, in quanto personificazione di sua madre, venivo punito per la mia scarsa sollecitudine. Ma qualche giorno dopo l'incidente lessi l'articolo di Cimino e Correale [68], in cui gli autori sostengono che l'identificazione proiettiva è un meccanismo di difesa ma ha anche una forte valenza comunicativa. Alcuni aspetti dell'esperienza inconscia precoce del paziente potrebbero trasmettersi all'analista, esercitando su di lui un'intensa pressione emozionale e suscitando uno sconvolgimento, un senso di essere forzato e addirittura un'alterazione della coscienza. Gli autori sostengono che queste situazioni sono influenzate dalla memoria non dichiarativa, e che i pazienti che a volte presentano questo tipo di identificazione proiettiva sono quelli che nella prima infanzia non hanno avuto l'esperienza di riavere indietro dall'oggetto le proiezioni "metabolizzate".

Io credo che, nel caso di Peter, la sua memoria autobiografica non esistesse affatto al livello che qui ci interessa, ma che la sua memoria inconscia con il successivo *priming* ("buttiamo a mare le cose cattive" ecc.) avesse trovato una scarica attraverso l'identificazione proiettiva nel modo ipotizzato dagli autori sopra citati e nel modo esperito da me.

Il secondo esempio è una breve descrizione degli "espedienti" utilizzati da un paziente di mezza età per lottare contro quello che chiamava il suo "pene timido", intendendo l'incapacità di orinare in pubblico.

Il primo espediente consisteva nel ricordare se stesso undicenne: un ottimo atleta, capitano delle squadre di calcio e di cricket e molto ammirato dai coetanei. Queste immagini gli consentivano la minzione in pubblico.

Il secondo espediente consisteva nel pronunciare ad alta voce il nome di battesimo di suo padre. Il padre era stato una figura forte e a volte severa nella sua vita, ma adesso era molto vecchio e fragile. Nominarlo gli permetteva di orinare.

Il terzo espediente lo rendeva più perplesso. Da quando, dieci anni prima, aveva perso un fratello di due anni più giovane, aveva scoperto che se ne pronunciava ad alta voce il nome riusciva a orinare. Era affezionato a questo fratello, e sapeva di non avere sentimenti negativi verso di lui. La sua morte lo aveva straziato. Il fratello era malato dalla nascita: una patologia di origine genetica che aveva richiesto un'assidua presenza della madre. Il mio paziente lo aveva "percepito" verso i due anni e mezzo; a causa delle condizioni del fratellino, per un certo tempo lo avevano affidato ad altri, e l'immensità della sua disperazione per quella separazione era diventata leggendaria in famiglia. Il paziente non ne aveva un ricordo conscio.

Quanto al primo espediente, possiamo dire che l'ansia conscia e inconscia relativa al passato e al presente inibisce il rilassamento conscio dello sfintere uretrale; prestare attenzione a un ricordo conscio di sentirsi "il primo" gli consente di dominare l'ansia e di rilasciare consciamente lo sfintere.

Nel secondo espediente, il processo è il medesimo; il paziente porta alla coscienza il nome di suo padre, ma non ci sono sentimenti consci di trionfo o di ritorsione, anche se il paziente ritiene che questi sentimenti siano inconsciamente attivi.

Riguardo al terzo espediente, viene pronunciato il nome del fratello, e da allora, fino a quando lo sfintere viene consciamente rilasciato, l'intero processo coinvolge la memoria implicita senza che ci sia un ricordo conscio. Io suppongo – e il paziente condivideva questa ipotesi – che nonostante il suo sincero e profondo dolore il fatto della morte del fratello liberasse sentimenti immagazzinati implicitamente a partire dalla rivalità infantile e dalla rabbia verso il fratello, sentimenti espressi inconsciamente come trionfo dopo la sua morte, e che facilitavano la sua capacità di orinare in pubblico.

La "rievocazione" di fantasie sessuali allo scopo di raggiungere l'orgasmo usa certamente percorsi neurali analoghi.

Questi esempi illustrano la complessità dell'interazione tra la memoria implicita ed esplicita e il resto del sistema nervoso, e indicano la necessità di ulteriori ricerche, da parte sia delle neuroscienze che della psicoanalisi, per scoprire qualcosa di più su come il passato viene rappresentato nel presente. Nell'attesa, è essenziale riferirsi a un modello teorico degli oggetti interni dinamici attivati da tutti i tipi di memoria e spesso percepiti come concreti e "presenti", per evitare l'idea riduzionistica che la memoria implicita equivalga a un insieme di procedure fisiologiche.

Oggi sappiamo in modo inequivocabile che il materiale psichico inconscio deriva da una molteplicità di fonti. Freud ha passato tutta la sua vita a descrivere la prima di queste fonti, l'inconscio dinamico rimosso, e ha avuto illuminanti intuizioni sulle altre. La psicoanalisi non deve distogliersi dalla ricerca sull'inconscio freudiano, ma nello stesso tempo non deve ignorare gli affinamenti e gli adattamenti tecnici che si renderanno necessari man mano che impareremo di più sulla memoria implicita e sulle esperienze emozionali dirette che non vengono trasferite alla coscienza.

Bibliografia

1. Solms M (2004) Freud returns. Sci Am, May 58-62
2. Goldberg A (2004) Ongoing discussions on David Milrod's "The concept of the Self and the self-representation". Neuropsychoanalysis 6:91-92
3. Oliver Turnbull (2004) Founders of neuro-psychoanalysis. Subject: Mortimer Ostow. Neuropsychoanalysis 6:209-215
4. Green A (2001) Advice to Psychoanalysts: "Cognitive psychology is good for you". Neuropsychoanalysis 3:16-19
5. Whitehead AN (1967) Adventures of ideas [first published 1933]. Prentice-Hall, USA
6. Masson JM (ed) (1985) The complete letters of Sigmund Freud to Wilhelm Fliess 1887-1904. Belknap Press, London
7. Freud S (1895) Progetto di una psicologia. OSF 2
8. Kanzer M (1973) Two prevalent misconceptions about Freud's Project. Ann Psychoanal 1:88-103

8a Mancia M (1983) Archaeology of Freudian thought and the history of neurophysiology. Int Rev Psychoanal 10:185-191

9. Solms M, Saling M (1986) On psychoanalysis and neuroscience: Freud's attitude to the localisation tradition. Int J Psychoanal 67:397-416
10. Stewart S (1969) Psychoanalysis: the first 10 years 1888-1898. George Allen and Unwin, London
11. Kaplan-Solms K, Solms M (2000) Clinical studies in neuro-psychoanalysis. Karnac, London
12. Freud S (1932) Introduzione alla psicoanalisi. OSF 11, p 572
13. Chalmers DJ (1995) Facing up to consciousness. J Conscious Stud 2:200-219
14. Toulmin S (1978) Psychoanalysis, physics and the mind-body problem. Ann Psychoanal 6:315-351
15. May U (1999) Freud's early clinical theory (1894-1896). Int J Psychoanal 80:769-779
16. Freud S (1913) L'interesse per la psicoanalisi. OSF 7, pp 261 e sgg
17. Freud S (1938) Alcune lezioni elementari di psicoanalisi. OSF 11, p 585
18. Freud S (1924) Autobiografia. OSF 10, p 127
19. Freud S (1900) L'interpretazione dei sogni. OSF 3
20. Schacter DL (1996) Searching for memory. Basic Books, New York
21. Fabiani M, Stadler GA,Wessels PM (2000) True but not false memories produce a sensory signature in human lateralized brain potentials. J Cogn Neurosci 2:941-949
22. Freud S (1899) Ricordi di copertura. OSF 2, p 452

23. Freud S (1924) La resistenza alla psicoanalisi. OSF 10, p 53
24. Jacobs TJ (1994) Non verbal communications: some reflections on their role in the psychoanalytical process and psychoanalytic education. J Am Psychoanal Assoc 42:741-762
25. Shore AN (1994) Affect regulation and the origin of the self: the neurobiology of emotional development. Erlbaum, Mahwah NJ
26. Stern D, Sander L, Nahum JP et al (1998) Non-interpretative mechanisms in psychoanalytic therapy. Int J Psychoanal 79:903-921
27. Cohen N, Squire L (1980) Preserved learning and retention of pattern-analyzing skill in amnesia: dissociation of knowing how and knowing that. Science 210:207-209
28. Ross JM (2003) Preconscious, defence analysis memory and structural change. Int J Psychoanal 84:59-76
29. Fonagy P (1999) Memory and therapeutic action. Int J Psychoanal 80:215-223
30. Levin M (2004) Letter. Int J Psychoanal 85:1276
31. Target M (1998) Book review essay. The recovered memories controversy. Int J Psychoanal 79:1015-1028
32. LeDoux J (1995) Emotion: clues from the brain. Annu Rev Psychol 46:209-235
33. Schacter DL, Tulving E (1994) What are the memory systems of 1994? In: Schacter DL, Tulving E (eds) Memory systems. MIT Press, Cambridge MA, pp 197-214
34. Grisby J, Hartlaub GH (1994) Procedural learning and the development and stability of character. Percept Mot Skills 79:355-70
35. Ryle A (2003) Something more than the "something more than interpretation is needed". Int J Psychoanal 84:109-116
36. Trevarthen C (2003) Neuroscience and intrinsic psychodynamics: current knowledge and potential for therapy. In: Corrigall J,Wilkinson H (eds) Revolutionary connections. Karnac, London
37. LeDoux J (1994) Emotion, memory and the brain. Sci Am June 270:32-39
38. Schacter DL, Moscovitch M (1984) Infants, amnesics and dissociable memory systems. In: Moscovitch M (ed) Infant memory. Plenum, New York, pp 173-216
39. Weiskrantz L (1997) Memories of abuse, or abuse of memories? In: Sandler J, Fonagy P (eds) Recovered memories of abuse: true or false? Karnac, London, pp 3-21
40. Shore AN (2003) The seventh annual John Bowlby memorial lecture. Minds in the making: attachment, the self-organizing brain and developmentally-oriented psychoanalytical psychotherapy. In: Corrigall J,Wilkinson H (eds) Revolutionary connections. Karnac, London
41. Freud S (1895) Per la psicoterapia dell'isteria. OSF 1
42. Freud S (1905) Riepilogo. OSF 4, p 398
43. Freud S (1914) Ricordare, ripetere e rielaborare. OSF 7, pp 354-359
44. Greenson RR (1974) The technique and practice of psychoanalysis, vol 1. Hogarth Press, London, pp 247-268
45. Freud S (1915) L'inconscio. OSF 8, p 78
46. Edelman G (1989) The remembered present: a biological theory of consciousness. Basic Books, New York
47. Gilbert P (1989) Human nature and suffering. Erlbaum, London
48. Migone P, Liotti G (1998) Psychoanalysis and cognitive evolutionary psychology: an attempt at integration. Int J Psychoanal 79:1071-1095
49. Panksepp J (1998) Affective neuroscience: the foundations of human and animal emotions. Oxford University Press, Oxford

50. Laplanche J, Pontalis J-B (1980) The language of psychoanalysis. Hogarth Press, London
51. Kandel ER (1998) A new intellectual framework for psychiatry. Am J Psychiatry 155:457-469
52. Clyman R B (1991) The procedural organization of emotions: a contribution from cognitive science to the psychoanalytical theory of therapeutic action. J Am Psychoanal Assoc 39 [Suppl]:349-382
53. Mancia M (2003) Dream actors in the theatre of memory: their role in the psychoanalytic process. Int J Psychoanal 84:945-952
54. Freud S (1923) L'Io e l'Es. OSF 9, p 477
55. Winnicott DW (1958) The capacity to be alone. In: The maturational process and the facilitating environment. Hogarth Press, London, p. 33
56. Klein M (1961) Narrative of a child analysis. In: The writings of Melanie Klein, vol 4. Hogarth Press, London
57. Emde RN (1988) Development terminable and interminable. Innate and motivational factors from infancy. Int J Psychoanal 69:23-42
58. Freud S (1915) L'inconscio. OSF 8
59. Little M (1985) Winnicott working in areas where psychotic anxieties predominate. Free Associations 3:9-42
60. Kandel ER (1999) Biology and the future of psychoanalysis: a new intellectual framework for psychiatry revisited. Am J Psychiatry 156:505-524
61. Brierley M (1991) Marks from minutes of third discussion of scientific controversies. In: King P, Steiner R (eds). The Freud-Klein controversies 1941-45. Routledge, London, pp 400-401
62. Klein M (1957) Envy and gratitude. In: The writings of Melanie Klein, vol 3. Hogarth Press, London, pp 176-235
63. Fairbairn WRD (1952) Psychoanalytical studies of the personality. Tavistock/Routledge, London, p 132
64. Pugh G (2002) Freud's problem: cognitive neuroscience and psychoanalysis working together on memory. Int J Psychoanal 83:1375-1394
65. Sandler J, Sandler A-M (1998) Internal objects revisited. Karnac, London, pp 127-128
66. Davis JT (2001) Revising psychoanalytic interpretations of the past. Int J Psychoanal 82:449-462
67. Jacobs WJ, Nadel L (1985) Stress induced recovery of fears and phobias. Psychol Rev 92:512-531
68. Cimino C, Correale A (2005) Projective identification and consciousness alteration: a bridge between psychoanalysis and neuroscience. Int J Psychoanal 86:51–60

Ricordare il passato nel presente: la memoria nel dialogo tra psicoanalisi e scienza cognitiva

Marianne Leuzinger-Bohleber e Rolf Pfeifer

Introduzione

Psicoanalisi, neuroscienze e scienze cognitive in dialogo

Negli ultimi decenni sembra realizzarsi una fantasia di Sigmund Freud: come sappiamo, egli non depose mai la speranza che un giorno gli sviluppi delle neuroscienze potessero contribuire a dare un "fondamento scientifico" alla psicoanalisi, nei termini delle scienze naturali. Una delle ragioni per le quali lo stesso Freud [1] non proseguì nei suoi tentativi in tal senso, come leggiamo nel *Compendio di psicoanalisi*, sta negli evidenti limiti metodologici della scienza del suo tempo [2]. Di conseguenza, egli definì la psicoanalisi una "pura psicologia dell'inconscio".

I nuovi sviluppi delle neuroscienze, come per esempio le affascinanti possibilità di studiare il cervello *in vivo* con le tecniche di neuroimaging (MEG, magnetoencefalogramma; ERP, event related pontential; PET, positron emission tomography; fNMR, functional magnetic resonance imaging) e gli studi con il cosiddetto metodo neuroanatomico di Kaplan-Solms e Solms [2], hanno consentito una grande espansione di queste discipline e hanno reso più fitto il dialogo con la psicoanalisi[1]. È del 1999 l'uscita del primo volume della rivista internazionale "Neuro-Psychoanalysis", in cui eminenti psicoanalisti e neuroscienziati presenta-

[1] Oggi è disponibile un ampio numero di studi con l'uso di neuroimmagini, che sembrano dimostrare una grande varietà di differenti sistemi della memoria nel cervello [3-6].

no i loro studi su emozioni e affetti, memoria, sonno e sogno, conflitto e trauma, problem solving conscio e inconscio ecc. Nel 2000 è stata fondata la International Society for Neuropsychoanalysis, che organizza ogni anno un congresso internazionale. In molti Paesi gruppi di ricercatori appartenenti a discipline diverse hanno cominciato a lavorare in modo sistematico con pazienti portatori di lesioni cerebrali precisamente localizzabili. Gli obiettivi comuni di queste ricerche sono lo sviluppo di specifiche tecniche di trattamento psicoanalitico che consentano in futuro di aiutare questi pazienti (per esempio, quelli che soffrono di *neglect* in conseguenza di un ictus [7, 8]). Un altro oggetto di ricerca è un vecchio tema della filosofia europea: la relazione tra corpo e mente, che viene studiata attraverso riflessioni sistematiche e critiche sui dati clinici provenienti dalla psicoanalisi di pazienti di questo tipo in tutto il mondo [9, 10].

Come illustrano i diversi contributi raccolti nel presente volume, il dialogo tra psicoanalisi e neuroscienze è di straordinaria importanza grazie ai sempre più numerosi e affascinanti studi empirici e sperimentali nei campi della ricerca in psicoterapia, della ricerca sullo sviluppo e sul sogno e in molti altri campi, e anche grazie agli studi nell'ambito della cosiddetta *scienza di base*. Nondimeno, dopo le nostre esperienze in un'iniziativa congiunta di ricerca sulla memoria, il sogno e il problem solving cognitivo e affettivo dalla prospettiva dei due diversi approcci, a cui hanno partecipato venti tra psicoanalisti e neuroscienziati (un programma che si è svolto tra il 1992 e il 1998 con il sostegno della Köhler Foundation di Darmstadt), ci sembra importante introdurre *una riflessione critica sugli aspetti epistemologici di questo dialogo* [11, 12]. Riteniamo che il dialogo tra queste discipline sia affascinante, innovativo e interessante, ma anche impegnativo e complesso. Spesso non parliamo lo stesso linguaggio; i concetti che applichiamo sono diversi anche se li definiamo con termini analoghi, e spesso ci identifichiamo con la diversa tradizione della scienza e della filosofia della scienza. Dobbiamo essere molto tolleranti, e abbiamo bisogno di tempi lunghi per arrivare a un intenso scambio di idee che consenta di raggiungere nuove frontiere nel nostro pensiero; di abbandonare, in qualche misura, le spiegazioni e le concettualizzazioni precedenti e di resistere alle tendenze idealizzanti che suscitano in noi l'aspettativa che la "soluzione" a problemi irrisolti della nostra disciplina possa provenire dall'altra disciplina, quella straniera, che come uno schermo bianco attira le nostre proiezioni e identificazioni proiettive. Prendere sul serio i nuovi dati provenienti dall'altra disciplina significa attraversare un periodo di dubbi e disagio; è sempre doloroso abbandonare le "certezze" e le false credenze sviluppate nel proprio campo. In base alle nostre esperienze interdisciplinari concrete, si tratta di una fase indispensabile e inevitabile: è il presupposto di un dialogo proficuo e costruttivo che vada oltre la riscoperta di un sapere disciplinare ormai assodato. Il confronto tra modelli elaborato in entrambe le discipline per spiegare i dati specifici raccolti con metodi di ricerca specifici (e molto diversi) chiama in causa questioni delicate e complesse di filosofia della scienza e di epistemologia. Per esempio, va evitato il ben noto rischio insito nel ridurre i processi psichici a processi neurobiologici, o nel trasferire sconsideratamente concetti, metodi e interpretazioni da una disciplina scientifica a un'altra.

Michael Hagner [13] riflette sull'enorme influenza delle tecniche di neuroimaging sulla scienza e sulla società di oggi. La possibilità fantasticata di "guardare direttamente dentro il cervello vivo e funzionante" è estremamente seducente. Per esempio, può attivare la fantasia di possibilità diagnostiche nuove e dirette:

> Sarà possibile differenziare tra forme di pensiero caotiche e non strutturate, e il problem solving matematico [...] tra i ricordi delle prime esperienze infantili, l'ultima lite con il coniuge o i conflitti con i genitori, tra sogni erotici e storie d'amore estremamente eccitanti. Nel ventesimo secolo queste scoperte erano più o meno riservate al campo della psicoanalisi. Probabilmente nessuna "radiografia" del cervello sarà mai capace di mettere in luce dettagli biografici, aspetti intimi e livelli psichici nascosti, meglio di come ha fatto la psicoanalisi. Ma non è questo il punto: la psicoanalisi ha avuto indubbiamente una grande influenza e ha enormemente cambiato molte cose, ma non è diventata un metodo standardizzato applicabile nella sanità pubblica, probabilmente non tanto perché i suoi assunti siano sbagliati, o perché l'inconscio e le pulsioni potrebbero non essere confacenti a una politica sociale. Il vero problema è che la psicoanalisi è un metodo troppo complesso, troppo difficile da praticare e troppo lungo [...].
> Il cambiamento [dalla psicoanalisi all'applicazione delle tecniche di neuroimaging] potrebbe comportare il pericolo che la varietà e la rilevanza della vita mentale vengano valutate in base alla possibilità di essere visualizzate [...]. Il prezzo di un tale sviluppo è che l'indagine su connessioni profonde, correlazioni, spiegazioni, congetture e narrazioni, in breve sul pensiero storico, scientifico e testuale, venga soppiantata da un nuovo tipo di pensiero visualizzante e "superficiale". Rispetto alle scienze dell'uomo, questo significa che lo "scavo profondo" proprio della psicoanalisi è sostituito dalle intuizioni più superficiali che possono essere suscitate dalle immagini compute-

> rizzate. La comprensione degli esseri umani si trasformerebbe in una "esteriorizzazione di forme materializzate di rappresentazione". Non voglio dire che si arriverebbe all'eliminazione del soggetto, ma che si realizzerebbe un'altra antropologia la quale – in due sensi – produrrebbe strutture di superficie [13].

Prendendo sul serio queste analisi e questi ammonimenti, siamo arrivati a considerare in modo nuovo la lunga storia dei tentativi di collegare la psicoanalisi con le neuroscienze e con altre discipline scientifiche: una storia che non sembra molto conosciuta, quella del dialogo tra la psicoanalisi e la cosiddetta scienza cognitiva. I partecipanti a questo dialogo hanno sempre tenuto presente che un'attenta riflessione sui problemi metodologici ed epistemologici è indispensabile per mettere accuratamente a confronto i diversi modelli sviluppati nei vari campi. I ricercatori devono continuamente accettare il fatto che i processi mentali non saranno mai osservabili direttamente: "Proprio perché i fenomeni mentali non sono direttamente osservabili, e perciò, dalla prospettiva del purismo delle scienze naturali, addirittura non esistono, è impossibile considerarli degli *explananda* e ricercarne la spiegazione nel senso delle scienze naturali" [14]. Sintetizzando e semplificando questo dato di fatto epistemologico: non possiamo mai osservare direttamente, "oggettivamente", i nostri processi mentali. Solo il soggetto può descrivere i processi mentali, cioè la mente. Inoltre, non possiamo mai mettere direttamente a confronto dati raccolti in campi diversi e con metodi di ricerca diversi: non esiste uno "sguardo diretto sul funzionamento del cervello". Tutti noi abbiamo spiegazioni, interpretazioni: in altri termini, "modelli" che tentano di spiegare nel modo più adeguato e proficuo possibile i dati raccolti in un particolare campo di osservazione, modelli che possono essere testati, validati e modificati sulla base di ulteriori esperimenti o studi empirici nel campo delle neuroscienze o, per quanto riguarda la psicoanalisi, con ulteriori osservazioni cliniche nella situazione psicoanalitica. Perciò, impegnarsi in un dialogo tra psicoanalisi e neuroscienze significa avviare uno scambio a proposito di modelli basati su dati, strumenti di ricerca ecc. di tipo molto diverso.

Lo sviluppo e il confronto di modelli diversi della mente è l'oggetto di ricerca specifico della scienza cognitiva, nata come disciplina scientifica autonoma negli anni sessanta e settanta in diversi centri sparsi in tutto il mondo. All'epoca, veniva definita un approccio interdisciplinare allo studio della mente, che comprendeva intelligenza artificiale, psicologia, neuroscienze, linguistica e filosofia. Più di recente si sono aggiunte biologia e ingegneria. Con la nuova attenzione agli aspetti di "incorporazione", come vedremo più avanti, la scienza cognitiva può essere considerata la disciplina scientifica che si propone di svelare i meccanismi alla base del comportamento intelligente. Ciò comprende lo studio della mente, ma non solo. La scienza cognitiva è specializzata nell'integrare in modelli teorici conoscenze provenienti da discipline diverse e nel discutere criticamente i problemi fondamentali, per esempio metodologici ed epistemologici, connessi con questo tentativo [7]. Ecco perché in un volume dedicato al dialogo tra psicoanalisi e neuroscienze viene presentata questa tradizione di ricerca.

Qualche osservazione su alcune delle sue caratteristiche. Diversamente dalla scienza empirica tradizionale, che utilizza metodi analitici, la scienza cognitiva si serve di un approccio sintetico, che può essere definito "comprensione attraverso la costruzione". Vale a dire che, per comprendere alcuni aspetti di un sistema naturale - per esempio la memoria -, si costruisce un manufatto che simula il sistema naturale. Quello più comune è un modello informatico, oggi ampiamente usato praticamente in tutte le scienze. Nella ricerca psicoanalitica la simulazione al computer è usata fin dagli anni sessanta per testare la coerenza interna e la precisione terminologica e logica di complesse teorie. Colby e Gilbert [15] hanno validato con il metodo della simulazione al computer alcune parti dei modelli esplicativi delle nevrosi. Colby [16] ha studiato i fattori determinanti della paranoia [17]. Wegmann [18] ha messo a punto un modello di simulazione al computer della "controvolontà", Clippinger [19] ha simulato i processi cognitivi di un paziente all'inizio di una seduta psicoanalitica. A Zurigo il gruppo di ricerca di Ulrich Moser ha intrapreso una serie di studi di simulazione delle difese e dei meccanismi onirici [20].

Altri ricercatori hanno utilizzato la simulazione al computer di diversi tipi di fenomeni mnemonici [21]. La maggior parte delle simulazioni della memoria pongono un problema: non c'è un'interazione diretta con l'ambiente, e in questi modelli l'input e l'output sono tipicamente vettori predefiniti da chi ha ideato il modello. È una situazione radicalmente diversa dal funzionamento reale: gli esseri umani che interagiscono nel loro ambiente non sono esposti a "vettori di caratteristiche", ma a una stimolazione sensoriale in continuo mutamento. Ecco perché negli ultimi anni molti scienziati cognitivi hanno scelto di usare dei robot autonomi, la cui interazione con il mondo reale si svolge senza bisogno dell'intervento umano. In altri termini, per poter mostrare un comportamento appropriato, nel robot devono sempre essere presenti i cicli sensomotori completi. Un vantaggio essenziale dell'uso dei robot è che la stimolazione sensoriale nelle diverse modalità (visiva, ottica, uditiva, propriocettiva) è facile da registrare e da analizzare. Inoltre, i processi di sviluppo che sono tipicamente codificati in una rete neurale artificiale – cioè nel modello di un sistema neurale biologico – possono essere monitorati con precisione. Così – diversamente dai sistemi viventi – i cambiamenti della rete neurale possono essere osservati e seguiti per lunghi periodi di tempo. Questo è particolarmente importante in un contesto evolutivo, ed è la ragione per cui questa metodologia è sempre più usata in psicologia dello sviluppo. In altri termini, questa procedura permette di studiare in dettaglio le modificazioni interne a cui va incontro un organismo in interazione con l'ambiente. È possibile, metaforicamente, guardare dentro il cervello del robot mentre svolge il suo compito, e perciò apprendere in che modo le esperienze influenzano la rete neurale (artificiale)[2]. Perciò gli esperimenti con questi sistemi mobili rendono possibili importanti scoperte nel campo della scienza di base.

Negli ultimi vent'anni gli autori del presente capitolo hanno pubblicato una serie di studi in cui si proponevano di applicare i nuovi concetti sviluppati in questo campo, oggi denominato scienza cognitiva "incorporata", a problemi che sono centrali nell'odierna psicoanalisi. Noi riteniamo che la psicoanalisi abbia molto in comune con la scienza cognitiva: anch'essa si occupa di meccanismi (inconsci) alla base del funzionamento adattativo o non adattativo della mente e si propone di integrare in modelli teorici dati complessi di origine clinica-empirica. Per citare soltanto uno degli esempi più notevoli, per anni Joseph e Anne-Marie Sandler [22] hanno lavorato all'integrazione delle nuove scoperte della ricerca scientifica sulla memoria nella loro teoria di un "inconscio presente" e un "inconscio passato", riuscendo a modificare e articolare una delle tematiche centrali della psicoanalisi, il funzionamento inconscio. Per noi l'analogia, nella ricerca e negli obiettivi, tra la psicoanalisi e la scienza cognitiva è uno dei motivi che fanno prevedere sviluppi fecondi di questo dialogo interdisciplinare [17, 23-27].

[2] Naturalmente, in confronto ai processi psicoanalitici, la ricerca empirica con l'uso di robot si trova ad affrontare problemi molto meno complessi. Noi riteniamo nondimeno che questo ambito di ricerca – nel senso di una "scienza di base" – possa guidare il nostro pensiero su questioni fondamentali come per esempio il funzionamento della memoria. "Guardare dentro il cervello di un robot" consente di osservare le modificazioni della rete neurale; non risolve il problema epistemologico, già menzionato, di come studiare i processi mentali con i metodi delle scienze naturali.

Nel corso del capitolo, ci soffermeremo soltanto su un aspetto di questo orientamento di ricerca, in cui il dialogo con le moderne neuroscienze è particolarmente importante: la *ricerca interdisciplinare sulla memoria*[3].

Del resto, il ricordare – come funzione centrale della memoria – è tuttora un tema centrale per la psicoanalisi clinica. Probabilmente la maggior parte degli analisti di oggi condivide la convinzione che pensieri, emozioni e comportamenti inadeguati e psicopatologici dei pazienti sono determinati da fantasie e conflitti inconsci che erano adattativi in una situazione del passato che ci è ignota. Ritengono cioè che i pazienti siano guidati dai ricordi impliciti di relazioni oggettuali ed esperienze patogene o traumatiche del passato[4] che vengono – inconsciamente – replicate nei sentimenti e nei sintomi attuali. Sandler e Sandler [22] parlano di modelli o "stampi" dinamici di esperienze precoci. Ma come funzionano questi modelli? Come funziona la memoria? I pazienti sono in grado di ricordare la "verità storica", oppure i ricordi sono per lo più narrazioni "costruite" che contengono la verità su quella storia a cui il paziente può attenersi emozionalmente in quel momento, ma che forse non ha molto a che vedere con i fatti biografici [31-42]? È giustificata la conclusione di Fonagy e Target [43]: "Se si tratti di verità storica e di realtà storica, non ci riguarda come psicoanalisti e psicoterapeuti"? Perché allora il ricordo di una specifica situazione biografica è spesso collegato a un progresso terapeutico, specialmente nel caso di pazienti gravemente traumatizzati, come affermano molti analisti [28, 44-50]? E se questo si dimostra vero, in quali specifiche situazioni transferali si verificano i nuovi ricordi? E perché? In altri termini, *come possiamo recuperare il passato dei nostri pazienti in presenza del transfert nel "qui e ora" della situazione psicoanalitica?* E qual è l'importanza di questi ricordi per il processo psicoanalitico? Oggi tutti questi temi vengono ampiamente discussi all'interno della

[3] Il testo di questo capitolo è una versione ridotta e modificata dell'articolo *Remembering a Depressed Primary Object? Psychoanalysis and Embodied Cognitive Science in Dialogue on Memory* ("International Journal of Psychoanalysis", vol. 83, pp. 3-33, 2002).

[4] Per motivi di spazio non possiamo riassumere l'attuale dibattito sul trauma (vedi per esempio [28]). Per come lo intendiamo qui, il trauma si riferisce a eventi che portano l'organismo a essere invaso da una stimolazione sensoriale ingovernabile. Ci sembra utile la differenziazione introdotta da Terry [29, 30], che distingue due tipi di trauma: il tipo 1 implica un'unica esperienza di abuso o di maltrattamento, mentre il tipo 2 implica ripetute esposizioni a eventi estremamente angosciosi. Nell'esempio clinico da noi presentato, il signor X (vedi oltre) ha subìto nella prima infanzia un trauma del tipo 2.

comunità psicoanalitica [51-59]. Uno degli obiettivi del presente capitolo è così il tentativo di offrire alcuni suggerimenti integrativi su queste questioni centrali per la psicoanalisi contemporanea, sulla base dell'attuale ricerca sulla memoria portata avanti dalla scienza cognitiva. Naturalmente possiamo soltanto accennare al senso e ad alcuni risultati di questo dibattito teorico.

Un aspetto stimolante del concreto dialogo interdisciplinare è che ciascuno dei partner deve penetrare nel mondo affascinante, ma spesso sconosciuto e fuorviante, dell'altra disciplina. È noto che ogni scienza ha sviluppato una propria base conoscitiva, una propria terminologia e una propria metodologia di ricerca, e anche specifici stili e modalità di argomentazione e di comunicazione. Questo è accaduto sia alla psicoanalisi che alla scienza cognitiva e alle neuroscienze. Noi speriamo che i nostri lettori interdisciplinari gradiranno e sopporteranno il viaggio in mondi scientifici sconosciuti, arrivando a condividere la nostra esperienza che la conquista della prospettiva "triangolare" che si ha da una disciplina estranea sulla nostra pratica e sulle nostre teorie è un'impresa innovativa in cui vale la pena di impegnarsi.

Nella speranza di attenuare alcuni inconvenienti di questo viaggio interdisciplinare, abbiamo deciso di discutere alcune intuizioni sulla memoria che sono emerse nella scienza cognitiva "incorporata": non esclusivamente sul piano teorico, ma nel contesto di un caso clinico, una breve sequenza tratta dall'analisi di un paziente psicosomatico grave[5] seguito per alcuni anni da uno di noi. Il materiale che presentiamo può illustrare soltanto un punto: come possiamo comprendere il passato patogeno dei nostri pazienti in presenza del transfert? I nostri argomenti principali sono:

- La memoria è un costrutto teorico che spiega il comportamento attuale con riferimento a eventi del passato. Ciò implica una netta separazione tra la descrizione del comportamento in termini di memoria (per esempio, ricordare il passato nel "qui e ora" del transfert) e i meccanismi cerebrali sottostanti a questo comportamento (il problema del quadro di riferimento come parte delle riflessioni epistemologiche menzionate in precedenza nel dialogo tra psicoanalisi e neuroscienze).

[5] Nell'articolo menzionato [27] illustravamo le nostre idee sulla memoria con una sequenza tratta dall'analisi di una paziente borderline affetta da frigidità e sterilità psicogene.

- La memoria non va concepita come un archivio (la metafora del computer, o in psicoanalisi le rappresentazioni "immagazzinate" ecc.), ma come una funzione dell'intero organismo, un processo complesso e dinamico di ricategorizzazione e di interazione che è sempre "incorporato", cioè è basato su esperienze sensomotorie reali, e che si manifesta nel comportamento dell'organismo.
- La memoria non è una funzione cognitiva astratta ma è una funzione "incorporata", e come tale è una proprietà dell'intero organismo. È importante rendersi conto che "incorporata" non significa semplicemente "non verbale" ma implica un abbinamento tra processi sensoriali e processi motori, con importanti conseguenze per il processamento dell'informazione neurale.
- La memoria ha sempre un aspetto soggettivo e un aspetto oggettivo. L'aspetto soggettivo è dato dalla storia dell'individuo (prospettiva evolutiva), l'aspetto oggettivo dalle configurazioni neurali generate dalle interazioni sensomotorie con l'ambiente. Ne consegue che per ottenere un cambiamento psichico stabile si deve tenere conto sia della verità "narrativa" (soggettiva) che della verità "storica" (oggettiva).

Nel paragrafo che segue, "Ipotesi sulle radici biografiche dei sintomi psicosomatici in un giovane paziente", presentiamo sinteticamente il contesto clinico. Rivolgiamo poi la nostra attenzione al tema del "Recuperare il passato nel presente: ricordare nel transfert" e discutiamo modelli classici e recenti, biologici e "incorporati" della memoria. Illustriamo infine, nel paragrafo "I modelli della memoria nella scienza cognitiva classica", in che modo questi modelli possono contribuire a un'autentica comprensione psicoanalitica. Speriamo di mostrare che la teorizzazione della memoria precoce basata sulla clinica psicoanalitica può essere integrata da dati empirici, e riassumeremo quanto, a nostro avviso, potremo ricavare da questa impresa [4].

Ipotesi sulle radici biografiche dei sintomi psicosomatici in un giovane paziente

Caso clinico seguito da Marianne Leuzinger-Bohleber

Uno studente di informatica trentenne (signor X) richiese una psicoterapia poiché si trovava in una situazione esistenziale di disperazione. A causa di gravi sintomi psicosomatici (disturbi dell'alimentazione e del sonno, cefalee, vertigini, dermatiti) negli ultimi cinque anni non era riuscito a proseguire gli studi. Viveva completamente isolato e sembrava sempre più dedito a fantasie paranoidi. L'unica relazione che manteneva era quella con un fratello di tre anni più giovane. Ma questa relazione si andava deteriorando, soprattutto perché il paziente aveva insultato e addirittura aggredito fisicamente il fratello in esplosioni di collera che risultavano inspiegabili a entrambi.

Il signor X si presentò con l'esplicito desiderio di iniziare un'analisi. Aveva fatto delle letture sull'argomento e pensava che la psicoanalisi fosse l'unico metodo adatto al suo caso. Io avevo i miei dubbi in proposito, perché lo consideravo un borderline, e mi chiedevo se fosse indicato un trattamento con sedute ravvicinate. Nel primo anno di analisi il signor X controllava la distanza fra noi attraverso una particolare forma di intellettualizzazione e un'inibizione quasi completa delle emozioni durante le sedute. Era quasi impossibile ottenere nuovi insight: l'analisi sembrava riguardare soprattutto i processi consci. Ma il paziente arrivava puntuale alle sedute e insisteva nel richiedere un nuovo appuntamento se mi capitava di doverne cancellare uno. Sembrava avere un bisogno vitale della funzione psicoanalitica di holding. Il suo comportamento si modificò in modo evidente, anche se questo non appariva collegato a eventuali insight ottenuti nell'analisi. Aveva ripreso a frequentare lezioni e conferenze e riusciva nuovamente a concentrarsi nello studio. I sintomi psicosomatici si erano attenuati, e ciò lo indusse ad affermare, prima dell'interruzione per le vacanze estive: "La terapia mi fa bene...".

La sequenza che adesso descriverò brevemente ebbe luogo dopo questa prima lunga interruzione estiva. Il signor X arrivò evidentemente sconvolto alla prima seduta. Cominciò subito a insultarmi pesantemente, e sembrava fuori di sé per la rabbia perché mi ero permessa di sparire, di andare in vacanza per quattro settimane. Era un comportamento irresponsabile ed egoista, e dimostrava che non ero affatto interessata al mio lavoro e ai miei pazienti. "Dubito che lei abbia avuto una vera formazione come analista. Forse è soltanto un'analista da quattro soldi..." Ero sorpresa dalla violenza della sua rabbia e della sua disperazione, e durante la seduta non riuscii a entrare in contatto con lui né affettivamente né interpretando la sua esperienza della separazione ecc. Avremmo potuto affrontare la sua pesante reazione alla separazione e impedire un'altra esplosione di collera, ma il signor X piombò invece in un lungo silenzio che per me era ancora più terrorizzante dei suoi insulti.

Seguirono alcune settimane molto difficili. Sul lettino, il signor X sembrava capace soltanto di scegliere tra due stati psichici: pesanti insulti, rabbia e aggressioni, oppure silenzio e ritiro in se stesso. Riguardo ai contenuti, notai che questi attacchi erano prevalentemente diretti alla mia funzione psicoanalitica. Il signor X mi insultava non solo perché ero stupida, limitata e incapace di comprenderlo, ma anche perché ero incompetente e priva di formazione professionale. In conseguenza dei suoi attacchi e del suo ostinato silenzio, mi trovai a dover fare i conti con gravi sentimenti di impotenza e insufficienza e anche con deprimenti dubbi su me stessa. Ma la cosa più difficile da sopportare erano le reazioni fisiche: i suoi attacchi durante le sedute arrivarono a causarmi una tensione interna tale che cominciai ad avere nausee e di tanto in tanto crampi allo stomaco, tutte reazioni psicosomatiche che di solito non ho mentre lavoro. Cercai allora di comprendere meglio che cosa stava accadendo con l'aiuto di un collega esperto a cui chiesi una supervisione.

Pensavamo che aggressioni e silenzi di tali proporzioni fossero il segno di un trauma subìto in una fase molto precoce dello sviluppo, probabilmente nel primo anno di vita, a un'età in cui gli stati fisici e affettivi non possono essere ancora delimitati né simbolizzati. Il paziente aveva forse sofferto un trauma precoce causato dalla separazione dall'oggetto primario, lo stesso che provavo io nei miei sentimenti depressivi controtransferali? Parlarne con quel collega ebbe per me l'effetto di farmi prendere una certa distanza, e a poco a poco mi consentì di riflettere criticamente sulle mie violente reazioni e sulle mie fantasie di controtransfert. Non molto tempo dopo, ci fu una seduta punteggiata da terribili scoppi di collera, ma il signor X si presentò un po' più calmo all'appuntamento successivo. Gli comunicai con cautela la mia supposizione che la lunga vacanza estiva potesse aver portato a un'intensa riattivazione di sentimenti intollerabili di dipendenza e solitudine che forse egli aveva tentato di affrontare attraverso attacchi estremamente aggressivi. Seguendo un'intuizione, gli chiesi se dopo sedute come l'ultima avesse esperito delle reazioni fisiche. Mi disse che "era stato male in tutto il corpo", non era riuscito a mangiare e aveva avuto forti crampi allo stomaco. Mi sorprese l'analogia con i miei sintomi psicosomatici durante e dopo sedute di quel tipo. Gli dissi che il carattere così estremo di questi suoi stati della mente mi faceva pensare alla riattivazione di esperienze molto precoci "che potrebbero essersi conservate nel corpo" e che "forse tentano di diventare accessibili alla nostra comprensione psicoanalitica attraverso questa modalità intollerabile per entrambi. Sa per caso se nel primo anno di vita ha sofferto di una grave malattia o di un disturbo alimentare, o se è stato separato da sua madre?". Il signor X disse che non lo sapeva, ma telefonò a sua madre e scoprì che sei settimane dopo il parto la madre aveva ritenuto di non avere abbastanza latte, e aveva interrotto improvvisamente l'allattamento al seno per passare al biberon. Il bambino aveva reagito con una forte allergia che gli procurava irritazione e prurito su tutto il corpo. La madre gli disse che non riusciva nemmeno a toccarlo; non faceva che urlare ed era impossibile calmarlo. Era disperata, ma dopo tre mesi, disse, tutto "era tornato sotto controllo" e aveva modificato l'alimentazione del bambino. A questo punto i sintomi erano scomparsi. "E lei dopo le vacanze estive mi ha urlato che ho sbagliato tutto, che le ho dato 'il nutrimento psicoanalitico sbagliato', che nelle vacanze ero completamente cambiata e mi rifiutavo di darle il nutrimento psicoanalitico giusto che avrebbe risolto tutto... Le sedute non le fanno bene come prima delle vacanze, adesso sono soltanto orribili. Ogni contatto sembra intollerabile..." Il signor X cominciò a piangere, per la prima volta nel corso dell'analisi.

Nelle settimane seguenti riuscimmo a comprendere la riattivazione del trauma precoce; il trauma trovò le proprie precise immagini, le proprie visualizzazioni e infine il proprio linguaggio: era diventato conscio, e negli anni successivi sarebbe stato meglio comprensibile come una delle fonti inconsce delle gravi sofferenze psicosomatiche del paziente.

Recuperare il passato nel presente: ricordare nel transfert

Negli ultimi anni l'interrogativo se e come i traumi precoci possono essere ricordati e poi compresi attraverso il transfert è stato oggetto, all'interno della comunità psicoanalitica, di un interessante dibattito che qui dobbiamo limitarci a menzionare. Le pagine che seguono descrivono alcuni dei nostri tentativi di contribuire a questo dibattito.

I modelli della memoria nella scienza cognitiva "classica"

Quindici anni fa abbiamo affrontato l'argomento in un articolo uscito nella "International Review of Psychoanalysis", in cui prendevamo in esame tre scene centrali di un trattamento psicoanalitico [25]. Il nostro obiettivo era avviare un dialogo interdisciplinare tra la scienza cognitiva classica e la psicoanalisi sulla questione dei processi mnemonici. Nel 1983 abbiamo cominciato a riferirci ai recenti modelli della memoria – all'epoca molto dibattuti, ed esposti, tra gli altri, da Schank [60] nel suo libro *Dynamic Memory* – che sembravano gettare nuova luce su concetti centrali della psicoanalisi quali la coazione a ripetere, la regola dell'astinenza e l'elaborazione dei conflitti nucleari nel transfert. Mostravamo, tra l'altro, che il concetto psicoanalitico di un *focus* può essere descritto con grande precisione da una struttura mnemonica simile al TOP (Thematic Organization Point) di Schank [60].

Abbiamo mostrato che il concetto psicoanalitico di un *focus*, quale è illustrato dal "triangolo dell'insight" (Fig. 1), che connette le strutture di un *conflitto reale* con le strutture analoghe scoperte nel *transfert* e attraverso le *informazioni biografiche*, corrisponde nei dettagli al TOP di Schank. Abbiamo illustrato questa ipotesi prendendo in esame le informazioni provenienti dall'analisi di una donna gravemente depressa. Abbiamo scoperto elementi analoghi nella *situazione conflittuale attuale* (sentirsi sfruttata dal marito), nel *transfert* (essere convinta che l'analista è interessato "soltanto" a perseguire i propri obiettivi, per esempio guadagnare soldi) e in un'*esperienza traumatica della prima infanzia* (essere sfruttata dalla madre come "protezione" contro i soldati russi in una terribile fuga notturna durante la seconda guerra mondiale). In tutte e tre queste "scene chiave" abbiamo scoperto gli elementi del TOP, e questo dato sembrava approfondire la nostra comprensione clinica e teorica delle dinamiche della paziente e dei suoi ricordi richiamati in analisi.

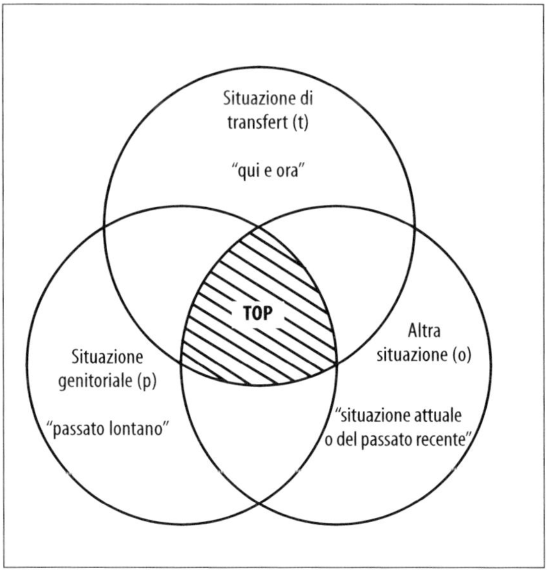

Fig. 1. Triangolo dell'insight

Analogamente, potremmo applicare questi concetti al materiale clinico menzionato sopra; nel *conflitto reale* con il fratello il signor X esperì un cambiamento improvviso e inatteso: da un giorno all'altro perse la sua buona relazione con il fratello e cominciò a provare forti impulsi di rabbia verso di lui. Nel *transfert* osservammo reazioni simili: dopo l'interruzione estiva il signor X cominciò a vivere l'analista non più come un "oggetto buono" ma come un oggetto freddo e non empatico che era responsabile dei suoi dolorosi e intollerabili sentimenti di rabbia, delusione e disperazione, rifiutandosi di aiutarlo a uscire dal suo insopportabile stato interno e fisico. Interrogando sua madre il signor X ottenne le *informazioni biografiche* sulla sua reazione allergica al latte artificiale nella settima settimana di vita; per tre mesi era stato esposto a stati fisici intollerabili perché la madre "si rifiutava" di offrirgli la soluzione che lo avrebbe tirato fuori da quella situazione così dolorosa. Su tutti e tre questi punti, abbiamo trovato i medesimi elementi (cognitivi) presenti nel TOP.

Secondo Schank, un TOP è formato dai seguenti elementi: una configurazione di obiettivi, aspettative riguardo a piani ed esiti, piani ed esiti reali, spiegazioni delle discrepanze. I TOP sono strutture mnemoniche astratte che vengono archiviate e di solito richiamate inconsciamente dai cosiddetti "demoni", che sono programmi costantemente allertati rispetto agli eventi. In questo caso l'evento è il verificarsi di una situazione strutturalmente simile a quella del passato. Schank parla di una "memoria dinamica", ma il concetto presuppone una nozione "statica" di memoria. Secondo Schank, l'aspetto dinamico della memoria è il costituirsi di nuove relazioni con altre strutture mnemoniche. Se per esempio c'è una nuova aspettativa delusa, si costituisce una relazione tra il punto in cui l'aspettativa è stata delusa e una rappresentazione della situazione che ha generato quell'aspettativa. Ma questa nozione implica l'esistenza di una sorta di archivio in cui vengono custodite le strutture mnemoniche, cioè le conoscenze: un archivio analogo alle registrazioni contenute nel disco rigido di un computer. La memoria a lungo termine è concepita in analogia alla celebre nozione di memoria in Aristotele, cioè come una tavoletta di cera su cui si iscrivono le esperienze. Se i demoni riconoscono un certo pattern presente nell'informazione attuale come simile a una struttura archiviata nella memoria a lungo termine, questa struttura verrà trasferita alla memoria a breve termine, dove sarà accessibile al ricordo conscio.

Schank formula così una definizione "classica" della memoria a cui continuano ancora oggi ad attenersi numerosi psicologi, psicoanalisti, ricercatori sulla memoria e anche persone estranee al mondo scientifico. Se chiediamo a un profano di definire la memoria, molto probabilmente risponderà qualcosa come "un luogo situato nel cervello e nel quale viene immagazzinata l'informazione". Nel linguaggio quotidiano, spesso noi descriviamo i processi mentali come se fossero oggetti presenti in uno spazio fisico reale. Parliamo per esempio di archiviare qualcosa nella memoria, di cercare nella nostra memoria, o di tenere in mente delle idee; i ricordi possono essere stati perduti o essere difficili da trovare e così via, proprio come se fossero oggetti fisici. Il concetto di memoria come archivio è presente anche in molti manuali oggi in uso [61]. Ecco la definizione di Baddeley [21]: "La memoria umana è un sistema per immagazzinare e ricordare informazioni, informazioni che naturalmente vengono acquisite attraverso i nostri sensi". In sostanza, la memoria è considerata informazione archiviata e poi richiamata alla mente.

Modelli della memoria nella scienza cognitiva "incorporata": la memoria come processo dinamico e costruttivo dell'intero organismo

La concettualizzazione classica della memoria pone tuttavia numerosi problemi teorici, discussi estesamente nella letteratura della scienza cognitiva [5, 27, 63-69][6] e in quella psicoanalitica [22, 38, 41, 57, 70-72]. Per esempio, questa teoria non spiega plausibilmente in che modo le nostre conoscenze possono essere ripetutamente applicate a situazioni nuove, cioè come si verificano i processi di apprendimento che rendono necessaria una nuova analisi della situazione, in che modo le soluzioni dei problemi possono essere trasferite da un campo a un altro, e come si costituiscono nuove categorie. Un esempio: non abbiamo difficoltà a riconoscere la sinfonia *Jupiter* di Mozart anche se il vicino di casa si esercita a suonarne qualche brano al pianoforte. In questo caso la reminiscenza non può basarsi su un semplice abbinamento di configurazioni, perché la configurazione attuale (la musica suonata al pianoforte) è diversa da quella del passato (la sinfonia suonata da un'orchestra). Perciò non servirebbe a niente limitarsi ad archiviare una configurazione da qualche parte nel cervello. Il riconoscimento è piuttosto un processo interno di costruzione che collega un'esperienza del passato (ascoltare la sinfonia) alla situazione attuale (udire Mozart suonato al pianoforte).

[6] Ricordiamo che già Ashby [62], uno dei padri della cibernetica, ha messo in discussione le teorie della memoria sostenute dalla scienza cognitiva "classica", di cui abbiamo già parlato. Ma un esame della letteratura scientifica mostra che le sue critiche sono rimaste inascoltate.

Perciò - d'accordo con molti scienziati cognitivi di oggi - riteniamo che sia necessario concettualizzare la memoria in un modo fondamentalmente diverso; appare cioè indispensabile un cambiamento di paradigma [5, 65-67, 73], ed è di questo che ci occuperemo adesso[7]. La maggior parte di queste concettualizzazioni alternative si fondano sulla nozione di "incorporazione", che significa - come vedremo più avanti - che la memoria può essere compresa soltanto nell'interazione tra un organismo e il suo ambiente. Una teoria della memoria basata su questo nuovo paradigma permette di risolvere alcuni problemi fondamentali.

Per molto tempo abbiamo avuto difficoltà a comprendere pienamente le differenze fondamentali che esistono tra le concezioni della memoria rispettivamente nella scienza cognitiva "classica" e nella scienza cognitiva "incorporata": quest'ultima è fortemente influenzata dalla recente ricerca neurobiologica sul cervello. Perciò tratteremo qui in modo approfondito tre aspetti centrali: la memoria come costrutto teorico, il problema del quadro di riferimento, la prospettiva evolutiva. Le nostre argomentazioni verranno illustrate da considerazioni psicoanalitiche e materiale clinico.

Memoria come costrutto teorico

Come vedremo, le idee elaborate in queste pagine si connettono naturalmente a concetti di rilevanza clinica, anche se a prima vista la modalità argomentativa potrebbe risultare poco familiare o addirittura estranea a coloro che non conoscono questa tradizione di ricerca (vedi Introduzione). Spesso, infatti, gli scienziati cognitivi sviluppano le loro argomentazioni servendosi di metafore o di aneddoti. Nel trattare la memoria come costrutto teorico, Ashby propone la seguente "storia". "Immaginate che io mi trovi in casa di un amico; fuori dal cancello passa

[7] Sebbene le nostre analisi ci appaiano tuttora plausibili, dal nostro punto di vista attuale diremmo che abbiamo commesso un cosiddetto "errore categoriale" (vedi oltre, p. 82, sul problema del quadro di riferimento). Ce ne siamo resi conto solo in occasione dei recenti dibattiti sulla memoria nel contesto della scienza cognitiva "incorporata" [5]. Non ci eravamo accorti che, pur avendo presentato, con riferimento ai TOP, una dettagliata analisi descrittiva dell'operato della memoria, non avevamo parlato dei processi che ne stanno alla base.

una macchina, e il cane del mio amico corre a rintanarsi in un angolo della stanza dove resta accucciato e tremante. Questo comportamento mi appare immotivato e inesplicabile. Poi il mio amico mi dice: 'Sei mesi fa è stato investito da una macchina.' Adesso il comportamento del cane risulta spiegato dall'accenno a un fatto accaduto sei mesi fa" [62]. La spiegazione non viene fornita con riferimento allo stato interno attuale del cane, ma con riferimento a un evento del passato. Dunque *la memoria è un costrutto teorico che connette lo stato dell'individuo nel passato – e l'influenza che l'evento ha esercitato su di lui – con il suo comportamento nella situazione attuale*. Questo concetto di memoria va distinto nettamente dai meccanismi che mediano tra questi processi. Cioè, la memoria non è qualcosa che sta in una scatola dentro la testa del cane, ma è un costrutto teorico attribuito all'intero organismo. Un'idea analoga è espressa nella cosiddetta "prospettiva ecologica" sulla memoria, in cui la memoria viene indagata rispetto alle sue funzioni in contesti naturali [74].

Questo concetto di memoria è molto congeniale al pensiero psicoanalitico. L'analista osserva in un contesto specifico un comportamento inadeguato che non comprende. In questo caso, si tratta di trovare analogie con situazioni precoci (eventi accaduti nel passato) che all'epoca avevano forse una valenza adattativa; il ricorso al concetto di memoria potrebbe spiegare il comportamento attuale del paziente[8].

Nel nostro esempio clinico abbiamo visto che l'analista non ha capito l'improvviso cambiamento radicale del comportamento del signor X dopo l'interruzione per le vacanze estive. Si è resa conto che la rabbia del paziente e i suoi attacchi contro di lei avevano a che fare con la separazione, ma non aveva idea del perché gli affetti fossero così intensi e perché la rabbia e la delusione avessero un carattere così evidentemente globale e arcaico e fossero connesse alle vistose reazioni psicosomatiche del paziente e ai propri sentimenti di controtransfert. Solo le informazioni sul repentino cambiamento dello stato fisico del paziente dopo che la madre aveva modificato il suo regime alimentare nella settima settimana di vita ha consentito di comprendere che quella reazione così estrema nel contesto della relazione psicoanalitica era stata determinata da "ricordi" di esperienze preverbali precoci.

[8] Su considerazioni teoriche analoghe si fonda il postulato delle fantasie e dei conflitti inconsci che determinano, con modalità tipicamente sconosciute, il comportamento attuale.

Da un punto di vista teorico, è importante il fatto che i ricordi del signor X non erano stati richiamati traendoli da "una scatola nella sua testa" ma avevano origine in un costrutto teorico che connetteva lo stato del signor X osservato nella situazione psicoanalitica con le sue probabili esperienze della primissima infanzia.

Ancora una volta, per collegare l'informazione relativa al presente con quella relativa al passato non c'è bisogno di chiamare in causa i meccanismi neurali interni che mediano questo trasferimento. Queste considerazioni illustrano il ben noto problema del quadro di riferimento, di cui adesso ci occuperemo.

Il problema del quadro di riferimento

Il problema del quadro di riferimento può essere formulato come segue: per spiegare le funzioni della memoria dobbiamo distinguere nettamente il comportamento osservabile e i meccanismi cerebrali interni che, nell'interazione con il mondo reale, danno origine a un particolare comportamento. Ciò significa che il comportamento non può essere ridotto a una serie di processi interni, e nemmeno a una serie di processi cerebrali. Così facendo si incorrerebbe in un errore categoriale (per usare un termine filosofico). Sembra una banalità, ma, sorprendentemente, in letteratura c'è una grande confusione in proposito [27, 39, 65].

Applicata alla memoria, questa formulazione implica la necessità di operare una netta distinzione fra il costrutto teorico e i meccanismi sottostanti, ai quali compete la mediazione tra il passato e il presente. Il concetto di memoria di Ashby prescinde dai meccanismi attraverso i quali la memoria viene implementata nell'organismo. Negli organismi biologici i meccanismi vanno ricercati al livello della plasticità neurale, mentre nei sistemi artificiali quali robot o computer essi sono situati al livello dei circuiti implementati nel silicio. Un altro esempio potrebbe essere quello dei sistemi immunitari, che possono essere descritti anche ricorrendo a un concetto di memoria attraverso l'interazione dell'organismo con l'ambiente [39, 68]. In tutti questi casi, è ragionevole utilizzare il concetto di memoria.

Possiamo soltanto descrivere a un livello osservabile quando e in quale contesto d'interazione il signor X riuscì a "ricordare" l'intollerabile stato fisico da cui era stato afflitto nelle prime settimane di vita. Le nostre osservazioni si basano esclusivamente sulla situazione psicoanalitica (analisi del comportamento, dei sentimenti e delle verbalizzazioni del paziente, reazioni controtransferali dell'analista dopo l'interruzione estiva ecc.): non abbiamo mai avuto la possibilità di "guardare direttamente nel cervello" del signor X, e dunque non possiamo sapere quali processi neurali e neurofisiologici vennero attivati quando il signor X riuscì a ricordare le sue esperienze infantili. Può sembrare una distinzione semplice da fare, ma spesso in letteratura si riscontra una confusione tra il livello descrittivo dei processi mnemonici e i meccanismi cerebrali sottostanti. Noi stessi siamo caduti in questo errore categoriale nel lavoro già menzionato del 1986.

Alcuni autori [67, 75] hanno tentato di individuare i meccanismi che sono alla base della memoria nei sistemi biologici. È importante sottolineare che questi meccanismi non devono essere considerati come se "fossero" la memoria, ma piuttosto come qualcosa che implementa quei processi i quali, quando l'organismo interagisce con l'ambiente, danno origine al comportamento che noi ci proponiamo di spiegare ricorrendo al concetto di memoria.

Dobbiamo dunque differenziare nettamente tra la descrizione del comportamento in termini di "memoria" e i meccanismi cerebrali che sottendono questo comportamento (vedi anche [27]).

La prospettiva evolutiva

Un terzo importante aspetto della metodologia della scienza cognitiva "incorporata" è la prospettiva evolutiva. Nel concettualizzare la memoria, la scienza cognitiva "incorporata" non ha l'obiettivo primario di modellare direttamente i processi interni della memoria. Il suo obiettivo è definire i processi di sviluppo e di apprendimento e di spiegare il comportamento attuale come risultante da questi processi man mano che l'individuo cresce e comincia a interagire con il mondo reale. Il vantaggio di questa prospettiva per la concettualizzazione della memoria sta nel fatto che non necessita di troppi assunti riguardo alle rappresentazioni interne. Inoltre, in questo modo siamo costretti a elaborare i meccanismi che alla fine – durante lo sviluppo – danno origine al comportamento osservato. Buona parte del lavoro della scienza cognitiva "incorporata" si fonda su una prospettiva evolutiva. Per esempio, costruire dei robot significa implementarne la "memoria" in termini di sistemi di autoapprendimento. Vale a dire che i robot modificano automaticamente la loro conoscenza e la loro "memoria" attraverso l'interazione con l'ambiente. Come abbiamo già detto – diversamente da quanto accade nello studio degli organismi viventi – il ricercatore può "guardare nel cervello del robot" e osservare le continue modificazioni della sua rete neurale durante l'interazione con l'ambiente. In altri termini, il ricercatore può studiare esattamente l'influenza della storia di sviluppo o della storia di apprendimento del robot sulle sue rappresentazioni interne (sulla sua rete neurale). In base ai dati provenienti da ricerche di questo tipo, la memoria va dunque intesa come prodotta da processi evolutivi in costante cambiamento (vedi oltre).

Questa prospettiva è compatibile con la teoria psicoanalitica, in cui è fondamentale il punto di vista evolutivo.

Come abbiamo visto, l'analista tentò poi di comprendere il comportamento attuale del signor X collegandolo alla sua biografia, al suo sviluppo personale. L'informazione "oggettiva" fornita dalla madre – che il neonato aveva sofferto di uno stato fisico intollerabile e che per tre mesi la madre non aveva potuto fare niente per lui (anche perché sofferente di una grave depressione post partum) –, sembrava avere molte analogie con i sentimenti controtransferali dell'analista: impotenza, totale insufficienza, identificazione con i dolorosi sintomi psicosomatici del paziente e infine depressione. Naturalmente, in questo modo la prospettiva evolutiva è ancora più pertinente al trattamento psicoanalitico, ma va oltre la portata di questo lavoro descrivere in dettaglio i processi evolutivi del signor X durante l'analisi.

Dalla nostra prospettiva teorica, è importante che il ricordare non sia considerato come il recuperare determinati eventi storici a uno a uno, ma come un processo costante e mutevole dell'intero organismo in interazione con il suo ambiente; per dirlo in modo provocatorio: ogni processo di ricordo modifica la memoria, anche se, nello stesso tempo, questo processo non è una costruzione arbitraria ma un complesso avvicinamento alla verità storica delle esperienze evolutive precoci (vedi oltre).

Presentiamo ora un altro esempio per illustrare ulteriormente la concezione di una memoria "incorporata" considerando tutti e tre gli aspetti teorici di base appena menzionati.

Osserviamo il piccolo Peter, di sei mesi, che prende dalla tavola delle mele e il giornale. Peter mette tutto in bocca, mele e giornale. Dopo un po' afferra soltanto le mele, lasciando da parte il giornale. Come osservatori, supponiamo che Peter abbia imparato dall'esperienza, e "ricordi" che le mele sono più buone dei giornali. Ecco perché adesso preferisce mangiare le mele. Analizzando il suo comportamento, postuliamo che Peter scelga le mele riferendosi alle sue esperienze precedenti: secondo l'osservatore, il bambino dispone di una memoria funzionante. Abbiamo definito la memoria da una prospettiva "esterna": osservando il comportamento del bambino, e non guardando dentro il suo cervello (vedi la memoria come costrutto teorico e il problema del quadro di riferimento). Si tratta di un'attribuzione al bambino tutto intero (noi valutiamo il suo comportamento globale), non a una sua parte, per esempio al suo cervello. Ciò significa che non abbiamo bisogno di postulare alcun tipo di rappresentazione interna per descrivere il suo comportamento (e, rispettivamente, la sua memoria).

Un'altra importante considerazione da fare è che il bambino si è formato delle categorie: adesso è in grado di differenziare tra mele e giornali (per ulteriori considerazioni sull'argomento, vedi [27]).

Attivazione neurale della memoria come processo costruttivo dinamico

Individuare i fondamenti biologici della categorizzazione nel mondo reale è uno degli obiettivi principali di Edelman [66-68]. Le sue idee sono interessanti non solo per l'attenzione ai processi di auto-organizzazione che forniscono all'organismo il necessario potenziale adattativo, ma perché la memoria è considerata da una prospettiva "incorporata". La nozione di "memoria come ricategorizzazione" è basata su processi di coordinamento psicomotorio che àncorano direttamente la memoria o le sue manifestazioni nel comportamento, cioè nell'interazione dell'individuo con l'ambiente.

Prendiamo due idee centrali nel discorso di Edelman, il coordinamento sensomotorio e i sistemi di valore. Il quadro generale da lui proposto indica che i risultati dell'attività motoria sono parte integrante della categorizzazione. "Mentre la sensazione, e forse certi aspetti della percezione, possono procedere senza il contributo dell'apparato motorio, la categorizzazione percettiva dipende dall'azione reciproca tra le mappe sensoriali corticali locali e le mappe motorie locali. La conseguenza più importante di questo assunto è che la categorizzazione non può essere una proprietà di una piccola porzione del sistema nervoso" [66]. Dunque la categorizzazione coinvolge non solo il cervello ma anche l'apparato sensomotorio, e questa è una conseguenza cruciale dei princìpi del coordinamento sensomotorio. Nella concezione di Edelman, il meccanismo essenziale della categorizzazione è una campionatura parallela dell'ambiente, nella stessa modalità e tra modalità diverse, da parte di più mappe sensoriali. Questa campionatura è un processo di coordinamento sensomotorio in cui mappe diverse selezionano dall'ambiente segnali diversi ma tempora-

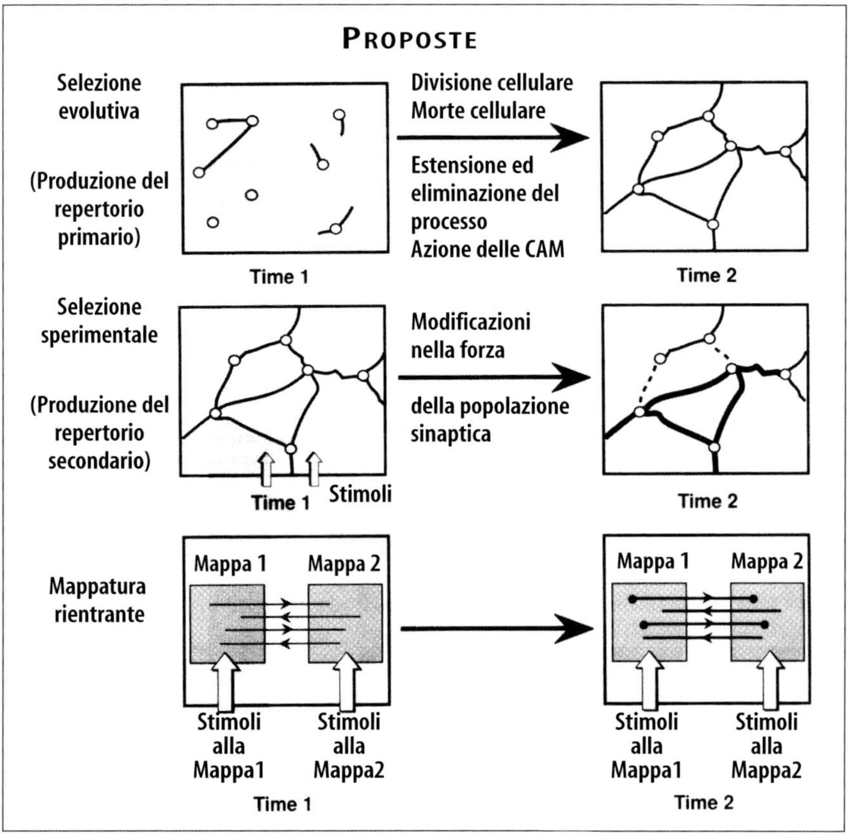

Fig. 2. Vedi descrizione nella pagina a fianco

neamente correlati. Queste correlazioni sono fondamentali nella categorizzazione (vedi oltre).

Edelman illustra il principio del coordinamento sensomotorio con il grafico riprodotto nella figura 2.

Thelen e Smith [76] osservano che "questa perfetta associazione temporale di informazione multimodale è forse l'unica invariante percettiva che attraversa tutte le fasce di età, tutti i contesti e tutte le modalità. Noi crediamo, con Edelman, che questa correlazione sia il legame primario tra la mente e il mondo". Si tratta di un punto cruciale della teoria della memoria "incorporata": il coordinamento sensomotorio struttura lo spazio sensoriale iperdimensionato regolarizzandolo. La correlazione temporale dei segnali, delle mappe neurali collegate alle diverse modalità sensoriali, generata dall'interazione con un oggetto, è l'esempio più fondamentale di queste regolarità. Un sistema di valore decide quali di queste con-

Fig. 2. Coordinazione sensomotoria. *In alto*: repertorio primario. La prima interconnessione delle cellule nervose risulta dalla selezione controllata attraverso lo sviluppo. Edelman parla di un processo selettivo tra una moltitudine di neuroni impegnati in una competizione topobiologica. Le cellule nervose emettono assoni che sono attratti dal cosiddetto fattore di crescita nervosa, di cui necessitano per sopravvivere. Questo fattore è prodotto da cellule sensoriali dell'epitelio e da altri tipi di cellule; causa un'intima connessione con il tessuto nervoso e viene assorbito dagli assoni e dai dendriti. Dunque i neuroni sono in lotta per realizzare questa connessione con le "fonti", secondo il principio darwiniano della sopravvivenza del più adatto. Una morte cellulare programmata si verifica nelle cellule che soccombono in questa lotta. Ciò significa che il vagare delle cellule e la loro morte spostano una sovrabbondanza inizialmente enorme di cellule nervose nel tessuto, come si vede alla sommità della figura. Edelman denomina questa rete «repertorio primario». È la matrice del tessuto nervoso e del cervello. Si forma attraverso un processo chimico controllato geneticamente ma soggetto a svariate influenze: è prodotto, cioè, dall'eredità e dall'ambiente, una tesi affascinante per noi psicoanalisti. Fino a questo punto, non si è formato un circuito veramente funzionante, ma esiste una rete che può estendersi ulteriormente.
Al *centro*: repertorio secondario. Questa estensione si basa sulla capacità delle cellule nervose di avere un'attività elettrica, una selezione controllata dall'esperienza che in genere non altera l'anatomia. Le connessioni sinaptiche vengono rafforzate o indebolite selettivamente dall'esperienza (comportamento) delle connessioni sinaptiche nell'anatomia esistente. Questo meccanismo, che è alla base della memoria e di una serie di altre funzioni, produce selettivamente nella rete anatomica una molteplicità di circuiti (con sinapsi rafforzate). È la molteplicità di questi elementi ciò che costituisce il repertorio secondario. Per la psicoanalisi è significativo osservare che spesso i meccanismi che portano ai repertori primario e secondario sono mescolati.
In *basso*: mappe neurali. Le cosiddette mappe si sviluppano dai circuiti funzionali. Consistono di parecchie decine di migliaia di neuroni che funzionano a senso unico. Dunque ogni sistema percettivo – l'apparato visivo, la superficie sensoriale della pelle, ecc. – possiede molte di queste mappe, che sono stimolate da impressioni qualitativamente diverse: colori, toccamento, direzione, calore ecc. Queste mappe sono interconnesse da fibre parallele e reciproche che assicurano un ingresso, un flusso e uno scambio di segnali sempre rinnovato e ripetuto. Se gli stimoli selezionano i gruppi di neuroni di una mappa, ne segue simultaneamente la stimolazione delle mappe che vi sono connesse. Al nuovo ingresso di input segue un rafforzamento o un indebolimento delle sinapsi di un gruppo neurale, e vengono anche modificate le connessioni tra le mappe. Si selezionano e si sviluppano così nuove qualità. Figura riprodotta con il permesso di Edelman [66]

figurazioni di correlazioni vengono scelte o selezionate durante la categorizzazione[9]. I sistemi di valore sono adattamenti evolutivi di base che definiscono gli obiettivi comportamentali generali di un organismo. Per esempio, se un organismo (come Peter) riesce ad afferrare un oggetto o a

[9] C'è in letteratura un ampio dibattito sui sistemi di valore, ma non è questa la sede per affrontare l['argomento. Sebbene collegati alla motivazione e all'emozione, nel senso in cui il concetto è utilizzato qui, i sistemi di valore sono considerati elementari, collegati direttamente ai processi biologici dell'adattamento. In sostanza, i sistemi di valore si sono evoluti per guidare i processi di adattamento auto-organizzato e di formazione di categorie, e determinano in larga misura che cosa è buono per l'organismo.

metterlo in bocca, si genera un segnale di valore che permette di associare l'attivazione delle mappe neurali corrispondenti alle diverse modalità sensoriali e propriocettive. *In questo modo l'organismo è in grado di generare autonomamente delle categorie mentre interagisce con l'ambiente.* Tornando al nostro esempio, Peter impara a differenziare tra mele e giornali prendendo mele e giornali e mettendoseli in bocca. Entrambe le sequenze di eventi portano a diverse attivazioni delle diverse mappe neurali (visiva, ottica, uditiva e propriocettiva) che poi vengono associate una all'altra attraverso la modulazione da parte del sistema di valore. Se una situazione nuova (per esempio afferrare una saponetta) lo permette, deve essere sviluppata una nuova categoria ("saponetta", paragonata a "giornale", paragonato a "mele"). Poiché le possibili configurazioni di stimolazione sensoriale sono illimitate, si possono formare nuove categorie percettive, se hanno conseguenze comportamentali diverse. Queste associazioni tra le diverse mappe neurali costituiscono il comportamento dell'organismo in una situazione nuova, e possono essere considerate la base neurale della categorizzazione, e dunque della memoria. È interessante notare che queste associazioni si modificano in occasione di ogni coordinamento sensomotorio. Edelman parla di un processo continuo di ricategorizzazione[10], grazie al quale l'organismo può costantemente adattarsi alle situazioni nuove applicando le conoscenze ricavate dalle esperienze precedenti.

Secondo questa prospettiva, è possibile proporre della memoria una definizione che contrasta decisamente con la concezione tradizionale della memoria come archivio: "La memoria è l'accresciuta capacità di categorizzare o generalizzare in modo associativo, non l'archiviazione di una lista di caratteristiche o di attributi degli oggetti" [66]. *La memoria si definisce come la capacità dell'intero organismo di ricategorizzare, una capacità che scaturisce sempre dai processi di coordinamento sensomotorio.* Un concetto relazionale di memoria è espresso nella definizione di Clancey [64]: "La memoria umana è la capacità di organizzare i processi neurologici in una configurazione che collega le percezioni a movimenti simili a come esse sono state coordinate nel passato". Una trattazione dettagliata dei relativi concetti di memoria si trova in Pfeifer e Scheier [5].

In sintesi, il concetto di memoria di Edelman si fonda sui processi di coordinamento sensomotorio, cioè comprende processi sensoriali e processi motori. I processi motori, ma anche il tipo di stimolazione sensoria-

[10] Il processo di categorizzazione può essere paragonato al costante processo di assimilazione e accomodamento descritto da Piaget.

le che deve essere processata dal sistema neurale, dipendono dalle qualità degli organi di senso (le loro caratteristiche fisiche, la loro forma e la loro posizione nell'organismo; vedi per esempio "mela" e "giornale" nell'esempio di Peter) *e* dal sistema motorio. Come abbiamo detto, il termine invalso nella letteratura della scienza cognitiva moderna è "incorporazione". È importante sottolineare che la categorizzazione, e dunque la memoria, riguarda non soltanto il processamento interno dei segnali sensoriali ma anche quello dei processi sensomotori. Questo punto non sarà mai abbastanza sottolineato: la percezione non è più considerata come correlazione tra una stimolazione sensoriale (per esempio una stimolazione della retina) e un qualche tipo di rappresentazione interna, ma come un atto che coinvolge i sensi così come il sistema motorio. Questo è stato stabilito più di cento anni fa dal filosofo e psicologo statunitense John Dewey [77], ma non se n'è tenuto sufficientemente conto. Le implicazioni per la nostra comprensione della memoria sono enormi, specialmente nei contesti clinici. Di colpo, scopriamo che la memoria non è una scatola in cui sono immagazzinati ricordi consci e inconsci che possono essere o non essere richiamati, ma è una caratteristica di un organismo biofisico in interazione con il mondo reale. È sempre possibile seguire all'indietro le manifestazioni della memoria fino alle interazioni sensomotorie; ciò significa che i processi sensomotori hanno un ruolo essenziale nella memoria[11].

Infine, desideriamo sottolineare che, in questa prospettiva, è del tutto evidente che i concetti di coordinamento sensomotorio, categorizzazione, apprendimento, memoria e percezione sono saldamente interconnessi, ed è impossibile separarli nettamente uno dall'altro[12], perché i meccanismi responsabili di questi fenomeni sono fondamentalmente gli stessi.

[11] Si noti che coordinazione psicomotoria non significa semplicemente non verbale, ma implica un abbinamento tra processi sensoriali e processi motori, cioè un'influenza reciproca fra i due tipi di processi. Questo abbinamento, dal punto di vista biologico, viene implementato attraverso le mappe neurali comprese nei sistemi sensomotori dell'organismo (vedi sopra).

[12] Perciò, in quest'ottica, è problematico postulare che tra le diverse memorie esista una separazione assoluta: il postulato delle diverse memorie si basa prevalentemente su dati ricavati con il metodo della cosiddetta ricerca neuroanatomica (cioè sulla scoperta che i pazienti con lesioni ippocampali perdono la memoria procedurale, vedi [2, 4, 10]). Ma, come abbiamo già precisato, potrebbe essere semplicistico concludere che questi dati sono interpretabili nel senso di una localizzazione delle diverse memorie in determinate regioni del cervello [27].

Teoria dei processi mnemonici precoci: un confronto preliminare tra l'attuale ricerca biologica sulla memoria "incorporata" e la ricerca clinica in psicoanalisi

Illustreremo adesso come questi concetti teorici possono facilitare la nostra comprensione dei processi mnemonici, per esempio del processo di "richiamare il passato nel presente", cioè ricordare le esperienze precoci nella situazione psicoanalitica; a tale scopo, ricorreremo ancora una volta al nostro materiale clinico, che riteniamo possa essere plausibilmente integrato nella presente discussione teorica.

In sintesi, usando un linguaggio psicoanalitico, possiamo dire che nella situazione di transfert era stato richiamato il ricordo delle relazioni oggettuali della primissima infanzia con una madre depressa, scarsamente empatica e inetta (una madre che non era sicura di poter alimentare il bambino, che aveva avuto bisogno di tre mesi per scoprire che soffriva di una grave allergia ecc.). La repentina modificazione dello stato fisico a causa della reazione allergica venne "ricordata" inconsciamente dopo l'interruzione per le vacanze estive. Si manifestarono improvvisamente importanti configurazioni transferali delle relazioni oggettuali precoci traumatiche e delle fantasie inconsce centrali, in un processo (determinato da proiezioni, identificazioni proiettive ecc.) che l'analista non comprendeva ancora consciamente ma a cui rispose con intensi sentimenti controtransferali di insufficienza e depressione e con strane reazioni psicosomatiche. Con l'aiuto della supervisione, l'analista riuscì a interessarsi nuovamente alle dinamiche del paziente, cioè a riappropriarsi di uno spazio intermedio (secondo l'espressione di Winnicott), che è il presupposto per poter visualizzare e verbalizzare le esperienze preverbali sensomotorie ma anche per assicurare funzioni terapeutiche come il "contenimento" e lo "holding". Questo potrebbe spiegare perché l'analista smise di rispondere in modo analogo a un oggetto impotente e depresso, ma riuscì – in modo attivo ed empatico – a comunicare al paziente le proprie ipotesi su possibili eventi traumatici del primo anno di vita, motivandolo a interrogare in proposito la madre. I traumi precoci nella relazione con l'oggetto primario, il cambiamento repentino e inaspettato dei suoi sentimenti e dei suoi stati fisici intollerabili, tutto ciò probabilmente aveva avuto una decisa influenza sullo sviluppo precoce del Sé e delle rappresentazioni oggettuali, impedendo la simbolizzazione e l'integrazione psichica degli impulsi aggressivi e libidici arcaici, e causando invece lo sviluppo di sintomi psicosomatici (nel senso del "linguaggio del corpo" e degli indicatori per la "rievocazione" delle esperienze fisiche precoci dolorose).

Ma queste esperienze traumatiche delle prime settimane di vita, come erano state custodite nella memoria del signor X? La ricerca interdisciplinare può aiutarci a rispondere a questo interrogativo? Ed è questo l'interrogativo principale?

Come abbiamo cercato di mostrare, in base all'attuale ricerca sulla memoria i processi mnemonici non vanno concettualizzati in analogia con il modello del computer, che vede l'immagazzinamento e il richiamo dell'informazione come processi statici e immodificabili. La memoria consiste sempre di processi nuovi e costruttivi nel "qui e ora" di una situazione interattiva attuale (interazione sistema-ambiente) che è indispensabile perché si costituiscano i ricordi. Ma la costituzione dei ricordi non è arbitraria, perché è la storia dell'individuo a determinare come è strutturata l'interazione attuale sistema-ambiente e come vengono interpretate le configurazioni sensomotorie. I ricordi[13] vengono costruiti per analogia con situazioni precedenti in cui erano attive configurazioni sensomotorie simili. Sebbene questa stimolazione fisica sia sempre soggetta a interpretazione a seconda della storia dell'individuo, la stimolazione sensoriale di per sé è tuttavia "oggettiva", non arbitraria, in conseguenza dell'"incorporazione": gli stati sensomotori, almeno in teoria, sono processi fisici misurabili; il coordinamento sensomotorio è dato dal modo (ancora una volta, un modo "oggettivo") in cui le mappe neurali vengono integrate nell'organismo. In questo senso, i ricordi risultano da processi di costruzione ma sono anche influenzati dalla "verità storica", il che significa, per esempio, che i processi che storicamente si sono costituiti per primi, di fronte a una situazione (traumatica) impongono la ricategorizzazione della nuova situazione analoga. Dunque le ricategorizzazioni nelle situazioni successive di interazione sono collegate al trauma originario. Potremmo postulare, metaforicamente, che la memoria si fondi sempre su narrazioni nuove e personali che hanno luogo nelle situazioni interattive attuali, ma contenga nello stesso tempo tracce della "verità storica". Come abbiamo accennato, l'informazione biografica "oggettiva" (nel caso del nostro

---

[13] I ricordi riguardano la memoria esplicita e non la implicita che non permette il ricordo. Nel caso della memoria implicita possiamo parlare di rivissuto emozionale inconscio.

paziente, la reazione allergica nelle prime settimane di vita ecc.) si è dimostrata utile in analisi per arrivare a riconoscere quelle tracce del "trauma storico" nel comportamento attuale del signor X (per esempio vedendo le analogie tra le sue reazioni psicosomatiche ed emozionali attuali e quelle di un neonato che interagiva con una madre depressa e inetta che gli offriva il "cibo sbagliato"; vedi per esempio [78]). Dunque noi pensiamo che per uno stabile cambiamento terapeutico siano indispensabili entrambi gli approcci: comprendere le modalità idiosincratiche del funzionamento inconscio [22, 48, 79-81] e tentare di comprendere la verità (storica) biografica squisitamente individuale, cioè la "specifica, innegabile realtà del trauma" [28, 31, 82, 83].

Ripetiamo ancora una volta qual è la nostra tesi: le esperienze e i ricordi hanno un aspetto oggettivo e un aspetto soggettivo. L'aspetto oggettivo è dato dalle configurazioni di stimolazione sensoriale in una particolare interazione sensomotoria che in linea di principio è fisicamente misurabile. L'aspetto soggettivo si riferisce alle esperienze dell'individuo associate a queste configurazioni, esperienze che risultano da un'interpretazione – un processo costruttivo – determinata dalla storia dell'individuo. La stimolazione sensoriale a cui l'organismo è "oggettivamente" esposto non ha niente a che vedere con il subire passivamente una stimolazione fisica, ma si genera quando l'organismo interagisce con il suo ambiente. In conseguenza di questa interazione, le configurazioni di stimolazione motoria che ne risultano sono strutturate, e contengono correlazioni che possono essere facilmente interpretate dai meccanismi neurali. A loro volta, i tipi di interazione risultano dai processi di sviluppo. Le esperienze di dolore estremo, di disagio fisico e di solitudine vissute dal signor X nei primi tre mesi di vita avevano avuto un'influenza determinante, perché i processi di sviluppo sono fortemente dipendenti dall'adeguatezza, dalla ricchezza e dalla strutturazione della stimolazione sensoriale. È dunque l'abbinamento sensomotorio la base da cui prendono avvio i processi di sviluppo.

Nell'intensa interazione del signor X con l'analista, queste carenze nella categorizzazione e nelle relazioni oggettuali interne divennero osservabili, aprendo la possibilità di comprendere nel dettaglio, in seguito, le loro radici: per esempio, *il ricordo*[14] *inconscio delle esperienze passate con l'oggetto primario divenne osservabile nella relazione di transfert*

[14] Vedi nota 13.

con l'analista. In altri termini, nel setting psicoanalitico lo schema dell'"essere con gli altri" (con una "madre morta", depressa, inetta e negligente) non venne "evocato" come una struttura conoscitiva archiviata proveniente dalle relazioni precoci madre-bambino (nel senso del TOP, vedi sopra) ma venne attivamente "costruito" interpretando inconsciamente gli stimoli sensomotori che risultavano dal fatto che il signor X, vedendo l'analista dopo le vacanze, aveva percepito – in accordo con le sue ansie inconsce – il "cambiamento radicale" dell'oggetto (l'analista aveva una pettinatura diversa, la pelle abbronzata ecc.): questa situazione presentava analogie con gli stimoli originali presenti nell'interazione precoce madre-bambino ("improvviso cambiamento dell'oggetto") e dunque aveva stimolato analoghe interpretazioni inconsce nella forma di "fantasie" (l'oggetto si è ritirato, non mi darà più il nutrimento giusto, non riuscirà a provare empatia per il mio stato fisico, a capire che cosa non va e a smettere di offrirmi il "cibo catastrofico", contribuendo così a eliminare i sentimenti e gli impulsi intollerabili ecc.).

Questi processi mnemonici (inconsciamente) in corso nella situazione psicoanalitica consentirono, come abbiamo tentato di mostrare, di osservare le reazioni transferali e controtransferali che erano state cruciali per la nostra crescente comprensione delle procedure e fantasie inconsce (memorie implicite). In altri termini, la percezione (inconscia) di certi stati e processi sensomotori aveva scatenato le reazioni sensomotorie (dolori di stomaco, un'estrema tensione fisica durante e dopo le sedute, nausea) e le fantasie (inconsce) dell'analista, e alla fine consentì all'analista (con l'aiuto della supervisione) di riflettere su queste reazioni controtransferali (reazioni fisiche estreme dovute a un trauma molto precoce?). L'interazione psicoanalitica è stata dunque indispensabile per la scoperta delle determinanti inconsce dei sintomi e della psicopatologia del signor X: per scoprire il passato del paziente nel presente della situazione psicoanalitica.

Abbiamo anche tentato di illustrare come la ricerca sulla memoria "incorporata" potrebbe spiegare il ricordo di esperienze infantili traumatiche, in particolare quando il ricordo si presenta all'interno di una nuova interazione con un "altro significativo" (cioè nel transfert con l'analista). Una comprensione situazionale e costruttiva delle situazioni di interazione è il presupposto per ricordare. Il ricordare dipende da un dialogo, nella realtà interna ed esterna, con un oggetto: da un processo interattivo, un'esperienza integrativa "incorporata" fra due persone. Il signor X non sarebbe stato in grado di ricordare da solo a casa nel suo letto (vedi anche i risultati della ricerca recente sul trauma ([51, 52, 83-86]).

Ci sembra perciò che negli ultimi decenni la ricerca clinica della psicoanalisi, che postulava in modo sempre più radicale che solo un'elaborazione, nel transfert, delle esperienze traumatiche vissute nelle relazioni oggettuali precoci può produrre un cambiamento strutturale nel paziente, riceva un supporto interdisciplinare dall'attuale ricerca biologica sulla memoria. Sembra che questi dati delle neuroscienze e della scienza cognitiva "incorporata" si dimostrino "esternamente coerenti" [87] con le intuizioni della psicoanalisi. In sintesi:

1. Il ricordare non è l'attivazione di un'informazione statica immagazzinata, ma un processo altamente dinamico di ricategorizzazione nel "qui e ora" del transfert.
2. Il ricordare dipende dall'interazione sistema-ambiente (dialogo interno o reale con gli oggetti) e dunque dall'"incorporazione". È un processo sensomotorio, non solo interno (nel senso di puramente mentale), perché anche durante il processamento interno esistono stimolazioni sensomotorie [88].
3. Il ricordare dipende perciò dalla costruzione di "verità narrative" nelle relazioni oggettuali reali o rese tali. Nello stesso tempo, può essere considerato un processo costruttivo e creativo di avvicinamento alla "verità storica". Edelman [67], Fuster [75], Pfeifer e Scheier [5] e altri autori sostengono in modo convincente che le esperienze sociali sono ancorate in strutture "incorporate", cioè nella biologia.
4. La memoria ha sempre un aspetto soggettivo e un aspetto oggettivo. L'aspetto soggettivo è dato dalle costanti interpretazioni della propria storia, l'aspetto oggettivo dalle configurazioni neurali generate dalle interazioni sensomotorie con l'ambiente.
5. Il ricordare è il presupposto di un processo di ricategorizzazione delle esperienze traumatiche inconsce, e dunque di una modificazione strutturale del comportamento.

Bibliografia

1. Freud S (1940) Introduzione alla psicoanalisi. OSF 11
2. Kaplan-Solms K, Solms M (2000) Clinical studies in neuro-psychoanalysis. Karnac Books, London
3. Schacter DL (1989) Memory. In: Posner MI (ed) Foundations of cognitive science. MIT Press, Cambridge, MA, pp 683-725
4. Tulving E (1985) How many memory systems are there? Am Psychol 60:385-398
5. Pfeifer R, Scheier Ch (1999) Understanding intelligence. MIT Press, Cambridge, MA

6. Meares R (2000) Intimacy and alienation. Memory, trauma and personal being. Routledge, London
7. Leuzinger-Bohleber M, Dreher AU, Canestri J (eds) (2003) Pluralism and unity? Methods of research in psychoanalysis. International Psychoanalytical Association, London
8. Röckerath K (2004) Neglekt und Anosognosie: Psychoanalytische Arbeit mit rechtshirngeschädigten Patienten. In: Leuzinger-Bohleber M et al (eds) Psychoanalyse als Profession und Wissenschaft. Kohlhammer, Suttgart, pp 310-330
9. Sacks O (1985) The man who mistook his wife for a hat. Summit Books, New York
10. Damasio A (1999) The feeling of what happens. Body and emotion in the making of consciousness. Harcourt Brace, New York [trad. it.: Emozione e coscienza. Adelphi, Milano]
11. Koukkou M, Leuzinger-Bohleber M, Mertens W (eds) (1998) Erinnerung von Wirklichkeiten. Psychoanalyse und Neurowissenschaften im Dialog, vol 1: Bestandsaufnahme. Internationale Psychoanalyse, Stuttgart
12. Leuzinger-Bohleber M, Mertens W, Koukkou M (eds) (1998) Erinnerung von Wirklichkeiten. Psychoanalyse und Neurowissenschaften im Dialog, vol 2: Folgerungen für die psychoanalytische Praxis. Internationale Psychoanalyse, Stuttgart
13. Hagner M (1996) Der Geist bei der Arbeit. Überlegungen zur Visualisierung cerebraler Prozesse. In: Borck C (ed) Anatomien medizinischen Wissens. Fischer, Frankfurt, pp 259-286
14. Welding SO (2003) Kritische Glosse: Das Problem der naturwissenschaftlichen Erforschung des Mentalen. Psyche Z Psychoanal 57:658-666
15. Colby KM, Gilbert JP (1964) Programming a computer model of neurosis. J Math Psychol A:405-417
16. Colby KM (1975) Artificial paranoia. Computer simulation of paranoid processes. Pergamon Press, Elmsford
17. Colby KM, Stoller RJ (1988) Cognitive science and psychoanalysis. Erlbaum, Hillsdale, NJ
18. Wegmann C (1977) A computer simulation of Freud's counterwill theory. Behav Sci 22:218-233
19. Clippinger JH (1977) Meaning and discourse. A computer model of psychoanalytic speech and cognition. Johns Hopkins University Press, Baltimore
20. Moser U, Zeppelin IV (1996) Der geträumte Traum. Wie Träume entstehen und sich verändern. Kohlhammer, Stuttgart
21. Baddeley A (1997) Human memory (rev ed). Psychology Press, Hove
22. Sandler J, Sandler AM (1997) A psychoanalytic theory of repression and the unconscious. In: Sandler J, Fonagy P (eds) Recovered memories of abuse. True or false? Karnac Books, London, pp 173-181
23. Bucci W (1997) Psychoanalysis and cognitive science. Guilford Press, New York
24. Moser U, Zeppelin I v (eds) (1996) Cognitive-affective processes. New ways of psychoanalytic modeling. Springer, Berlin Heidelberg New York
25. Pfeifer R, Leuzinger-Bohleber M (1986) Application of cognitive science methods to psychoanalysis: a case study and some theory. Int Rev Psychoanal 13:221-240
26. Pfeifer R, Leuzinger-Bohleber M (1992) A dynamic view of emotion with an application to the classification of emotional disorders. In: Leuzinger-Bohleber M, Schneider H, Pfeifer R (eds) "Two butterflies on my head ..." Psychoanalysis in the interdisciplinary scientific dialogue. Springer, Berlin Heidelberg New York, pp 215-245

27. Leuzinger-Bohleber M, Pfeifer R (2002) Remembering a depressive primary object. Memory in the dialogue between psychoanalysis and cognitive science. Int J Psychoanal 83:3-33
28. Bohleber W (2000) Die Entwicklung der Traumatheorie in der Psychoanalyse. Psyche Z Psychoanal 54:797-840
29. Terr LC (1991) Childhood traumas. An outline and overview. Am J Psychiatry 148:10-20
30. Terr LC (1994) Unchained memories. True stories of traumatic memories, lost and found. Basic Books, New York
31. Bohleber W (2005) Vergangenes im Hier-und-Jetzt oder: Wozu noch lebensgeschichtliche Erinnerung im psychoanalytischen Prozess? Psyche Z Psychoanal 59[Suppl]:2-10
32. Cooper A (1989) Will neurobiology influence psychoanalysis? In: Cooper A, Kernberg OF, Person ES (eds) Psychoanalysis toward the second century. Yale University Press, New Haven, CT, pp 202-219
33. Fonagy P (1999) Memory and therapeutic action (guest editorial). Int J Psychoanal 80:215-223
34. Ganaway G-K (1989) Historical versus narrative truth. Clarifying the role of exogenous trauma in the etiology of MPD and its variants. Dissociation 2:201-205
35. Hartke R (2005) The basic traumatic situation in the analytical relationship. Int J Psychoanal 86:267-290
36. Herzog JM (2005) Los Degradados. Out, down, dead. Transmitted and inflicted trauma as encountered in the analysis of a 6-year-old girl. Int J Psychoanal 86:291-310
37. Howard GS (1991) Culture tales. A narrative approach to thinking, cross-cultural psychology, and psychotherapy. Am Psychol 46:187-197
38. Köhler L (1998) Einführung in die Entstehung des Gedächtnisses. In: Koukkou M, Leuzinger-Bohleber M, Mertens W (eds) Erinnerte Wirklichkeiten Zum Dialog zwischen Psychoanalyse und Neurowissenschaften. Internationale Psychoanalyse, Stuttgart, pp 131-223
39. Leuzinger-Bohleber M, Pfeifer R (1998) Erinnern in der Übertragung-Vergangenheit in der Gegenwart? Psychoanalyse und Embodied Cognitive Science. Ein interdisziplinärer Dialog zum Gedächtnis. Psyche Z Psychoanal 52:884-919
40. Spence DP (1982) Narrative truth and historical truth. Meaning and interpretation in psychoanalysis. Norton, New York
41. Thomä H, Kächele H (1985) Lehrbuch der psychoanalytischen Therapie. Springer, New York Berlin Heidelberg
42. Vinar MN (2005) The specifity of torture as trauma. Int J Psychoanal 86:311-333
43. Fonagy P, Target M (1997) Perspectives on the recovered memories debate. In: Sandler J, Fonagy P (eds) Recovered memories of abuse. True or false? Karnac Books, London, pp 183-217
44. Bokanowski T (2005) Variations on the concept of traumatism. Int J Psychoanal 86:251-265
45. Kogan I (1998) Der stumme Schrei der Kinder. Die zweite Generation der Holocaust-Opfer. Fischer, Frankfurt
46. Krystal H (1988) Integration and self-healing. Analytic Press, Hillsdale, NJ
47. Laub D (2000) Eros oder Thanatos? Der Kampf um die Erzählbarkeit des Traumas. Psyche Z Psychoanal 54:860-895
48. Laub D (2005) Der Genozid in Ruanda–Das Kaleidoskop der Diskurse aus psychoanalytischer Perspektive. Psyche Z Psychoanal 59 [Suppl]:106-124
49. Varvin S (2000) Die gegenwärtige Vergangenheit. Extreme Traumatisierung und

Psychotherapie. Psyche Z Psychoanal 54:895-931
50. Varvin S (2005) Conceptual research and trauma. Paper given at the IPA Congress 2005, Rio de Janeiro
51. Brenneis B (1994) Belief and suggestion in the recovery of memories of childhood sexual abuse. J Am Psychoanal Assoc 42:1027-1053
52. Brooks-Brenneis C (1996) Memory systems and the psychoanalytic retrieval of memories of trauma. J Am Psychoanal Assoc 44:1165-1187
53. Brooks-Brenneis C (1997) Recovered memories of trauma. Transferring the present to the past. International Universities Press, New York
54. Loftus EF (1993) The reality of repressed memories. Am Psychol 48:518-537
55. Morton J (1997) Cognitive perspectives on recovered memories. In: Sandler J, Fonagy P (eds) Recovered memories of abuse. True or false? Karnac Books, London, pp 39-64
56. Sandler J, Fonagy P (eds) (1997) Recovered memories of abuse. True or false? Karnac Books, London
57. Shevrin H (2001) A psychoanalytic and cognitive exploration of a memory of childhood sexual abuse. Paper given at the Sigmund Freud Institute, 2 April 2001
58. Sinason V (1997) Remembering in therapy. In: Sandler J, Fonagy P (eds) (1997) Recovered memories of abuse. True or false? Karnac Books, London, pp 81-100
59. Sugarman A (ed) (1994) Victims of abuse. International Universities Press, New York
60. Schank DC (1982) Dynamic memory. A theory of reminding and learning in computers and people. Cambridge University Press, Cambridge
61. Ashcraft MH (1994) Human memory and cognition (2nd edn). Harper Collins, New York
62. Ashby W (1956) An introduction to cybernetics. Chapman and Hall, London
63. Bursen HA (1980) Dismantling the memory machine. A philosophical investigation of machine theories of memory. Reidel, Dodrecht
64. Clancey WJ (1993) The biology of consciousness. Comparative review of Israel Rosenfield, The Strange, Familiar, and Forgotten and Gerald M Edelman, Bright air, brilliant fire. Artificial Intelligence 60:313-356
65. Clancey WJ (1997) Situated cognition. On human knowledge and computer representations. Cambridge University Press, Cambridge
66. Edelman GM (1987) Neural Darwinism: the theory of neural group selection. Basic Books, New York
67. Edelman GM (1989) The remembered present. A biological theory of consciousness. Basic Books, New York
68. Edelman GM (1992) Bright air, brilliant fire. On the matter of the mind. Basic Books, New York
69. Rosenfield I (1992) The strange, familiar, and forgotten. An anatomy of consciousness. Knopf, New York
70. Hirshberg LM (1989) Remembering. Reproduction or construction. Psychoanal Contemp Thought 12:342- 381
71. Leuschner W, Hau S, Fischmann T (1998) Couch im Labor–Experimentelle Erforschung unbewusster Prozesse. Psyche Z Psychoanal 52:824-850
72. Kurthen M (1998) Intentionalität und Sprachlichkeit in Psychoanalyse und Kognitionswissenschaft. Psyche Z Psychoanal 52:850-884
73. Glenberg AM (1997) What memory is for. Behav Brain Sci 20:1-56
74. Neisser U (1988) The ecological approach to perception and memory. New Trends Exp Clin Psychiatr 4:153-166

75. Fuster JM (1997) Network memory. Trends Neurosci 20:451-459
76. Thelen E, Smith L (1994) A dynamic system approach to the development of cognition and action. MIT Press, Cambridge, MA
77. Dewey J (1896) The reflex arc concept in psychology. Psychol Rev 3:357-370. Reprinted in: Mc Dermott JJ (1981) (ed) The philosophy of John Dewey. University of Chicago Press, Chicago
78. Stern D (1995) The motherhood constellation. Basic Books, New York
79. Bollas C (1992) Being a character. Psychoanalysis and self experience. Hill & Wang, New York
80. Kohon G (1999) The Greening of psychoanalysis. André Green in dialogue with Gregorio Kohon. In: Kohon G (ed) The dead mother. The work of André Green. Routledge, London, pp 10-58
81. Hinshelwood RD (1991) A dictionary of Kleinian thought (2nd edn). Free Association Books, London
82. Fischer G, Riedesser P (1998) Lehrbuch der Psychotraumatologie. Reinhardt, München
83. van der Kolk B, McFarlane AC, Weisaeth L (eds) (1996) Traumatic stress. The effects of overwhelming experience on mind, body, and society. Guilford Press, New York
84. Kihlstrom JF (1994) Hypnosis, delayed recall, and the principles of memory. Int J Clin Exp Hypnosis 42:337-345
85. Leuzinger-Bohleber M, Pfeifer R, Röckerath K (1998) Wo bleibt das Gedächtnis? Psychoanalyse und Embodied Cognitive Science im Dialog. In: Koukkou M, Leuzinger-Bohleber M, Mertens W (eds) Erinnerung von Wirklichkeiten. Psychoanalyse und Neurowissenschaften im Dialog, vol 1. Internationale Psychoanalyse, Stuttgart, pp 517-589
86. Person ES, Klar H (1994) Establishing trauma. The difficulty distinguishing between memories and fantasies. J Am Psychoanal Assoc 42:1055-1081
87. Strenger C (1991) Between hermeneutics and science. An essay on the epistemology of psychoanalysis. International Universities Press, New York
88. Gray CM, Singer W (1989) Stimulus-specific neuronal oscillations in orientation columns of cat visual cortex. Proc Natl Acad Sci USA 86:1698-1702

Memoria implicita e inconscio non rimosso: come si manifestano nel transfert e nel sogno

Mauro Mancia

La memoria e le neuroscienze

La memoria ha da sempre interessato psicologi e neuroscienziati, ma oggi essa è oggetto di particolare interesse per gli psicoanalisti in quanto funzione essenziale per l'identità dell'individuo e per l'organizzazione della sua coscienza e del suo inconscio. In questi ultimi anni perciò è maturata la necessità di uno studio interdisciplinare della memoria in quanto terreno comune alla psicoanalisi e alle neuroscienze.

La *memoria a breve termine*, chiamata anche *memoria operativa*, riguarda informazioni che possono essere mantenute per pochi minuti. La *memoria a lungo termine* è quella che può rimanere per tutta la vita. Esiste una relazione tra memoria a breve e a lungo termine. Secondo il modello di Atkinson & Shiffrin [1], l'immagazzinamento delle informazioni nell'archivio della memoria a lungo termine deve passare attraverso la memoria a breve termine o memoria operativa come sistema che permette la selezione delle informazioni e il loro passaggio nella memoria a lungo termine. Il sistema dunque è in serie. Tuttavia esistono altri modelli che potremmo definire in parallelo in cui l'informazione può essere immagazzinata nella memoria a lungo termine senza necessariamente passare attraverso il sistema della memoria operativa [2].

La memoria a lungo termine comprende una *memoria esplicita* o *dichiarativa* e una *memoria implicita* o *non-dichiarativa* [3, 4]. La *memoria esplicita* può essere evocata coscientemente e verbalizzata. Essa può essere selettiva, episodica, cioè riguardare la propria autobiografia relativamente ad alcuni specifici eventi, oppure può essere semantica e riguardare fatti, conoscenze e capacità di dare un senso al ricordo delle esperienze più antiche. La memoria esplicita, dunque, permette un processo ricostruttivo della propria storia. La *memoria implicita* si collega ad esperienze non coscienti, non verbalizzabili né ricordabili. Essa riguarda la memoria per diversi apprendimenti come a) il *priming* (inteso come abilità di un soggetto di identificare un oggetto visivamente o uditivamente come il risultato di una precedente esposizione anche se subliminare rispetto al livello di coscienza); b) la *memoria procedurale*, che consiste nella memoria per esperienze motorie e cognitive, come ad esempio i movimenti necessari per determinati sport o per suonare degli strumenti e la memoria per numerosi altri eventi quotidiani che vengono compiuti automaticamente senza che essi raggiungano il livello di coscienza; c) la *memoria emotiva* ed *affettiva*, che comprende la memoria per le emozioni vissute in rapporto a determinate esperienze affettive che caratterizzano le prime relazioni del bambino con l'ambiente in cui nasce e in particolare con la madre. Forse questo tipo di memoria implicita riguarda anche gli ultimi periodi della vita gestazionale in cui il feto vive una stretta relazione con la madre, con i suoi ritmi (cardiaco e respiratorio) e in particolare con la sua voce, che vengono a costituire un modello di costanza, ritmicità e musicalità intorno al quale si organizzeranno le prime rappresentazioni del bambino alla nascita [5-8].

Della memoria implicita e del suo rapporto con l'inconscio non rimosso che si organizza nei primi anni di vita parlerò in seguito.

Il contributo della neuropsicologia

Esperienze cliniche hanno offerto in questo secolo numerosi esempi di disturbi della memoria a breve e lungo termine. Molti dati sulla memoria provengono dagli studi in soggetti umani cerebrolesi.

Un esempio classico di disturbo della memoria è offerto dalla malattia di Alzheimer, caratterizzata dalla perdita della capacità di immagazzinare nuove informazioni e persistenza del recupero di esperienze passate, precedenti l'inizio della malattia. Questi pazienti presentano anche una alterazione della memoria semantica, che permette di dare un senso alle esperienze nuove sulla base delle esperienze passate. L'esame con la tecnica delle bioimmagini ha dimostrato in questi pazienti una ridotta funzionalità dei neuroni dell'ippocampo bilateralmente, della corteccia del cingolo e delle aree basali frontali. Quindi, strutture del lobo temporale mediale (LTM) (in particolare l'ippocampo) e delle aree frontali sono necessarie per la selezione dell'informazione e per il loro immagazzinamento nell'archivio della memoria a lungo termine. Un'altra sindrome caratterizzata da amnesia nell'uomo è quella di Korsakov, che presenta la possibilità di rievocare esperienze precedenti l'insorgere della malattia ma la perdita della capacità di selezionare, elaborare e trasferire esperienze recenti nella memoria a lungo termine. L'esame con la tecnica delle bioimmagini dimostra anche in questi casi un'alterazione dell'ippocampo e del nucleo mediale dorsale del talamo attraverso il quale le informazioni raggiungono la corteccia prefrontale. A conferma di queste osservazioni cliniche, è istruttivo il caso del paziente HM che, per ragioni terapeutiche, aveva subito l'asportazione bilaterale dell'ippocampo e della corteccia del lobo temporale. Questo paziente aveva un disturbo della memoria che gli impediva di memorizzare e immagazzinare nuove esperienze, mentre restava viva la possibilità di recupero della memoria più antica [9].

Alexander Lurja [10] ha descritto in un libro affascinante il caso del tenente Zasetskij, il quale aveva subito una lesione alla regione parieto-occipitale dell'emisfero sinistro, aree del giro angolare e sopramarginale (39 e 40 di Brodmann). Il paziente Zasetskij viveva in uno stato di "afasia mentale": gli era difficile leggere poiché dimenticava subito la lettera iniziale della parola e, in una sequenza di parole, dimenticava la parola appena letta. Non riusciva quindi a dare un senso alla frase (amnesia semantica).

* * *

Una conferma del ruolo fondamentale dell'ippocampo e del lobo temporale mediale nel processo della memoria viene dalle esperienze elettrofisiologiche e neuropsicologiche più recenti. Esse hanno dimostrato che la memoria operativa necessita essenzialmente della corteccia prefrontale dove neuroni specifici [11] organizzano "campi di memoria". Essi sono un esempio di compartimentalizzazione del processo di memorizzazione poiché ciascun neurone si attiva selettivamente per una specifica informazione (ad esempio un volto o un oggetto con forma specifica) ed è collegato funzionalmente con altre aree associative e in particolare con la corteccia parietale posteriore [12]. Anche neuroni della corteccia temporale inferiore partecipano alla funzione della memoria a breve termine [13].

Il lobo temporale mediale è l'organo per eccellenza della memoria esplicita, in quanto immagazzina informazioni nella corteccia rinale (che include sia la interinale che la peririnale) considerata responsabile del riconoscimento di oggetti nella loro forma e della loro memorizzazione. L'ippocampo è essenziale nell'uomo alla selezione e codifica dell'informazione, al suo trasferimento al nucleo medio dorsale del talamo e attraverso questo alla corteccia prefrontale. L'ippocampo partecipa alla localizzazione dell'oggetto nello spazio mentre l'amigdala è essenziale per le risposte emozionali che l'oggetto può evocare [14]. Lesioni bilaterali dell'ippocampo impediscono la codifica delle informazioni e il recupero di nuove informazioni, oltre a quelle acquisite prima dell'inizio dell'amnesia [15]. Pazienti con lesioni del lobo occipitale di destra mostrano una memoria esplicita intatta, ma un disturbo della memoria implicita per le parole. Ciò conferma l'ipotesi che esistano sistemi separati per l'elaborazione di queste due forme di memoria e che il sistema della memoria localizzato nella corteccia occipitale di destra medi la memoria implicita visiva per le parole [16].

Questi esempi clinici dimostrano che le strutture cerebrali interessate alla memoria a lungo termine (esplicita o dichiarativa) appartengono al lobo temporale mediale, che comprende la corteccia rinale, peririnale e paraippocampale e l'ippocampo. L'archiviazione delle informazioni può avvenire a livello di diverse aree corticali associative in rapporto alla natura delle stesse esperienze sensoriali. Tutte le aree associative della corteccia sono potenzialmente degli archivi di informazioni. Ciò era alla base di vecchie esperienze, che hanno dimostrato nel ratto la persistenza della memoria anche dopo estese lesioni corticali [17]. Per questo la memoria è stata considerata come un fenomeno *olistico* che può cioè riguardare tutto il mantello neocorticale associativo dei due emisferi. Il processo più specifico della selezione, modificazione ed elaborazione delle informazioni per una loro archiviazione interessa particolarmente l'ippocampo e il lobo temporale mediale. L'amigdala partecipa a questo processo attraverso il controllo delle emozioni [18].

I circuiti neurologici funzionali responsabili della memoria implicita non sono ancora completamente chiariti dalla ricerca neuropsicologica. L'amigdala, che controlla le emozioni [19-21], gestisce il circuito che coinvolge il cervelletto (in particolare per l'esperienza della paura), i gangli della base (relativamente alla memoria procedurale) e le aree corticali associative temporo-parieto-occipitali dell'emisfero destro, considerato l'emisfero emotivo per eccellenza [22]. Le esperienze (anche traumatiche) della prima infanzia non possono essere depositate che in questa forma di memoria, l'unica disponibile all'inizio della vita. Tuttavia, anche nel corso della vita, esperienze fortemente stressanti o traumatiche al confine tra la vita e la morte, in quanto producono perdita di neuroni ippocampali [23] alterando i circuiti della memoria esplicita, non possono che essere depositate nella memoria implicita e contribuire a strutturare un inconscio tardivo non rimosso.

Il problema della organizzazione e recupero della memoria implicita è stato recentemente affrontato sperimentalmente da Stickgold e Coll.

[24]. Questi autori hanno sottoposto dei soggetti con lesioni bilaterali del lobo temporale e dell'ippocampo all'apprendimento di un semplice gioco al computer di organizzazione spaziale per poter saggiare le loro capacità di memorizzazione. I soggetti normali, dopo alcune prove, non avevano difficoltà a ricordare il gioco. I soggetti con lesioni ippocampali avevano una completa amnesia del gioco appreso. *Tuttavia, all'addormentamento riferivano di averlo sognato.* L'interesse di queste ricerche sta nel fatto che è possibile memorizzare un apprendimento anche al di fuori dell'ippocampo attraverso circuiti che permettono l'immagazzinamento dell'informazione direttamente nella neocorteccia. In questi casi, la memoria dichiarativa era abolita dopo lesione ippocampale, ma una memoria "non cosciente" e "non-dichiarativa" poteva essere rappresentata nel sogno durante l'inizio del sonno (una forma di memoria implicita). Questi autori non parlano di quali aree specifiche corticali potevano essere coinvolte. Sulla base delle esperienze di Sperry [25], in cui il soggetto commissurotomizzato opera con la mano sinistra secondo il comando visivo ricevuto nell'emisfero destro, ma senza averne coscienza e senza verbalizzare, e sulla base delle osservazioni più recenti in primati [26] possiamo suggerire l'ipotesi che l'immagazzinamento di informazioni che non raggiungono il livello di coscienza possa coinvolgere le aree corticali posteriori (parieto-temporo-occipitali) in particolare dell'emisfero destro.

Il contributo della biologia molecolare

La ricerca biologica più attuale ha portato un contributo molto rilevante allo studio dei meccanismi molecolari responsabili dell'archiviazione delle informazioni. Il presupposto della biologia molecolare è che il processo stesso della memoria si realizzi attraverso degli eventi biochimico-molecolari e strutturali che si mantengono nel tempo nell'ambito dei punti di congiunzione dei neuroni definiti nel 1906 da Sherrington come *sinapsi*.

Le prime esperienze di elettrofisiologia dell'apprendimento hanno dimostrato che se, ad esempio, si stimola una radice dorsale del midollo spinale (che conduce la sensibilità) con impulsi elettrici ad alta frequenza (tetanizzazione) e si registra la risposta riflessa dalla radice ventrale (che conduce la motricità) che è collegata con la radice dorsale da un'unica sinapsi, ci si accorge che a seguito di questa stimolazione la normale risposta è potenziata e questo potenziamento rimane nel tempo (potenziamento post-tetanico). Questo semplice esperimento suggerisce l'ipotesi che a livello di questa giunzione sinaptica del midollo spinale siano avvenute delle stabili modificazioni "plastiche" strutturali della membrana che si rendono responsabili della persistenza nel tempo del fenomeno del potenziamento [27]. Alla stessa conclusione portano i più vecchi esperimenti [28] relativi alla persistenza nell'animale spinale di asimmetrie posturali e motorie indotte dall'ablazione cerebellare precedente al taglio spinale. Un contributo interessante alla memoria biologica viene dagli esperimenti di "potenziamento a lungo termine" (LTP), che consistono nel dare stimolazioni ripetute a delle strutture centrali (una formazione centrale particolarmente studiata è l'ippocampo) che potenziano le loro risposte per un lungo periodo di tempo come se avessero conservato "memoria" dello stimolo ricevuto [29]. Le sinapsi, dunque, con ripetute stimolazioni possono andare incontro a delle modificazioni plastiche e strutturali permanenti: ipertrofia e creazione di nuove sinapsi per stimoli ripetuti, atrofia e riduzione del numero delle stesse per mancanza di stimoli.

Un notevole passo avanti nella comprensione dei fenomeni biologici responsabili della memoria è stato compiuto dalle ricerche neurochimiche di Stephen Rose [30] che ha messo in evidenza nei pulcini una memoria genetica affidata al DNA dei cromosomi. Tale tipo di memoria permette a questi animali un comportamento particolare innato in presenza di determinati stimoli. L'apprendimento prodotto da questi stimoli (una figura in movimento, come nell'esempio classico dell'anatroccolo descritto da Lorenz) dura tutta la vita ed è fondamentale per la sopravvivenza della specie. Lo stesso autore ha poi dimostrato che durante questo apprendimento il cervello va incontro a delle alterazioni biochimiche che riguardano l'acido ribonucleico (RNA) che è implicato nella sintesi proteica. È la sintesi proteica allora che diventa importante per la formazione di nuove proteine e quindi di nuove sinapsi che diventano responsabili di nuove reti e di nuovi circuiti che premettono di consolidare a lungo termine le informazioni ricevute. Numerose sono le prove oggi che nella memorizzazione a lungo termine anche di un determinato comportamento motorio (nello sport o nel suonare degli strumenti) si ha un aumento dei livelli di RNA nelle sinapsi dei neuroni coinvolti e quindi un aumento della loro sintesi proteica che facilita l'ipertrofia delle sinapsi, l'organizzazione di nuove sinapsi e quindi nuovi circuiti nervosi.

In questi ultimi dieci anni, Kandel e Coll. [31] hanno studiato il fenomeno dell'apprendimento e sua memorizzazione in un mollusco marino, l'*aplysia californica*. In questo animale, la stimolazione ripetuta dei meccanocettori del sifone produce una retrazione della branchia. Questo riflesso elementare che coinvolge essenzialmente una catena di due o tre neuroni facilmente registrabili, può andare incontro ad *abitudine*. Quest'ultima è una forma elementare di apprendimento che si mantiene nel tempo e che consiste nella diminuzione progressiva dell'intensità della risposta, fino alla sua scomparsa per ripetute stimolazioni. Registrando dai neuroni coinvolti nel riflesso, Kandel ha potuto dimostrare che per stimolazione ripetuta i potenziali post-sinaptici eccitatori dei neuroni che muovevano la branchia diminuivano progressivamente di ampiezza fino a scomparire. La causa di questo processo è rappresentata da una inattivazione dei canali del Ca^{++} della terminazione presinaptica che comporta una minore liberazione di trasmettitore che produce conseguentemente una minore risposta postsinaptica. Questa catena di eventi è prodotta da una modificazione dei canali ionici che fa seguito ad un cambiamento dell'espressione genica che induce una variazione, che si mantiene nel tempo, della sintesi proteica della membrana pre-sinaptica. Al contrario dell'abitudine, nella *sensibilizzazione* del riflesso (cioè un suo aumento che costituisce un'altra forma di apprendimento che può essere memorizzato) si ha una facilitazione pre-sinaptica da parte di sinapsi axo-axoniche che usano la *serotonina* come trasmettitore. Tale facilitazione, che si mantiene nel tempo, è prodotta da un aumento dell'ingresso di ioni Ca^{++} conseguente ad una variazione della sintesi proteica della membrana presinaptica caratterizzata da aumento del numero dei contatti sinaptici e maggiore potenza della sinapsi.

Ricerche più recenti eseguite sempre da Kandel [32] hanno dimostrato che nel mammifero la *dopamina*, la cui produzione aumenta con l'attenzione, è in grado di facilitare la fissazione delle proteine espresse dai geni sulle sinapsi specifiche che presiedono alla memoria a lungo termine di alcune esperienze. Questo dato permette di fare l'ipotesi che anche nell'uomo, in quanto mammifero, la dopamina che controlla le vie del piacere e della sessualità [33] sia nello stesso tempo implicata nei processi attentivi che condizionano la persistenza dell'informazione attraverso la plasticità di quelle sinapsi implicate nei processi di memorizzazione. Questi nuovi dati confermano l'ipotesi già suggerita da Kandel [34] che stimoli provenienti dall'ambiente (compresa la parola, con l'attenzione, le emozioni e gli affetti che essa attiva) possano modificare stabilmente la espressione proteica dei geni e la loro fissazione nelle sinapsi, creando conseguentemente una condizione di plasticità neuronale e sinaptica quale base organica della memorizzazione di una esperienza. L'interesse di queste osservazioni, che con prudenza possono essere applicate anche al cervello umano, sta nel fatto che la stessa parola, strumento essenziale della cura psicoanalitica, può agire nelle sinapsi attraverso la sua azione sui geni e rendersi responsabile di trasformazioni "plastiche" quali basi anatomo-funzionali di cambiamenti nella personalità dell'analizzando.

La memoria e la psicoanalisi

Il concetto di memoria attraversa tutta l'opera di Freud a cominciare dal *Progetto di una psicologia* del 1895 [35]. Qui Freud offre un modello di relazione mente/cervello e traccia, con un linguaggio apparentemente neurofisiologico ma di fatto metaforico, le linee essenziali della nuova psicologia che andava scoprendo [36]. Freud parte dal concetto che la memoria è una delle caratteristiche fondamentali del sistema nervoso, intesa come "facoltà di subire una alterazione permanente in seguito ad un evento". Egli postula che da un lato i neuroni conservino traccia delle energie in essi fluite e dall'altro mantengano immutate le condizioni di ricettività originaria, così da poter realizzare ogni volta un approccio non precostituito al reale. La complessità del problema è risolta da Freud sostenendo che vi sono due classi di neuroni, i neuroni φ permeabili che soddisfano la funzione percettiva e i neuroni Ψ impermeabili, che presiedono alle funzioni della memoria.

Nella concezione "idrodinamica" di Freud, che richiama il modello di Bernoulli [37], l'energia nervosa è rappresentata come un fluido che, scorrendo, si scava un passaggio nel contesto di un mezzo che gli oppone una certa resistenza, così che in una successiva occasione il fluido prenderà preferibilmente la strada precedentemente tracciata. Così i neuroni vengono alterati in modo permanente dal fluire dell'eccitamento. "La memoria – scrive Freud [35] – è rappresentata dalle facilitazioni tra i neuroni φ e Ψ" (p. 206), o meglio la memoria è rappresentata dalle differenze delle facilitazioni che esistono tra i neuroni in quanto la memoria stessa è costituita dal selezionarsi e distinguersi di una via di conduzione nervosa tra le altre, e i diversi gradi con cui la permeabilità dei neuroni viene alterata costituiscono la base su cui la selezione si inscrive. La metafora idraulica del *Progetto* suggerisce che, come un fiume si allarga e rende più profondo il proprio letto quanta più acqua vi scorre e quante più volte l'evento si ripete, così "la memoria [...] dipende da un fattore chiamato 'entità' dell'impressione, e dalla frequenza con cui una stessa impressione si ripete" ovvero "la facilitazione dipende dalla Qη che passa attraverso il neurone durante il processo di eccitamento e dal numero di ripetizioni del processo" (p. 206). In uno scritto successivo del 1923 [38], Freud ritornerà su questo punto, parlando di un "patrimonio mnestico di percezioni precedenti, che in quanto 'mondo interiore' rappresentano un possesso ed un elemento costitutivo dell'Io stesso".

Nella *Traumdeutung* il concetto di memoria non cambia sostanzialmente. Immaginando l'apparato psichico come uno strumento composto di sistemi spazialmente orientati tra loro in modo costante, Freud [39] scrive: "Supponiamo dunque che un sistema più avanzato dell'apparato accolga gli stimoli percettivi senza conservarne nulla, non abbia dunque memoria, e che dietro a questo si trovi un secondo sistema che traduce l'eccitamento momentaneo del primo in tracce durature" (pp. 491-492). L'idea di fondo è ancora quella dei neuroni appartenenti ai due sistemi φ e Ψ. Ma ne *L'interpretazione dei sogni* è esplicitata una concezione molto più avanzata della memoria secondo la quale questa funzione è deputata a collegare tra loro le nostre esperienze e percezioni.

Tuttavia, proprio negli anni in cui stava elaborando la sua teoria dei sogni, Freud pensava con curiosità alla dimenticanza delle esperienze dei nostri primi anni infantili, quasi intuendo il concetto di memoria implicita ma, in realtà, per introdurne un altro, quello di "ricordi di copertura", inteso come il risultato della rimozione di alcuni fatti o di un loro spostamento su fatti contigui. Per Freud [40], i ricordi di copertura sono falsificazioni tendenziose della memoria che servono comunque agli scopi della rimozione e alla sostituzione di esperienze perturbanti, un po' come il contenuto manifesto del sogno lo è nei confronti del contenuto latente.

Interessato a porre al centro della sua teoria della mente il complesso di Edipo, è sfuggita a Freud l'importanza delle esperienze più precoci, pre-edipiche, pre-verbali e pre-simboliche archiviate nella memoria implicita e quindi non passibili di rimozione. È per questo che i riferimenti che compaiono in *Ricordare, ripetere, rielaborare* [41] sono diretti alla memoria esplicita che può essere recuperata attraverso le associazioni libere dell'analizzando, anche se Freud in questo stesso lavoro scrive: "Per una specie particolare di situazioni assai importanti che si verificano in un'epoca assai remota dell'infanzia [...] non è in genere possibile suscitare il ricordo. Si arriva a prenderne coscienza attraverso i sogni" (p. 355). Magnifica intuizione che Freud non poteva sviluppare in quanto non poteva conoscere l'esistenza della memoria implicita. Egli infatti considera (erroneamente) anche questo tipo di memoria come espressione di una rimozione (originaria).

Freud ritorna sul problema della memoria in *Nota sul notes magico* [42] in cui sottolinea le analogie tra il notes e la nostra memoria poiché il nostro apparato psichico è in grado di offrirci le due prestazioni del notes, quando si ripartisce fra i due diversi sistemi di cui aveva parlato nel *Progetto* [34]: i sistemi φ e Ψ. In seguito, ne *Il disagio della civiltà* [43], Freud riprende il tema della memoria con una metafora storico-archeologica in cui afferma che comunque ciò che si è esperito non può essere cancellato. E il lavoro analitico si rivolge proprio al passato che sopravvive nel presente in virtù del transfert, appunto, che permette il ritorno nel presente di situazioni affettive che appartengono al passato. Per la precisione, Freud usa l'espressione del passato che "sopravvive" nel presente. Ma "sopravvivere" non significa necessariamente ricordare. Esso dunque può sopravvivere nel *ricordo* e nel *non-ricordo*. Questo è un punto essenziale per il discorso sull'inconscio non rimosso che qui sto proponendo in quanto esso non può accedere al ricordo.

La metafora archeologica con cui Freud [44] paragona il lavoro dell'analista a quello dell'archeologo che riporta alla luce *tutto* ciò che il tempo ha sotterrato, sembra ora incompleta e necessita di un chiarimento. L'analista è archeologo e storico ad un tempo. Uno storico *sui generis* che dovrà fidarsi di documenti nascosti che non potrà mai consultare direttamente ma che potrà recuperare indirettamente attraverso particolari accorgimenti. Per fare ciò l'analista/storico, oltre che affidarsi alle narrazioni del paziente, dovrà concentrare la sua attenzione sulle modalità con cui il paziente comunica (intonazione, ritmi e tempi del linguaggio) e in particolare sulla musicalità della sua voce e sulla dimensione più decisamente "ricostruttiva" del sogno per far riemergere, al di là del ricordo, le emozioni delle sue più arcaiche e significative esperienze relazionali che fanno parte del materiale inconscio non rimosso.

Può venirci in aiuto qui una riflessione filosofica sul tempo e la memoria proposta da Paul Ricoeur [45]. Questa riflessione ci permette di considerare l'analista come uno storico che lavora per far acquisire al paziente una *coscienza storica del suo inconscio*. Partendo dal lavoro di Koselleck [46], Ricoeur propone che la coscienza storica possa essere il risultato di una dialettica tra due poli rappresentati da uno "spazio di esperienza" costituito dall'insieme dell'eredità del passato e l'"orizzonte di attesa" che rappresenta le previsioni, i progetti e le anticipazioni che si proiettano verso il futuro.

In analisi, la coscienza storica che riguarda l'inconscio può essere dunque vista come l'espressione di una dialettica che si svolge al presente, nell'*hic et nunc* della relazione, tra il passato più arcaico, a partire dalle prime esperienze preverbali e presimboliche inconsce e non rimosse, e il progetto del futuro quale risultato di una *trasformazione* che avviene nel corso dell'analisi.

La memoria e l'inconscio

Verrei ora a un punto centrale del mio lavoro: al rapporto tra i sistemi della memoria sopra discussi e l'inconscio, così come è stato elaborato a partire da Freud [47, 48] fino ai nostri giorni. In sostanza l'inconscio è un depositarsi nella memoria di rappresentazioni affettive legate alle esperienze, fantasie e difese che l'individuo ha fin dall'inizio della sua vita. Pertanto la funzione della memoria e quella dell'inconscio non possono esistere separate l'una dall'altra. Esse si organizzano parallelamente nel corso dello sviluppo. Ciò è in linea con quanto già Freud scriveva nel 1912 che "le rappresentazioni latenti, se abbiamo motivo di supporre che continuino a esistere nella vita psichica – com'era nel caso della memoria – dovranno essere designate come inconscio" (pp. 573-576 in [49]).

La scoperta della memoria implicita accanto a quella esplicita o dichiarativa pone il problema di un doppio sistema della memoria con circuiti e funzioni cerebrali differenti. La duplice memoria, esplicita ed implicita, suggerisce ora l'ipotesi di un doppio sistema inconscio che opera nell'individuo a partire dalla nascita; in particolare le esperienze immediatamente prenatali collegate ai ritmi e alla voce materna (in particolare la sua intonazione) memorizzata dal feto e le esperienze intersoggettive relazionali precoci dei primi due anni di vita non possono che essere depositate nella memoria implicita, dal momento che l'amigdala, che gestisce le emozioni e partecipa alla memoria implicita, matura molto precocemente, mentre l'ippocampo, fondamentale per l'organizzazione della memoria esplicita, non è maturo prima dei due anni di vita [50]. Pertanto le esperienze emozionali e affettive, le fantasie e le difese, che il bambino vive entro i due anni di vita non possono che essere depositate nella memoria implicita. Esse verranno a costituire i mattoni che strutturano un inconscio precoce che non può essere rimosso dal momento che le strutture della memoria esplicita, indispensabili per la rimozione, non sono appunto mature prima dei due anni di vita.

Le esperienze relazionali precoci che diventano fondanti l'inconscio non rimosso sono essenzialmente legate alla intonazione della voce materna [51] e alla organizzazione del suo linguaggio. La voce materna infatti, nella sua prosodia, è memorizzata dal feto e parteciperà alla nascita alla formazione di un involucro di sensazioni analoghe all'esperienza della pelle di cui parlano la Bick [52] e Anzieu [53]. Questa voce costituirà un *imprinting* che caratterizzerà le relazioni con la madre e creerà un'area di interazione affettiva dove convergono introiezioni e proiezioni tra la madre e il bambino. La musicalità della parola si radica in questa primitiva relazione tra il bambino e l'ambiente affettivo in cui cresce e costituirà un marchio che accompagnerà il soggetto per l'intera vita. Accanto al linguaggio, il corpo costituirà un oggetto di scambio affettivo (introiettivo e proiettivo) tra la madre e il bambino. Il modo in cui la madre contiene, tocca, guarda, parla al bambino, veicolerà affetti ed emozioni fondamentali per lo sviluppo della sua personalità. Traumi di varia natura, gravi o meno gravi e ripetuti nel tempo, possono dare origine ad emozioni, fantasie e difese che saranno depositate nella memoria implicita del neonato e verranno a disturbare l'organizzazione del suo inconscio precoce non rimosso con conseguente alterazione del sistema di attaccamento [54], delle sue capacità riflessive [55] e delle relazioni intersoggettive precoci [56], base della organizzazione di un solido Sé [57].

Il concetto di inconscio non rimosso qui proposto è molto diverso da quello descritto da Freud nel 1923 [58] in cui una parte dell'Io è inconscia come derivazione dall'Es ad opera della realtà esterna attraverso il sistema percezione-coscienza (P-C). Esso è anche diverso dall'inconscio passato dei Sandler [59] che non è così precoce e comunque rimosso, mentre ha delle analogie insieme a differenze con l'inconscio non rimosso descritto da Matte-Blanco [60] e recentemente da me discusso [61]. Nella mia elaborazione, esso è il risultato di una archiviazione nella memoria implicita di esperienze emozionali, fantasie e difese che appartengono ad un'epoca presimbolica e preverbale dello sviluppo e pertanto non possono essere ricordate pur condizionando la vita affettiva, emozionale, cognitiva e sessuale anche dell'adulto. Nel pensiero di Matte-Blanco, infatti, l'inconscio non rimosso non può essere contenuto dalla coscienza in virtù della sua struttura pluridimensionale e "infinita".

* * *

Le moderne scoperte neuropsicologiche relative alla organizzazione della memoria ci offrono ora l'opportunità di ipotizzare dei circuiti sinaptici corticali e sottocorticali quali sedi delle funzioni mentali inconsce. La possibilità di identificare nella memoria esplicita ed implicita l'inconscio rispettivamente rimosso e non-rimosso apre prospettive stimolanti per una integrazione delle neuroscienze con la psicoanalisi e per una possibile localizzazione anatomo-funzionale delle diverse forme di inconscio. Questo è possibile sulla base di un presupposto: che le esperienze, i vissuti, le emozioni, le fantasie e le difese che hanno contribuito alla organizzazione della realtà psichica inconscia dell'individuo, a partire dalla nascita e nel corso dell'intera vita, siano archiviate nelle strutture nervose deputate alla memoria (implicita ed esplicita).

Su questa linea possiamo ipotizzare che l'*inconscio rimosso* trovi una sua localizzazione nelle strutture della memoria esplicita o autobiografica. A favore di questa ipotesi esiste anche l'osservazione recente di Anderson e Coll. [62] che hanno dimostrato come la dimenticanza volontaria di esperienze mentali che essi paragonano alla *rimozione freudiana*[1] si accompagni ad un aumento di attività delle aree prefrontali dorsolaterali e ad una parallela riduzione dell'attività ippocampale. Un fenomeno questo opposto a quello "de-rimotivo" del sogno (in sonno REM) durante il quale si è osservato un aumento di attività dell'ippocampo e una de-attivazione della corteccia prefrontale dorsolaterale [64].

L'*inconscio non rimosso* troverebbe invece con la memoria implicita una sua organizzazione promossa dalla attivazione dell'amigdala che presiede alle emozioni [19-21] e una collocazione nelle aree corticali associative posteriori (temporo-parieto-occipitali) dell'emisfero destro oltre che nei gangli della base e nel cervelletto. A favore di questa ipotesi esistono le seguenti prove sperimentali e cliniche: le esperienze implicite hanno una componente emozionale cui partecipa l'amigdala [21] e per alcune emozioni come la paura anche il cervelletto [65]; l'emisfero destro, nelle sue aree temporo-parieto-occipitali, è considerato l'emisfero delle emozioni [22] e sede della memoria implicita, in particolare delle informazioni legate alla parola [16]; queste aree sono più attive durante il sonno REM (e quindi nel sogno) rispetto alle corrispondenti aree dell'emisfero sinistro [66, 67]; esse corrispondono al giro angolare e sopramarginale (aree 39 e 40 di Brodman) in cui si osserva il massimo di integrazione sensoriale (somatica, uditiva, visiva), e che partecipano ai processi più sofisticati relativi a funzioni simboliche, gnosiche e prassiche [68-71]. Inoltre, in pazienti commissurotomizzati, esse presiedono alle funzioni geometrico-spaziali, artistiche e musicali [25]. Infine, la loro lesione anche parziale può abolire l'attività onirica senza alterare l'architettura del sonno [72-74].

[1] L'obiezione che si può sollevare al lavoro di Anderson e Coll. [62] è che la rimozione freudiana sarebbe inconscia, mentre cosciente è la repressione. Tuttavia, gli stessi autori suggeriscono che per Freud la rimozione poteva essere sia cosciente che inconscia e che la limitazione al processo inconscio fosse dovuta essenzialmente ad Anna Freud [63].

Come recuperare l'inconscio non rimosso nella relazione analitica

Vengo ora all'aspetto più interessante per la clinica: come recuperare nella relazione analitica l'inconscio precoce non rimosso e non passibile di ricordo. La scoperta della memoria implicita e dell'inconscio non rimosso ci suggerisce una particolare attenzione ad alcuni aspetti specifici del transfert e a quegli elementi del sogno che offrono una raffigurabilità psichica [75] capace di colmare il vuoto di rappresentazioni che caratterizza l'inconscio precoce non rimosso.

Il transfert va colto soprattutto nella sua componente extra ed infraverbale: il comportamento generale del paziente nel setting, l'espressione del suo viso, la sua postura, gli stessi movimenti che rimandano all'influenza sull'inconscio precoce non rimosso della dimensione procedurale della memoria implicita [76]. Le componenti infra-verbali riguardano le funzioni "significanti" [77] della prosodia della voce e del linguaggio in quanto richiamano le prime esperienze relazionali del bambino con la madre che il paziente può rivivere con il proprio analista nel transfert.

Nell'incontro analitico, dove la parola acquista un rilievo determinante, *la voce* costituisce infatti il mezzo con il quale le parole creano i suoni e veicolano affetti. In questa misura la voce è una "esperienza" di sé che si realizza nell'atto di parlare [78], ma ad un tempo una "espressione" del Sé in relazione con l'altro. Essa costituisce una "corrente transferale" che richiama una dimensione sensoriale associata alla voce materna [79]. A questi elementi della comunicazione si uniscono il ritmo, il tono, il timbro, la musicalità della frase, la sintassi e i tempi del linguaggio. Tutto ciò costituisce quello che nell'incontro analitico rappresenta la "dimensione musicale" del transfert [80-83]. Tale dimensione è stata descritta anche da Knoblauch [84] come "musical edge of therapeutic dialogue", intesa come una "shared musical performance" della coppia analitica che presenta analogie, per questo autore, con quanto avviene nella musica jazz.

La dimensione musicale dell'incontro analitico si riferisce ad una concezione della musica come linguaggio *sui generis* la cui struttura simbolica è isomorfica a quella del nostro mondo emozionale e affettivo [85-87]. Questa modalità, al di là del contenuto della narrazione [88], costituisce la metafora transferale delle esperienze (traumatiche) affettive, emozionali e cognitive che hanno caratterizzato il modello implicito della mente del paziente. Tale modello ha le sue radici nel linguaggio e in particolare nel tono emotivo della voce materna che il bambino apprende prima del suo significato semantico. Egli conferisce alla lingua materna un accesso privilegiato ai sentimenti [89]. Quindi la voce materna è una metaforica area di scambio attraverso la quale avvengono processi molto primitivi di proiezione e introiezione. Analogamente, nella relazione analitica l'analizzando e l'analista usano la loro voce per comunicare i propri affetti e per facilitare o ostacolare il proprio reciproco investimento affettivo [90-92]. La componente semantica della parola dell'analizzando (e del terapeuta) è profondamente influenzata dal significato emozionale che appartiene alla sua storia inconscia precoce e che si basa sulla prosodia della parola appresa prima del suo significato semantico. Tale dimensione prosodica e musicale non può che far parte dell'inconscio non rimosso, in quanto collegata alle più primitive esperienze emozionali. Essa può facilmente essere scissa e identificata proiettivamente nell'analista e quindi in grado di pungere la sua pelle controtransferale più di qualsiasi contenuto semantico della narrazione. L'analista, sensibilizzato all'ascolto, potrà cogliere nell'*hic et nunc* della seduta il significato inconscio non-rimosso di questa specifica modalità transferale (e in particolare la qualità più arcaica degli affetti scissi e identificati proiettivamente) e metterla in parole conferendogli un senso simbolico e collegandola ricostruttivamente al passato.

Tra paziente e analista si ha continuamente uno scambio di emozioni e sentimenti. Generalmente è il paziente che proietta sull'analista i suoi stati affettivi della mente, che non possono non coinvolgere l'analista che dovrà essere in grado di elaborare questi stati affettivi proiettati dentro di lui. A questo riguardo, credo siano di estrema importanza le osservazioni neuropsicologiche più recenti relative all'attivazione delle aree affettive del dolore (parte anteriore del cingolo e dell'insula) in un osservatore coinvolto affettivamente con l'osservato a seguito di una comunicazione extraverbale [93] e persino verbale [94] di un soggetto sofferente. Anche stimoli odorosi, che producono disgusto in un soggetto, attivano le stesse strutture (parte anteriore dell'insula e in misura minore del cingolo) nell'osservatore [95]. A livello neuronale anche le esperienze sui cosiddetti "neuroni-specchio" [96, 97] possono fornire prove neurofisiologiche in favore di uno scambio di sentimenti e sensazioni tra individui in relazione tra loro, quale base fisiologica di un processo che presenta forti analogie con l'identificazione proiettiva. Sono questi i punti di integrazione tra neuroscienze e psicoanalisi che si riferiscono a possibili modificazioni neurologiche funzionali di individui in relazione tra loro come base del loro transfert e controtransfert.

* * *

Il sogno, metafora vivente del nostro teatro privato, può costituire una rappresentazione privilegiata per cogliere sia le fantasie, gli affetti, le emozioni e le difese che si manifestano nel transfert, che i momenti ricostruttivi collegati alle esperienze preverbali e presimboliche che caratterizzano il modello implicito della mente del paziente. Come è noto, nel sogno le rappresentazioni possono riguardare figure (o oggetti) interni in relazione tra loro (la dimensione intrapsichica del sogno) e/o in relazione con gli oggetti esterni della realtà (la dimensione intersoggettiva del sogno). Nella sua funzione pittografica e simbolica, il sogno può creare immagini e una raffigurabilità psichica, tesa a colmare il vuoto della non rappresentazione e a rappresentare simbolicamente esperienze all'origine presimboliche. La loro interpretazione favorirà il processo ricostruttivo necessario alla psiche per migliorare le proprie capacità di mentalizzare e rendere quindi pensabili, anche se non ricordabili, esperienze all'origine non rappresentabili né pensabili. Il sogno quindi opera nella memoria, recuperando esperienze dell'infanzia depositate nella memoria esplicita, attivandone il ricordo, ma anche recuperando esperienze (traumatiche) depositate nella memoria implicita non passibili di ricordo. In questo caso il sogno assolve a funzioni ricostruttive della storia personale più arcaica dell'analizzando contribuendo al processo di storicizzazione del suo inconscio.

Alla luce di queste riflessioni, la componente critica dell'azione terapeutica della psicoanalisi appare oggi quella di trasformare simbolicamente e rendere verbalizzabili le strutture implicite inconsce e precoci della mente del paziente. Si tratta di esperienze cariche di emozioni e radicate nel tono affettivo delle relazioni primarie, così come si condensano nel linguaggio e nel tono prosodico della voce, piuttosto che nel ricordo di memorie autobiografiche risalenti ad epoche posteriori a quelle preverbali. Rendere pensabili le strutture implicite della mente del paziente e le modalità inconsce con cui opera, significa anche permettergli di raffigurarsi il non-rappresentabile del suo inconscio non rimosso e di recuperare quelle parti del Sé negate o scisse e proiettate in epoche precoci dello sviluppo della sua mente.

Esperienze dunque depositate nella memoria esplicita e implicita possono essere presenti nel transfert ed influenzarsi reciprocamente, come d'altra parte avviene nello sviluppo normale della mente infantile [50]. Come il lavoro sulla memoria implicita può facilitare l'emergere di fantasie e ricordi depositati nella memoria esplicita, così il lavoro di ricostruzione che passa per la memoria autobiografica può facilitare l'emergere nel transfert e nei sogni delle esperienze più arcaiche, con relative fantasie e difese, depositate nella memoria implicita del paziente. Dal transfert e dai sogni l'analizzando potrà, con l'aiuto dell'analista, ricostruire la sua personale "fiaba" e, riscrivendo la sua storia affettiva, storicizzare il proprio inconscio a partire dalle prime emozioni della sua vita.

Una tranche di analisi[2]

"Sono contenta di aver potuto riscrivere la mia storia personale e di poterla raccontare a me stessa." Così apre la seduta Mrs R. un giorno all'inizio del quarto anno di analisi con me a tre sedute settimanali, iniziata dopo 10 anni di analisi con un altro analista. Mrs R. è una sofisticata signora cinquantenne proveniente da una famiglia intellettuale alto-borghese. Si è rivolta a me dopo la sua precedente esperienza analitica, insoddisfatta per come aveva vissuto la sua prima analisi e dominata da una profonda ansia che le rendeva la vita relazionale particolarmente difficile. Oltre alle frequenti rabbie agite sul lavoro, Mrs R. mi comunica che soffre da anni del morbo di Kron e di temere una sua riacutizzazione. Lamenta inoltre una totale incapacità a creare una relazione affettiva stabile e sessualmente soddisfacente. Di fatto, da molti anni, dopo il suo divorzio, non ha più avuto un partner.

In analisi è subito emersa una famiglia interna emozionalmente disastrata, composta da una madre depressa, una nonna paterna autoritaria e un padre assente e interessato più alla propria vita che a quella della famiglia, una famiglia fonte di ripetuti traumi nella sua infanzia. Sua madre, una intellettuale fredda e distaccata, vittima di continui abbandoni dal marito, uomo di successo, ricco e grande viaggiatore, impegnato in numerose altre relazioni. Una caratteristica della madre che avrà rilevanza nel transfert era la sua lingua. Ebrea tedesca di origine, parlava in famiglia esclusivamente in inglese creando un tipo di comunicazione "falsa" o meglio non autenticamente rispondente alla sua cultura di origine. A questa falsità, ne corrispondeva un'altra: l'aver ricusato la sua origine ebraica battezzandosi. Il padre, impegnato con la sua vita all'estero e in frequenti

[2] Questo caso clinico è stato pubblicato nel mio lavoro: "Memoria implicita e inconscio precoce non rimosso, loro ruolo nel transfert e nel sogno", Riv. Psicoanal., 2006, 52: 629-655.

viaggi, quando era presente in famiglia era autoritario e mal sopportava le insistenti proteste, provocazioni, petulanze e dissonanze che lei bambina metteva in atto.

All'età di due anni nasce sua sorella che distrae da lei le già scarse e fredde attenzioni della madre. Questa nascita costituisce un trauma precoce estremamente importante nella sua vita infantile che ritornerà insistentemente nel transfert sotto forma di rabbia incontenibile, risentimento, scontentezza, spesso tristezza, insonnia, ansia intensa che non riesce a gestire, alla cui origine ritorna la paura di essere messa in disparte e abbandonata.

Un altro aspetto significativo venuto alla luce tramite il transfert è la sua intolleranza per ogni dissonanza o disaccordo o per il sentirsi contraddetta o non capita e ascoltata oppure spiazzata da un commento o intervento che potesse sfuggire alla sua previsione e al suo controllo. In particolare, disaccordi, dissonanze e conflitti con me le fanno rivivere anch'essi il sentimento di essere messa in disparte, di non essere ascoltata e di perdere ogni potere nella nostra relazione. Ciò riattivava, con l'automaticità di un riflesso, risentimento e rabbia ingestibili.

Mrs R. è una paziente particolarmente intrusiva, ipercritica, provocatoria, dispettosa, lamentosa e spesso litigiosa. Essa controlla ogni espressione della sua voce e il suo linguaggio, oltre al contenuto di ciò che associa, ma controlla e commenta con ironia e sarcasmo anche il tono della mia voce, i miei movimenti, il mio linguaggio, il mio modo di vestire. È invidiosa di quanto possa capire di lei e svaluta con sarcasmo ogni cosa io le dica. Mi provoca spesso con qualche commento o interpretazione *ex cathedra* o mi umilia per intere sedute definendo le mie interpretazioni un concentrato di banalità, ripetitive, noiose e senza possibile effetto su di lei. I miei tentativi di farle capire che le banalità, la ripetitività e la noia che lei sente provenire da me possono essere il risultato di un suo tentativo di liberarsi di questi sgradevoli sentimenti ed emozioni che risalgono alle sue esperienze infantili vengono accolti con sarcasmo e scetticismo.

Per i primi due anni di analisi ho dovuto contenere le sue provocazioni con molta pazienza, attento a non entrare in quell'atmosfera di litigiosità cui lei tendeva a portarmi. Ho avuto bisogno di molti mesi per capire la natura infantile delle sue modalità così negative di identificare proiettivamente in me le sue parti peggiori per stimolare la mia pelle controtransferale. In particolare la noia e la ossessiva ripetitività che portava in seduta e di cui peraltro si lamentava come se venissero da me e non da lei. Per molti mesi non ha sognato dimostrando di non essere disposta ad impegnarsi emozionalmente con me né a mentalizzare ciò che poteva apprendere in seduta. Spesso mi ricordava, trionfante e provocatoria, che nella precedente analisi aveva costretto il suo analista a lavorare senza sogni e che non capiva il mio interesse per i suoi sogni, interesse che comunque lei non condivideva.

Alla fine di questo primo periodo di analisi, malgrado le sue rabbiose provocazioni e l'apparente indifferenza o rifiuto delle mie interpretazioni, Mrs R. ha cominciato a portare sogni e a meravigliarsi del lavoro che si poteva fare con essi. Questi erano all'inizio sogni fortemente persecutori: c'erano spesso dei terroristi che le rendevano impossibile il viaggio; oppure si identificava con i giovani del Parini che avevano allagato il liceo. Tuttavia realizzava nei sogni che queste presenze violente e persecutorie potevano mettere a disagio me e compromettere il nostro viaggio.

Grazie ai sogni, abbiamo così potuto entrare più profondamente nella sua realtà psichica e cominciare a capire da dove originava la sua violenta intolleranza per quella che lei sentiva come mia disattenzione o disinteresse o distanza, o mia scarsa e difettosa memorizzazione di ciò che lei mi diceva. Abbiamo potuto capire che tali intolleranze che alimentavano la sua rabbia, il suo risentimento e la sua persecutorietà, erano collegate a delle sue emozioni molto precoci. Molte di esse si riferivano all'epoca della nascita di sua sorella, quando nessuno in famiglia, e in particolare sua madre, faceva più attenzione a lei, ai suoi desideri. Lei si era sentita messa in disparte, con un sentimento doloroso di impotenza, totalmente dimenticata dall'intera famiglia. Maturava così dentro di lei una rabbia intensa che la rendeva dispettosa, provocatoria, capricciosa, lamentosa, insopportabile. La rabbia e la esplosività di ira erano anche un modo per farsi notare, per non sentirsi la povera bambina senza valore e dimenticata. Di fronte alla sue "cattiverie rabbiose", il padre diventava a sua volta intollerante e autoritario e la chiudeva in una buia cantina per intere giornate. Era il "buco nero" che la terrorizzava, che lei temeva e che rappresentava per lei un insostenibile scacco narcisistico, la frustrazione e la separazione violenta dai genitori, e la angosciosa solitudine nel buio.

Questo antico processo precoce era esattamente quello che caratterizzava il suo transfert. Quest'ultimo era dominato spesso da un sentimento persecutorio relativo alla dissonanza o dissenso sentito come un conflitto che poteva creare un distacco fra noi in cui lei ritornava la piccola bambina lasciata sola e considerata la stupida della famiglia. Di fronte alla paura del dissenso, Mrs R. esprimeva intolleranza rispetto a qualsiasi cosa le dicessi e il suo sarcasmo era inconsciamente teso a non farmi parlare, in maniera da non poterle offrire quelle interpretazioni che lei sentiva distanti e dissonanti rispetto a quelle che si aspettava. A questo si aggiungeva un'invidia che la spingeva a criticarmi. Allora bloccava il mio intervento e assumeva un'espressione del corpo molto rigida, gesticolando con le mani come una maestra cattiva. In queste occasioni mi comunicava con arroganza che aveva bisogno di un "consulente individuale" piuttosto che di un analista rivelando la sua intolleranza alla asimmetria della nostra relazione e la gelosia per la mia disponibilità verso altri pazienti.

Contrariamente alla precedente analisi, Mrs R., dopo un periodo iniziale privo di sogni, ha cominciato a sognare con una certa frequenza così da poter portare evidenze relative ad una madre interna rigida, intollerante, abbandonata e depressa, "falsa" nella sua doppia identità linguistica e religiosa, incapace di contenerla, fobica rispetto alla stessa sensorialità e sensibilità di lei bambina. Le evidenze riguardavano anche un padre interno assente, esibizionista del proprio denaro, inadeguato a capire i desideri e i sentimenti di lei bambina, intollerante delle sue provocazioni e cattiverie, pronto a chiuderla per molte ore nel buco nero della buia cantina. La sua parte bambina piccola, sola, non contenuta, mai toccata affettuosamente e con calore nel corpo, lasciata sola all'arrivo della sorella, non aveva altra possibilità che sviluppare una rigidità motoria (evidente nel suo comportamento e postura anche in seduta) ed esprimere la sua rabbia e risentimento con urla oppure diventando petulante, provocatoria e cattiva per stimolare l'attenzione dei genitori e ad un tempo per saggiare le loro capacità di tollerare le sue insistenti ed esasperanti provocazioni. Queste provocazioni potevano raggiungere livelli di rabbia tali da destabilizzare l'intera famiglia, una rabbia che non poteva controllare e che aumentava nel tempo senza che il suo pensiero completamente paralizzato fosse in grado di gestirla. Episodi esplosivi di rabbia intensa, crisi di ira urlata che duravano alcuni minuti per poi calmarsi all'improvviso caratterizzavano anche i suoi rapporti di lavoro. Queste crisi incontrollate avvenivano quando qualche suo dipendente non era attento a quanto lei diceva oppure non aveva memoria di ciò che lei aveva ordinato, oppure quando era delusa rispetto alle sue aspettative o era contraddetta su questioni relative alla sua attività professionale.

* * *

Il giro di boa dell'analisi di Mrs R. è avvenuto in una seduta a conclusione di un lungo periodo in cui essa era particolarmente provocatoria con me e cercava la lite ad ogni momento con ossessiva puntigliosità. Mi umiliava banalizzando ogni mio tentativo di capire la natura di questo indisponente transfert negativo. Un giorno, Mrs R. è entrata nel mio studio con un viso teso e accigliato e un'espressione turbata, ad un tempo aggressiva e sofferente. Le rughe del suo viso erano particolarmente accentuate e tutto il suo corpo era rigido, come se fosse contenuto da un'armatura, pronta per un combattimento. Appena sdraiata, mi dice che l'analisi non le serve a nulla, che ha temuto per il suo intestino (il timore era relativo a un attacco di morbo di Kron) e che aveva anche molto male alle gengive. Poi, con saccenza, avanza l'ipotesi che il suo male alle gengive sia di natura psicosomatica. Sono sorpreso da questa sua autodiagnosi che ho sentito come un'ennesima provocazione, un volermi mettere un po' alla prova, per farmi dire qualcosa di banale e quindi per criticarmi e svalutarmi. Ho risposto alla sua provocazione dicendole che non ero d'accordo e che per il male alle gengive potevano esserci altre cause, come quella di non essere troppo disposta a farsi curare (metafora del suo non farsi curare dal dentista come non si faceva curare da me). Mrs R. coglie soltanto la mia comunicazione reale e la considera un affronto o una dissonanza che automaticamente la fa sentire la bambina piccola di un tempo messa in disparte, contraddetta, smascherata e non ascoltata.

La sua reazione è stata improvvisa e rapida come un riflesso: si è irrigidita sul lettino inarcandosi, ha stretto i pugni come una piccola bambina neonata in preda ad una rabbia incontrollabile e, agitando le braccia distese in alto, ha iniziato ad aggredirmi verbalmente fino all'insulto. Il contenuto del suo attacco era molto violento: io non capivo nulla di lei, la sfruttavo economicamente senza darle alcunché, il denaro che mi dava non valeva ciò che io le davo, ecc. Ma ciò che mi colpiva in maniera violenta era il tono, la frequenza e il volume altissimo della sua voce. Mrs R. urlava con una intensità tale che la sua voce usciva ampiamente dalla porta del mio studio per invadere tutta la mia abitazione e raggiungeva persino il cortile della mia casa. L'intonazione era così acuta da penetrare nelle mie orecchie con la violenza di una identificazione proiettiva che le permetteva di evacuare la sua rabbia e di farmi sentire invaso dalla sua violenza paralizzante. Al culmine della sua crisi di ira, gesticolando furiosamente con le mani, mi urla: "Lei deve essere proprio fuori di testa!".

Mi sento in difficoltà ma non paralizzato nel mio pensiero. Approfitto di quel momento in cui mi è sembrato che l'esplosione di rabbia di Mrs R. abbia raggiunto il suo apice per interromperla e dirle con un tono di voce il più possibile calmo che le sue crisi di ira e il suo strillare mi faceva pensare ad una piccola bambina furiosa e con una rabbia così intensa che le impediva di pensare e che sembrava mandarla, appunto, "fuori di testa", come poteva accaderle quando da bambina non si sentiva ascoltata né capita, ma piuttosto contraddetta e messa in disparte da una madre disattenta per la nascita di sua sorella o quando nelle sue rabbiose provocazioni veniva allontanata, non presa in considerazione, lasciata sola o addirittura portata nel "buco nero" della cantina.

Al mio intervento, Mrs R. si rilascia improvvisamente nel lettino, distende le sue braccia accanto al suo corpo, apre i suoi pugni e dopo pochi secondi di silenzio mi chiede con un tono di voce diverso da prima, ora non polemico e quasi ironicamente affettuoso: "Ma lei mi sta forse rimproverando?". Le dico che non era proprio un rimprovero ma il tentativo di contenere la sua ansia e la sua rabbia, di porre un limite alla sua crisi fatta di emozioni senza controllo, di aiutarla a capirle proprio con l'immagine di lei bambina che ha rivissuto qui con me, a causa del mio averla contraddetta, la rabbia di un tempo che la faceva andare "fuori di testa".

La seduta si conclude qui. A partire da essa il transfert di Mrs R. cambia radicalmente al punto da convincermi che il mio intervento essenzialmente ricostruttivo sia stato per lei fonte di importanti insight e certamente "mutativo". Non sono naturalmente scomparse le sue rabbie nell'ambito del lavoro né con me nel transfert, ma ora è in grado di collegarle, come un metaforico ponte, alla sua parte bambina, intollerante di non essere ascoltata, di sentirsi senza potere, di non avere un'attenzione assoluta da me/genitore, di essere contraddetta, e di rispondere con crisi di rabbia alle dissonanze che la facevano sentire una bambina stupida e messa in disparte. Mrs R. ora appare meno arrogante in seduta, con minore controllo e ridotte razionalizzazioni. Essa ora accetta, in occasione del lavoro sui suoi sogni, di identificarsi con la bambina sofferente di un tempo per le distrazioni, inadeguatezze, assenze, dimenticanze di sua madre, identificata con me nel transfert.

In un week-end sogna che *è con sua madre in casa e si accorge che nel muro non ci sono più i quadri di famiglia. Ci sono solo i segni del vuoto lasciato dai quadri sottratti da un ladro.* Raccontato il sogno, Mrs R. resta in un silenzio prolungato. Le offro allora l'immagine di una bambina piccola cui, nella separazione dalla madre/analista, un ladro ha sottratto gli affetti di presenze familiari lasciando nel muro della sua casa interna le impronte del vuoto. Mrs R., con voce commossa di bambina, dice: "L'arrivo di mia sorella deve aver portato via tutti gli affetti di mia madre, tutte le sue attenzioni. Nel sogno sono con mia madre (forse lei?) e passo in rassegna i vuoti dolorosi restati dentro di me". Le dico che l'assenza materna e il suo vuoto affettivo che lei rivive nelle nostre separazioni ha lasciato la bambina priva di contenimento e di stimoli legati alla stessa sua sensorialità. Ciò ha anche condizionato le sue difficoltà a gestire con morbidezza il suo corpo e a vivere la sua stessa sessualità. Lei dice di essere d'accordo. Il giorno successivo, Mrs R. porta un *sogno* in cui *io entro nella sua camera da letto, mi seggo ai piedi del letto e iniziamo a parlare di sensorialità. Poi io le faccio alcune domande e lei si accorge che il nostro incontro stava avvenendo "fuori orario"*. Raccontato il sogno, Mrs R. dice: "Mia madre era molto rigida negli orari. Alle sette di sera si doveva andare a letto senza trasgredire". Io le riprendo la seduta del giorno prima in cui avevamo parlato di una piccola bambina che non si era mai sentita toccata nel corpo né mai ben contenuta e stimolata nella sua sensorialità da una madre fredda, depressa e distante, rigida nei suoi orari. Ora, finalmente, nel sogno il suo analista diventa una madre tenera e affettuosa che "fuori orario" le permette di parlare della sua sensorialità e forse della sua stessa sessualità. Mrs R., dopo un breve silenzio, dice con voce calda ed una punta di ironia: "Ma nel sogno mi permetto solo di farla entrare nella mia camera da letto, non certo di mettersi a letto con me!".

Non sono mancate, nei mesi successivi, crisi di rabbia con urla incontrollate dirette contro una sua collaboratrice colpevole di deluderla, di non essere stata attenta, di non aver ricordato ciò che le aveva detto, di tradire la sua fiducia. Ho potuto allora collegarle queste crisi al suo inconscio precoce di bambina sofferente perché la madre era sentita come poco attenta a lei, tradiva la sua fiducia, la deludeva rispetto alle sue aspettative. Improvvisamente allora Mrs R. ricorda un frammento di *sogno: era a casa sua in Italia con sua madre e sua sorella ... una casa di sola sofferenza*. Poi aggiunge: "ma anche mio padre mi ha tradita quando mi ha costretta a venire a vivere in Italia portandomi via dal paese dove sono nata!".

Oltre alle delusioni, alla mancanza di attenzione rispetto alle sue aspettative e a un'assenza di contenimento da parte della madre, sono emerse nel corso dell'analisi evidenze relative ad una madre molto ansiosa e depressa per le incomprensioni ed assenze di suo marito che, in alcune circostanze, metteva nella bambina neonata le sue stesse ansie depressive e la sua infelicità come se nell'infanzia della paziente si fossero create le condizioni per una *inversione del processo di identificazione proiettiva* che dalla bambina alla madre, com'è naturale, si era invertita andando dalla madre alla bambina costringendo quest'ultima, per la inadeguatezza del suo pensiero a gestire le emozioni, a crearsi delle difese estreme come la rabbia, il risentimento, le crisi incontrollate di ira, le urla con cui la bambina rimandava alla madre quelle ansie che lei bambina non poteva elaborare. Lo stesso avveniva con il padre che, alle sue provocazioni, rispondeva mettendola nel "buco nero". Questa ipotesi ha trovato una conferma in una seduta di quel periodo. Mrs R. ammette che le sue provocazioni infantili devono essere state molto intense, ma che comunque avrebbero avuto bisogno di essere contenute ed elaborate e non certo di essere agite da parte dei genitori (in particolare il padre) che la mettevano nel "buco nero". Ricorda allora una dolorosa seduta con il precedente analista in cui, a seguito delle sue continue provocazioni, questi l'aveva minacciata di interrompere l'analisi. Riconosce invece che con me non è stata minacciata di essere messa nel "buco nero" ma, al contrario, ha sentito che ho posto limiti alla sua rabbia per cui si è sentita contenuta e ha potuto così elaborarla senza minacce.

Nel corso della seduta, Mrs R. ricorda due brevi frammenti di *sogni. In una c'era la zia B. che adottava una piccola bambina. In un altro c'erano invitati in casa sua, ma erano molti di più di quanti non fossero attesi.* La zia B., dice Mrs R., era la zia che aveva fatto conoscere suo padre e sua madre. Le dico allora che la zia B. sembra essere un po' la rappresentazione di questa coppia di genitori e nel sogno sembra rappresentare anche me nella veste di un buon genitore adottivo che si prende cura della sua parte bambina. Lei di rimando dice: "Ma anche la bambina era contenta di farsi adottare ... ma proprio non capisco il secondo sogno...". Le faccio allora l'ipotesi che quanto abbiamo scoperto in queste ultime sedute, e cioè i personaggi, le emozioni, gli affetti, le rabbie, le comprensioni che sono entrate nella nostra casa analitica, sono un po' più di quanto lei stessa si aspettasse all'inizio di questa sua esperienza analitica con me. Mrs R. è interessata a questa ipotesi. Dice di ammettere che, nonostante le sue difficoltà ad accettare il mio modo di fare analisi, nonostante le dissonanze con me a causa del mio averla contraddetta e le rabbie che lei ha vissuto in analisi, ha capito molte cose.

Arriviamo così alla fine di questa tranche che coincide con alcune fantasie della paziente di poter concludere in un domani non troppo lontano la sua analisi con me e con la frase che ho riportato all'inizio: "Sono contenta di aver potuto riscrivere la mia storia personale e di poterla raccontare a me stessa". Questa frase è stata pronunciata da Mrs R. in una recente seduta, a seguito di questo *sogno: sono con Stefano, un mio amico, che mi chiede di accompagnarlo a portare dei documenti storici al catasto. Dopo una incertezza, decido di accompagnarlo.* Ci domandiamo: "Sono forse i documenti catastali di una casa storica restaurata dall'analisi?".

Bibliografia

1. Atkinson RC, Shiffrin, RM (1971) Il controllo della memoria a breve termine. Le Scienze 39:76-84
2. Vallard G (1983) La neuropsicologia della memoria a breve termine. Le Scienze 31(184):34-55
3. Squire LR (1994) Declarative and nondeclarative memory: multiple brain system supporting learning and memory. In: Schacter DL, Tulvin E (eds) The memory systems. MIT Press, Cambridge, MA, pp 203-232
4. Schacter DL (1996) Searching for memory. The brain, the mind, and the past. Basic Books, New York
5. Mancia M (1981) On the beginning of mental life in the foetus. Int J Psychoanal 62:351-357
6. Mancia M (1989) Vita prenatale e organizzazione della mente. In: Ammaniti M (ed) La nascita del Sé. Laterza, Roma-Bari, pp 129-137
7. Imbasciati A (1998) Nascita e costruzione della mente. UTET, Torino
8. Cheour N, Marynova O, Näätänen R et al (2002) Speech sounds learned by sleeping newborns. Nature 415:599-600
9. Gazzaniga MS (ed) (2000) The new cognitive neurosciences. Chapter VI: Memory. MIT Press, Cambridge, MA, pp 727-840
10. Lurija AR (1973) Un mondo perduto e ritrovato. Editori Riuniti, Roma
11. Fuster JM (1997) The prefrontal cortex. Anatomy, physiology, and neuropsychology of the frontal lobe. Lippincott-Raven, Philadelphia
12. Goldman-Rakic PS, Scalaidhe SPO, Chafee MV (2000) Domain Specificity in Cognitive Systems. In The New Cognitive Neurosciences. Chapter VI: Memory. MIT Press, Cambridge, MA, pp 733-742
13. Miller EK, Li L, Desimone R (1993) Activity of neurons in the anterior inferior temporal cortex during a short term memory task. J Neurosci 13:1460-1478
14. Murray EA (2000) Memory for objects in nonhuman primates. In: Gazzaniga MS (ed) The new cognitive neurosciences. MIT Press, Cambridge, MA, pp 753-763
15. Cipolotti L, Shallice T, Chan D et al (2001) Long-term retrograde amnesia: the crucial role of the hippocampus. Neuropsychologia 39:151-172
16. Gabrieli JDE, Fleishman DA, Keane MM et al (1995) Double dissociation between memory systems underlying explicit and implicit memory in the human brain. Psychol Sci 6:76-82
17. Pribram KH (1969) La neurofisiologia della memoria. Le Scienze 2:28-39
18. Mishkin M (1978) Memory in monkeys severely impaired by combined but not separate removal of amygdala and hippocampus. Nature 273:297-298
19. Damasio A (1999) The feeling of what happens. Harcourt Brace, New York [trad. it.: Emozione e coscienza. Adelphi, Milano]
20. LeDoux J (2000) Emotion circuits in the brain. Annu Rev Neurosci 23:155-184
21. Bennet MR, Hacker PMS (2005) Emotion and cortical-subcortical function: conceptual developments. Prog Neurobiol 75:29-52
22. Gainotti G (2001) Components and levels of emotion disrupted in patients with unilateral brain damage. In: Gainotti G (ed) Emotional behavior and its disorders. Handbook of neuropsychology, vol 5, 2nd ed. Elsevier, Amsterdam, pp 161 181

23. McEwen BB, Sapolsky RM (1995) Stress and cognitive function. Curr Opin Neurobiol 5:205-216
24. Stickgold R, Malia A, Maguire D et al (2000) Replaying the game: hypnagogic images in normals and amnesics. Science 290:350
25. Sperry RW (1974) Lateral specialization in the surgically separated hemispheres. In: Smith FD, Worden FG (eds) The neurosciences. Third Study Program. MIT Press, Cambridge, MA, pp 5-19
26. Schacter DL, Curran T (2000) Memory without remembering and remembering without memory: implicit and false memories. In: Gazzaniga MS (ed) The new cognitive neurosciences. MIT Press, Cambridge, MA, pp 829-840
27. Bliss TVP, Lömo T (1973) Long-lasting potentiation of synaptic transmission in the dentate area of the anaesthetized rabbit following stimulation of the perforant path. J Physiol 232:331-356
28. Di Giorgio AM (1929) Persistenza, nell'animale spinale, di asimmetrie posturali e motorie di origine cerebellare. Arch Fisiol 27:519-542
29. Kornhuber HH (1973) Neural control of input into long term memory: limbic system and amnesic syndrome in man. In: Zippel HP (ed) Memory and transfer of information. Plenum Press, New York, pp 1-22
30. Rose S (1992) The making to memory: from molecules to mind. Bantum Press, London [trad. it.: La fabbrica della memoria. Garzanti, Milano, 1994]
31. Kandel ER, Schwartz JH, Jessel TM (1994) Principi di Neuroscienze. Ambrosiana, Milano
32. Kandel ER (2001) The molecular biology of memory storage: a dialogue between genes and synapses. Science 294:1030-1038
33. Gessa GL, Tagliamonte A (1974) Possible role of brain serotonin and dopamine in controlling male sexual behavior. Adv Biochem Psychopharmacol 11:217-228
34. Kandel ER (1999) Biology and the future of psychoanalysis: a new intellectual framework for psychiatry revisited. Am J Psychiatry 156:505-524
35. Freud S (1895) Progetto di una psicologia. OSF 2
36. Mancia M (1983) Archaeology of freudian thought and the history of neurophysiology. Int J Psychoanal 10:185-192
37. Bernoulli J (1742) Opera omnia. Tomus II. Marci-Michaelis Bousquet, Lausanne and Geneva
38. Freud S (1923) Nevrosi e psicosi. OSF 9
39. Freud S (1900) L'interpretazione dei sogni. OSF 3
40. Freud S (1899) Ricordi di copertura. OSF 2
41. Freud S (1914) Ricordare, ripetere e rielaborare. OSF 7
42. Freud S (1924) Nota sul "notes magico". OSF 10
43. Freud S (1930) Il disagio della civiltà. OSF 10
44. Freud S (1937) Costruzioni nell'analisi. OSF 11
45. Ricoeur P (1998) Das Rätsel der Vergangenheit. Erinnern-Vergessen-Verzeihen. Wallstein, Göttingen [trad. it.: Ricordare, dimenticare, perdonare. Il Mulino, Bologna, 2004]
46. Koselleck R (1979) Vergangene Zukunft. Zur Semantik geschichtlicher Zeiten. Suhrkamp, Frankfurt am Main [trad. it.: Futuro passato. Per una semantica dei tempi storici. Marietti, Genova, 1986]
47. Freud S (1915) La rimozione. OSF 8
48. Freud S (1915) L'inconscio. OSF 8
49. Freud S (1912) Nota sull'inconscio in psicoanalisi. OSF 6

50. Siegel SJ (1999) La mente relazionale. Neurobiologia dell'esperienza interpersonale. Cortina, Milano
51. De Casper AJ, Fifer WP (1980) Of human bonding: newborns prefer their mothers' voices. Science 208:1174-1176
52. Bick E (1968) The experience of the skin in early object-relations. Int J Psychoanal 49:484-486
53. Anzieu D (1987) Le moi-peau. Dunod, Paris [trad. it.: L'Io pelle. Borla, Torino]
54. Bowlby J (1969) Attachment and loss. Hogarth Press, London [trad. it.: L'attaccamento alla madre. Boringhieri, Torino, 1972]
55. Fonagy P, Target M (2001) Attaccamento e funzione riflessiva. Cortina, Milano
56. Stern DN (2004) The present moment in psychotherapy and everyday life. Norton, New York [trad. it.: Il momento presente in psicoterapia e nella vita quotidiana. Cortina, Milano, 2005]
57. Stern DN (1985) The interpersonal world of the infant. Basic Books, New York [trad. it.: Il mondo interpersonale del bambino. Bollati Boringhieri, Torino, 1987]
58. Freud S (1923) L'Io e l'Es. OSF 9
59. Sandler J, Sandler AM (1987) The past unconscious, the present unconscious and the vicissitudes of guilt. Int J Psychoanal 68:331-341
60. Matte Blanco I (1975) The unconscious as infinite sets. An essay in bi-logic. Duckworth, London [trad. it.: L'inconscio come insiemi infiniti. Einaudi, Torino, 1981]
61. Mancia M (2004) L'inconscio non rimosso nella psicoanalisi attuale e nel pensiero di Matte-Blanco. 4th Conference of the International Bi-logical Group on "Emotion as infinite experience," Rome, 17-19 September
62. Anderson MC, Ochsner KN, Kuhl B et al (2004) Neural systems underlying the suppression of unwanted memories. Science 303:232-237
63. Erdelyi MH (2001) Defense processes can be conscious or unconscious. Am Psychol 56:761-762
64. Braun AR, Balkin TJ, Wesensten NJ et al (1998) Dissociated pattern of activity in visual cortices and their projections during human rapid eye movement sleep. Science 279:91-95
65. Sacchetti B, Scelfo B, Tempia F, Strata P (2004) Long-term synaptic changes induced in the cerebellar cortex by fear conditioning. Neuron 42:973-982
66. Antrobus J (1983) REM and NREM sleep reports: comparison of world frequencies by cognitive classes. Psychophysiology 5:562-568
67. Bertini M, Violani C (1984) Cerebral hemisphere, REM sleep and dreaming. In: Bosinelli M, Cicogna P (eds) Psychology of dreaming. Clueb, Bologna, pp 131-135
68. Geschwind N (1965) Disconnection syndromes in animals and man. Brain 88:237-274, 585-644
69. Critchley M (1966) The parietal lobe. Hafner, London
70. Bisiach E, Denes F, De Renzi E et al (1978) Neuropsicologia clinica. Franco Angeli, Milano
71. Hyvarinen J (1982) The parietal cortex of monkey and man. Springer, Berlin
72. Solms M (1995) New findings on the neurological organization of dreaming: implications for psychoanalysis. Psychoanal Q 44:43-67
73. Solms M (2003) Dreaming and REM sleep are controlled by different brain mechanisms. In: Pace-Schott EF, Solms M, Blagrove M, Harnad S (eds) Sleep and dreaming. Scientific advances and reconsiderations. Cambridge University Press, Cambridge, pp 51-58

74. Bischof M, Bassetti CL (2004) Total dream loss: a distinct neuropsychological dysfunction after bilateral PCA stroke.Ann Neurol 56:583-586
75. Botella C and S (2001) La figurabilité psychique. Colloquium Champs Psychanalytiques, Delachaux et Niestlé, Lausanne [trad. it.: La raffigurabilità psichica. Borla, Roma, 2004]
76. Clyman RB (1991) The procedural organization of emotions: a contribution from cognitive science to the psychoanalytic theory of therapeutic action. J Am Psychoanal Assoc 39 [Suppl]:349-382
77. Saussure F de (1916) Cours de linguistique générale. Édition critique préparée par Tullio De Mauro. Payot, Paris 1972
78. Ogden JH (2001) Conversations at the frontier of dreaming. Jason Aronson, Northvale NJ [trad. it.: Conversazioni al confine del sogno. Astrolabio, Roma, 2003]
79. Godfrind J (1993) Les deux courants du transfert. Presses Universitaires de France, Paris
80. Mancia M (2003) Dream actors in the theatre of memory: their role in the psychoanalytic process. Int J Psychoanal 84:945-952
81. Mancia M (2003) Implicit memory and unrepressed unconscious: their role in creativity and transference. Israel Psychoanal J 3:331-349
82. Mancia M (2003) Il sonno della memoria genera mostri. Riv Psicoanal 4:691-708
83. Mancia M (2004) Sentire le parole. Archivi sonori della memoria implicita e musicalità del transfert. Bollati Boringhieri, Torino (Feeling the words. Neuropsychoanalytic Understanding of Memory and the Unconscious. Routledge, Hove, 2007)
84. Knoblauch SH (2000) The musical edge of therapeutic dialogue. Analytic Press, Hillsdale NJ
85. Langer S (1942) Philosophy in a new key. Harvard University Press, Cambridge, MA [trad. it.: Filosofia in una nuova chiave. Linguaggio, Mito, Rito e Arte. Armando, Roma, 1972]
86. Ognibene A (1999) La spinta di Eros dalle rappresentazioni al linguaggio. In: Bimbi A (ed) Eros e Psiche. Cerro, Tirrenia (Pisa), pp 27-37
87. Di Benedetto A (2000) Prima della parola. L'ascolto psicoanalitico del non detto attraverso le forme dell'arte. Angeli, Milano
88. Ferro A (1996). Nella stanza d'analisi. Milano, Cortina (In the analyst's consulting room. Routledge Brunner, London New York, 2002)
89. Amati Mehler J, Argentieri S, Canestri J (1993) The Babel of the unconscious. Mother tongue and foreign languages in the psychoanalytic dimension. International Universities Press, Madison, CT
90. Rizzuto AM (2004) Language and affects in the analytic practice. International Psychoanalytical Association, 43rd Congress, Panel P01, New Orleans
91. De León de Bernardi B (2004) Affects and words in interpretative modes of transference. International Psychoanalytical Association, 43rd Congress, Panel "Language and affects in the analytic practice", New Orleans
92. Etchegoyen L, Amati Mehler J (2004) Language and affects in the analytic practice. Int J Psychoanal 85:1479-1483
93. Singer T, Seymour B, O'Doherty J et al (2004) Empathy for pain involves the affective but not sensory components of pain. Science 303:1157-1164
94. Osaka N, Osaka M, Morishita M et al (2004) A word expressing affective pain activates the anterior cingulate cortex in the human brain: an fMRI study. Behav Brain Res 153:123-127

95. Wicker B, Keysers C, Plailly J et al (2003) Both of us disgusted in my insula: the common neural basis of seeing and feeling disgust. Neuron 40:655-664
96. Gallese V (2001) The 'shared manifold' hypothesis. From mirror neurons to empathy. J Consciousness Studies 8:33-50
97. Gallese V (2003) The manifold nature of interpersonal relations: the quest for a common mechanism. Phil Trans R Soc Lond 358:517-528

Capitolo 4

Interazioni tra emozione e cognizione: una prospettiva neurobiologica

Karine Sergerie e Jorge L. Armony

Nella storia dell'umanità, la cognizione e l'emozione sono state considerate due processi mentali distinti e di solito contrapposti. Tracce di questa presunta dicotomia esistono già nella Bibbia, dove leggiamo che "una mente tranquilla vitalizza la carne, ma la passione fa imputridire le ossa" (*Proverbi*, 14:30). Ma è con i filosofi greci che la cognizione impone il suo dominio duraturo sulle emozioni. Scrive Aristotele nella *Politica* [1]: "Il dominio dell'anima sopra il corpo e il dominio della mente e dell'elemento razionale sopra le passioni è chiaramente naturale e opportuno, mentre l'uguaglianza di entrambe o il dominio dell'inferiore è sempre dannoso". In realtà Aristotele ha *definito* l'emozione come "ciò che produce nella condizione dell'individuo una trasformazione tale che il suo giudizio ne viene influenzato" [2]. L'essenza dell'emozione consisteva nella sua influenza negativa sul ragionamento. Dunque, le emozioni dovevano essere evitate, se si desiderava pensare con chiarezza, "perché il desiderio è una bestia selvaggia, e la passione perverte la mente dei governanti" [1].

Venne così stabilito per i secoli a venire il dominio della ragione sull'emozione (toccando forse il massimo con gli Stoici, per i quali le emozioni erano errori concettuali, e perciò da evitare a tutti i costi), fino al rovesciamento operato da uno scettico, il filosofo scozzese David Hume, con la famosa dichiarazione, nel *Trattato sulla natura umana* [3], che "la ragione è, e deve soltanto essere, la schiava delle passioni, e non può mai aspirare ad altro ruolo se non quello di servire e obbedire loro". Hume sosteneva (con un'argomentazione sorprendentemente simile a quella di Herbert Simon due secoli dopo [4]) che in assenza di spinte motivazionali ed emozionali noi non saremmo in grado di intraprendere o portare a termine alcunché. Questa idea venne poi ripresa da Nietzsche, il quale affermò che, in contrasto con la concezione aristotelica tradizionale del controllo delle emozioni da parte della ragione, "la volontà di superare un'emozione è in fin dei conti soltanto la volontà di un'altra emozione" [5]. O, come si esprime in termini più diretti Dostoevskij, "la ragione è soltanto ragione e soddisfa soltanto le esigenze razionali dell'uomo. Ma il desiderio è la manifestazione della vita stessa - di tutta la vita - e comprende tutto in sé, dalla ragione fino all'autofustigazione" [6].

L'emancipazione dell'emozione dal suo dominatore cognitivo appariva purtroppo un compito più arduo in campo scientifico. Le cose sembravano ulteriormente peggiorate nel ventesimo secolo, quando le emozioni furono esplicitamente escluse da ogni tentativo "serio" di studiare la mente nell'ambito della scienza cognitiva, un movimento che cominciò a dominare la psicologia negli anni cinquanta [7]. Ma il tema delle interazioni cognitive-emotive non venne ignorato del tutto. Ci fu un acceso dibattito sulla natura dell'interazione (vedi per esempio [8-12]). Gran parte del dibattito si riferiva tuttavia a problemi semantici, al significato dei termini "cognizione" ed "emozione", mentre i pionieri del cognitivismo si erano già resi conto che il processamento delle informazioni non avviene in un vuoto affettivo e motivazionale. Per esempio, Herbert Simon scrisse nel 1967 che, "poiché nel comportamento umano reale la motivazione e l'emozione sono ciò che influenza principalmente il comportamento cognitivo, esse devono essere incluse in una teoria generale del pensiero e del problem solving" [4]. Vent'anni dopo, Marvin Minsky affermò: "La questione non è se le macchine intelligenti possono avere emozioni, ma se le macchine possono essere intelligenti *senza* avere emozioni" [13]. Questa concezione delle emozioni come un'altra forma di processamento dell'informazione consentì di studiarle in modo "scientifico" e sistematico, così come altri aspetti del funzionamento cerebrale, per esempio la memoria o il processamento sensoriale. Questo approccio, seguito soprattutto dai ricercatori nel campo delle neuroscienze [7], rese possibili significativi avanzamenti nello studio dei sistemi neurali alla base del processamento delle emozioni, in particolare della paura. Una volta che i processi emozionali si trovarono su un piano di parità rispetto ai processi cognitivi, fu possibile cominciare a indagare le loro interazioni: non un rapporto da schiavo a padrone, ma due partner ugualmente importanti nel governare i nostri processi mentali.

In questo capitolo presentiamo alcuni esperimenti recenti del nostro gruppo e di altri ricercatori, mirati a indagare i meccanismi neurali che sono alla base delle interazioni tra il processamento delle emozioni e la cognizione, in particolare l'attenzione e la memoria. Cominciamo descrivendo brevemente i sistemi neurali alla base delle emozioni. Rivolgiamo la nostra attenzione al sistema della paura, perché questa emozione è stata molto studiata, sia in animali da esperimento che in soggetti umani umani.

Circuiti neurali dell'emozione

Brown e Schaffer [14] furono i primi a riferire che lesioni temporali estese trasformano scimmie aggressive in animali molto docili. In seguito Heinrich Kluver e Paul Bucy [15] scoprirono che nelle scimmie rhesus l'asportazione di entrambi i lobi temporali aveva un effetto drammatico sul loro comportamento. Erano particolarmente vistose le modificazioni del comportamento emozionale. Le scimmie manifestavano tendenze orali, ipersessualismo e perdita di reattività emozionale (assenza di arousal, espressioni facciali e vocalizzazioni scarsamente emozionali). Mostravano anche una diminuzione della paura; erano in genere tranquille e si avvicinavano agli oggetti animali o umani che di solito consideravano minacciosi. Kluver e Bucy chiamarono *cecità psichica* questo pattern comportamentale, poiché, pur non manifestando significativi deficit sensoriali o motori, gli animali apparivano gravemente menomati riguardo al processamento degli stimoli emozionali. In seguito Weiskrantz [16] riferì che le lesioni limitate al complesso amigdaloideo causavano pattern comportamentali analoghi a quello riscontrato nella sindrome di Kluver-Bucy. Accanto al funzionamento generale nella paura, si scoprì un coinvolgimento dell'amigdala anche nell'apprendimento avversivo, per esempio nelle risposte emozionali condizionate delle scimmie [16] e dei ratti [17]. Nell'insieme, questi risultati indicano che l'amigdala svolge un ruolo nel comportamento emozionalmente motivato, e soprattutto nella formazione di associazioni fra stimoli e rinforzo negativo (per una rassegna vedi [18]).

Cos'è l'amigdala?

Il termine "nucleo amigdaloideo" venne usato per la prima volta da un anatomista, Karl Friedrich Burdach, per identificare una massa cellulare di materia grigia a forma di mandorla situata, nell'uomo, nel lobo temporale mediale [19] (vedi Fig. 1). Nel 1923 J.B. Johnston descrisse in un saggio fondamentale [20] la regione dell'amigdala in numerose specie di mammiferi, vertebrati non mammiferi ed embrioni umani. In base alla collocazione nel complesso amigdaloideo identificò sei nuclei principali: centrale (CE), mediale (ME), corticale (CO), basale (B), basale accessorio (AB) e laterale (LA). La zona che Burdach denominò amigdala si riferiva agli ultimi tre nuclei, oggi denominati collettivamente *complesso amigdaloideo basolaterale*. In altre classificazioni AB è anche chiamato nucleo basomediale e B nucleo basolaterale [21]. Non c'è ancora accordo sugli esatti confini del complesso amigdaloideo, ma la maggior parte dei ricercatori sono d'accordo nel considerarlo composto approssimativamente da tredici diversi nuclei e aree corticali, ciascuna delle quali è tipicamente suddivisa in due o più sottoregioni con diverse e peculiari caratteristiche molecolari, citoarchitettoniche, chemioarchitettoniche e di connettività [22]. L'amigdala sembra essersi mantenuta immutata attraverso l'evoluzione. La sua struttura essenziale e la sua organizzazione sono simili nei ratti, nelle scimmie e negli esseri umani [23], ed è stato sostenuto che anche gli uccelli e i rettili hanno strutture simili all'amigdala, che svolgono funzioni analoghe a quelle dei mammiferi, specialmente riguardo al comportamento di paura [7].

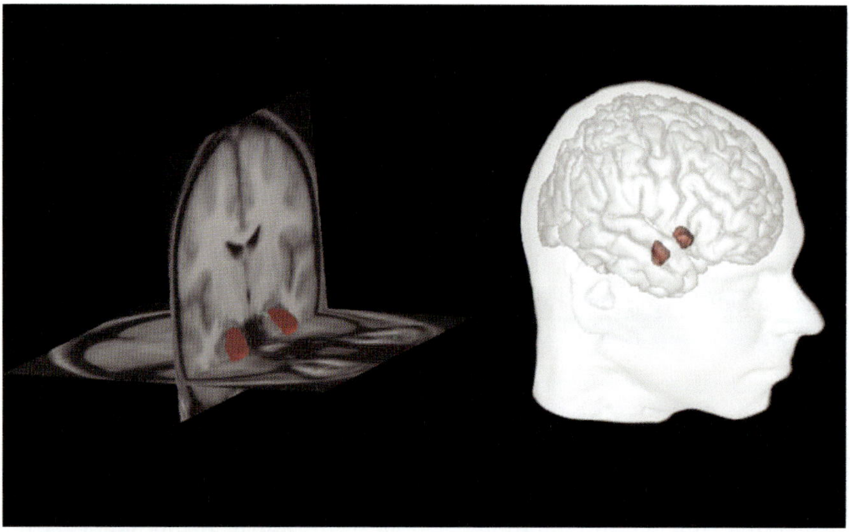

Fig. 1. Ricostruzione tridimensionale dell'amigdala umana ottenuta da risonanza magnetica che mostra la sua localizzazione nei lobi temporali mediali.

Sono stati dedicati numerosi studi all'anatomia e agli aspetti funzionali della connettività amigdaloidea, specialmente nei roditori, ma molte cose rimangono ignote, anche se studi recenti hanno permesso di scoprire i princìpi organizzativi delle connessioni intrinseche dell'amigdala [24]. In breve, i circuiti intrinseci sono organizzati in un flusso unidirezionale, laterale-mediale, di informazione. Più specificamente, il nucleo laterale riceve l'informazione sensoriale dalla neocorteccia e la proietta al complesso basale, basale accessorio e periamigdaloideo, che a sua volta la proietta ai nuclei mediale e centrale [22]. Per quanto riguarda le connessioni afferenti ed efferenti, l'amigdala, come illustra la figura 2, è interconnessa con molte aree cerebrali. Riceve l'informazione sensoriale, in fasi diverse del processamento, dal talamo, dalla neocorteccia e dall'ippocampo attraverso i nuclei laterale e basolaterale. Questi nuclei inviano

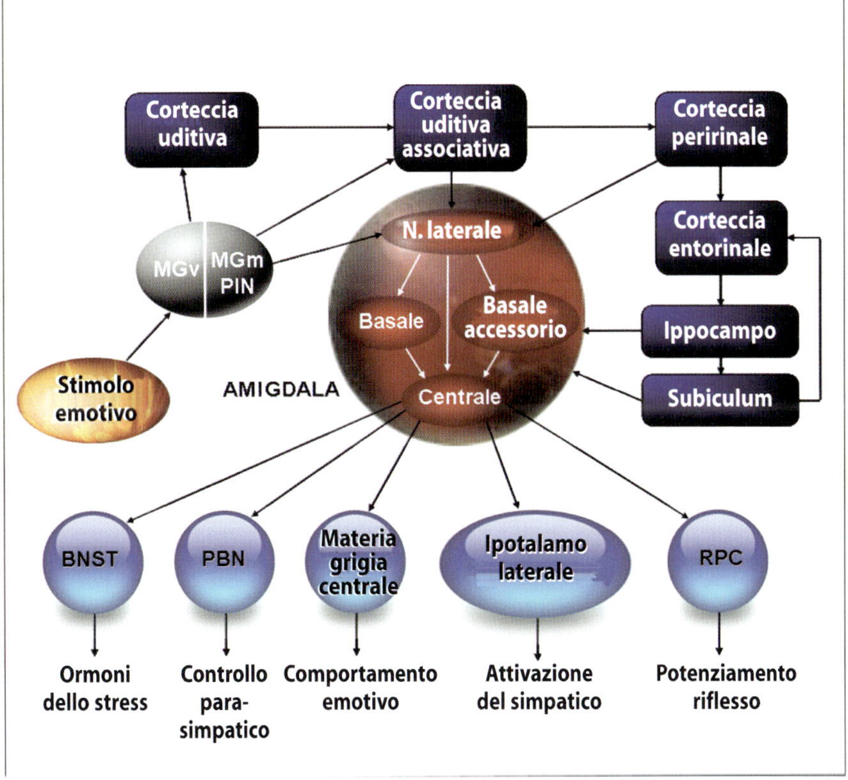

Fig. 2. Circuiti neurali implicati nel processamento di stimoli uditivi emozionali. BNST, nucleo del letto della stria terminale. PBN, nucleo parabrachiale. PRC, nucleo reticolare caudale del ponte.

l'informazione al nucleo centrale, che a sua volta la proietta su alcune zone dell'ipotalamo e del tronco encefalico che mediano segnali specifici di paura e di ansia [25]. Per esempio, le proiezioni sulla materia grigia centrale sono implicate nelle risposte di immobilizzazione, quelle sull'ipotalamo laterale nelle risposte del sistema nervoso autonomo e quelle sulla regione reticolare nel potenziamento delle risposte di sussulto (*startle*) [26]. Inoltre, l'amigdala ha ampie proiezioni di feedback sulle strutture corticali, comprese le aree sensoriali primarie e le regioni frontali, e in particolare la corteccia orbito-frontale [27, 28].

Condizionamento alla paura

Buona parte di ciò che conosciamo sul ruolo dell'amigdala nel processamento delle emozioni proviene da studi che utilizzano il condizionamento avversivo classico o pavloviano. Noto anche come condizionamento alla paura, è una forma semplice di apprendimento associativo che supporta l'acquisizione di informazione emozionale. In parole semplici, il condizionamento è una procedura attraverso la quale un soggetto (umano o animale) inizialmente mostra una risposta debole o nessuna risposta a uno stimolo condizionato (CS, per esempio un tono) ma mostra una risposta incondizionata misurabile (UR, per esempio immobilizzazione) a uno stimolo incondizionato (US, per esempio una lieve scossa elettrica). Dopo ripetuti abbinamenti di CS e US si forma un'associazione tra gli US e i CS, e l'individuo mostra la risposta condizionata (CR) al CS presentato da solo. Gli stimoli condizionati alla paura provocano molti degli stessi comportamenti provocati dagli stimoli innati di paura. Per esempio, i ratti si immobilizzano sia di fronte ai gatti che di fronte a suoni che sono stati abbinati a scosse elettriche [29]. La risposta di paura può essere quantificata da risposte comportamentali diverse come *startle* [30, 31], immobilizzazione [17], modificazioni del ritmo cardiaco e della pressione arteriosa [32], autoseppellimento difensivo condizionato [33] e vocalizzazioni [34, 35]. Dunque il condizionamento alla paura associa modi evolutivamente selezionati di rispondere al pericolo, a stimoli nuovi che diventano segnali d'allarme e permettono all'organismo di proteggersi in anticipo o anche di sfuggire del tutto al pericolo imminente. È interessante che queste risposte condizionate di paura possono essere impedite da svariate manipolazioni dell'amigdala: lesioni convenzionali e neurotossiche e infusione intra-amigdaloidea di farmaci quali gli antagonisti dell'N-metil-diaspartato (NMDA) [26, 30, 31]. Studi di questo tipo hanno permesso di identificare i circuiti neurali e gli elementi essenziali di diversi aspetti del condizionamento alla paura.

Un CS acustico viene trasmesso dai recettori cocleari, attraverso il tronco encefalico, al talamo uditivo, e specificamente alla parte mediale del corpo genicolato (MGm) e all'associato nucleo intralaminare posteriore (PIN), che trasmettono l'informazione CS all'amigdala attraverso due diversi percorsi [36, 37]: una proiezione monosinaptica diretta e un percorso indiretto attraverso la corteccia uditiva. Si ritiene che il talamo uditivo fornisca all'amigdala un'informazione più veloce ma meno dettagliata [38, 39], mentre gli input corticali sembrano essere implicati nel condizionamento di una configurazione più complessa di stimoli uditivi [40, 41]. Tuttavia, il condizionamento alla paura di uno stimolo uditivo semplice può essere supportato da entrambi questi percorsi. È stato dimostrato che il percorso diretto talamo-amigdala può supportare forme più complesse di condizionamento rispetto a quanto si riteneva in precedenza [42]. I due percorsi sembrano essersi evoluti filogeneticamente per permettere all'organismo di reagire rapidamente a situazioni pericolose quando è evidente che una risposta veloce è più importante di un'identificazione precisa e dettagliata della minaccia. Si è sostenuto che il percorso talamo-amigdala facilita il processamento dello stimolo condizionato nell'amigdala laterale e nelle sue strutture afferenti, aumentando la velocità di trasmissione e ponendo le condizioni per accogliere l'arrivo dell'input talamo-cortico-amigdaloideo con un'azione sui neuroni di questa rete [43, 44]. Il percorso diretto talamo-amigdala può anche avere un ruolo nella detezione dei segnali di minaccia al di fuori dell'attenzione o della consapevolezza (come descritto più avanti).

Il condizionamento alla paura è stato studiato molto dettagliatamente nel ratto usando stimoli uditivi (CS) e scosse elettriche (US) [36], ma i dati principali che si sono ottenuti possono essere generalizzati ad altre modalità e anche ad altre specie: gatti, scimmie, conigli e, quello che è forse più importante, a soggetti umani. Per esempio, gli studi su soggetti cerebrolesi [45, 46] e gli studi di neuroimaging funzionale [47-52] hanno confermato il coinvolgimento delle strutture sopra menzionate negli studi sul condizionamento alla paura.

Interazioni tra emozione e attenzione

L'attenzione selettiva è un potente meccanismo che permette la selezione degli stimoli sensoriali rilevanti rispetto a un obiettivo, orientando così il comportamento, e destinando la limitata quantità di risorse di processamento agli stimoli rilevanti per il compito (gli stimoli attesi), a spese degli stimoli concorrenti (gli stimoli inattesi) [53-57]. Dunque gli stimoli inattesi tendono a essere percepiti con minor precisione e possono anche sfuggire alla consapevolezza [58-60]. Registrazioni di singoli neuroni nelle scimmie (per esempio [28, 60, 86]) e studi di neuroimaging su soggetti umani [61-63] hanno mostrato che l'attenzione selettiva *top-down* risulta nella soppressione delle risposte neurali agli stimoli inattesi. Questi effetti sull'attenzione sembrano essere molto intensi nelle aree corticali sensoriali e associative di ordine superiore [64-68]. Si pensa che sia invece molto più debole la modulazione dell'attenzione del processamento sensoriale nelle aree corticali sensoriali primarie e nelle aree sensoriali del talamo [66, 68-70].

Studi su pazienti cerebrolesi con deficit di attenzione e studi di neuroimaging su soggetti sani hanno rivelato l'esistenza di una rete neurale distribuita nelle regioni di ordine superiore della corteccia parietale e frontale; questa rete sembra essere coinvolta nel controllo dell'attenzione selettiva, esercitando una modulazione *top-down* nelle aree sensoriali (per una rassegna, vedi [69]). Queste regioni comprendono il lobulo parietale superiore, i campi visivi frontali e la corteccia anteriore del cingolo. È interessante che reti ampiamente sovrapposte sembrano coinvolte in tipi diversi di attenzione selettiva, come l'attenzione allo spazio, all'oggetto, alle caratteristiche, e anche nella memoria di lavoro.

A causa di questo filtraggio dell'attenzione, un segnale di minaccia – per esempio un segnale indicante la presenza di un predatore – che si presenta esternamente al fuoco dell'attenzione avrebbe una rappresentazione corticale ridotta. Di conseguenza, la minaccia verrebbe ignorata, con effetti disastrosi. Per fortuna, sembra che questo non accada: stimoli emozionalmente rilevanti possono essere processati anche se non si presentano nella zona focale dell'attenzione [71-74]. A tale scopo, dev'esserci un meccanismo che monitorizza costantemente l'ambiente individuando gli stimoli significativi, come quelli che predicono un pericolo imminente, indipendentemente da dove è focalizzata l'attenzione in quel momento.

In base all'evidenza sperimentale descritta sopra, si è sostenuto [7] che il percorso diretto talamo-amigdala può essere meno soggetto a modulazione *top-down* dell'attenzione, rispetto al percorso cortico-amigdaloideo. Così gli input sottocorticali che arrivano all'amigdala possono fornire il canale parallelo indipendente dall'attenzione che è necessario per individuare il pericolo in quelle zone dell'ambiente su cui l'attenzione non è focalizzata. Coerentemente con questa ipotesi, recenti studi clinici hanno mostrato che il talamo ha un ruolo importante nell'interrompere il controllo attenzionale per permettere di individuare stimoli importanti anche se irrilevanti rispetto al compito [75]. Inoltre, un recente studio di neuroimaging ha mostrato un aumento degli abbinamenti tra attività dell'amigdala e attività del talamo durante il processamento inconscio di volti spaventosi, in confronto al processamento di volti neutri [76].

Di recente i ricercatori hanno cominciato a studiare gli effetti dell'attenzione sul processamento neurale degli stimoli di paura usando tecniche di neuroimaging funzionale. Nel primo di questi studi [77] si presentavano ai soggetti degli stimoli visivi consistenti in quattro immagini, due volti e due case, sistemate in coppie verticali e orizzontali in modo non predittivo. I volti potevano avere un'espressione neutra oppure spaventosa. I soggetti ricevevano l'istruzione di prestare attenzione solo a due immagini per volta, alla coppia verticale o a quella orizzontale, e di esprimere un giudizio di somiglianza. C'era così una matrice fattoriale 2 per 2 relativa agli stimoli volto (atteso/inatteso, neutro/spaventoso). In accordo con gli studi precedenti, nella corteccia fusiforme (una regione coinvolta nel processamento dei volti) [61] si presentava un effetto principale sia di attenzione che di espressione emozionale, mentre si osservava una notevole attivazione dell'amigdala nell'effetto principale dell'espressione. Ma mentre le risposte della corteccia fusiforme ai volti spaventosi erano modulate dall'attenzione, quelle dell'amigdala non lo erano: l'amigdala rispondeva allo stesso modo a tutti i volti spaventosi, indipendentemente dal fatto che fossero attesi o inattesi. Questo dato supporta dunque l'ipotesi che la detezione di stimoli emozionalmente salienti da parte del sistema della paura, e in particolare dell'amigdala, sia indipendente dall'attenzione selettiva *top-down*, e che queste risposte siano almeno in qualche misura indipendenti dagli input corticali: una conclusione supportata da un altro studio [78] condotto con un paradigma leggermente diverso, in cui case e volti erano sovrapposti nella stessa collocazione, in tal modo estendendo i risultati all'attenzione selettiva all'oggetto. Un altro studio [79] riferisce invece una significativa interazione tra le risposte ai volti spaventosi e l'attenzione nell'amigdala. Secondo gli autori, una possibile ragione della discrepanza tra il loro studio e gli studi precedenti sta forse nelle differenti richieste di attenzione nei diversi compiti. Se il carico di processamento degli stimoli attesi è basso, l'attenzione può "traboccare" sul processamento degli stimoli irrilevanti per il compito [80]. Viste le notevoli differenze tra i paradigmi usati nei diversi studi, questa spiegazione resta tuttavia un'ipotesi speculativa che necessita di ulteriori verifiche.

È importante tenere presente che tutti gli studi qui menzionati usavano come stimoli volti con un'espressione emozionale. I volti hanno un'intrinseca valenza affettiva di probabile origine evolutiva, e in questo senso sono stimoli speciali che hanno nel cervello una rappresentazione privilegiata: molte parti del cervello, tra cui l'amigdala, contengono cellule che rispondono selettivamente alla presentazione di volti [81]. Inoltre, i volti sono più difficili da ignorare, perché, se inizialmente inattesi, si fanno strada più rapidamente nella consapevolezza [58, 82]. Resta dunque da determinare se le osservazioni sopra riferite sono dovute alla speciale natura di questi stimoli ecologicamente rilevanti, o se sono una proprietà del sistema della paura.

Modulazione emozionale dell'attenzione

Quando è stato individuato nell'ambiente uno stimolo potenzialmente pericoloso, il sistema della paura dovrebbe essere in grado di interrompere il processamento in corso e di ri-orientare le risorse attenzionali verso il luogo in cui è apparso questo segnale, per raggiungere l'obiettivo prioritario immediato della sopravvivenza di fronte a una minaccia inattesa. Ci sono prove sempre più numerose che in realtà l'amigdala può avere la capacità di modulare il processamento attenzionale nella corteccia (vedi [83]). Questo può avvenire direttamente con proiezioni a feedback dall'amigdala alle regioni corticali [23], o indirettamente esercitando un'influenza sui vari sistemi cerebrali di modulazione, come il sistema colinergico del *basal forebrain* [84-86] e il sistema noradrenergico che ha origine nel locus coeruleus [16, 87].

Per studiare i sistemi neurali coinvolti nella modulazione dell'attenzione spaziale per stimoli di paura, abbiamo condotto uno studio di neuroimaging (fMRI) collegato all'evento: lo studio combinava paradigmi di condizionamento alla paura e di attenzione spaziale [88]. I soggetti eseguivano un compito di orientamento spaziale nascosto, che consisteva nella detezione di un bersaglio periferico [89] preceduta dalla breve presentazione di due stimoli volto affiancati. L'aspetto cruciale era che uno dei due volti era stato abbinato a un US avversivo, e dunque era il CS+, mentre l'altro volto era un CS- (cioè non veniva mai abbinato all'US). Gli stimoli facciali apparivano in tutte le possibili combinazioni, in un ordine pseudo-casuale. La nostra ipotesi era che quando il CS+ e il CS- venivano presentati insieme l'attenzione dei soggetti sarebbe stata attirata verso il CS+ (il segnale di minaccia) e perciò essi sarebbero stati più veloci nel reagire ai bersagli che apparivano in quella metà del campo (prove congruenti) rispetto a quando il bersaglio e il CS+ apparivano su lati opposti (prove incongruenti). L'ipotesi venne confermata a livello comportamentale da una differenza significativa, nei tempi di reazione, tra condizioni congruenti e incongruenti.

Inoltre, un'analisi dei dati di neuroimaging rivelò che le prove in cui l'attenzione era catturata dal CS+ erano associate all'attivazione di una rete di regioni cerebrali della corteccia frontale e parietale, che era stata notevolmente coinvolta nell'attenzione spaziale. Questi dati sono in accordo con l'ipotesi che gli stimoli di minaccia possano catturare automaticamente l'attenzione coinvolgendo le medesime aree coinvolte nell'attenzione selettiva *top-down*. Inoltre, abbiamo osservato un'attivazione della corteccia fronto-orbitale. Il dato è particolarmente interessante perché questa regione, che non è considerata coinvolta nei normali compiti di attenzione spaziale [69], potrebbe avere un ruolo nel collegamento fra il sistema di detezione della minaccia (amigdala) e il sistema dell'attenzione (rete fronto-parietale). Poiché gli stimoli usati nell'esperimento venivano presentati per un tempo molto breve (50 ms) ed erano irrilevanti per il compito (cioè non erano predittivi rispetto alla collocazione del bersaglio), è probabile che l'attenzione venga catturata dal CS+ in modo automatico, *bottom-up*. Questa ipotesi è in accordo con studi comportamentali precedenti [90, 91] dai quali risulta che le espressioni facciali emozionali (rabbia o paura) possono catturare l'attenzione anche quando vengono presentate sotto la soglia della consapevolezza.

In sintesi, prove sempre più numerose – anche se non universalmente accettate – indicano che gli stimoli emozionali, e in particolare quelli che segnalano potenziali minacce, possono essere individuati dall'amigdala anche se sorgono in parti dell'ambiente su cui nel presente non è focalizzata l'attenzione volontaria. Inoltre, la detezione di questi segnali di pericolo suscita uno spostamento automatico dell'attenzione su di essi. Questa cattura dell'attenzione da parte dell'emozione sembra verificarsi attraverso la modulazione della rete attenzionale fronto-parietale ad opera dell'amigdala, mentre la corteccia fronto-orbitale laterale fa da interfaccia tra i sistemi della paura e dell'attenzione.

Interazioni tra memoria ed emozione

Numerosi studi concordano nel mostrare che gli stimoli, soprattutto negativi, che inducono emozioni, quali racconti [92, 93], immagini [94] e parole [95], si ricordano meglio che non materiali simili ma privi di valenza emozionale. In base alla letteratura sul condizionamento alla paura negli animali, si è supposto che l'amigdala svolga un ruolo nel potenziamento della memoria da parte dell'emozione. Gli studi su lesioni in pazienti con lobotomia temporale bilaterale (dopo intervento chirurgico per epilessia intrattabile) o con lesioni bilaterali selettive dell'amigdala (per sindrome di Urbach-Wiethe o encefalite da herpes simplex) hanno ampiamente confermato questa ipotesi. Uno dei primi studi è stato eseguito da Markowitsch e Coll. su due pazienti, B.P. e C.P., con sindrome di Urbach-Wiethe [96], che presentavano mineralizzazione bilaterale dell'amigdala e deficit della memoria emozionale (B.P. era meno danneggiato di C.P.). In particolare, B.P. non presentava un incremento della memoria per le parole a contenuto emozionale, mentre C.P. mostrò in un test di riconoscimento una memoria migliore per le immagini neutre in confronto alle immagini emozionali, all'opposto di quanto si osserva in genere nei soggetti sani di controllo.

Altri tre studi su pazienti con danno bilaterale selettivo dell'amigdala [97-99] hanno fornito anch'essi risultati interessanti, migliorando le nostre conoscenze sul coinvolgimento dell'amigdala nella memoria emozionale. Due di questi studi hanno usato un compito e una serie di stimoli messi a punto da Heuer e Reisberg [92] con individui sani, in cui si presentavano ai soggetti dodici diapositive insieme con una narrazione. Le diapositive e la narrazione erano divise in tre parti: materiale neutro, materiale a valenza emozionale e di nuovo materiale neutro. Dopo ventiquattr'ore i soggetti vennero sottoposti a un test a sorpresa di memoria (un questionario a scelta multipla). Tutti gli studi riferiscono di un deficit nel potenziamento della memoria attraverso l'emozione nei soggetti con lesione bilaterale dell'amigdala. È interessante che quando Adolphs e Coll. [97] chiesero ai soggetti di valutare le loro reazioni emozionali alla narrazione scoprirono che i punteggi si equivalevano sia nei pazienti che nei soggetti di controllo.

Adolphs e Coll. usarono questo compito anche in uno studio su pazienti con lesione unilaterale dell'amigdala in seguito a lobotomia temporale [100]. Venne assegnato a ogni diapositiva un punteggio relativamente alla valenza emozionale, all'arousal, all'eccezionalità e alla complessità. Non si osservarono differenze nella valutazione delle diapositive. Come era prevedibile, i soggetti normali di controllo e anche i soggetti di controllo cerebrolesi mostrarono un potenziamento della memoria per la parte emozionale della storia (fase 2). È interessante che la medesima configurazione fu presentata anche dai due pazienti con lesione dell'amigdala di destra. Solo i pazienti con lesione dell'amigdala di sinistra non presentarono questa memoria potenziata per le diapositive a contenuto emozionale, analogamente alle configurazioni osservate nei pazienti con lesione bilaterale dell'amigdala. Questi dati indicano un coinvolgimento specifico dell'amigdala di sinistra nella memoria dichiarativa relativamente a materiale emozionale, almeno quando viene usato un materiale verbale.

In un altro studio, Phelps e Coll. [99] hanno valutato le conseguenze di una lesione unilaterale dell'amigdala sulla memoria emozionale di parole, registrando simultaneamente anche le risposte di conduttanza cutanea (SCRs). Somministrarono ai loro soggetti un test a sorpresa di memoria un minuto dopo la codifica, e trovarono che le parole positive e negative erano ricordate meglio da tutti i gruppi di soggetti, senza alcuna differenza tra i pazienti e i soggetti di controllo. Poiché le risposte di conduttanza cutanea osservate erano più numerose per le parole neutre rispetto alle parole emozionali, gli autori ne dedussero che probabilmente le parole emozionali (negative e positive) usate non erano abbastanza stimolanti da produrre differenze tra i gruppi nel compito di memoria emozionale. Eseguirono allora uno studio di follow-up per valutare specificamente l'influenza dell'arousal sulla memoria [51]. Presentarono ai soggetti una lista di parole (stimolanti e neutre). Le parole stimolanti provocarono più risposte di conduttanza cutanea e vennero valutate da tutti i gruppi come più stimolanti delle parole neutre. Vennero somministrati due test di ricordo libero immediatamente dopo e un'ora dopo la codifica. La memoria venne valutata in termini di "punteggi di dimenticanza" (ricordo libero immediato o differito). Solo il gruppo di controllo mostrò al test differito per le parole stimolanti una migliore capacità di ricordare. Gli altri due gruppi (lobotomia temporale destra e sinistra) presentarono nella condizione differita una diminuzione della memoria per le parole stimolanti.

Buchanan e Coll. [95] studiarono il contributo rispettivo dell'amigdala di sinistra e di destra al ricordo di materiale emozionale verbale e non verbale. Sottoposero a test pazienti con lesione unilaterale dell'amigdala in seguito a lobotomia temporale, soggetti di controllo cerebrolesi e soggetti normali. Mostrarono a tutti i soggetti delle immagini (piacevoli, spiacevoli e neutre) accompagnate da una descrizione verbale fatta di una sola frase, e registrarono le risposte di conduttanza cutanea. In un test di ricordo libero somministrato dopo ventiquattr'ore i soggetti con lesione dell'amigdala di sinistra non presentarono l'abituale potenziamento della memoria per il materiale emozionale. Quello che è più importante è che il ricordo delle narrazioni emozionali era notevolmente più danneggiato del ricordo delle immagini emozionali. Ma la prestazione dei soggetti con lesione dell'amigdala di destra era più simile a quella dei gruppi di controllo: questi soggetti presentavano la migliore configurazione normale di ricordo degli stimoli emozionali verbali e non verbali, nonostante un generale peggioramento della memoria.

Infine, in uno studio recente [101] si è esaminata la memoria di riconoscimento in individui con sclerosi ippocampale e lesione dell'amigdala di sinistra dovute a epilessia. Questi soggetti eseguirono una codifica implicita ("vivente"/"non vivente") e una prova a sorpresa di riconoscimento (ricordare/sapere/nuova decisione) dopo novanta minuti. Si scoprì che la gravità della lesione ippocampale sinistra era predittiva della performance mnemonica sia per i vocaboli neutri che per quelli negativi, mentre l'ampiezza della sclerosi dell'amigdala di sinistra era predittiva della stessa prestazione solo riguardo agli item negativi.

Studi di neuroimaging

Cahill e Coll. [93] sono stati tra i primi a studiare il ruolo dell'amigdala umana nella memoria emozionale usando tecniche di neuroimaging funzionale. In un paradigma sperimentale semplice, sottoposero dei soggetti maschi a tomografia con emissione di positroni (PET) mentre osservavano dei filmati a contenuto emozionale e neutro. Dopo tre settimane somministrarono agli stessi soggetti un test a sorpresa di ricordo libero, chiedendo loro di comunicare tutte le informazioni che riuscivano a ricordare su ogni filmato. Coerentemente con gli studi precedenti, i soggetti ricordarono informazioni significativamente più numerose dai filmati emozionali che da quelli neutri. Si osservò inoltre una correlazione positiva tra l'attività dell'amigdala di destra durante la codifica e il numero di video emozionali ricordati, mentre non si osservarono gli stessi risultati con i filmati neutri. Gli autori interpretarono questi dati come una conferma del ruolo dell'amigdala nella formazione della memoria a lungo termine per materiale emozionale. È interessante che in uno studio di follow-up su soggetti soltanto femminili si trovò una correlazione analoga ma nell'amigdala di sinistra, il che indica una possibile influenza del genere sulla lateralizzazione della memoria emozionale [102]. Non si sono ottenuti, invece, risultati univoci riguardo alla lateralizzazione e/o alla differenza di genere nelle risposte amigdaloidee a stimoli emozionali in studi di neuroimaging, poiché studi diversi, alcuni addirittura con il medesimo paradigma sperimentale, hanno riscontrato attivazione sinistra, destra o bilaterale (vedi 103, 104).

Questi dati riguardo agli stimoli negativi sono stati ampliati da due studi con la PET in cui si trovò una correlazione tra l'amigdala bilaterale (durante la codifica) e la performance mnemonica per materiale sia spiacevole che piacevole [94, 105]. Hamman e Coll. [94] hanno poi testato la specificità del coinvolgimento dell'amigdala nella memoria aggiungendo una categoria di stimoli costituita da immagini interessanti e memorabili. I risultati rivelarono che, sebbene ci fosse un potenziamento della memoria per queste immagini interessanti (sia nel test di ricordo libero dopo dieci minuti che nel ricordo differito dopo quattro settimane, così come nel riconoscimento differito), questo potenziamento non riguardava l'attività amigdaloidea, che era specificamente collegata con la performance mnemonica solo per il materiale avversivo e piacevole, e solo per il riconoscimento differito. Questi dati forniscono dunque ulteriore supporto all'ipotesi di un coinvolgimento specifico dell'amigdala nella facilitazione del ricordo da parte dell'emozione.

Lo sviluppo di tecniche di neuroimaging relativo a eventi ha consentito di estendere l'uso del paradigma di memoria successiva e di confrontare direttamente gli stimoli da ricordare e quelli da dimenticare durante la fase di codifica [106-108]. Questo paradigma si presta particolarmente all'identificazione di aree specificamente coinvolte nel successo del ricordo, senza le possibili confusioni causate dalle differenze nelle caratteristiche percettive dello stimolo, nelle richieste del compito o nel carico attenzionale [109]. Usando questo approccio, Canli e Coll. [106] hanno mostrato in uno studio di neuroimaging collegato all'evento che l'attività dell'amigdala di sinistra era correlata a una migliore performance mnemonica solo per gli stimoli valutati più intensi dal punto di vista emozionale. Erk e Coll. [110], usando in uno studio di neuroimaging un paradigma basato sull'effetto del ricordo successivo, hanno trovato che l'attivazione dell'amigdala di destra è predittiva di un recupero riuscito solo per i vocaboli neutri che sono stati presentati in un contesto negativo (cioè dopo un'immagine spiacevole).

Alla luce di questi dati, sembra del tutto chiaro che c'è accordo generale sul ruolo cruciale dell'amigdala nella codifica degli stimoli emozionali, che risulta in un potenziamento della performance mnemonica per questo materiale. Ma rimane in discussione se l'amigdala sia coinvolta anche nel processo di recupero di materiale emozionale [111, 112] o no [108, 113]. Le discrepanze fra i risultati hanno stimolato un dibattito più generale riguardo al luogo di immagazzinamento della memoria emozionale. In particolare, secondo un punto di vista proposto principalmente da McGaugh e Cahill [114, 115], l'attività dell'amigdala in risposta a materiale emozionale influenza l'immagazzinamento a lungo termine di questa informazione in altre regioni del cervello tradizionalmente implicate nella memoria episodica. Altri ricercatori hanno invece sostenuto che l'amigdala è un archivio, anche se non necessariamente l'unico, di memorie emozionali [7, 116]. Queste due posizioni, insieme con l'evidenza proveniente dagli studi di neuroimaging, verranno sintetizzate nelle pagine che seguono.

Ipotesi della modulazione della memoria emozionale

Alcuni dati provenienti dalla ricerca sugli animali indicherebbero un ruolo dell'amigdala, piuttosto che come archivio, di modulazione rispetto alla memoria degli stimoli emozionali [115]. A partire da questi dati, McGaugh ha proposto un modello in cui l'amigdala ha un ruolo cruciale in un sistema neurobiologico che modula la formazione della memoria di materiale emozionale attraverso la sua influenza sulle altre strutture cerebrali, quali l'ippocampo, la corteccia e lo striato [117]. Secondo questo punto di vista, l'amigdala prende parte alla modulazione durante la codifica e il consolidamento dei ricordi, ma non è un archivio di ricordi e può anche non essere necessaria per il loro recupero.

Nell'ambito degli studi di neuroimaging sull'uomo, questo modello è stato supportato da Taylor e Coll. [113] in un esperimento con la PET in cui hanno scandito sia la codifica che il riconoscimento di immagini emozionali spiacevoli e neutre. In accordo con l'ipotesi di un suo ruolo nella codifica della memoria emozionale, si osservò un'attivazione dell'amigdala di sinistra durante la codifica di immagini spiacevoli (in confronto a quelle neutre). Il processo di ricordo per riconoscimento visivo non attivava l'amigdala, ma piuttosto regioni, quali la corteccia prefrontale mediale e la corteccia cingolata anterosuperiore, che non erano specifiche per gli stimoli spiacevoli. Questo studio non fornì dunque alcun dato a supporto dell'ipotesi che il potenziamento della memoria per il materiale emozionale sia favorito da una specifica rete neurale diversa da quella coinvolta nel recupero di stimoli neutri.

Un altro supporto a questo punto di vista è arrivato da uno studio di neuroimaging sulla memoria di riconoscimento di vocaboli spiacevoli e neutri, eseguito da Tabert e Coll. [118]. Durante la codifica, si presentarono blocchi di vocaboli spiacevoli e neutri e si diede ai soggetti l'istruzione di eseguire un compito di decisione emozionale. Nella fase di riconoscimento, si chiese loro di esprimere un giudizio di "vecchio"/"nuovo". L'attivazione dell'amigdala di destra per i vocaboli spiacevoli in confronto ai vocaboli neutri venne osservata nella seduta di codifica ma non in quella di riconoscimento. Gli autori interpretarono questi dati come supporto del punto di vista della modulazione della memoria.

Infine, Strange e Dolan [108] hanno riferito che, mentre si osservava un'attivazione dell'amigdala durante la codifica di vocaboli emozionali correttamente ricordati in confronto a vocaboli neutri (usando il paradigma del ricordo successivo), nel recupero si osservava soltanto attivazione ippocampale. Inoltre, la somministrazione dell'antagonista β-adrenergico propanololo durante la codifica eliminò il potenziamento degli effetti di codifica dell'amigdala e degli effetti ippocampali di recupero, anche se in quest'ultima fase il propanololo non era più presente. Gli autori interpretarono questi dati come una conferma del ruolo di modulazione dell'amigdala sul consolidamento di altre strutture di memoria episodica (in questo caso l'ippocampo), e sostennero che questa modulazione delle interazioni tra amigdala e ippocampo potrebbe essere associata a un sistema β-adrenergico-dipendente.

Ipotesi dell'archivio della memoria emozionale

Questo punto di vista alternativo deriva anch'esso da studi su animali, e in particolare da studi eseguiti con il paradigma del condizionamento alla paura. Propone che la plasticità osservata nell'amigdala durante il condizionamento alla paura [39, 119] rappresenti la traccia mnestica dell'informazione emozionale acquisita e dimostri così il necessario coinvolgimento dell'amigdala nell'immagazzinamento e nel recupero della memoria emozionale [36, 116, 120]. Altri dati provengono dagli studi su pazienti cerebrolesi e sulla disattivazione temporanea [121], i quali mostrano che un funzionamento dell'amigdala in condizioni normali sia nell'apprendimento che nel recupero è essenziale per la formazione e l'espressione di ricordi correlati alla paura. È importante notare che questa ipotesi dell'amigdala come archivio della memoria emozionale non esclude la possibilità di un ruolo aggiuntivo di modulazione da parte di questa struttura nella formazione di memoria in altre regioni del cervello, forse codificando gli aspetti non emozionali dell'evento [116].

Uno dei primi studi di neuroimaging funzionale che hanno fornito prove del ruolo dell'amigdala nel recupero di materiale emozionale è quello di Dolan e Coll. [122]. In uno studio con la PET, i soggetti eseguirono prima della scansione un compito di decisione emozionale su immagini emozionalmente piacevoli, spiacevoli e neutre, e poi un compito di memoria (detezione del target) e di giudizio (decisione "interno"/"esterno") durante la scansione. L'obiettivo principale era controllare le risposte emozionali alle immagini e nello stesso tempo studiare l'attività dell'amigdala durante la fase di riconoscimento. Gli autori trovarono un aumento delle risposte dell'amigdala di sinistra durante il recupero delle immagini emozionali (nel "compito di interazione emozionale"). Osservarono inoltre che l'attivazione dell'amigdala di sinistra collegata al recupero era indipendente dalla valenza (negativa o positiva) del materiale.

Maratos e Coll. [123] eseguirono uno studio di neuroimaging in cui venivano presentati ai soggetti vocaboli neutri in un contesto positivo, negativo o neutro, e poi gli stessi vocaboli da soli con altri vocaboli non presentati prima. Veniva sottoposta a scansione solo questa fase di riconoscimento (giudizio di "vecchio"/"nuovo"). Si osservò attivazione dell'amigdala di sinistra per parole che in precedenza erano state presentate in un contesto negativo, confrontate a quelle presentate in un contesto neutro. Si interpretò che questo dato riflettesse un coinvolgimento dell'amigdala nel recupero di materiale che era stato associato a un contesto negativo. Dati simili riguardo all'amigdala e al recupero del contesto emozionale sono stati ottenuti da Smith e Coll. [124] usando immagini invece di parole (in questo studio si esaminava contestualmente l'attivazione a partire da condizioni sia negative che positive).

Kensinger e Coll. [125] misero a confronto gli effetti dell'emozione sui processi neurali coinvolti nel recupero di ricordi esatti in confronto a ricordi deformati. Prima della scansione presentarono ai partecipanti nomi di oggetti neutri (per esempio "cavallo") e di oggetti emozionali (per esempio "ragno") e chiesero loro di formare un'immagine mentale dell'oggetto nominato. Inoltre, mostrarono loro fotografie di metà di quegli oggetti. Durante la scansione si mostrarono i nomi degli oggetti, con l'istruzione di indicare se nella fase di codifica avessero visto o no la fotografia corrispondente. L'attività della corteccia amigdaloidea-periamigdaloidea e della corteccia fronto-orbitale era specifica dell'esatto recupero degli item emozionali, indicando che la rilevanza emozionale modula, attraverso il coinvolgimento delle aree limbiche, i processi di esatto recupero della memoria.

Ulteriore supporto all'ipotesi di un ruolo dell'amigdala nel corretto recupero della memoria emozionale proviene da uno studio di Sharot e Coll. [111] condotto con l'uso del paradigma "ricordo"/"conosco". Questo paradigma consentiva di determinare se un recupero riuscito di materiale appreso in precedenza era accompagnato dal ricordo dei dettagli o si basava semplicemente su un senso di familiarità. Gli autori osservarono una risposta specifica dell'amigdala a immagini emozionali ricordate. Curiosamente, i partecipanti riferirono un'aumentata sensazione soggettiva di ricordare le fotografie emozionali, senza alcuna reale differenza di precisione tra stimoli emozionali e stimoli neutri. Gli autori sostennero che un giudizio "ricordo" per le fotografie emozionali potrebbe essere basato sul sentimento di stimolazione e di accresciuta fluenza percettiva, che non necessariamente risulta in una maggiore precisione.

Usando un paradigma sperimentale simile, Dolcos e Coll. [112] hanno studiato il contributo dell'amigdala ai processi di recupero, in particolare quelli con lunghi intervalli di ritenzione. Misurarono l'attività neurale durante il recupero di immagini emozionali e neutre un anno dopo la codifica, trovando un'accresciuta memoria delle immagini emozionali solo per le risposte basate sul riconoscimento. Il recupero riuscito di immagini emozionali provocava una maggiore attività dell'amigdala, e questo effetto emozionale era maggiore per il ricordo che per la familiarità, analogamente ai risultati di Sharot.

In sintesi, sono sempre più numerose le prove a favore del ruolo dell'amigdala nel recupero di ricordi emozionali, pur con alcune discrepanze tra i diversi studi, che potrebbero essere in parte spiegate da differenze nei paradigmi sperimentali, nel tipo di stimolo, nel compito o nelle analisi statistiche (in particolare nel contrasto utilizzato). Per esempio, i primi studi [113, 118, 122] utilizzavano un disegno sperimentale in cui gli stimoli per ogni categoria emozionale venivano presentati insieme, e dunque con la possibilità di introdurre effetti di confusione dovuti all'abitudine o all'aspettativa. Gran parte di questi studi confrontavano stimoli emozionali con stimoli neutri per tutti gli item vecchi e nuovi, senza considerare se erano stati ricordati o no. Ma in studi più recenti, legati all'evento, gli stimoli "vecchio"/"nuovo" e "esatto"/"sbagliato" sono separati. In alcuni studi solo le risposte corrette vengono incluse nell'analisi, e i confronti vengono fatti tra stimoli emozionali e stimoli neutri [123, 124], tra risposte esatte e rifiuti corretti [108] o tra risposte "ricordo" e "conosco" [111]. Solo alcuni studi recenti hanno proposto il contrasto più appropriato, cioè il confronto diretto tra stimoli vecchi ricordati e dimenticati [112, 126].

In base a questi dati, e vista la complessità anatomica e funzionale dell'amigdala umana [127], oggi il nuovo compito dei ricercatori è indagare se può esistere nell'amigdala una certa specializzazione funzionale per le diverse fasi degli stimoli emozionali che coinvolgono la memoria. Abbiamo cominciato ad affrontare la questione [128] conducendo uno studio di neuroimaging funzionale collegato all'evento sul ricordo di volti con espressioni emozionali diverse (inducenti paura, felici e neutre) in cui venivano scanditi sia la codifica che il riconoscimento. C'era un notevole effetto espressivo sulla performance mnemonica, mentre i volti spaventosi venivano ricordati meglio di quelli felici o neutri. Relativamente all'attività neurale, abbiamo trovato una significativa attivazione dell'amigdala associata sia a una codifica riuscita che al recupero di volti spaventosi. Un aspetto cruciale è che un confronto diretto fra le due fasi rivelò che la parte anteriore (forse il nucleo laterale) dell'amigdala di destra veniva attivata durante la formazione di memoria emozionale, mentre il recupero di quei ricordi appariva riferito a una regione più dorso-caudale (forse il nucleo centrale) dell'amigdala di sinistra. Questi dati indicano che aspetti diversi della memoria emozionale sono mediati da nuclei diversi dell'amigdala, e perciò da meccanismi distinti, come accade in altri apprendimenti emozionali e processi mnemonici quali il condizionamento alla paura.

Sembra dunque empiricamente supportata l'idea comunemente condivisa che i ricordi emozionali sono qualcosa di speciale, distinti dagli altri tipi di memoria. Non solo sono più vividi, vengono richiamati meglio e sono probabilmente più durevoli, ma coinvolgono sistemi neurali specializzati, e in particolare l'amigdala. Studi recenti indicano tuttavia che il coinvolgimento dell'amigdala e la sua specificità come area cerebrale nella memoria emozionale sono forse più complessi di quanto si riteneva. In futuro, ulteriori studi su soggetti cerebrolesi e studi con tecniche di registrazione in esperimenti sia sugli animali che sull'uomo dovrebbero gettare luce su questa importante questione.

Bibliografia

1. Aristotle (350 BCE/1985) Politics. Chicago University Press, Chicago [trad. it.: Politica, Laterza, Roma-Bari, 2002]
2. Aristotle (350 BCE/1984) Rhetoric. Modern Library, New York [trad. it.: Retorica. Mondadori, Milano, 1996]
3. Hume D (1739/1928) A treatise of human nature. Clarendon Press, Oxford, UK
4. Simon HA (1967) Motivational and emotional controls of cognition. Psychol Rev 74:29-39
5. Nietzsche F (1886/1990) Beyond good and evil. Penguin, New York
6. Dostoevskij FM (1864/1961) Notes from the underground. Signet, New York
7. LeDoux JE (1996) The emotional brain. Simon and Schuster, New York [trad. it.: Il cervello emotivo. Baldini e Castoldi, Milano, 1998]
8. Lazarus RS (1984) Thoughts on the relation between emotion and cognition. In: Scherer KR, Ekman P (eds) Approaches to emotions. Lawrence Erlbaum Associates, Hillsdale, NJ, pp 247-258
9. Lazarus RS (1991) Cognition and motivation in emotion. Am Psychol 46:352-367
10. Leventhal H, Scherer K (1987) The relationship of emotion to cognition: a functional approach to a semantic controversy. Cognition and Emotion 1:3-28
11. Zajonc R (1980) Feeling and thinking: preferences need no inferences. Am Psychol 35:151-175
12. Zajonc RB (1984) On the primacy of affect. Am Psychol 39:117-123
13. Minsky M (1985) The society of mind. Simon and Schuster, New York
14. Brown S, Schafer EA (1888) An investigation into the functions of the occipital and temporal lobes of the monkey's brain. Philos Trans R Soc London B 179:303-327
15. Kluver H, Bucy PC (1939) Preliminary analysis of functions of the temporal lobes in monkeys. Arch Neurol Psychiatry 42:979-1000
16. Weiskrantz L (1956) Behavioral changes associated with ablation of the amygdaloid complex in monkeys. J Comp Physiol Psychol 49:381-391
17. Blanchard DC, Blanchard RJ (1972) Innate and conditioned reactions to threat in rats with amygdaloid lesions. J Comp Physiol Psychol 81:281-290
18. Baxter MG, Murray EA (2002) The amygdala and reward. Nat Rev Neurosci 3:563-573
19. Swanson LW (2003) The amygdala and its place in the cerebral hemisphere. Ann N Y Acad Sci 985:174-184
20. Johnston JB (1923) Further contributions to the study of evolution of the forebrain. J Comp Neurol 35:337-481
21. McDonald AJ (2003) Is there an amygdala and how far does it extend? An anatomical perspective. Ann N Y Acad Sci 985:1-21
22. Pitkanen A, Savander V, LeDoux JE (1997) Organization of intra-amygdaloid circuitries in the rat: an emerging framework for understanding functions of the amygdala. Trends Neurosci 20:517-523
23. Amaral DG, Price JL, Pitkanen A, Carmichael ST (1992) Anatomical organization of the primate amygdaloid complex. In: Aggleton JP (ed) The amygdala: neurobiological aspects of emotion, memory, and mental dysfunction. Wiley-Liss, New York

24. Pitkanen A, Amaral DG (1998) Organization of the intrinsic connections of the monkey amygdaloid complex: projections originating in the lateral nucleus. J Comp Neurol 398:431-458
25. Pitkanen A, Amaral DG (1991) Demonstration of projections from the lateral nucleus to the basal nucleus of the amygdala: a PHA-L study in the monkey. Exp Brain Res 83:465-470
26. LeDoux JE (1995) Emotion: clues from the brain. Annu Rev Psychol 46:209-235
27. Carmichael ST, Price JL (1995) Limbic connections of the orbital and medial prefrontal cortex in macaque monkeys. J Comp Neurol 363:615-641
28. Krettek JE, Price JL (1977) Projections from the amygdaloid complex to the cerebral cortex and thalamus in the rat and cat. J Comp Neurol 172:687-722
29. Fendt M, Fanselow MS (1999) The neuroanatomical and neurochemical basis of conditioned fear. Neurosci Biobehav Rev 23:743-760
30. Campeau S, Davis M (1995) Involvement of the central nucleus and basolateral complex of the amygdala in fear conditioning measured with fear-potentiated startle in rats trained concurrently with auditory and visual conditioned stimuli. J Neurosci 15:2301-2311
31. Davis M (1992) The role of the amygdala in fear-potentiated startle: implications for animal models of anxiety. Trends Pharmacol Sci 13:35-41
32. LeDoux JE, Sakaguchi A, Reis DJ (1984) Subcortical efferent projections of the medial geniculate nucleus mediate emotional responses conditioned to acoustic stimuli. J Neurosci 4:683-698
33. Treit D, Pinel JP, Fibiger HC (1981) Conditioned defensive burying: a new paradigm for the study of anxiolytic agents. Pharmacol Biochem Behav 15:619-626
34. Miczek KA, Weerts EM, Vivian JA, Barros HM (1995) Aggression, anxiety and vocalizations in animals: GABAA and 5-HT anxiolytics. Psychopharmacology (Berlin) 121:38-56
35. Borszcz GS (1995) Pavlovian conditional vocalizations of the rat: a model system for analyzing the fear of pain. Behav Neurosci 109:648-662
36. LeDoux JE (2000) Emotion circuits in the brain. Annu Rev Neurosci 23:155-184
37. LeDoux JE (2003) The emotional brain, fear, and the amygdala. Cell Mol Neurobiol 23:727-738
38. Armony JL, LeDoux JE (2000) How danger is encoded: towards a systems, cellular, and computational understanding of cognitive-emotional interactions. In: Gazzaniga MS (ed) The new cognitive neurosciences, 2nd edn. MIT Press, Cambridge, MA, pp 1067-1079
39. Quirk GJ, Repa C, LeDoux JE (1995) Fear conditioning enhances short-latency auditory responses of lateral amygdala neurons: parallel recordings in the freely behaving rat. Neuron 15:1029-1039
40. McCabe PM, Schneiderman N, Jarrell TW, Gentile CG, Teich AH, Winters RW, Liskowsky DR (1992) Central pathways involved in differential classical conditioning of heart rate responses. In: Gormezano I, Wasserman EA (eds) Learning and memory: the behavioral and biological substrates. Erlbaum, Hillsdale, NJ, pp 321-346
41. Jarrell TW, Gentile CG, Romanski LM, McCabe PM, Schneiderman N (1987) Involvement of cortical and thalamic auditory regions in retention of differential bradycardiac conditioning to acoustic conditioned stimuli in rabbits. Brain Res 412:285-294
42. Armony JL, Servan-Schreiber D, Cohen JD, LeDoux JE (1997) Computational modeling of emotion: explorations through the anatomy and physiology of fear. Trends Cogn Sci 1:28-34

43. Romanski LM, LeDoux JE (1992) Equipotentiality of thalamo-amygdala and thalamo-cortico-amygdala circuits in auditory fear conditioning. J Neurosci 12:4501-4509
44. Rogan MT, LeDoux JE (1996) Emotion: systems, cells, synaptic plasticity. Cell 85:469-475
45. LaBar KS, LeDoux JE, Spencer DD, Phelps EA (1995) Impaired fear conditioning following unilateral temporal lobectomy in humans. J Neurosci 15:6846-6855
46. Bechara A, Tranel D, Damasio H, Adolphs R, Rockland C, Damasio AR (1995) Double dissociation of conditioning and declarative knowledge relative to the amygdala and hippocampus in humans. Science 269:1115-1118
47. Buchel C, Dolan RJ, Armony JL, Friston KJ (1999) Amygdala-hippocampal involvement in human aversive trace conditioning revealed through event-related functional magnetic resonance imaging. J Neurosci 19:10869-10876
48. Cheng DT, Knight DC, Smith CN, Stein EA, Helmstetter FJ (2003) Functional MRI of human amygdala activity during Pavlovian fear conditioning: stimulus processing versus response expression. Behav Neurosci 117:3-10
49. Jensen J, McIntosh AR, Crawley AP, Mikulis DJ, Remington G, Kapur S (2003) Direct activation of the ventral striatum in anticipation of aversive stimuli. Neuron 40:1251-1257
50. Knight DC, Smith CN, Cheng DT, Stein EA, Helmstetter FJ (2004) Amygdala and hippocampal activity during acquisition and extinction of human fear conditioning. Cogn Affect Behav Neurosci 4:317-325
51. LaBar KS, Phelps EA (1998) Arousal-mediated memory consolidation: role of the medial temporal lobe in humans. Psychol Sci 9:490-493
52. Morris JS, DeGelder B, Weiskrantz L, Dolan RJ (2001) Differential extrageniculostriate and amygdala responses to presentation of emotional faces in a cortically blind field. Brain 124:1241-1252
53. Desimone R, Schein SJ, Moran J, Ungerleider LG (1985) Contour, color and shape analysis beyond the striate cortex. Vision Res 25:441-452
54. Duncan J, Humphreys G, Ward R (1997) Competitive brain activity in visual attention. Curr Opin Neurobiol 7:255-261
55. Kahneman D, Treisman A (1984) Changing views of attention and automaticity. In: Parasuraman R, Davies DR (eds) Varieties of attention. Academic Press, Orlando, FL, pp 29-61
56. Posner MI, Petersen SE (1990) The attention system of the human brain. Annu Rev Neurosci 13:25-42
57. Posner MI, Dehaene S (1994) Attentional networks. Trends Neurosci 17:75-79
58. Mack A, Rock I (1998) Inattentional blindness. MIT Press, Cambridge, MA
59. Neisser U, Becklen P (1975) Selective looking: attending to visually superimposed events. Cogn Psychol 7:480-494
60. Rock I, Gutman D (1981) The effect of inattention on form perception. J Exp Psychol Hum Percept Perform 7:275-285
61. Kanwisher N, Wojciulik E (2000) Visual attention: insights from brain imaging. Nat Rev Neurosci 1:91-100
62. Kastner S, De Weerd P, Desimone R, Ungerleider LG (1998) Mechanisms of directed attention in the human extrastriate cortex as revealed by functional MRI. Science 282:108-111
63. Wojciulik E, Kanwisher N, Driver J (1998) Covert visual attention modulates face-specific activity in the human fusiform gyrus: fMRI study. J Neurophysiol 79:1574-1578

64. Connor CE, Gallant JL, Preddie DC, Van Essen DC (1996) Responses in area V4 depend on the spatial relationship between stimulus and attention. J Neurophysiol 75:1306-1308
65. Connor CE, Preddie DC, Gallant JL, Van Essen DC (1997) Spatial attention effects in macaque area V4. J Neurosci 17:3201-3214
66. Luck SJ, Chelazzi L, Hillyard SA, Desimone R (1997) Neural mechanisms of spatial selective attention in areas V1, V2, and V4 of macaque visual cortex. J Neurophysiol 77:24-42
67. McAdams CJ, Maunsell JH (1999) Effects of attention on orientation-tuning functions of single neurons in macaque cortical area V4. J Neurosci 19:431-441
68. Sinclair RJ, Burton H (1993) Neuronal activity in the second somatosensory cortex of monkeys (Macaca mulatta) during active touch of gratings. J Neurophysiol 70:331-350
69. Kastner S, Ungerleider LG (2000) Mechanisms of visual attention in the human cortex. Annu Rev Neurosci 23:315-341
70. Maunsell JH (1995) The brain's visual world: representation of visual targets in cerebral cortex. Science 270:764-769
71. Globisch J, Hamm AO, Esteves F, Ohman A (1999) Fear appears fast: temporal course of startle reflex potentiation in animal fearful subjects. Psychophysiology 36:66-75
72. Lang PJ, Bradley MM, Cuthbert BN (1998) Emotion and motivation: measuring affective perception. J Clin Neurophysiol 15:397-408
73. Öhman A, Esteves F, Soares JJF (1995) Preparedness and preattentive associative learning: electrodermal conditioning to masked stimuli. J Psychophysiol 9:99-108
74. Wells A, Matthews G (1994) Attention and emotion: a clinical perspective. Lawrence Erlbaum, Hove, UK
75. Michael GA, Boucart M, Degreef JF, Godefroy O (2001) The thalamus interrupts topdown attentional control for permitting exploratory shiftings to sensory signals. Neuroreport 12:2041-2048
76. Morris JS, Ohman A, Dolan RJ (1999) A subcortical pathway to the right amygdala mediating "unseen" fear. Proc Natl Acad Sci USA 96:1680-1685
77. Vuilleumier P, Armony J, Driver J, Dolan R (2001) Effects of attention and emotion on face processing in the human brain: an event-related fMRI study. Neuron 30:829-841
78. Anderson AK, Christoff K, Panitz D, De Rosa E, Gabrieli JDE (2003) Neural correlates of the automatic processing of threat facial signals. J Neurosci 23:5627-5633
79. Pessoa L, McKenna M, Gutierrez E, Ungerleider LG (2002) Neural processing of emotional faces requires attention. Proc Natl Acad Sci USA 99:11458-11463
80. Lavie N (1995) Perceptual load as a necessary condition for selective attention. J Exp Psychol Hum Percept Perform 21:451-468
81. Leonard CM, Rolls ET, Wilson FA, Baylis GC (1985) Neurons in the amygdala of the monkey with responses selective for faces. Behav Brain Res 15:159-176
82. Ro T, Russell C, Lavie N (2001) Changing faces: a detection advantage in the flicker paradigm. Psychol Sci 12:94-99
83. Holland PC, Gallagher M (1999) Amygdala circuitry in attentional and representational processes. Trends Cogn Sci 3:65-73
84. Carnes KM, Fuller TA, Price JL (1990) Sources of presumptive glutamatergic/aspartatergic afferents to the magnocellular basal forebrain in the rat. J Comp Neurol 302:824-852

85. Grove EA (1988) Efferent connections of the substantia innominata in the rat. J Comp Neurol 277:347-364
86. Price JL, Amaral DG (1981) An autoradiographic study of the projections of the central nucleus of the monkey amygdala. J Neurosci 1:1242-1259
87. Aston-Jones G, Rajkowski J, Kubiak P, Valentino RJ, Shipley MT (1996) Role of the locus coeruleus in emotional activation. Prog Brain Res 107:379-402
88. Armony JL, Dolan RJ (2002) Modulation of spatial attention by fear-conditioned stimuli: an event-related fMRI study. Neuropsychologia 40:817-826
89. Posner MI (1980) Orienting of attention. Q J Exp Psychol 32:3-25
90. Armony JL, Dolan RJ (2001) Modulation of auditory neural responses by a visual context in human fear conditioning. Neuroreport 12:3407-3411
91. Mogg K, Millar N, Bradley BP (2000) Biases in eye movements to threatening facial expressions in generalized anxiety disorder and depressive disorder. J Abnorm Psychol 109:695-704
92. Heuer F, Reisberg D (1990) Vivid memories of emotional events: the accuracy of remembered minutiae. Mem Cognit 18:496-506
93. Cahill L, Haier RJ, Fallon J, Alkire MT, Tang C, Keator D, Wu J, McGaugh JL (1996) Amygdala activity at encoding correlated with long-term, free recall of emotional information. Proc Natl Acad Sci USA 93:8016-8021
94. Hamann S, Ely T, Grafton S, Kilts C (1999) Amygdala activity related to enhanced memory for pleasant and aversive stimuli. Nat Neurosci 2:289-293
95. Buchanan TW, Denburg NL, Tranel D, Adolphs R (2001) Verbal and nonverbal emotional memory following unilateral amygdala damage. Learn Mem 8:326-335
96. Markowitsch HJ, Calabrese P, Wurker M, Durwen HF, Kessler J, Babinsky R, Brechtelsbauer D, Heuser L, Gehlen W (1994) The amygdala's contribution to memory: a study on two patients with Urbach-Wiethe disease. Neuroreport 5:1349-1352
97. Adolphs R, Cahill L, Schul R, Babinsky R (1997) Impaired declarative memory for emotional material following bilateral amygdala damage in humans. Learn Mem 4:291-300
98. Cahill L, Babinsky R, Markowitsch H, McGaugh J (1995) The amygdala and emotional memory. Nature 377:295-296
99. Phelps EA, LaBar KS, Spencer DD (1997) Memory for emotional words following unilateral temporal lobectomy. Brain Cognit 35:85-109
100. Adolphs R, Tranel D, Denburg N (2000) Impaired emotional declarative memory following unilateral amygdala damage. Learn Mem 7:180-186
101. Richardson MP, Strange BA, Dolan RJ (2004) Encoding of emotional memories depends on amygdala and hippocampus and their interactions. Nat Neurosci 7:278-285
102. Cahill L, Haier R, White N, Fallon J, Kilpatrick L, Lawrence C, Potkin S, Alkire M (2001) Sex-related difference in amygdala activity during emotionally influenced memory storage. Neurobiol Learn Mem 75:1-9
103. Wager T, Phan K, Liberzon I, Taylor S (2003) Valence, gender, and lateralization of functional brain anatomy in emotion: a meta-analysis of findings from neuroimaging. Neuroimage 19:513-531
104. Zald DH (2003) The human amygdala and the emotional evaluation of sensory stimuli. Brain Res Rev 41:88-123
105. Canli T, Zhao Z, Desmond JE, Glover GH, Gabrieli JD (1999) fMRI identifies a network of structures correlated with retention of positive and negative emotional memory. Psychobiology 27:441-452

106. Canli T, Zhao Z, Brewer J, Gabrieli JDE, Cahill L (2000) Event-related activation in the human amygdala associates with later memory for individual emotional experience. J Neurosci 20:RC99
107. Canli T, Desmond JE, Zhao Z, Gabrieli JDE (2002) Sex differences in the neural basis of emotional memories. Proc Natl Acad Sci USA 99:10789-10794
108. Strange BA, Dolan RJ (2004), β-Adrenergic modulation of emotional memory-evoked human amygdala and hippocampal responses. Proc Natl Acad Sci USA 101:11454-11458
109. Buckner RL, Kelley WM, Petersen SE (1999) Frontal cortex contributes to human memory formation. Nat Neurosci 2:311-314
110. Erk S, Kiefer M, Grothe J, Wunderlich AP, Spitzer M, Walter H (2003) Emotional context modulates subsequent memory effect. Neuroimage 18:439-447
111. Sharot T, Delgado MR, Phelps EA (2004) How emotion enhances the feeling of remembering. Nat Neurosci 7:1376-1380
112. Dolcos F, LaBar KS, Cabeza R (2005) Remembering one year later: role of the amygdala and the medial temporal lobe memory system in retrieving emotional memories. Proc Natl Acad Sci USA 102:2626-2631
113. Taylor S, Liberzon I, Fig L, Decker L, Minoshima S, Koeppe R (1998) The effect of emotional content on visual recognition memory: a PET activation study. Neuroimage 8:188-197
114. Cahill L, Weinberger N, Roozendaal B, McGaugh J (1999) Is the amygdala a locus of "conditioned fear"? Some questions and caveats. Neuron 23:227-228
115. McGaugh J (2002) Memory consolidation and the amygdala: a systems perspective. Trends Neurosci 25:456
116. Fanselow M, LeDoux JE (1999) Why we think plasticity underlying Pavlovian fear conditioning occurs in the basolateral amygdala. Neuron 23:229-232
117. Packard M, Teather L (1998) Amygdala modulation of multiple memory systems: hippocampus and caudate-putamen. Neurobiol Learn Mem 69:163-203
118. Tabert M, Borod J, Tang C, Lange G, Wei T, Johnson R, Nusbaum A, Buchsbaum M (2001) Differential amygdala activation during emotional decision and recognition memory tasks using unpleasant words: an fMRI study. Neuropsychologia 39:556-573
119. Quirk GJ, Armony JL, LeDoux JE (1997) Fear conditioning enhances different temporal components of tone-evoked spike trains in auditory cortex and lateral amygdala. Neuron 19:613-624
120. Maren S (2003) The amygdala, synaptic plasticity, and fear memory. Ann N Y Acad Sci 985:106-113
121. Fanselow MS, Gale GD (2003) The amygdala, fear, and memory. Ann N Y Acad Sci 985:125-134
122. Dolan RJ, Lane R, Chua P, Fletcher P (2000) Dissociable temporal lobe activations during emotional episodic memory retrieval. Neuroimage 11:203-209
123. Maratos E, Dolan R, Morris J, Henson R, Rugg M (2001) Neural activity associated with episodic memory for emotional context. Neuropsychologia 39:910-920
124. Smith APR, Henson RNA, Dolan RJ, Rugg MD (2004) fMRI correlates of the episodic retrieval of emotional contexts. Neuroimage 22:868-878
125. Kensinger EA, Schacter DL (2005) Retrieving accurate and distorted memories: neuroimaging evidence for effects of emotion. Neuroimage 27:167-177

126. Sergerie K, Lepage M, Armony JL (2005) A face to remember: emotional expression modulates prefrontal activity during memory formation. Neuroimage 24:580-585
127. De Olmos JS (2004) Amygdala. In: Paxinos G, Mai J (eds) The human nervous system, 2nd edn. Elsevier Academic, San Diego, CA, pp 739-868
128. Sergerie K, Lepage M, Armony JL (2006) A process-specific lateralization of the human amygdala in emotional memory. J Cogn Neurosci (in press)

Capitolo 5

Memorie emozionali inconsce ed emisfero destro

Guido Gainotti

Introduzione

Il problema dei possibili rapporti fra asimmetrie emisferiche ed aspetti del modello psicoanalitico della mente è stato ripetutamente affrontato nel secolo scorso. In un modo piuttosto arbitrario, potremmo anche dire che il problema è passato attraverso tre stadi distinti. Nel primo stadio, che si colloca approssimativamente nella prima parte del 20° secolo, autori orientati psicoanaliticamente, pur riconoscendo che alcuni fenomeni clinici potevano suggerire l'esistenza di rapporti privilegiati fra emisfero destro ed aspetti della teoria psicoanalitica, hanno sostanzialmente negato la specificità di questi rapporti. In un secondo periodo, caratterizzato dagli influenti lavori di Sperry e Coll. [1] sui pazienti con sezione delle commessure inter-emisferiche ('split-brain' patients), l'interesse che l'emisfero destro potrebbe avere per il pensiero psicoanalitico è stato riconosciuto esplicitamente. Questo è stato fatto, però, focalizzando l'attenzione più sugli aspetti cognitivi che non su quelli affettivi del funzionamento mentale ed attribuendo globalmente ai due emisferi cerebrali due grandi costrutti della teoria psicoanalitica, vale a dire quelli di "processo primario" e di "processo secondario" [2, 3]. Finalmente, in un periodo abbastanza recente, un influente articolo di Kandell [4] che sottolineava l'esigenza di stabilire rapporti più stretti fra psicoanalisi e neuroscienze, ha suggerito un nuovo modo di studiare i rapporti fra asimmetrie emisferiche e modello psicoanalitico della mente. Questo nuovo approccio suggeriva di prendere analiticamente in considerazione l'interesse che alcuni costrutti, sviluppati nell'ambito delle neuroscienze cognitive ed affettive, potrebbero avere per alcuni aspetti del modello psicoanalitico della mente. Nel presente capitolo cercherò, quindi, di prendere dapprima in considerazione alcuni aspetti dei primi due periodi di studio dei rapporti fra psicoanalisi ed emisfero destro, per passare poi ad esporre in modo più dettagliato un modello che cerca di integrare alcuni costrutti teorici delle neuroscienze rilevanti per la psicoanalisi (come quelli di "emozioni", di "elaborazioni inconsce" e di "memoria implicita") con aspetti dell'organizzazione funzionale dell'emisfero destro.

Primi incontri della psicoanalisi con il "problema dell'emisfero destro"

Potremmo dire che la psicoanalisi si scontrò per la prima volta con il "problema dell'emisfero destro" quando membri autorevoli della Società di Psicoanalisi, come Ferenczi [5] e Fenichel [6] o autori influenzati dal pensiero psicoanalitico, come Weinstein e Kahn [7] hanno preso consapevolezza della lateralizzazione somatica sinistra di fenomeni clinici inconsci ad alta valenza emotiva come i sintomi di conversione somatica e l'anosognosia per l'emiplegia.

Lateralizzazione dei sintomi di conversione

La lateralizzazione dei sintomi di conversione verrà considerata per prima per due ragioni: (a) l'importanza che gli studi sull'isteria avevano avuto nello sviluppo dei primi modelli freudiani della mente; (b) il fatto che cronologicamente la lateralizzazione sinistra dei sintomi di conversione somatica è stata la prima osservazione clinica che ha suggerito un ruolo cruciale dell'emisfero destro in fenomeni emozionali inconsci.

Già nella seconda metà del 19° secolo, autorevoli autori francesi, come Briquet [8], Pitres [9] e Gilles de la Tourette [10], avevano, infatti, notato che nei pazienti isterici i fenomeni di conversione riguardano più spesso il lato sinistro che non il lato destro del corpo. Riprendendo queste osservazioni, Ferenczi [5] affermò che "in generale lo stigma dell'anestesia si osserva sul lato sinistro del corpo" e Fenichel [6] aggiunse che i disturbi isterici di moto riguardano abitualmente l'emisoma sinistro. Questa prevalenza dei sintomi di conversione a carico della metà sinistra del corpo è stata recentemente confermata in condizioni ben controllate da numerosi autori [11-14] e può, pertanto, essere considerata come un fatto ben stabilito. Tuttavia, questa asimmetria dei sintomi di conversione non è stata considerata da Ferenczi e Fenichel come rivelatrice di uno speciale rapporto fra emisfero destro e fenomeni emozionali inconsci, ma come conseguenza dei fenomeni di prevalenza manuale e dei corrispondenti diversi livelli di attività dei due lati del corpo.

Più precisamente, Ferenczi [5] affermò che "la parte sinistra del corpo è 'a priori' più accessibile agli impulsi inconsci che non la destra, poiché quest'ultima è più protetta dalle influenze dell'inconscio dai maggiori livelli di attenzione-eccitamento di questa più attiva ed abile metà del corpo". Questa interpretazione, però, è stata recentemente criticata da Stern [11], che in uno studio ben controllato ha potuto dimostrare che un'alta proporzione di sintomi di conversione all'emilato sinistro si possono osservare in pazienti isterici sia destrimani che mancini. Questi dati dimostrano che le asimmetrie riscontrate nei sintomi di conversione dipendono dalla diversa organizzazione funzionale degli emisferi cerebrali e non dal diverso livello di attività delle due metà del corpo.

Lateralizzazione dell'anosognosia per gli arti di sinistra

Dal punto di vista storico, il problema dei rapporti fra emisfero destro, emozioni ed elaborazioni inconsce è stato sollevato dall'osservazione di Babinski [15] che alcuni pazienti con emiplegia sinistra ignorano o sembrano ignorare il grave deficit di moto da cui sono stati colpiti. Babinski denominò "anosognosia" questa condizione e sottolineò due aspetti dei pazienti anosognosici, che sono stati successivamente sviluppati nel contesto di interpretazioni diverse dell'anosognosia. Il primo aspetto, successivamente sottolineato da autori di orientamento psicodinamico, consisteva nel fatto che alcuni di questi pazienti avevano per molti anni temuto la condizione che essi ora apparentemente ignoravano. Il secondo, che anticipava concezioni contemporanee sul ruolo cruciale dell'emisfero destro nell'elaborazione delle emozioni, sottolineava il fatto che l'anosognosia per l'emiplegia riguarda quasi unicamente pazienti con lesioni dell'emisfero destro. Il contrasto, notato da Babinski [15], fra angoscia pre-morbosa di essere colpiti da emiplegia ed ignoranza dell'insorgenza di quest'ultima, suggeriva che meccanismi di difesa possano spingere i pazienti a negare una condizione che essi non sono in grado di accettare.

Questa interpretazione è stata ampiamente sviluppata da Weinstein e Kahn [7], che, in un'ampia ed influente serie di lavori, hanno interpretato l'anosognosia per l'emiplegia sinistra come un esempio di un molto più generale atteggiamento di denegazione nei confronti della malattia. Questo atteggiamento sarebbe caratterizzato dalle seguenti caratteristiche:

1. l'anosognosia non è mai un'entità isolata, ma si osserva sempre nel contesto di un disturbo generale del comportamento, in cui il paziente nega tutto ciò che sente come molto pericoloso per il proprio "Io";
2. il paziente con anosognosia è guidato nella propria rappresentazione simbolica del proprio corpo e dell'ambiente circostante dall'esigenza di "star bene";
3. molte forme simboliche (come la denegazione verbale, la confabulazione, la minimizzazione della disabilità o l'inattenzione per gli arti paralizzati) possono essere usate per esprimere questa esigenza;
4. caratteristiche di personalità possono influenzare sia la presenza di una "denegazione" che le forme simboliche in cui essa si esprime.

Il lavoro di Weinstein e Kahn è stato molto importante, perché ha fornito un'interpretazione psicodinamica convincente di un insieme di schemi comportamentali mostrati da pazienti cerebrolesi. Tuttavia, facendo riferimento a meccanismi psicodinamici generali, esso non ha potuto riconoscere la specificità dei rapporti fra emisfero destro e anosognosia per l'emiplegia, così come questa specificità era stata ignorata dall'interpretazione proposta da Ferenczi [5] della prevalenza dei sintomi di conversione per la metà sinistra del corpo. Nei loro primi incontri con il "problema emisfero destro", gli autori di orientamento psicoanalitico hanno pertanto ignorato la specificità dei rapporti fra emozioni ed emisfero destro, che altri studi stavano evidenziando a partire dalla seconda metà del secolo scorso.

La psicoanalisi e il modello dei pazienti a "cervello diviso"

Un rinnovato interesse della psicoanalisi per le asimmetrie emisferiche (ed in particolare per l'organizzazione funzionale dell'emisfero destro) è stato sollevato nella seconda parte del secolo scorso dai risultati degli studi condotti da Sperry e collaboratori (Bogen, Gazzaniga, Levy, Nebes, Trevarthen ed altri) su pazienti sottoposti ad intervento di disconnessione chirurgica dei due lati del cervello (commissurotomia) per impedire la generalizzazione di forme intrattabili di epilessia. I risultati di questi studi, che hanno ampiamente documentato la diversa specializzazione ed il diverso tipo di elaborazione delle informazioni tipico dell'uno e dell'altro emisfero cerebrale, hanno influenzato in due modi gli autori di orientamento psicoanalitico. Da un lato essi hanno permesso lo studio diretto di pazienti a "cervello diviso" per mezzo di concetti e tecniche di tipo psicoanalitico (ad es. [16]), mettendo in evidenza un impoverimento di sogni, fantasie e simbolizzazioni. Da un altro lato, essi hanno suggerito che alla "dualità" del cervello possa corrispondere una dualità della mente, in accordo con la distinzione, proposta da Freud nel suo *Progetto di una psicologia* [17] tra la percezione olistica di una "gestalt" e il pensiero logico e sequenziale legato al linguaggio. In particolare, Bogen [18], citando l'affermazione di Fenichel [6] secondo cui il "processo primario" si baserebbe su immagini visive concrete, mentre il "processo secondario" si baserebbe su parole, sottolineava le corrispondenze fra emisfero destro e processo primario e fra emisfero sinistro e processo secondario. Questa proposta ebbe molta influenza ed alcuni autori (ad es. [2, 3, 19]) cercarono di fornire un'interpretazione più critica e dettagliata della corrispondenza fra i processi primario e secondario e le specializzazioni cognitive degli emisferi destro e sinistro. Questo tentativo, tuttavia, non diede i risultati sperati per due ragioni principali. La prima era che sovrapporre i costrutti di processo primario e secondario rispettivamente agli emisferi destro e sinistro era probabilmente troppo globale. Lo sviluppo di modelli scientifici richiede una definizione analitica ed esplicita ed un'articolazione dettagliata dei costrutti da sottoporre a verifica empirica e questo non era il caso dei costrutti di "processo primario" e di "processo secondario".

La seconda ragione consisteva nel fatto che le asimmetrie emisferiche su cui si tentava di costruire la corrispondenza fra i processi primario e secondario e le specializzazioni cognitive degli emisferi destro e sinistro erano di natura soprattutto cognitiva. Questo trascurava, però, una serie di dati, raccolti negli stessi anni su pazienti con lesioni emisferiche focali e su soggetti sottoposti ad inattivazione farmacologica di un emisfero cerebrale, che mostravano che le differenze fra emisfero destro ed emisfero sinistro non erano limitate all'ambito cognitivo, ma si estendevano anche a quello emozionale. La presente rassegna dei rapporti fra psicoanalisi ed asimmetrie emisferiche, ed in particolare fra memorie emozionali inconsce ed emisfero destro, è basata soprattutto su quest'ultimo indirizzo di ricerca.

Osservazioni cliniche che hanno sollevato il problema delle asimmetrie emisferiche nel comportamento emozionale

I primi dati che hanno esplicitamente posto il problema di un'asimmetria emisferica nell'elaborazione delle emozioni sono stati raccolti da autori che hanno osservato una diversa risposta emozionale in pazienti sottoposti ad inattivazione farmacologica di uno e dell'altro emisfero cerebrale [20, 21].

Questi autori notarono che l'iniezione di un barbiturico ad azione rapida nella carotide sinistra produceva una "reazione depressivo-catastrofica", mentre l'inattivazione farmacologica dell'emisfero destro era seguita da una "reazione euforico-maniacale". Queste manifestazioni emozionali furono interpretate come dovute all'inattivazione di "centri cerebrali" ove erano rappresentati i due poli del tono dell'umore e che erano localizzati nei due emisferi cerebrali. Secondo questa interpretazione, le "reazioni depressivo-catastrofiche" dei cerebrolesi sinistri sarebbero dovute all'inattivazione di un "centro per le emozioni positive" situato nell'emisfero sinistro, mentre le "reazioni euforico-maniacali" dei cerebrolesi destri sarebbero dovute all'inattivazione di un "centro per le emozioni negative" situato nell'emisfero destro.

Alcuni anni dopo potei confermare parzialmente queste osservazioni, analizzando sistematicamente il comportamento emozionale mostrato da pazienti con lesioni focali mono-emisferiche durante l'esame neuropsicologico [22, 23]. Una "reazione catastrofica" fu, infatti, tipicamente osservata nei pazienti con lesione emisferica sinistra (ed afasia), mentre "manifestazioni di indifferenza" furono abitualmente notate nei pazienti con lesione emisferica destra. Un'analisi più accurata del contesto clinico e delle caratteristiche qualitative di queste due forme di reazione emozionale mi spinsero, però, a rifiutare l'equivalenza proposta dagli autori precedentemente citati fra "reazione catastrofica" e depressione endogena e fra "manifestazioni di indifferenza" e stato euforico-maniacale. Le reazioni catastrofiche erano, infatti, osservate abitualmente nel contesto di una severa afasia di Broca ed erano scatenate da ripetuti frustranti tentativi di esprimersi verbalmente. Sembrava, quindi, giustificato considerarle come forme drammatiche, ma psicologicamente appropriate, di reazione a un evento catastrofico, piuttosto che non come forme "biologiche" di depressione. D'altra parte le "manifestazioni di indifferenza" dei cerebrolesi destri consistevano più in una tendenza all'apatia ed alle battute di spirito inappropriate che non in manifestazioni di euforia o di eccitamento. Inoltre, esse si accompagnavano spesso ad altri comportamenti paradossali, come la tendenza a negare (anosognosia) o a minimizzare l'emiplegia, le espressioni caricaturali di ostilità nei confronti degli arti paralizzati (misoplegia) o l'attribuzione ad altri di questi ultimi (somatoparafrenia). Complessivamente, questo insieme di dati comportamentali suggeriva più una reazione abnorme ed inappropriata a un evento drammatico che non uno spostamento verso l'euforia del tono dell'umore.

Per spiegare il contrasto fra il diverso comportamento emozionale dei pazienti con lesioni destre e sinistre, avanzai, pertanto, l'ipotesi di una dominanza dell'emisfero destro per le funzioni emozionali, analoga alla dominanza dell'emisfero sinistro per il linguaggio. Secondo questa interpretazione, la reazione emozionale dei pazienti con lesioni sinistre sarebbe spesso drammatica, ma appropriata, perché si basa sull'integrità dell'emisfero destro, che gioca un ruolo fondamentale nell'elaborazione delle emozioni. La reazione emozionale sarebbe, invece, inappropriata nei cerebrolesi destri, poiché la lesione danneggia strutture criticamente coinvolte nell'elaborazione emozionale. Nel loro insieme, quindi, le prime osservazioni cliniche che hanno posto il problema delle asimmetrie emisferiche nella rappresentazione corticale delle emozioni hanno anche suggerito i due modelli di lateralizzazione emozionale che sono ancor oggi considerati come i più importanti in quest'area. Questi modelli formulano le ipotesi: (a) di una "diversa specializzazione emisferica" per le emozioni positive e negative e (b) di una "generale dominanza dell'emisfero destro" per le emozioni. Nel corso dei decenni successivi vari autori hanno proposto versioni leggermente modificate di ognuno di questi modelli. Ad esempio, l'ipotesi di una diversa specializzazione emisferica per le emozioni positive e negative è stata considerata valida da Davidson [24, 25] solo per il versante dell'espressione emozionale. Infatti, secondo le più recenti versioni di questo modello, soltanto la produzione (ma non la comprensione) delle emozioni sarebbero lateralizzate nelle porzioni più anteriori dell'emisfero destro (emozioni negative) e del sinistro (emozioni positive). Un'analisi critica di questi nuovi modelli richiede, tuttavia, un'illustrazione teoricamente motivata del sistema emozionale, della sua architettura funzionale e dei suoi rapporti con il sistema cognitivo. Un'esposizione di questi modelli teorici, necessari per comprendere i più recenti sviluppi dei costrutti relativi alle asimmetrie emisferiche nella rappresentazione delle emozioni costituirà, perciò, l'obiettivo della prossima sezione di questo capitolo.

La natura delle emozioni e il rapporto fra sistema emozionale e sistema cognitivo

Dal punto di vista biologico, le emozioni costituiscono un sistema adattativo multi-componenziale, la cui architettura funzionale si è modificata nel corso della filogenesi, evolvendo da schemi comportamentali innati e molto primitivi di sopravvivenza fino a schemi di attività sociale evoluti e complessi, appresi nel corso dello sviluppo individuale e notevolmente integrati con il sistema cognitivo. La natura adattativa sia del sistema emozionale che del sistema cognitivo è stata proposta da Oatley e Johnson-Laird [26], i quali hanno affermato che, per far fronte a un ambiente complesso e parzialmente imprevedibile e per selezionare le modalità più appropriate di risposta, l'organismo dispone di due sistemi operativi: 1) il sistema emozionale; 2) il sistema cognitivo. Il primo è considerato come un sistema di emergenza, capace di interrompere l'azione in corso per selezionare rapidamente un nuovo schema operativo; il secondo è un sistema molto più complesso ed evoluto, ma richiede molto più tempo per svolgere il proprio compito. Fra il sistema emozionale e quello cognitivo esistono sia analogie architettonico-strutturali che differenze funzionali.

Le analogie strutturali dipendono dal fatto che entrambi i sistemi basano la loro attività sul lavoro integrato di componenti che devono: a) sorvegliare l'ambiente esterno; b) analizzare le informazioni ambientali per valutare il loro significato; c) selezionare lo schema di risposta più appropriato; d) archiviare tutte queste informazioni in adeguati sistemi di memoria. Le differenze funzionali, che riguardano il modo in cui ogni sistema tratta le informazioni sensoriali e seleziona specifici schemi di risposta, dipendono, d'altro lato, dal diverso scopo e dalla diversa logica dei due sistemi.

Componenti principali del sistema emozionale

L'analisi dei dati sensoriali è compiuta in modo diverso da parte del sistema emozionale e di quello cognitivo, poiché per il primo una rapida valutazione di dati sensoriali grossolanamente analizzati è sufficiente per decidere se una situazione ambientale ha un significato emozionale (piacevole o pericoloso) per l'individuo, mentre per il secondo è necessaria un'analisi esaustiva di dati compiutamente elaborati.

Ugualmente diversi sono gli *schemi di azione* innescati dai processi di valutazione emozionale e cognitiva. Quelli attivati dal processo di valutazione emozionale sono automaticamente selezionati fra un piccolo numero di schemi operativi innati, che corrispondono a situazioni ambientali di grande importanza per la sopravvivenza della specie e tipicamente comprendono un importante coinvolgimento del sistema nervoso vegetativo e specifiche componenti espressivo-comunicative. D'altra parte, quelli selezionati dal sistema cognitivo consistono di piani strategici controllati, che non includono una intrinseca componente espressivo-comunicativa e non richiedono una concomitante forte attivazione del sistema nervoso autonomo.

Molto diversi sono infine i *meccanismi di apprendimento* usati dal sistema emozionale e da quello cognitivo, poiché l'apprendimento emozionale è basato sostanzialmente su meccanismi inconsci di condizionamento, mentre il sistema cognitivo utilizza meccanismi di apprendimento consapevoli e controllati, per inserire nuove informazioni nell'archivio della memoria dichiarativa.

Organizzazione gerarchica del sistema emozionale

La precedente descrizione del sistema emozionale come un sistema adattativo di emergenza, indipendente dal (e parallelo al) sistema cognitivo si riferisce soprattutto alle forme più semplici di comportamento ed alle fasi più precoci dello sviluppo emozionale, poiché i sistemi emozionale e cognitivo diventano sempre più interconnessi nel corso dello sviluppo filogenetico ed ontogenetico e la complessità delle emozioni evolve conseguentemente. Queste ragioni hanno sollecitato la costruzione di modelli evolutivi gerarchicamente organizzati delle emozioni, tendenti a spiegare come emozioni complesse si possano formare partendo da quelle più semplici e come le componenti più evolute (ed orientate cognitivamente) di questa struttura tengano sotto controllo le parti inferiori e più primitive del sistema emozionale. In particolare, Leventhal [27-28] ha proposto un modello evolutivo, che distingue all'interno delle emozioni tre livelli funzionali, denominati rispettivamente: a) livello sensomotorio; b) livello schematico; c) livello concettuale.

Il *livello sensomotorio* consiste di un insieme di programmi espressivo-motori innati, che sono automaticamente innescati da un certo numero di stimoli ed includono componenti di attivazione motoria e vegetativa, associate alle corrispondenti sensazioni soggettive interne. Durante lo sviluppo dell'individuo, questi programmi innati ed universali sono collegati, grazie a meccanismi di apprendimento condizionato, a situazioni dell'esperienza individuale, dando luogo agli "schemi emozionali", che costituiscono le unità del secondo *livello schematico* dell'elaborazione emozionale. Questi "schemi emozionali" corrispondono alle emozioni spontanee e sono accompagnati dai vissuti soggettivi emozionali, che danno a questi schemi il marchio della "vera emozione". L'ultimo stadio di questo modello è il *livello concettuale*, che si basa su meccanismi di apprendimento dichiarativo consapevole e non contiene esemplari di concrete esperienze emozionali, ma nozioni astratte sulle emozioni e sulle norme sociali che ne permettono l'espressione. L'attivazione di queste rappresentazioni non è pertanto accompagnata da alcun vissuto emozionale soggettivo.

Modelli di lateralizzazione emozionale basati sulla natura componenziale e sull'organizzazione gerarchica delle emozioni

In una precedente sezione di questo capitolo ho affermato che due sono i modelli generali di lateralizzazione emisferica delle emozioni attualmente considerati come i più rilevanti da vari autori: a) il modello di una diversa specializzazione emisferica per le emozioni positive e negative; b) il modello che ipotizza una "generale dominanza dell'emisfero destro" per le emozioni. In realtà, la grande maggioranza degli studi condotti su soggetti normali o su pazienti con lesioni cerebrali mono-emisferiche hanno fornito dati a favore dell'ipotesi secondo cui l'emisfero destro svolgerebbe un ruolo critico nell'elaborazione di tutti i tipi di emozioni (vedi [29] e [30] per maggiori dettagli). Nel presente capitolo focalizzerò pertanto la mia attenzione sulla seconda ipotesi, prendendo separatamente in esame 1) gli studi che hanno documentato una superiorità dell'emisfero destro per componenti specifiche delle emozioni; 2) quelli che hanno cercato di collegare le asimmetrie emisferiche con l'organizzazione gerarchica delle emozioni.

Studi che hanno documentato un ruolo critico dell'emisfero destro in specifiche componenti delle emozioni

Numerosi autori hanno documentato una superiorità emisferica destra per componenti specifiche delle emozioni, come:

- la comunicazione delle emozioni attraverso diversi canali espressivi mimici e vocali;
- le componenti vegetative della risposta emozionale;
- l'esperienza soggettiva delle emozioni;
- i processi di condizionamento emozionale inconscio.

Ognuna di queste linee di ricerca verrà presa sommariamente in considerazione nei paragrafi che seguono.

Emisfero destro ed aspetti comunicativi delle emozioni

La comprensione e l'espressione delle emozioni elementari (gioia e tristezza, paura e rabbia, disgusto e sorpresa) attraverso i canali mimico-facciale e prosodico-vocale della comunicazione emozionale sono state estesamente studiate sia nei pazienti cerebrolesi (PCL) che nei soggetti normali (vedi [31] e [32] per maggiori dettagli). Gli studi condotti sui PCL hanno sistematicamente mostrato che i pazienti con lesioni emisferiche destre sono più compromessi sia nel riconoscere le emozioni espresse attraverso la mimica facciale o il tono della voce che nella capacità di comunicare emozioni attraverso gli stessi canali espressivi [33, 34]. D'altra parte, studi condotti su soggetti normali hanno permesso un controllo più accurato dell'ipotesi di una diversa specializzazione emisferica per le emozioni positive e negative, ottenendo dati che sono in accordo molto più con il modello che ipotizza una "generale dominanza dell'emisfero destro" per le emozioni, che non con quello che postula una diversa specializzazione emisferica per le emozioni positive e negative (vedi [35] per maggiori dettagli). I risultati di queste ricerche hanno indotto Ross [36, 37] ad ipotizzare che la specializzazione funzionale dell'emisfero destro non riguardi primitivamente le funzioni emozionali, ma piuttosto la comunicazione non-verbale e che i disturbi emozionali osservati in questi pazienti riflettano soprattutto la loro incapacità a comprendere ed emettere messaggi emozionali. Questa interpretazione è però in contrasto sia con le caratteristiche qualitative (precedentemente descritte) delle "manifestazioni di indifferenza" dei cerebrolesi destri che con i risultati degli studi riguardanti le asimmetrie nella risposta vegetativo-autonomica agli stimoli emotigeni e nell'esperienza soggettiva delle emozioni, che riassumeremo nei prossimi paragrafi di questa sezione.

L'emisfero destro e le componenti vegetative della risposta emozionale

Tre linee di ricerca hanno preso in esame il problema delle asimmetrie emisferiche nella risposta vegetativo-autonomica agli stimoli emotigeni. Queste linee di ricerca hanno separatamente esaminato:

- i correlati psico-fisiologici dell'attivazione emozionale nei PCL con lesioni destre e sinistre;
- i correlati psico-fisiologici delle attivazioni emozionali circoscritte a un emisfero cerebrale nei soggetti normali;
- le asimmetrie emisferiche nel controllo simpatico e parasimpatico del miocardio (vedi [29] e [38] per maggiori dettagli). Le ricerche condotte nei PCL con lesioni emisferiche focali hanno sistematicamente dimostrato che un'importante riduzione dell'attivazione vegetativa conseguente alla presentazione di stimoli emotigeni si osservava nei soli pazienti con lesioni emisferiche destre [39-41]. In accordo con questi dati, gli studi condotti sui soggetti normali hanno mostrato che le risposte psico-fisiologiche più intense si osservavano dopo presentazione di materiale emotigeno all'emisfero destro [42, 43]. Nel loro insieme, questi dati ben si accordano con l'ipotesi di una dominanza generale dell'emisfero destro per le funzioni vegetative, ed in particolare per le attività del sistema simpatico, che sono intimamente legate con le "funzioni di emergenza" attribuite al sistema emozionale.

L'emisfero destro e l'esperienza soggettiva delle emozioni

Risultati indicativi di un ruolo cruciale dell'emisfero destro nell'esperienza soggettiva delle emozioni sono stati ottenuti, tra gli altri, da Mammucari e Coll. [44] in pazienti con lesioni emisferiche destre e da Wittling e Roschmann [45] in soggetti normali. Mammucari e Coll. [44] notarono che durante la presentazione di un filmato molto sgradevole i soggetti normali ed i cerebrolesi sinistri tendevano a distogliere lo sguardo dallo schermo, essendo incapaci di sopportare scene talmente crude, mentre i pazienti con lesioni emisferiche destre, essendo più emozionalmente indifferenti, non sentivano il bisogno di allontanare lo sguardo dallo schermo. D"altra parte, Wittling e Roschmann [45], usando una tecnica di presentazione lateralizzata di scene emozionali a soggetti normali, hanno dimostrato che l'esperienza soggettiva delle emozioni era più intensa quando la scena era presentata all'emisfero destro anziché all'emisfero sinistro.

L'emisfero destro e i processi di condizionamento emozionale

Alcuni autori (ad es. [46, 47]) hanno suggerito su basi teoriche un maggior coinvolgimento dell'emisfero destro nel condizionamento pavloviano a stimoli emotigeni. Questo suggerimento è stato confermato da Johnsen e Hugdahl [48, 49] i quali hanno mostrato che, dopo presentazione lateralizzata di un'espressione facciale emozionale associata ad uno shock elettrico, una resistenza molto maggiore all'estinzione si osservava quando la faccia emozionalmente condizionata era stata presentata all'emisfero destro che non quando essa era stata mostrata all'emisfero sinistro.

Modelli di lateralizzazione emozionale basati sull'organizzazione gerarchica delle emozioni

L'insieme dei dati esposti nella sezione precedente ha chiaramente documentato una dominanza dell'emisfero destro per diverse componenti delle emozioni. Alcuni autori hanno però suggerito che la lateralizzazione emisferica delle emozioni potrebbe riguardare non solo alcune componenti, ma anche l'organizzazione gerarchica delle emozioni. Ad es. Lamendella [50], Buck [51], Rinn [52] e Gainotti, Caltagirone e Zoccolotti [53] hanno suggerito che le due metà dell'encefalo potrebbero giocare un ruolo diverso in livelli diversi delle emozioni. Più precisamente, questi autori hanno affermato che l'emisfero destro potrebbe essere più coinvolto nelle componenti automatiche espressive e vegetative delle emozioni (corrispondenti al livello "schematico" del modello di Leventhal), mentre l'emisfero sinistro potrebbe svolgere un ruolo primario in funzioni di controllo e di modulazione delle reazioni emozionali spontanee (corrispondenti al livello "concettuale" di Leventhal). Due linee indipendenti di ricerca supportano l'ipotesi che l'emisfero sinistro giochi un ruolo critico in funzioni di controllo emozionale. La prima consiste nell'osservazione che i pazienti con lesioni sinistre mostrano spesso un'eccessiva reattività emozionale, che riguarda sia gli aspetti espressivo-motori [23, 54-56] che le componenti vegetative [39, 41] della risposta emozionale: Queste osservazioni suggeriscono che, almeno in un sottogruppo di pazienti con lesione emisferica sinistra, il deficit di controllo corticale possa provocare un'accentuazione sia delle componenti autonomico-vegetative che di quelle espressivo-comportamentali della risposta emozionale. La seconda riguarda il fatto che, secondo alcuni autori (ad es. [57, 58]) nei soggetti normali si osserverebbe una maggiore espressività emozionale dell'emifaccia sinistra soprattutto per le emozioni negative, ma non per il sorriso o per altre emozioni positive. Questa osservazione era stata interpretata dai sostenitori di una diversa specializzazione emisferica per le emozioni positive e negative come un supporto per le loro tesi, ma Etcoff [59] ha fatto notare che il sorriso differisce dalle altre espressioni emozionali non solo per la sua valenza positiva, ma anche perché si tratta dell'espressione facciale più spesso usata intenzionalmente per scopi di comunicazione sociale.

La maggior asimmetria espressiva facciale per le emozioni negative potrebbe, quindi, essere dovuta sia al maggior uso intenzionale da parte dell'emisfero sinistro dell'apparato espressivo della metà destra del volto a scopi comunicativi, sia alla maggior inibizione esercitata dall'emisfero sinistro su questa metà della faccia nell'espressione esplicita di emozioni negative, che non dovrebbero essere comunicate socialmente [51, 52].

Il modello che ipotizza un ruolo critico dell'emisfero destro nel livello "schematico" e dell'emisfero sinistro nel livello "concettuale" di elaborazione emozionale ben si accorda con altri modelli generali di lateralizzazione funzionale nel cervello umano. Questi modelli riguardano:

a) il ruolo prevalente dell'emisfero sinistro in funzioni cognitive e di controllo;
b) la maggior importanza dell'emisfero destro in altri tipi di attività automatiche.

Per quanto riguarda l'importanza dell'emisfero sinistro in funzioni cognitive e di controllo, mi limiterò a citare il pensiero di Luria [60] ed alcuni recenti studi di Gazzaniga e Coll. [61, 62]. Secondo Luria [60], lo sviluppo nell'emisfero sinistro delle funzioni linguistiche ha grandemente aumentato non soltanto le abilità concettuali, ma anche quelle di controllo svolte da questo emisfero, a causa del ruolo di regolazione svolto dal linguaggio in vari ambiti del comportamento umano. Queste affermazioni teoriche sono confermate dai risultati ottenuti da Gazzaniga e Coll. [61, 62], studiando varie abilità dell'emisfero destro e del sinistro in pazienti "split-brain". L'emisfero sinistro si mostrava, infatti, sorprendentemente superiore al destro non soltanto in compiti linguistici, ma anche nella soluzione di problemi non-verbali, che richiedevano organizzazione e funzioni di controllo.

D'altra parte, l'ipotesi di un prevalente coinvolgimento dell'emisfero destro in altri tipi di attività automatiche ben si accorda con l'interpretazione che Gainotti [63, 64] ha recentemente proposto della sindrome di eminegligenza spaziale tipica delle lesioni emisferiche destre. Questo autore ha, infatti mostrato che numerose linee di ricerca convergono nel suggerire che l'eminegligenza spaziale possa essere dovuta a un selettivo disturbo dei meccanismi di orientamento automatico dell'attenzione spaziale. Egli ha pertanto proposto che le componenti automatiche e controllate dei meccanismi di orientamento spaziale dell'attenzione possano essere sottese rispettivamente dall'emisfero destro e dal sinistro. Funzionamento automatico e controllo intenzionale sarebbero, dunque, caratteristici degli emisferi destro e sinistro sia nell'orientamento spaziale dell'attenzione che nell' elaborazione emozionale.

Rapporti fra le dicotomie "inconscio vs conscio" ed "automatico vs controllato"

Per più di un secolo, nonostante le scoperte di Freud e in parte a causa dell'influenza che i modelli behavioristici avevano avuto sui paradigmi di ricerca, la psicologia accademica ha ignorato o perfino negato la possibilità che la "coscienza" possa costituire un argomento rispettabile di ricerca scientifica. Per questa ragione, i dati sperimentali che mostravano che eventi psicologici possono essere elaborati inconsapevolmente incontrarono notevoli resistenze. Anche i dati raccolti agli inizi degli anni cinquanta dalla corrente del "New Look on Perception', che affermavano aver dimostrato influenze inconsce sui processi percettivi (ad es. [65]) furono sottoposti a una severa valutazione critica. Per scavalcare alcune obiezioni metodologiche rivolte a questi studi, Lazarus e McCleary [66] proposero un paradigma di condizionamento, che è stato in seguito estensivamente sviluppato e che consisteva nel dimostrare una risposta psico-galvanica nei confronti di parole condizionate non riconosciute consapevolmente. In anni più recenti, questa tecnica è stata estensivamente usata da Ohman e Coll., sia nell'ambito della ricerca di base che per studiare asimmetrie emisferiche in processi emozionali, ed i risultati di queste ricerche sono stati sintetizzati da Ohmans e Wiens [67]. Questi autori usarono una tecnica di mascheramento retroattivo (backward masking), vale a dire la breve presentazione di uno stimolo condizionato ("a"), seguito dalla prolungata presentazione di uno stimolo mascherante ("b"), per determinare un'attivazione emozionale inconscia. Marcel [68] ha, infatti, mostrato che, anche se lo stimolo ("a") non può accedere a livello di coscienza, esso subisce, comunque, una profonda elaborazione e che questo processo può automaticamente attivare una parziale risposta, prima che lo stimolo mascherante ("b") renda impossibile un trattamento più elaborato. Con questa metodologia, alcuni autori hanno dimostrato che stimoli emozionali inconsci possono innescare sia una risposta vegetativa [69], che una risposta mimica facciale registrabile elettromiograficamente [70]. Vedremo in una successiva sezione di questo capitolo che Ohman e Coll. [71] hanno anche documentato, con un esperimento di neuroimaging funzionale, basato sulla stessa metodologia, un ruolo cruciale dell'emisfero destro in questa forma inconscia di apprendimento emozionale.

Tornando dai problemi metodologici a quelli teorici, possiamo dire che il dibattito sui processi inconsci venne accelerato negli anni 60-70 dalla fine del behaviorismo e dall'avvento di una psicologia cognitiva basata su solide basi scientifiche, poiché i modelli di elaborazione dell'informazione richiedevano stadi di elaborazione inconscia [72]. In particolare, nelle ricerche sull'attenzione fu introdotta una distinzione fondamentale fra elaborazione automatica vs conscia [73] o automatica vs controllata [74] dell'informazione, poiché i processi automatici sono considerati come "non-richiedenti" e quelli controllati come notevolmente "richiedenti" dal punto di vista delle risorse cognitive. Questa distinzione fra processi automatici e controllati evidentemente mostra notevoli analogie con la distinzione fra processi mentali "inconsci" e "consci". Il modello che ipotizza un funzionamento emisferico destro soprattutto automatico ed uno emisferico sinistro soprattutto controllato assume, quindi, implicitamente un maggior coinvolgimento dell'emisfero destro nei processi inconsci e dell'emisfero sinistro in quelli consapevolmente mediati.

Emisfero destro e processi emozionali inconsci

Se il livello di elaborazione emozionale rappresentato nell'emisfero destro è soprattutto quello "schematico", allora una stimolazione emozionale rivolta selettivamente a questo emisfero dovrebbe provocare un'esperienza emozionale inconscia, attivando questi "schemi" in modo automatico ed inconsapevole. Questa predizione è stata confermata da dati ottenuti alcuni anni or sono, studiando in un paziente commissurotomizzato [75] ed in soggetti normali [76] la valutazione cognitiva e la risposta vegetativa alla presentazione di stimoli emozionali e non-emozionali, sub-liminari e sopra la soglia di consapevolezza, lateralizzati brevemente negli emicampi visivi destro e sinistro. Entrambi gli studi hanno, infatti, mostrato:

a) che soltanto l'emisfero destro è in grado di produrre una risposta vegetativa appropriata e selettiva alla presentazione di materiale emozionale; b) che in questo emisfero la generazione di una risposta vegetativa appropriata può non essere accompagnata da una valutazione cognitiva consapevole della natura dello stimolo presentato. Risultati in accordo con la stessa predizione sono stati ottenuti più recentemente da Morris, Ohman e Dolan [71], studiando con la PET (tomografia ad emissione di positroni) il meccanismo di una forma inconscia di apprendimento emozionale, in cui una faccia emozionale mascherata, sottoposta a un condizionamento avversivo, provocava una risposta emozionale inconscia. La presentazione della faccia mascherata condizionata emotivamente provocava una risposta neuronale significativa nell'amigdala di destra, ma non in quella di sinistra, mentre la presentazione non mascherata dello stesso stimolo aumentava l'attività neuronale dell'amigdala sinistra, ma non di quella destra. Gli autori concludono che l'amigdala destra gioca un ruolo fondamentale nelle forme inconsce e l'amigdala sinistra in quelle consapevoli di apprendimento emozionale. In un lavoro successivo gli stessi autori [77] hanno cercato di chiarificare i meccanismi attraverso cui potrebbe essere mediata la forma inconscia di condizionamento emozionale. Essi hanno tenuto conto, da un lato, del ruolo cruciale dell'amigdala nel condizionamento emozionale classico [78, 79] e, da un altro, dell'esistenza di due vie, una corticale ed una sotto-corticale [80-84] attraverso cui gli stimoli emotigeni potrebbero raggiungere l'amigdala (vedi [85] per ulteriori dettagli). Essi hanno analizzato separatamente la correlazione fra attività dell'amigdala destra e sinistra ed attività di altre importanti strutture sottocorticali durante la presentazione mascherata e non-mascherata della faccia condizionata emozionalmente. Durante la presentazione inconscia (mascherata) dello stimolo emozionalmente condizionato è stata evidenziato un aumento delle connessioni fra amigdala destra, pulvinar e collicolo superiore. Nessuna correlazione fra le stesse strutture sottocorticali e l'amigdala sinistra è stata, invece osservata in funzione del mascheramento della faccia emozionalmente condizionata. Morris e Coll. [77] concludono che stimoli emotigeni possono essere identificati, elaborati ed appresi a livello inconsapevole da sistemi sottocorticali dell'emisfero destro responsabili dell'apprendimento emozionale inconscio.

Bisogna, tuttavia, riconoscere che il condizionamento emozionale non è la sola forma di memoria emozionale che potrebbe essere preferenzialmente legata all'emisfero destro. Il sistema della memoria a lungo termine, di cui viene riportata in Figura 1 una rappresentazione schematica, è infatti un sistema complesso (o denota un insieme eterogeneo di modalità di

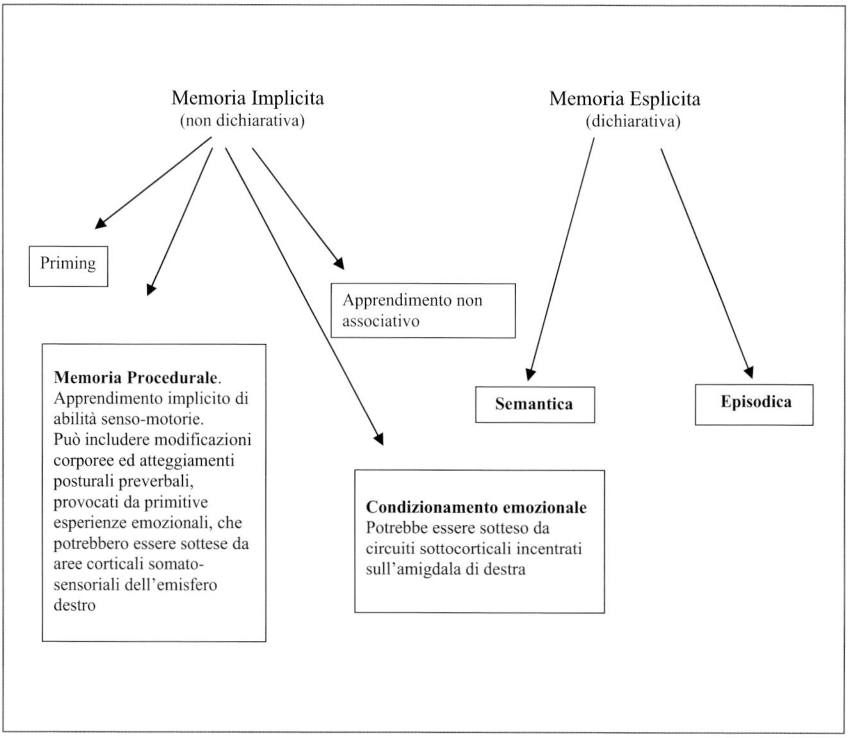

Fig. 1. Illustrazione schematica dei sistemi di memoria a lungo termine e delle sue componenti che potrebbero essere sottese prevalentemente dall'emisfero destro

conservazione della traccia), che consiste sia di sottosistemi di archiviazione di tracce di cui siamo consapevoli (memoria dichiarativa/esplicita) sia di sottosistemi di tracce inconsce (memorie non-dichiarative/implicite).

Ora, nel sistema implicito ed inconscio, sia i condizionamenti emozionali che le "memorie preverbali implicite" (intese probabilmente come espressione di neuroplasticità di sistemi sensoriali) potrebbero avere un rapporto preferenziale con l'emisfero destro. Le emozioni spontanee sono, infatti, accompagnate da modificazioni corporee, la cui importanza è stata giustamente sottolineata da Damasio [86] e determinano atteggiamenti posturali che possono essere considerati come parte del "sistema preverbale di memorie implicite" che Mancia [87] ha recentemente descritto come un nucleo inconscio, non-represso del "self". Anche questo sistema di memorie implicite potrebbe essere legato preferenzialmente all'emisfero destro, poiché, secondo Damasio [86], le informazioni corporee legate ad esperienze emozionali positive o negative sarebbero legate a poche strutture cerebrali, fra cui l'amigdala, la porzioni mesiali della corteccia fronto-orbitaria e le aree corticali somato-sensoriali dell'emisfero destro.

Le cortecce somato-sensoriali dell'emisfero destro potrebbero, pertanto, costituire l'archivio delle memorie implicite, relative alle modificazioni posturali e somatiche determinate dalle prime esperienze emozionali. In accordo con questa ipotesi sono i dati riportati da Adolph e Coll. [88], che mostrano che una lesione delle aree corticali somato-sensoriali dell'emisfero destro compromette le prestazioni ottenute a compiti di "theory of mind" [89], vale a dire a compiti basati sulla capacità di formarsi una rappresentazione degli stati mentali (sentimenti ed intenzioni) degli altri, che probabilmente si fondano su processi di riproduzione interna delle emozioni degli altri.

Annotazioni conclusive e distinzioni proposte all'interno dei processi emozionali inconsci

Nel loro insieme, i modelli teorici e i dati empirici presi in esame in questo capitolo suggeriscono in modo convincente che l'emisfero destro svolga un ruolo cruciale nella formazione di quelle memorie emozionali inconsce che devono essere riattivate e ristrutturate durante un trattamento psicoanalitico. Questa affermazione riguarda sia la memoria di eventi che innescano automaticamente (attraverso un processo di condizionamento) specifiche esperienze emozionali, sia più stabili atteggiamenti motori e posturali formatisi in seguito all'esposizione ripetuta ad eventi emotigeni stressanti durante le prime fasi dello sviluppo.

Il primo tipo di memorie potrebbe essere mediato da un circuito che comprende strutture sottocorticali di elaborazione sensoriale ed amigdala destra, mentre il secondo tipo potrebbe essere sotteso da aree somatosensoriali dell'emisfero destro e immagazzinare quelle memorie implicite che sono considerate da Mancia [87] come il nucleo inconscio, non represso del "Self".

Queste conclusioni sono evidentemente speculative e possono essere criticate da due diversi punti di vista. Il primo consiste nell'affermare che i dati riportati e le caratteristiche funzionali attribuite all'emisfero destro depongono più per una "esperienza inconsapevole" che non per una forma propriamente "inconscia" di esperienza. Il secondo consiste, invece, nel ritenere che il ruolo dell'emisfero destro nei processi emozionali inconsci non sia limitato all'"inconscio procedurale" (vale a dire alle memorie episodiche o somato-sensoriali che non sono accessibili alla coscienza, ma non sono represse), ma possa riguardare anche l'"inconscio dinamico".

A mio parere entrambe queste obiezioni sono molto problematiche, poiché la distinzione fra esperienze "inconsapevoli" ed "inconsce" è ambigua e controversa e poiché i dati empirici favorevoli all'ipotesi di un ruolo cruciale dell'emisfero destro in meccanismi attivi di difesa sono molto meno convincenti che non quelli riguardanti la generazione e la ristrutturazione di memorie emozionali inconsce non-represse. In ogni modo, per chiarire questo problema molto complesso, suggerirei alcune caratteristiche distintive che potrebbero aiutare a distinguere tre tipi di fenomeni emozionali inconsci, che potrebbero essere chiamati rispettivamente: "mancata consapevolezza di malattia", "inconscio procedurale" ed "inconscio dinamico".

Il termine *mancata consapevolezza di malattia* dovrebbe essere riservato a quei fenomeni patologici che dipendono da un mancato orientamento automatico dell'attenzione verso gli arti paralizzati, ma che possono essere facilmente corretti se si dirige intenzionalmente su di loro l'attenzione del paziente. Nei pazienti con una lesione emisferica destra, l'anosognosia per l'emiplegia sinistra potrebbe essere un tipico esempio di "mancata consapevolezza di malattia", dovuta a un mancato orientamento automatico dell'attenzione verso l'emilato paretico. La possibilità che in questi pazienti l'anosognosia per l'emiplegia sinistra possa essere marcatamente migliorata riorientando l'attenzione verso l'emispazio trascurato è stata dimostrata empiricamente da Cappa e Coll. [90]. Questi autori hanno mostrato che alcuni pazienti anosognosici diventano temporaneamente consapevoli dell'emiplegia sinistra che avevano precedentemente ignorato, riducendo drasticamente la loro negligenza per la metà sinistra dello spazio, per mezzo di una stimolazione calorica vestibolare, che controbilancia la loro tendenza ad orientare l'attenzione solo verso destra.

Il termine *inconscio dinamico* dovrebbe, invece, essere riservato a quei fenomeni patologici in cui il sintomo ha valore simbolico e non può essere riconosciuto o migliorato da fattori attenzionali o cognitivi. Sotto questo termine possono essere probabilmente raggruppati i fenomeni di conversione per la metà sinistra del corpo e quelle manifestazioni di "anosognosia" per l'emiplegia sinistra che avevano attirato l'attenzione di Weinstein e Kahn [7]. Nello studio di Cappa e Coll. [90] che abbiamo appena menzionato, gli autori avevano, infatti, osservato che alcuni pazienti anosognosici continuano a negare la loro emiplegia anche quando la stimolazione calorica vestibolare ha portato ad una temporanea ridistribuzione dell'attenzione su entrambi i lati dello spazio personale e peripersonale.

Infine, il termine *inconscio procedurale* dovrebbe essere riservato a tutte quelle condizioni non patologiche (come il condizionamento emozionale o la risposta vegetativa a stimoli non percepiti consapevolmente) che sono sottese soprattutto dall'emisfero destro, a causa della modalità automatica di elaborazione delle informazioni tipica di questo emisfero e del suo preferenziale coinvolgimento nel livello "schematico" di elaborazione emozionale.

Questi tentativi di distinzione sono evidentemente del tutto congetturali e, in ogni caso, studi ulteriori sono evidentemente necessari per controllare se queste distinzioni possono servire a chiarificare il complesso problema dei rapporti fra emisfero destro e processi emozionali inconsci.

Bibliografia

1. Sperry RW, Gazzaniga M, Bogen J (1969) Interhemispheric relationships: the neocortical commissures; syndromes of hemispheric disconnection. In: Vinken PJ, Bruyn GW (eds) Handbook of Clinical Neurology. North Holland Publ. Co, Amsterdam
2. Galin D (1974) Implications for psychiatry of left and right cerebral specialization: a neurophysiological context for unconscious processes. Arch Gen Psychiatry 31:572-583
3. McLaughlin JT (1978) Primary and secondary process in the context of cerebral hemispheric specialization. Psychoanalytic Quart 47:237-266
4. Kandell ER (1999) Biology and the future of psychoanalysis: a new intellectual framework for psychiatry revisited. Am J Psychiatry 156:505-524
5. Ferenczi S (1926) An attempted explanation of some hysterical stigmata. In: Ferenczi S (ed) Further contributions to the theory and techniques of psychoanalysis. Hogarth Press, London, pp 110-117
6. Fenichel O (1945) The psychoanalytic theory of neurosis. Norton, New York.
7. Weinstein EA, Kahn RL (1955) Denial of illness: symbolic and physiological aspects. Thomas, Springfield, IL
8. Briquet P (1859) Traité clinique et thérapeutique de l'hystérie. Ballière, Paris
9. Pitres A (1891) Leçons cliniques sur l'hystérie et l'hypnotisme. Doin, Paris
10. Gilles de la Tourette P (1895) Traité clinique et thérapeutique de l'hystérie. Plon Nourrit et Cie, Paris
11. Stern D (1977) Handedness and the lateral distribution of conversion reactions. J Nerv Ment Dis 164:122-128
12. Galin D, Diamond R, Braff D (1977) Lateralization of conversion symptoms: more frequent on the left. Am J Psychiatry 134:578-580

13. Ley RG (1980) An archival examination of an asymmetry of hysterical conversion symptoms. J Clin Neuropsychol 2:61-70
14 Axelrod S, Noonon M, Atancio B (1980) On the laterality of psychogenic somatic symptoms. J Nerv Ment Dis 168:517-525
15 Babinski J (1914) Contribution à l'étude des troubles mentaux dans l'hémiplégie organique cérébrale (Anosognosie). Rev Neurol 27:845-848
16. Hoppe KD (1977) Split brains and psychoanalysis. Psychoanalytic Quart 46:220-244
17. Freud S (1895) Progetto di una psicologia. OSF 2
18. Bogen J (1969) The other side of the brain: II, An appositional mind. Bull Los Angeles Neurol Soc 34:135-162
19. Stone MH (1977) Dreams, free association and the non-dominant hemisphere: an integration of psychoanalytical, neurophysiological and historical data. J Am Acad Psychoanalysis 5:225-284
20. Terzian H, Cecotto S (1958) Su un nuovo metodo per la determinazione e lo studio della dominanza emisferica. Giorn Psichiat Neuropatol 87:889-924
21. Perria L, Rosadini G, Rossi GF (1961) Determination of side of cerebral dominance with Amobarbital. Arch Neurol 4:173-181
22. Gainotti G (1969) Réaction "catastrophique" et manifestations d'indifferénce au cours des atteintes cérébrales. Neuropsychologia 7:195-204
23. Gainotti G (1972) Emotional behavior and hemispheric side of lesion. Cortex 8:41-55
24. Davidson RJ (1984) Affect, cognition and hemispheric specialization. In: Izard CE, Kagan J., Zajonc R (eds) Emotion, cognition and behavior. Cambridge University Press, New York, pp 320-365
25. Davidson RJ (1993) Parsing affective space: perspectives from neuropsychology and psychophysiology. Neuropsychology 7:464-475
26. Oatley K, Johnson-Laird P (1987) Toward a cognitive theory of emotions. Cogn Emot 1:29-50
27. Leventhal H (1974) Emotions: a basic problem for social psychology: classic and contemporary integrations. McNally, Chicago
28. Leventhal H (1987) A perceptual motor theory of emotion. In: Berkowitz L (ed) Advances in experimental social psychology, Vol. 17. Academic Press, New York, pp 117-182
29. Gainotti G (2001) Components and levels of emotion disrupted in patients with unilateral brain damage. In: Gainotti G (ed) Emotional behavior and its disorders. Boller F, Grafman J (series eds) Handbook of neuropsychology, vol 3, 2nd edn, Elsevier, Amsterdam, pp 161-180
30. Gainotti G (2003) Emotional disorders in relation to unilateral brain damage. In: Feinberg TE , Farah M (eds) Behavioral neurology and neuropsychology, Mc Graw-Hill, New York, pp 725-735
31. Borod J, Tabert MH, Santschi C, Strauss EH (2000) Neuropsychological assessment of emotional processing. In: Borod J (ed), The neuropsychology of emotions, Oxford University Press, New York, pp 80-105
32. Gainotti G (2000) Neuropsychological theories of emotions. In Borod J (ed), The neuropsychology of emotions, Oxford University Press, New York, pp 214-238
33. Blonder LX, Bowers D, Heilman KM (1991) The role of the right hemisphere in emotional communication. Brain, 114:1115-1127
34. Borod JC (1993) Cerebral mechanisms underlying facial, prosodic, and lexical emotional expression: a review of neuropsychological studies and methodological issues. Neuropsychology 7:445-463

35. Borod JC, Zgaljardic D, Tabert MH, Koff A (2001) Asymmetries of emotional perception and expression in normal adults. In: Gainotti G (ed) Emotional behavior and its disorders. Boller F, Grafman J (series eds) Handbook of neuropsychology, vol 3, 2nd edn, Elsevier, Amsterdam, pp 181-205
36. Ross ED (1981) The prosodias: functional-anatomical organization of the affective components of language in the right hemisphere. Arch Neurol 38:561-569
37. Ross ED (1984) Right hemisphere's role in language, affective behavior and emotion. Trends Neurosci 7:342-346
38. Wittling, W (2001) Brain asymmetry in the control of the stress response. In: Gainotti G (ed) Emotional behavior and its disorders. Boller F, Grafman J (series eds) Handbook of neuropsychology, vol 3, 2nd edn, Elsevier, Amsterdam, pp 207-232
39. Heilman KM, Schwartz HD, Watson RT (1978) Hypoarousal in patients with neglect and emotional indifference. Neurology 28:229-232
40. Morrow L, Vrtunski PB, Kim Y, Boller F (1981) Arousal response to emotional stimuli and laterality of lesion. Neuropsychologia 19:65-71
41. Meadows ME, Kaplan RF (1994) Dissociation of autonomic and subjective responses to emotional slides in right hemisphere damaged patients. Neuropsychologia 32:847-856
42. Wittling W (1990) Psychophysiological correlates of human brain asymmetry: blood pressure changes during lateralized presentation of an emotionally laden film. Neuropsychologia 28:457-470
43. Wittling W (1995) Brain asymmetry in the control of autonomic-physiologic activity. In: Davidson RJ, Hugdahl K (eds) Brain Asymmetry. MIT Press, Cambridge, MA, pp 305-357
44. Mammucari AC, Caltagirone C, Ekman P et al (1988) Spontaneous facial expression of emotions in brain-damaged patients. Cortex, 24:521-533
45. Wittling W, Roschmann R (1993) Emotion-related hemisphere asymmetry: subjective emotional response to laterally presented films. Cortex, 29:431-448
46. Hugdahl K (1987) Pavlovian conditioning and hemispheric asymmetry. In: Davey GLC (ed) Cognitive processes and Pavlovian conditioning in humans. Wiley &Sons, Chichester, UK, pp 147-182
47. Hugdahl K, Brobeck CG (1986) Hemispheric asymmetry and human electrodermal conditioning: the dichotic extinction paradigm. Psychophysiology 23:491-499
48. Johnsen BH, Hugdahl K (1991) Hemispheric asymmetry in conditioning to facial emotional expressions. Psychophysiology 28:154-162
49. Johnsen BH, Hugdahl K (1993) Right hemisphere representation of autonomic conditioning to facial emotional expressions. Psychophysiology 30:274-278
50. Lamendella JT (1977) The limbic system in human communication. In: Whitaker H, Whitaker HA (eds) Studies in neurolinguistics. Academic Press, New York, pp 157-222
51. Buck R (1984) The communication of emotion. Guilford Press , New York
52. Rinn WE (1984) The neuropsychology of facial expression: a review of the neurological and psychological mechanisms for producing facial expression. Psychol Bull 95:52-77
53. Gainotti G, Caltagirone C, Zoccolotti PL (1993) Left/right and cortical subcortical dichotomies in the neuropsychological study of human emotions. Cogn Emot 7:71-93
54. Gainotti G (1983) Laterality of affect: the emotional behavior of right and left brain-damaged patient. In: Myslobodsky MD (ed) Hemisyndromes: psychobiology, neurology, psychiatry. Academic Press, New York pp 175-192

55. Buck R, Duffy RJ (1980) Nonverbal communication of affect in brain-damaged patients. Cortex, 16:351-362
56. House A, Dennis M, Molyneux A, Warlow C, Hawton K (1989) Emotionalism after stroke. Brit Med J 298:991-994
57. Sackeim HA, Gur RC (1978) Lateral asymmetry in intensity of emotional expression. Neuropsychologia 16:473-481
58. Schwartz GE, Ahern GL, Brown SL (1979) Lateralized facial muscle response to positive and negative emotional stimuli. Psychophysiology, 16:561-571
59. Etcoff N. (1986) The neuropsychology of emotional expression. In: Goldstein G, Tarter RE (eds) Advances in Clinical Neuropsychology. Plenum Press, New York, pp 127-179
60. Luria AR (1966) Higher cortical functions in man. Basic Books, New York
61. Gazzaniga MS (1995) Principles of human brain organization derived from split-brain studies. Neuron 14:217-228
62. Gazzaniga MS, Smylie CS (1990) Hemispheric mechanisms controlling voluntary and spontaneous facial expressions. J Cogn Neurosci 2:239-245
63. Gainotti G (1993) The role of spontaneous eye movements in orienting attention and in unilateral neglect. In: Robertson IH, Marshall JC (eds), Unilateral neglect: clinical and experimental studies. Erlbaum, Hove, pp 107-122
64. Gainotti G (1993) Lateralization of brain mechanisms underlying automatic and controlled forms of spatial orienting of attention. Neurosci Biobehav Rev 20:617-622
65. McGinnies E (1949) Emotionality and perceptual defense. Psychol Rev 56:244-251
66. Lazarus RS, McCleary RA (1951) Autonomic discrimination without awareness: a study of subception. Psychol Rev 58:113-122
67. Ohman A, Wiens S (2001) To think and to feel: nonconscious emotional activation and consciousness. In: Kaszniack A (ed) Emotions, qualia and consciousness, World Scientific, Singapore, pp 235-246
68. Marcel A (1983) Conscious and unconscious perception: an approach to the relation between phenomenal experience and perceptual processes. Cogn Psychol 15:238-300
69. Ohman A, Soares JJF (1994) Unconscious anxiety: phobic responses to masked stimuli. J Abnorm Psychol 103:231-240
70. Dimberg UM, Thunberg M, Elmehed K (2000) Unconscious facial reactions to emotional facial expressions. Psychol Sci 11:86-89
71. Morris JS. Ohman A, Dolan RJ (1998) Conscious and unconscious emotional learning in the human amygdala. Nature, 393:467-470
72. Erderlyi MH (1974) A new look at the New Look: perceptual defense and vigilance. Psychol Rev 81:1-25
73. Posner MI (1978) Chronometric explorations of mind. Erlbaum, Hillsdale, NJ
74. Shiffrin RM, Schneider W (1977) Controlled and automatic human information processing. II Perceptual learning, automatic attending and a general theory. Psychol Rev 84:127-190
75. Làdavas E, Cimatti D, Del Pesce M, Tuozzi G (1993) Emotional evaluation with and without conscious stimulus identifications: evidence from a split-brain patient. Cogn Emotion 7:95-114
76. Spence S, Shapiro D, Zaidel E (1996) The role of the right hemisphere in the physiological and cognitive components of emotional processing. Psychophysiology 33:112-122

77. Morris JS, Ohman A, Dolan RJ (1999) A subcortical pathway to the right amygdala mediating 'unseen' fear. Proc Natl Acad Sci USA 96:1680-1685
78. LeDoux JE (1986) Cognitive-emotional interactions in the brain. Cogn Emot 3:267-289
79. LeDoux JE (1996) The emotional brain. Simon and Schuster, New York [trad. it.: Il cervello emotivo. Baldini e Castoldi, Milano, 1998]
80. Papez JW (1937) A proposed mechanism of emotion. Arch Neurol Psychiatry, 79:217-224
81. Russchen, FT (1982) Amygdalopetal projections in the cat. II. Subcortical afferent connections: a study with retrograde tracing techniques. J Comp Neurol 207:157-176
82. LeDoux JE, Sakaguchi A, Reis DJ (1984) Subcortical efferent projections of the medial geniculate nucleus mediate emotional responses conditioned by acoustic stimuli. J Neurosci 4:683-689
83. LeDoux JE, Ruggiero DA, Reis DJ (1985) Projections to the subcortical forebrain from anatomically defined regions of the medial geniculate body in the rat. J Comp Neurol 242:182-213
84. LeDoux JE, Sakaguchi A, Iwata J, Reis DJ (1986) Interruption of projections from the medial geniculate body to an archi-neostriatal field disrupts the classical conditioning of emotional responses to acoustic stimuli in the rat. Neuroscience 17:615-627
85. Gainotti G (2001) Emotions as a biologically adaptive system: an introduction. In: Gainotti G (ed) Emotional behavior and its disorders. Boller F, Grafman J (series eds) Handbook of neuropsychology, vol 3, 2nd edn, Elsevier, Amsterdam, pp 1-15
86. Damasio AR (1994) Descartes' error: emotion, research and the human brain. Avon, New York [trad. it.: L'errore di Cartesio. Adelphi, Milano, 1995]
87. Mancia M (2003) Dreams actors in the theatre of memory: their role in the psychoanalytic process. Int J Psychoanal 84:945-952
88. Adolphs R, Damasio H, Tranel D, Cooper G, Damasio A (2000) A role for somatosensory cortices in the visual recognition of emotion as revealed by three-dimensional lesion mapping. J Neurosci 20:2683-2690
89. Frith CD (1992) The cognitive neuropsychology of schizophrenia. Erlbaum, Hove, UK
90. Cappa S, Sterzi R, Vallar G, Bisiach E (1987) Remission of hemineglect and anosognosia during vestibular stimulation. Neuropsychologia 25:775-782

Capitolo 6

Psicoanalisi e neuroscienze: prospettive sull'ansia

LUIGI CAPPELLI

Il fenomeno ansioso: forme cliniche

Come è noto, tra i fenomeni patologici dell'ansia, oltre all'ansia generalizzata, il DSM-IV-TR, del 2000 [1], distingue: manifestazioni fobiche, attacchi di panico, disturbo post-traumatico da stress (DPTS) e disturbo ossessivo-compulsivo (DOC). Alcuni autori, sottolineando la presenza, nel DOC, di deficit organici di ordine strutturale e funzionale, ne contestano l'appartenenza ai fenomeni ansiosi o depressivi [2]. L'ICD-10 [3] assegna, infatti, autonomia nosografica a questo disturbo rispetto agli altri quadri spesso associati al DOC.

Patologia e normalità dell'ansia

L'ansia patologica rappresenta un cospicuo problema sociale: si calcola che circa il 25% della popolazione generale soffra o abbia sofferto di manifestazioni ansiose tali da compromettere significativamente l'equilibrio mentale [4]. Spetta quindi a questi disturbi il primato assoluto della diffusione, nell'ambito della patologia mentale. Se a questa considerazione aggiungiamo il fatto che esiste un ampio spettro di espressioni di ansia fisiologica, dobbiamo riconoscere come questo fenomeno sia letteralmente ubiquitario nella vita mentale. Dunque, a motivo di tale pervasività, sia l'ansia patologica che quella fisiologica meritano l'attenzione di cui sono state oggetto da parte di clinici e ricercatori.

La distinzione tra ansia normale ed ansia patologica è utile a definire il concetto stesso della condizione ansiosa, dal momento che l'ansia normale svolge una funzione adattativa, mentre quella patologica tende ad essere progressivamente disfunzionale. Se definiamo la paura come uno stimolo valido ad attivare le risorse di un organismo, in relazione ad un pericolo concreto e definito, tanto più l'ansia si avvicina alla paura, nelle sue caratteristiche di intensità e specificità, tanto più la possiamo considerare utile alla sopravvivenza. Anche uno stato indifferenziato di attivazione può essere però ancora efficace nel prevenire i pericoli potenziali, dunque un certo gradiente di ansia, intesa come una forma di paura senza referente immediato, favorisce la sopravvivenza, poiché, in natura, prepara l'organismo a reagire ad una minaccia possibile. Il confine tra i due tipi di ansia non è dunque così netto, ma una condizione di ansia troppo intensa e costante si rivela pericolosa poiché produce danni neurologici e può evolvere in sofferenza depressiva.

Genetica

La neotenia dei mammiferi superiori rende i piccoli di queste specie considerevolmente dipendenti dagli scambi formativi con i cospecifici, nel corso dello sviluppo, nell'imparare a dosare paura e ansia in un rapporto costi-benefici. Tuttavia, nella specie umana, sembra esistere una predisposizione genetica all'ansietà che è stata probabilmente selezionata come vantaggiosa per la sopravvivenza. Infatti circa il 70% della popolazione normale presenta una conformazione genica tale da penalizzare il trasporto della serotonina, con conseguente sviluppo di livelli di ansia relativamente elevati. Nel restante 30% dei soggetti sani è presente, viceversa, una tipologia genetica che favorisce il trasferimento della serotonina, aumentando il livello di tranquillità [5]. Si è indotti a ritenere, sulla base di queste ricerche, che lo stimolo ansioso svolga una benefica azione di potenziamento delle risorse mentali, in condizioni fisiologiche, nella grande maggioranza dei soggetti, mentre gli stati di serenità, anche se soggettivamente desiderabili, risultino relativamente più pericolosi per l'incolumità.

Temperamento e ambiente

Per alcuni tipi di ansia ed in particolare per gli attacchi di panico una condizione predisponente è costituita da esperienze di separazione dai genitori, subite in età infantile dai pazienti, che svilupperanno in seguito la patologia ansiosa. Kendler e Coll. [6] hanno dimostrato su di un campione di 1018 coppie di gemelle come la morte o la separazione dei genitori fossero correlate all'insorgenza di attacchi di panico nelle figlie [7]. Gabbard ricorda inoltre come Kagan e Coll. [8] abbiano definito un quadro temperamentale infantile caratterizzato da spavento ed inibizione comportamentale di fronte all'ignoto. Questi bambini tendono a rivolgere ai genitori insistenti richieste di rassicurazione, sviluppando intense reazioni rabbiose, se frustrati. La rabbia accresce la problematicità, sia perché tende a produrre reazioni negative nei genitori, sia perché può produrre sensi di colpa nei bambini, che temono di aver compromesso il legame con le figure significative. Si crea in tal modo una condizione di dipendenza ostile e timorosa che costituisce un terreno favorevole per l'instaurarsi di una patologia ansiosa [9, 10].

Lo stile di attaccamento preoccupato è stato associato a difficoltà di modulare la fisiologica oscillazione tra attaccamento e separazione e a franche manifestazioni di ansia acuta [11].

Emozioni e ansia

La paura, insieme a gioia, tristezza, rabbia, sorpresa e disgusto appartiene al novero delle emozioni basilari, considerate da molti autori di natura innata. Per quanto riguarda la elaborazione delle emozioni primarie, Guido Gainotti [12] condivide la distinzione operata da Oatley e Johnson-Laird [13] tra Emotional system e Cognitive system. Il primo è definito come un primitivo sistema di emergenza che processa un ristretto numero di segnali ed evoca prontamente risposte inconsapevoli e automatiche, mentre il secondo è considerato come un sistema adattativo più evoluto e complesso, in grado di fornire un inquadramento più ampio e consapevole dei segnali, richiedendo però tempi più lunghi per il completamento del lavoro di elaborazione delle risposte. Per spiegare meglio l'evoluzione da forme elementari a forme più complesse di emozioni Gainotti cita il lavoro di Leventhal [14, 15] che considera tre livelli ontogenetici, nello sviluppo emozionale, dotati di un'organizzazione gerarchica. Il primo è il livello sensomotorio, che consta di una serie di programmi neuromotori innati, automaticamente attivati dagli stimoli, che provocano risposte neurovegetative e motorie. Nello sviluppo, questi programmi di base si intreccerebbero con le esperienze individuali di apprendimento, dando luogo al secondo livello gerarchico, lo "schematic level" (o livello schematico) consistente in schemi emozionali corrispondenti alle tipiche emozioni spontanee. Il terzo livello di organizzazione, il "conceptual level" (livello concettuale), implica i meccanismi consapevoli della memoria dichiarativa, dell'astrazione concettuale e della coscienza dei ruoli sociali nell'espressione emotiva, anche senza che il soggetto sperimenti l'emozione stessa. Studi condotti su pazienti con danno cerebrale dell'emisfero destro rivelano una compromissione della espressione e comprensione delle emozioni, dimostrando il ruolo preminente di elaborazione delle emozioni svolto da questo emisfero. In particolare, accanto all'aspetto comunicativo, l'emisfero destro sarebbe, secondo Gainotti, specializzato nel produrre risposte neurovegetative nell'esperienza soggettiva delle emozioni e nel processo di condizionamento emozionale in relazione ad emozioni positive e negative. Per quanto concerne la specializzazione emisferica, in riferimento a Leventhal, l'emisfero di sinistra presiederebbe al "livello concettuale" della elaborazione, mentre l'emisfero di destra al "livello schematico". Ciò comporta che gli aspetti basilari delle emozioni siano processati prevalentemente a destra, mentre gli aspetti più articolati, come le emozioni di vanità o vergogna, richiedano specialmente le funzioni dell'emisfero di sinistra. Morris e Coll. [16] hanno condotto esperimenti, tramite tomografia ad emissione di positroni (PET), che mostrano una attivazione funzionale della sola amigdala di destra di fronte a stimoli avversivi, mascherati e non-consapevoli. Per contro solo l'amigdala sinistra si accende funzionalmente, quando lo stimolo è consapevole.

In consonanza con questi studi, sono descritte due vie di risposta, mediate dall'amigdala, agli stimoli emozionali ed ansiogeni: una rapida, subcorticale, non-cosciente ed una più lenta, corticale, cosciente [17-19].

Sembra dunque dimostrato il ruolo dell'emisfero di destra nella elaborazione delle emozioni elementari non-coscienti, sia di segno positivo che negativo: in questo senso si può, infatti interpretare il quadro di indifferenza affettiva e negazione dell'emiplegia, manifestata dai pazienti con lesioni destre. Al contrario i pazienti con lesioni a sinistra mostrano un quadro di angoscia e depressione per il danno neurologico, che si può considerare una fisiologica reazione di allarme e di disperazione di fronte alla funzionalità perduta, data appunto l'integrità dell'emisfero destro.

L'ansia si può considerare quindi una normale estensione della paura, emozione "negativa", che sollecita l'organismo a risposte immediate o mediate sulla base degli stimoli esterni ed interni, tra loro collegati.

Piacere-dispiacere e lo primitivo

Riguardo alla localizzazione funzionale del sistema piacere-dispiacere, sembra giochi un ruolo determinante la struttura costituita da sostanza grigia periacqueduttale (PAG, periacqueductal gray), situata nel tronco encefalico e formata da due settori: uno ventrale, che elabora sensazioni piacevoli, ed uno dorsale, che genera sensazioni spiacevoli [20]. Questa sostanza grigia, insieme ad altre strutture (ipotalamo, tegmento, nuclei parabrachiali, nuclei del rafe, nucleo del locus coeruleus e formazione reticolare), svolge la funzione di elaborare gli stati viscerali corporei. Il PAG presiede inoltre alla elaborazione delle sensazioni somatosensitive del dolore come anche alle emozioni dolorose. In prossimità di quest'area, in corrispondenza del tegmento dorsale e del tetto del tronco, esiste un settore cui afferiscono i dati sensoriali provenienti dall'apparato muscolo-scheletrico. In questa ristretta zona del tronco afferiscono quindi dati sensoriali provenienti sia dall'esterno che dall'interno del corpo, che possono essere catalogati come piacevoli o spiacevoli, mentre una fitta rete di collegamenti con la corteccia motoria assicura la possibilità di risposte automatiche di approccio o evitamento e di espressione corporea e mimica delle emozioni. Per questi motivi Jaak Panksepp [21] giunge ad identificare tale regione come la sede di un Io elementare, primario, da lui chiamato Simple Ego-like Life Form, o SELF.

Le amigdale

Recenti ricerche confermano nelle amigdale i centri cerebrali funzionalmente basilari per individuare gli stimoli potenzialmente pericolosi [4]. È possibile, in particolare, che l'amigdala presieda specificamente alla elaborazione del fenomeno paura, mentre il nucleo del letto della stria terminale (BNST), una struttura limitrofa, si occupi dei processi ansiosi [22, 23].

Il meccanismo di attivazione dello stress è descritto da LeDoux [4], cui mi riferisco, qui, come in altri punti attinenti al tema. L'approccio processuale di LeDoux tende a superare il problema dell'attendibilità scientifica che accompagna la definizione dei fenomeni emozionali, focalizzandosi su aspetti cognitivi, emotivi, motivazionali, descrivibili in termini oggettivi, in base ai processi neurochimici che li determinano.

Di fronte a stimoli ansiogeni, il nucleo centrale dell'amigdala sollecita direttamente (o indirettamente, tramite il nucleo del letto o BNST), il nucleo paraventricolare dell'ipotalamo (PVN) e il locus coeruleus, centro essenziale nella produzione di noradrenalina. Quest'ultimo provoca un aumento della pressione arteriosa, del battito cardiaco e, insieme al nucleo accumbens, attiva la reazione motoria, mentre il PVN produce il fattore di rilascio della corticotropina (CRF), che induce la ghiandola pituitaria (PIT) a liberare ormone adrenocorticotropo (ACTH) che raggiunge le surrenali attraverso il circolo. A sua volta il cortisolo, ormone secreto dalle capsule, torna al cervello per via ematica, regolando la stimolazione ipofisaria. L'organismo si trova in tal modo in fase di attivazione del sistema simpatico e si prepara o tende a predisporsi ad attaccare o fuggire.

Il cortisolo attiva l'ippocampo a registrare memorie esplicite, particolarmente significative, per la sopravvivenza, ma, quando la sollecitazione è troppo intensa e protratta, si determina una deplezione di glucosio nelle cellule ippocampali. Le cellule ippocampali divengono vulnerabili agli stimoli successivi e possono andare incontro ad atrofia e morte cellulare. Tale processo influenza anche la neurogenesi ippocampale, che viene inibita. Questi fenomeni potrebbero spiegare i difetti mnestici presenti in soggetti con disturbo post-traumatico da stress (DPTS) o depressione. Inoltre il cortisolo danneggia anche la corteccia prefrontale, influenzando negativamente i processi decisionali.

L'amigdala è inserita in un sistema di reciproca regolazione con le surrenali, in quanto sensibile a epinefrina e norepinefrina, prodotte dalle ghiandole surrenali, e modula l'acquisizione di memorie esplicite, formulate in condizioni di attivazione emozionale. Quando la sollecitazione emotiva è adeguata, i processi mnestici sono potenziati, se lo stimolo è eccessivo si verifica una disfunzione mnestica e una difficoltà dell'ippocampo di contestualizzare l'evento emozionalmente rilevante. Se si aggiunge che anche i processi attentivi sono influenzati da questi feedback, comprendiamo come gli aspetti neurobiologici siano fondamentali per descrivere come si svolgano automaticamente operazioni cerebrali, concernenti gli aspetti emozionali, in un'area di funzionamento non-consapevole. La sofferenza ippocampale potrebbe determinare una difficoltà di contestualizzare le reazioni di paura e di ansia fisiologica, aprendo la strada a fenomeni disfunzionali e a sintomi patologici.

Riguardo alla sinergia funzionale tra amigdala, ippocampo e cervelletto [24] è utile aggiungere che l'integrità funzionale del cervelletto è indispensabile ai processi di consolidamento della memoria e di contestualizzazione delle situazioni ansiogene, anche se restano ancora in buona parte oscuri i meccanismi dell'azione cerebellare. Sulla base di esperimenti di inattivazione reversibile, Attwell [25] concorda con Sacchetti [26] sul ruolo che la corteccia cerebellare svolge nel trattenere la traccia mnestica delle situazioni ansiogene.

Questi dati confermano l'importanza della coscienza dei processi cerebrali e della consapevolezza delle implicazioni e soluzioni possibili di un problema. In situazioni nuove e/o critiche si attivano l'attenzione cosciente e le catene associative mnestiche, nel tentativo di risolvere il problema presente.

Attaccamento

Regina Pally [27] ricorda le osservazioni di Hofer [28, 29] su ratti neonati e lattanti riguardo al tema dell'attaccamento. Il contatto con la madre stimola le funzioni fisiologiche come frequenza cardiaca, temperatura, livello di attività. La separazione dalla madre produce angoscia da separazione con "distress cry". In questo pianto sono implicati gli stessi muscoli laringei impiegati nelle analoghe condizioni dai piccoli umani. Se l'assenza materna si protrae, compare una fase di disperazione, accompagnata da fenomeni disfunzionali a carico della regolazione biologica, come bradicardia e ipoattività. Hofer sostiene l'importanza dei legami di attaccamento nella regolazione biologica nell'intero corso della vita. Ad esempio la morte del coniuge produce un incremento della vulnerabilità del superstite a malattie cardiovascolari e ad altre forme morbose per una probabile compromissione del sistema immuno-endocrino.

L'infusione di agonisti dei recettori benzodiazepinici nell'amigdala riduce il "distress cry", anche in caso di separazione, mentre l'infusione di antagonisti degli stessi recettori aumenta il "distress cry", anche in presenza della madre. [30]. Kalin e Coll. [31] hanno studiato i comportamenti di ricongiungimento nei primati scoprendo che la somministrazione di naltrexone, un antagonista degli oppioidi, potenzia i fenomeni di ricongiungimento mentre la morfina, agonista degli oppioidi, all'opposto li riduce. Kalin ipotizza che il ricongiungimento stimoli la produzione di endorfine endogene.

Anfetamine e cocaina inducono situazioni eccitatorie ed ansiose, attivando aspettative e ricerca di soddisfazioni (seeking) a differenza degli oppiacei che inducono condizioni di appagamento e riducono il legame di attaccamento. Una iniezione di lattato nel locus coeruleus, produttore del 60% della noradrenalina cerebrale, induce, in soggetti predisposti, un attacco di panico [7]. Iniezioni di benzodiazepine o di SSRI nell'amigdala riducono le manifestazioni ansiose. Le benzodiazepine e le imidazopiridine agiscono prontamente sull'ansia libera, promuovendo l'azione inibitoria GABAergica. Gli antidepressivi triciclici, gli anti-MAO e gli SSRI migliorano la sintomatologia nelle altre forme ansiose, incrementando la disponibilità, rispettivamente, di monoamine e di serotonina [4].

Una disfunzione nell'ambito dell'attaccamento può determinare fenomeni confusionali, angosciosi e depressivi [32-35]: esperienze traumatiche di separazione dai genitori, dalla madre in particolare, esperienze di esposizione massiva a modelli operativi genitoriali evitanti, contraddittori o disorganizzati possono indurre nei piccoli terrore, ambivalenza, dissociazione.

Ansie paranoidi e ansie depressive

Nel vasto ambito della psicoanalisi clinica sono stati descritti diversi fenomeni patogenetici dell'angoscia (per una rassegna vedi Gabbard [7]). Freud, Melanie Klein, Winnicott, Kohut, hanno dato un contributo tale a questo tema da non potersi riassumere in questa sede. Vorrei solo accennare al fatto che i cosiddetti "teorici del conflitto", come Freud e Klein, hanno meglio definito il versante intrapsichico dell'ansia, mentre i "teorici del difetto", come Winnicott e Kohut, hanno sviluppato l'aspetto relazionale della sofferenza ansiosa e angosciosa [36]. Mitchell e Black [37] sottolineano come Sullivann abbia fatto poi delle angosce materne un punto di riferimento essenziale nello sviluppo del bambino, che si formerebbe come "Me buono", "Me cattivo" o "non -Me", in relazione appunto alle reazioni materne.

Freud [38] ha posto in rapporto l'ansia soprattutto con il cedimento della rimozione, sotto la spinta delle pulsioni. L'Io emette il segnale d'angoscia di fronte all'emergere dall'Es di impulsi libidici e distruttivi incompatibili con i dettami del Super-Io.

Melanie Klein [39] ha sottolineato, in special modo, l'angoscia precoce e terrificante derivata dall'affiorare del potenziale distruttivo, costituzionale (che lei definisce come istinto di morte), all'interno della mente infantile. Questo tipo di angoscia comporta processi difensivi inconsci di affermazione di una identità perfetta e onnipotente, di negazione della distruttività interna, di scissione degli aspetti pericolosi e di proiezione di queste componenti in personaggi dell'ambiente familiare, in oggetti del mondo esterno o in organi del corpo stesso del soggetto. I bersagli di queste identificazioni proiettive assumerebbero, per l'inconsapevole autore della proiezione, le caratteristiche di pericolosa distruttività, "espulse" dalla sua mente; si attiverebbero in tal modo ansie paranoidi. Tuttavia i depositari di tali processi identificatori, secondo la Klein, non ne sarebbero modificati, se non nella mente di chi ha effettuato l'identificazione. In Melanie Klein la relazione tra soggetto e oggetto è sempre fondamentale nello sviluppo e nelle vicissitudini pulsionali, ma è considerata prevalentemente nell'ambito del mondo interno. Solo nel pensiero di Bion [40] il destinatario delle identificazioni è fortemente influenzato emotivamente e risponde, a sua volta, allo stesso livello di scambio oppure attraverso una elaborazione dei vissuti esperiti che ne consenta una restituzione bonificata all'inviante.

Nel corso di uno sviluppo positivo, secondo Melanie Klein [41, 42], esperienze gratificanti con il seno e con la figura materna, promuovendo il primato degli aspetti libidici, consentirebbero al bambino di reintroiettare la distruttività "estromessa" in condizioni favorevoli alla sua integrazione. Questo processo di riappropriazione sarebbe però caratterizzato da sentimenti di colpa e da sofferenza di tipo depressivo, poiché il bambino acquisterebbe una primitiva percezione dei propri impulsi distruttivi. Ad una fase di ansie persecutorie farebbe dunque seguito una fase di ansie depressive, legate al timore di essere sopraffatto, insieme alle figure significative, dagli aspetti distruttivi dell'istinto. L'impatto con il rischio di perdere l'oggetto d'amore promuove l'impulso a riparare i danni prodotti in fantasia e a rinsaldare la fiducia in sé e il legame all'insegna dell'amore e della sollecitudine. Se questo tipo di evoluzione non si verifica, specie a causa di una dotazione di aggressività troppo intensa che provoca frustrazioni intollerabili, il piccolo è esposto al rischio di una regressione alla fase o alla posizione schizo-paranoide o entra in una condizione sintomatica maniaco-depressiva, in cui la negazione della distruzione operata si alterna alla disperazione per la perdita del legame. I fallimenti evolutivi costituiscono punti di fissazione cui successivamente si può regredire di fronte a nuove difficoltà.

Superate le fasi schizo-paranoide e depressiva nello sviluppo, ci si può trovare in qualsiasi epoca della vita in posizione schizo-paranoide o depressiva, di fronte a situazioni che rievochino le circostanze del passato. Ciò consente un ulteriore processo di elaborazione del lutto della propria identità ideale e di quella degli oggetti d'amore pure idealizzati, che permette di riaffermare l'amore per se stessi e per gli oggetti, anche se accanto alla gratificazione esiste la frustrazione delle aspirazioni onnipotenti.

In sintesi, se consideriamo come Freud e M. Klein abbiano definito soprattutto le vicende del mondo interno e fantasmatico e come Winnicott e Kohut si siano, invece, soffermati soprattutto sugli eventi relazionali effettivi e sugli aspetti di realtà esterna dell'accudimento, possiamo oggi pensare di unire le due tradizioni di pensiero in una visione unificata che non trascuri le diverse esperienze cliniche maturate nell'ambito delle teorie del conflitto e del difetto. La proposta elaborata da Otto Kernberg [43] contiene derivati della teoria kleiniana, attinenti al mondo relazionale interno, inseriti in un contesto di realtà relazionale concreta. La prospettiva di Stephen Mitchell [44] si orienta dichiaratamente verso il superamento della dicotomia tradizionale.

Voglio soffermarmi in particolare su due importanti filoni di ansie: le ansie paranoidi e quelle depressive. Ritengo che la Klein abbia ben descritto gli aspetti interni di condizioni mentali fortemente legate alla sopravvivenza: il terrore dei predatori, di attacchi violenti esterni e il terrore dell'abbandono da parte delle figure di accudimento. In condizioni di immaturità questi eventi possono determinare la morte effettiva, non solo fantasmatica del piccolo essere. Mi sembra evidente che tali eventi, realmente presenti nel mondo esterno o solo immaginati, possano scatenare all'interno paure, rabbie e difese molto simili a quelle descritte come fenomeni puramente interni da Melanie Klein. Non mi soffermo sul problema degli stadi evolutivi individuati dalla Klein, ricordo solo che già Balint [45] e poi Bleger [46] e Ogden [47] hanno proposto modifiche della teoria evolutiva kleiniana. Balint e Bleger hanno definito stadi evolutivi antecedenti, nello sviluppo, alla fase schizo-paranoide kleiniana: rispettivamente l'amore primario per Balint e la posizione gliscro-carica o del nucleo agglutinato per Bleger. Il nucleo agglutinato costituirebbe il residuo nella mente di primitive esperienze di frammentazione e non-integrazione. Viceversa Ogden adotta una diversa strategia, affiancando la posizione contiguo-autistica alle classiche posizioni kleiniane, schizo-paranoide e depressiva, in una visione caratterizzata dall'alternanza e dalla commensalità delle tre condizioni.

Non posso, in questa breve sintesi, soffermarmi su questi interessanti temi evolutivi e mi limito a sottolineare quindi, nelle teorie cliniche, l'importanza di una considerazione congiunta dei mondi esterno e interno, sulla base del fatto che essi sono inscindibilmente connessi nella filogenesi e nell'ontogenesi in un intreccio funzionale all'acquisizione di conoscenze indispensabili alla sopravvivenza.

Le paure e le angosce memorizzate nella memoria implicita, emozionale ed affettiva, elaborata da Mancia [48-50] possono acquisire un certo livello di indipendenza dai referenti esterni, capaci di scatenarle. Tali memorie esercitano una pressione costante sulla vita psichica cosciente e sulla memoria dichiarativa, anche se non sono formulate in un linguaggio verbale né possono essere richiamate agevolmente e volontariamente. Come sottolinea Mancia, nel lavoro psicoanalitico questi livelli emozionali non pensabili e non simbolici si rendono manifesti nelle comunicazioni non verbali, nei toni e nei ritmi della voce, oltre che nella struttura prosodica del linguaggio, più che nei contenuti espressi dal paziente. Inoltre, specie attraverso i sogni e la relazione di transfert accedono allo scambio analitico. Mancia definisce questo livello mnestico pertinente ad un inconscio non rimosso, che può contenere esperienze traumatiche. Tali aspetti presimbolici, manifestandosi attraverso la "musicalità" del linguaggio nella relazione di transfert e mediante le rappresentazioni pittografiche e simbolopoietiche del sogno, possono essere pensati e verbalizzati.

Le ansie paranoidi e depressive sono capaci di connotare potentemente gli affetti inconsci delle relazioni psicoanalitiche, imprimendo al transfert orientamenti caratteristici. Infatti il timore di subire un attacco o un abbandono da parte dell'analista, una volta instauratosi un rapporto di dipendenza, influirà sullo stile della relazione ed in particolare sulla dimensione negativa del transfert. La possibilità di condividere e definire con un lavoro comune di elaborazione questi processi ne facilita l'integrazione e il superamento.

È possibile che vi siano angosce più primitive di quelle descritte da Melanie Klein: Winnicott, Bleger, Kohut, Ogden si sono soffermati infatti su un livello così precoce dello sviluppo da non consentire livelli di integrazione consistenti della mente in assenza delle figure di accudimento.

Gabbard [7] definisce angoscia di disintegrazione questo precocissimo terrore di perdere la propria integrità, qualora i rapporti fondamentali siano in pericolo per vicissitudini interne o esterne o siano i confini tra il sé e l'oggetto a cancellarsi, con il rischio di fusione con l'altro significativo.

Paura, rabbia, panico

I neuroscienziati tendono a distinguere due vie distinte di elaborazione dei fenomeni angosciosi, che, almeno entro certi limiti, sembrano corrispondere ai due filoni dell'angoscia, posti in evidenza dalla psicoanalisi: quello *paranoide* e quello *depressivo*. Sono stati individuati due percorsi funzionali: quello dell'ansia appare fondato sui nuclei centrale e laterale dell'amigdala, mentre quello del panico o dell'angoscia da separazione si basa sul giro anteriore del cingolo, che, a sua volta, contrae fitte connessioni talamiche e ipotalamiche (oltre che con il nucleo del letto della stria terminale e l'area tegmentale-ventrale). Tutte queste aree sono d'importanza basilare nei comportamenti materni e sessuali dei mammiferi inferiori [20]. Inoltre questo sistema è largamente influenzato dagli oppioidi di provenienza endogena (come pure da ossitocina e prolattina, che sappiamo svolgere un ruolo fondamentale nella promozione dell'accudimento materno). Per inciso, in alcuni casi di autismo il sistema degli oppioidi è iperattivo e ciò potrebbe essere in relazione con il diminuito bisogno di scambi affettivi di questi bambini. La separazione è dolorosa proprio a motivo della riduzione dei livelli di oppioidi cerebrali, che stimola il piccolo dipendente alla prossimità alle figure di accudimento, con aumento conseguente del benessere soggettivo e delle possibilità di sopravvivenza. In condizioni di separazione viene prima attivato un comportamento di ricerca e poi uno di ritiro. Quest'ultimo presenta alcuni punti di contatto sia con il "freezing" per ingannare i predatori che con il ritiro depressivo vero e proprio.

Il sistema della paura è anche connesso con le risposte di fuga, attraverso la via breve sub-corticale, e con quella di attacco, elaborata attraverso il nucleo mediale delle amigdale. La reazione di attacco è sostenuta dalla rabbia (anger-rage o rabbia-collera), una forma emotivamente "calda" di aggressività, che si accompagna ad una attivazione del sistema autonomo simpatico. Questa forma di aggressività è stimolata dalla frustrazione delle mete biologicamente rilevanti. Altre varianti di aggressività, definite "fredde", come l'aggressività predatoria e quella relativa al ruolo di dominanza, sembrano utilizzare invece differenti vie neuronali, comuni ai processi di "seeking".

Ricordi e previsioni

Vediamo dunque come il fenomeno fisiologico della paura possa svilupparsi in angosce per la sopravvivenza, legate sia al pericolo di un attacco dall'esterno, sia a quello di una separazione, sia al timore di un malfunzionamento del corpo. Sappiamo che il cervello emotivo si sviluppa prima di quello cognitivo e che le paure apprese e memorizzate precocemente nel sistema mnestico emozionale tendono a persistere nel tempo, anche se lo sviluppo delle funzioni corticali ne può inibire le manifestazioni all'esterno [4]. Oggi sappiamo anche come il nostro cervello, per rendere rapida la lettura e la risposta in condizioni di pericolo, tenda ad anticipare gli eventi, applicando alle percezioni attuali una sintesi delle esperienze precedenti, senza attardarsi ad elaborare specificamente la situazione presente, prevedendo, inoltre, anche alcuni esiti possibili già sperimentati. È questa la teoria del "sistema chiuso", avanzata da Llinas e Pare [51] che trova autorevoli sostenitori anche in Edelman e Tononi [52]. Il cervello, pur essendo sempre in osmosi con il mondo esterno, tende a prevederlo, inconsapevolmente, basandosi su ciò che gli è già noto. Questi dati sembrano altamente compatibili con il concetto di un mondo interiore e con quello di transfert, elaborati in ambito psicoanalitico. Il mondo interno non è solo percezione sensoriale proveniente dall'esterno, anzi sappiamo che i processi percettivi, in specie quelli discendenti (o top-down) e i processi di elaborazione percettiva, sono molto influenzati dalle esperienze precoci, presenti nella memoria implicita, la cui formulazione dichiarativa o esplicita è pertanto assente. Quindi, sulla base di questi dati sul funzionamento cerebrale, possiamo oggi affermare che esiste nella mente l'effettiva possibilità di ansie paranoidi e depressive che possono sganciarsi dal contesto appropriato e generalizzarsi, sovrapponendosi alle percezioni successive e modificandole. È anche possibile ipotizzare che condizioni sfavorevoli di accudimento possano promuoverle entrambe. L'esperienza clinica ci mostra che, quando la ricerca di appagamento dei bisogni basilari è frustrata, si sviluppa una aggressività secondaria, che, a sua volta, può essere inibita, poiché la sua espressione potrebbe essere penalizzata dalle figure di accudimento. Tale quota di aggressività potrebbe alimentare ansie paranoidi e depressive, se il pericolo è atteso nel mondo esterno, come pure quelle ipocondriache, se si teme che il danno sia all'interno del corpo. Il meccanismo descritto da M. Klein come identificazione proiettiva si può considerare come una rappresentazione clinica di un processo, di cui oggi sono disponibili conferme, che derivano da altri campi di indagine. Abbiamo visto come la previsione del pericolo può essere indipendente dal contesto appropriato, potenziata dalle emozioni scatenate nel soggetto e influenzata dai ricordi rimossi, inconsci e dall'inconscio non rimosso della precedente esperienza. Paura e ansie fisiologiche possono considerarsi come fenomeni basilari su cui si possono sviluppare, in condizioni sfavorevoli di carattere genetico o ambientale, sintomi patologici dei filoni paranoide, depressivo (o disintegrativo e ipocondriaco). I processi fobico-ossessivi sarebbero tentativi di controllare le ansie, tramite un'accentuazione dei processi inibitori cortico-frontali, che normalmente esercitano una funzione di filtro delle istanze appetitive primitive.

Un'ipotesi formulabile, per quanto riguarda la terapia psicoanalitica, è quella che considera gli aspetti supportivo-espressivi dello scambio come nuove contestualizzazioni dichiarative, su base cortico-frontale e ippocampale, delle esperienze emozionali implicite, derivanti dalla vita infantile. Tali esperienze precoci, nello sviluppo, vengono elaborate prevalentemente dall'amigdala e, solo in seguito, anche dai nuclei della base e dal cervelletto, che maturano successivamente. Questa riorganizzazione promuoverebbe lo sviluppo di nuove connessioni sinaptiche e di una diversa organizzazione funzionale, caratterizzata da un più esteso livello di integrazione tra affetti e conoscenze formulate in simboli.

"Affectionless control" e ansia

Ansia e depressione possono essere indotte dall'ambiente di accudimento: il ricercatore australiano Gordon Parker ha definito un modello di accudimento genitoriale, caratterizzato da freddezza emotiva e tendenza a controllare i figli, chiamato "affectionless control", che ritiene possa causare depressione nella prole [53-55]. Egli ha, inoltre, elaborato un questionario, il "parental bonding instrument" (PBI) che viene somministrato ai figli di questi genitori, che, sulla base dei ricordi dell'accudimento ricevuto, descrivono l'atteggiamento dei genitori nei loro confronti. Parker ha dimostrato che esiste una relazione significativa tra "affectionless control" nei genitori e depressione nei figli, sostenendo, inoltre, che non si tratterebbe di una interpretazione soggettiva dei figli relativa al comportamento genitoriale, ma di caratteristiche effettive dei genitori stessi.

Insieme a Pietro San Martini, ho applicato io stesso questa metodologia di indagine ad un campione di oltre un migliaio di soggetti. Il PBI è stato arricchito da una serie aggiuntiva di item, proposta dai ricercatori inglesi Gilbert e Coll. [56], che accresce il potere predittivo del questionario originale. Abbiamo applicato questo strumento "potenziato" e i dati raccolti confermano i risultati di Parker: il quadro di controllo anaffettivo nei genitori produce depressione nei figli [57].

Abbiamo successivamente esteso la ricerca alle manifestazioni ansiose, riscontrando che pure questa sintomatologia è correlata significativamente allo stesso comportamento dei genitori. Quindi un atteggiamento scarsamente affettuoso e controllante può generare frustrazione nell'ambito dell'attaccamento, in relazione alle esigenze di empatia e di fiducia, inducendo ansia e depressione.

Questi dati confermano le osservazioni cliniche riguardo al ruolo delle relazioni precoci significative nel produrre sintomi psicopatologici, mentre i dati relativi alle indagini neuroscientifiche ci fanno meglio comprendere come e per quali vie si determinino i quadri sintomatici.

È l'inizio di una concezione integrata della neurologia, della psicologia e delle discipline della cura della mente.

Considerazioni cliniche

Mi sembra opportuno tracciare ora alcune linee riassuntive che guidino il clinico, sulla base di quanto ricordato riguardo agli sviluppi delle neuroscienze.

Si è visto come sia fondamentale, nello sviluppo e nella vita mentale adulta, la presenza nel cervello di memorie implicite, presimboliche e preverbali. Queste memorie influenzano sensazioni, valutazioni e pensieri, anche se non possono essere immediatamente richiamate, contestualizzate e definite in modo da essere chiaramente accessibili al soggetto che le ospita e comunicabili in un linguaggio di tipo narrativo agli altri individui. Tali memorie (tendenzialmente stabili), costituiscono anche una base per la previsione di ciò che avverrà nelle situazioni e relazioni future. Utilizzando il processo di "pattern matching" [27] noi percorriamo i dati percettivi attuali, attribuendo all'esperienza presente caratteristiche di situazioni simili verificatesi nel passato. Il presente viene fulmineamente e automaticamente confrontato con il passato sulla base della compatibilità con ciò che è già noto. Se si rilevano somiglianze sostanziali, la memoria evoca immediatamente una serie di emozioni e associazioni già vissute e di soluzioni possibili, se disponibili. Se invece la situazione presente è ignota o discordante, si potenziano le funzioni attentive, di collegamento, di coscienza, in modo da esaminare con maggior cura i dati percettivi, allargare l'area di riferimento esperienziale con la supervisione della consapevolezza e, se necessario, procedere alla formulazione di una nuova tipologia di esperienza, che includa una maggiore elasticità e complessità di valutazione.

Questo processo più accurato, fluido e articolato è quindi più lento e, in condizioni angosciose, relativamente difficile ad effettuarsi, mentre resta disponibile in memoria e lungamente percorsa una via mnestica rapida e automatica che tende a imporsi negli stati di allarme.

Quanto detto richiama e integra alcuni essenziali temi della teoria e della clinica psicoanalitica: l'importanza delle memorie infantili nella vita mentale dell'adulto, il fatto che queste memorie siano fuori dalla consapevolezza, inconsce e non rimosse e si manifestino nel transfert e nei sogni [48-50], il ruolo basilare nella terapia del rivivere emozionalmente nel transfert l'esperienza passata, non passibile di ricordo, per poterla, in condizioni di sviluppo e di rapporto più favorevoli, elaborare e meglio integrare, anche alla luce della coscienza e della verbalizzazione degli stati emozionali intensi e confusi che la caratterizzano.

Riceve inoltre conferma l'ipotesi di processi disfunzionali legati ad esperienze tanto dolorose e paralizzanti da non poter essere assimilate adeguatamente, con il verificarsi di fenomeni di carente o mancata integrazione, dissociativi, scissionali.

Questo punto merita speciale attenzione poiché si è molto discusso sui metodi migliori per promuovere, in ambito psicopatologico, l'integrazione delle esperienze disturbanti tramite terapie psicologiche. Appare saliente e ampiamente condiviso come una relazione articolata e organica con il curante che includa nello scambio terapeutico aspetti simbolici e soprattutto presimbolici possa costituire un valido strumento per sciogliere emozionalmente le anchilosi della memoria e promuovere una *ricostruzione* emozionale del soggetto che permetta una migliore coesistenza delle componenti psichiche, con particolare riferimento alla sinergia e cooperazione di funzioni inconscie e coscienti.

Per quanto attiene specificamente al tema dell'ansia, è possibile formulare l'ipotesi che alcune forme cliniche, nevrotiche o psicotiche, non riferibili a cause attuali riconoscibili e dunque non reattive, siano strettamente legate all'area della memoria implicita. In tale area restano dimensioni esperienziali inconsce non rimosse e non ricordate, che vengono agite nelle manifestazioni sintomatiche, obnubilando le più elevate funzioni di pensiero.

Appare evidente come sia oggi impossibile prescindere, nella terapia psicoanalitica, da una essenziale componente di partecipazione emozionale da parte del terapeuta nell'interazione con il paziente. La variabile definita variamente come: identificazione, empatia, condivisione, sintonia, rispecchiamento, risonanza merita un posto di primo piano in tale peculiare processo terapeutico. Tuttavia ciò, da un lato, rende più complesso il compito del curante, dall'altro, pone ardui problemi metodologici alla ricerca, specie quando siano in ballo, ed è il caso di molti dei processi patologici, emozioni negative, dalle quali non solo il paziente, ma lo stesso terapeuta tende a prendere distanza.

Ritengo personalmente che, per la collaudata esperienza in ambito clinico, la proposta di una sensibile e prolungata elaborazione dei temi patologici, la sofisticata tecnica di esplorazione, di contatto e superamento dei vissuti dolorosi all'interno di una profonda e ricca relazione matura, la psicoanalisi si ponga ancor oggi come un essenziale punto di riferimento in campo psicoterapeutico.

Bibliografia

1. DSM- IV-TR (2000) Diagnostic and statistical manual of mental disorders, 4th edn (text rev). American Psychiatric Association,Washington, DC [trad. it.: DSM-IV-TR (2000) Manuale diagnostico e statistico dei disturbi mentali, Text Revision. Masson, Milano]
2. Blundo C (2004) Neuropsichiatria, i disturbi del comportamento tra neurologia e psichiatria. Masson, Milano
3. DSM- IV-TR (1995) Diagnostic and statistical manual of mental disorders, 4th edn (international version with ICD-10 codes). American Psychiatric Association, Washington, DC [trad. it.: DMS-IV (1995) Manuale diagnostico e statistico dei disturbi mentali. Masson, Milano]
4. LeDoux J (2002) Synaptic self: how our brains become who we are. Penguin Putnam, New York [trad. it.: Il sé sinaptico. Come il nostro cervello ci fa diventare quelli che siamo. Cortina, Milano 2002]
5. Lesch KP, Bengel D, Heils A et al (1996) Association of anxiety-related traits with a polymorphism in the serotonin transporter gene regulatory region. Science 274:1527-1531
6. Kendler KS, Neale MC, Kessler RC et al (1992) Childhood parental loss and phobias

in women: the interrelationship of agoraphobia, social phobia, situational phobia, and simple phobia. Arch Gen Psychiatry 49:273-281
7. Gabbard GO (2000) Psychodynamic psychiatry in clinical practice, 3rd edn. American Psychiatric Press,Washington, DC [trad. it.: Psichiatria psicodinamica. Cortina, Milano, 2002]
8. Kagan J, Reznick JS, Snidman N (1988) Biological bases of childhood shyness. Science 240:167-171
9. Busch FN, Cooper AM, Klerman GL et al (1991) Neuropsysiological cognitive-behavioral, and psychoanalytic approaches to panic disorder: toward an integration. Psychoanal Inquiry 11:316-332
10. Milrod BL, Busch FN, Cooper AM et al (1997) Manual of panic-focused psychodynamic psychotherapy. American Psychiatric Press, Washington, DC
11. Manassis K, Bradley S, Goldberg S et al (1994) Attachment in mothers with anxiety disorders and their children. J Am Acad Child Adolesc Psychiatry 33:1106-1113
12. Gainotti G (2005) Emotions, unconscious processes, and the right hemisphere. Neuro-Psychoanalysis 7:71-81
13. Oatley K, Johnson-Laird P (1987) Toward a cognitive theory of emotions. Cogn Emot 1:29-50
14. Leventhal H (1979) A perceptual motor processing model of emotion. In: Pliner P, Blankenstein K, Spiegel IM (eds) Perception of emotion in self and others, vol 5. Plenum Press, New York, pp 1-46
15. Leventhal H (1987) A perceptual motor theory of emotion. In: Berkowitz L (ed) Advances in experimental social psychology, vol 17. Academic Press, New York, pp 117-182
16. Morris JS, Ohman A, Dolan RG (1998) Conscious and unconscious emotional learning in the human amygdala. Nature 393:467-470
17. LeDoux JE, Sakaguchi A, Reis DJ (1984) Subcortical efferent projections of the medial geniculate nucleus mediate emotional responses conditioned to acoustic stimuli. J Neurosci 4:683-698
18. LeDoux JE, Ruggiero DA, Reis DJ (1985) Projections to the subcortical forebrain from anatomically defined regions of the medial geniculate body in the rat. J Comp Neurol 242:182-213
19. LeDoux JE (1986) Sensory systems and emotion. Integr Psychiatry 4:237-248
20. Solms M, Turnbull O (2002) The brain and the inner world: an introduction to the neuroscience of subjective experience. Other Press, New York [trad. it.: Il cervello e il mondo interno. Cortina, Milano, 2004]
21. Panksepp J (1985) Mood changes. In: Vinken P, Bruyn P, Klawans H, Frederiks J (eds) Handbook of clinical neurology, vol 45. Elsevier, Amsterdam, pp 271-285
22. Davis M, Walker DL, Lee Y (1997) Amygdala and bed nucleus of the stria terminalis: differential roles in fear and anxiety measured with the acoustic startle reflex. Philos Trans R Soc London B 352:1675-1687
23. Davis M, Lee Y (1998) Fear and anxiety: possible roles of the amygdala and bed nucleus of the stria terminalis. Cognition and Emotion 12:277-305
24. Sacchetti B, Ambrogi Lorenzini C, Baldi E et al (1999) Auditory thalamus, dorsal hippocampus, basolateral amygdala, and perirhinal cortex role in the consolidation of conditioned freezing to context and to acoustic conditioned stimulus in the rat. J Neurosci 19:9570-9578
25. Attwell PJ, Cooke SF, Yeo CH (2002) Cerebellar function in consolidation of a motor memory. Neuron 34:1011-1020
26. Sacchetti B, Baldi E, Ambrogi Lorenzini C, Bucherelli C (2002) Cerebellar role in

fear-conditioning consolidation. Proc Natl Acad Sci USA 99:8406-8411
27. Pally R (2000) The mind-brain relationship. Karnac Books, London [trad. it.: Il rapporto mente-cervello. A cura di A. Ruberto, Fioriti, Roma, 2003]
28. Hofer MA (1995) Hidden regulators: implications for a new understanding of attachment, separation and loss. In: Goldberg S, Muir R, Kerr J (eds) Attachment theory: social developmental and clinical perspectives. Analytic Press, Hillsdale, NJ, pp 203-230
29. Hofer MA (1996) On the nature and consequences of early loss. Psychosom Med 58:570-581
30. Davis M (1992) The role of the amygdala in fear and anxiety. Annu Rev Neurosci 15:353-375
31. Kalin NH, Shelton SE, Lynn DE (1995) Opiate systems in mother and infant primates coordinate intimate contact during reunion. Psychoneuroendocrinology 20:735-742
32. Bowlby J (1969) Attachment and loss, vol I: Attachment. Basic Books, New York [trad. it.: Attaccamento e perdita. 1. L'attaccamento alla madre. Boringhieri, Torino, 1972]
33. Bowlby J (1973) Attachment and loss, vol II: Separation: anxiety and anger. Basic Books, New York [trad. it.: Attaccamento e perdita. 2. La separazione dalla madre. Bollati Boringhieri, Torino, 1978].
34. Bowlby J (1980) Attachment and loss, vol III: Loss: sadness and depression. Basic Books, New York [trad. it.: La perdita della madre. Bollati Boringhieri, Torino, 1983]
35. Siegel DJ (1999) The developing mind. Guilford Press, New York [trad. it.: La mente relazionale. Neurobiologia dell'esperienza interpersonale, Cortina, Milano]
36. Arrigoni Scortecci M (1988) La tecnica del trattamento degli stati psicotici. In: Semi AA (ed) Trattato di psicoanalisi. Cortina, Milano, pp 617-674
37. Mitchell SA, Black MJ (1995) Freud and beyond: a history of modern psychoanalytic thought. Basic Books, New York [trad. it.: L'esperienza della psicoanalisi. Storia del pensiero psicoanalitico moderno. Bollati Boringhieri, Torino, 1996]
38. Freud S (1926) Inibizione, sintomo e angoscia. OSF 10
39. Klein M (1948) On the theory of anxiety and guilt. In: Contributions to psychoanalysis 1921-1945. Hogarth Press, London [trad. it.: Sulla teoria dell'angoscia e del senso di colpa. Scritti 1921-1958. Boringhieri, Torino, 1978]
40. Bion WR (1967) Second thoughts: selected papers on psychoanalysis. Heinemann, London [trad. it.: Analisi degli schizofrenici e metodo psicoanalitico. Armando, Roma, 1979]
41. Klein M (1935) A contribution to the psychogenesis of manic-depressive states. In: Contributions to psycho-analysis 1921-1945. Hogarth Press, London [trad. it.: Contributo alla psicogenesi degli stati maniaco-depressivi. Scritti 1921-1958. Boringhieri, Torino, 1978]
42. Klein M (1940) Mourning and its relation to manic-depressive states. In: Contributions to psycho-analysis 1921-1945. Hogarth Press, London [trad. it.: Il lutto e la sua connessione con gli stati maniaco-depressivi. Scritti 1921-1958. Boringhieri, Torino, 1978]
43. Kernberg O (1984) Severe personality disorders. Yale University Press, New Haven, CT [trad. it.: Disturbi gravi della personalità. Bollati Boringhieri, Torino, 1987]
44. Mitchell S (1988) Relational concepts in psychoanalysis: an integration. Harvard University Press, Cambridge, MA [trad. it.: Gli orientamenti relazionali in psicoanalisi. Per un modello integrato. Bollati Boringhieri, Torino, 1993]

45. Balint M (1953) Primary love and psychoanalytic technique. Liveright Publishing, New York
46. Bleger J (1967) Simbiosis y ambeguedad, estudio psicoanalítico. Paidos, Buenos Aires, Argentina
47. Ogden TH (1989) The primitive edge of experience. Jason Aronson, Northvale, NJ
48. Mancia M (2003) Dream actors in the theatre of memory: their role in the psychoanalytic process. Int J Psychoanal 84:945-952
49. Mancia M (2004) Sentire le parole. Bollati Boringhieri, Torino
50. Mancia M (2006) Implicit memory and early unrepressed unconscious: their role in the therapeutic process (How the neurosciences can contribute to psychoanalysis). Int J Psychoanal 87: 83-103
51. Llinas RR, Pare D (1996) The brain as a closed system modulated by the senses. In: Llinas RR, Churchland P (eds) The mind-brain continuum. MIT Press, Cambridge, MA, pp 1-18
52. Edelman GM, Tononi G (2000) A universe of consciousness: how matter becomes imagination. Basic Books, New York [trad. it.: Un universo di coscienza. Come la materia diventa immaginazione. Einaudi, Torino, 2000]
53. Parker G, Tupling H, Brown LB (1979) A parental bonding instrument. Br J Med Psychol 52:1-10
54. Parker G, Hadzi-Pavlovic D (1992) Parental representations of melancholic and non-melancholic depressives: examining for specificity to depressive type and for evidence of additive effects. Psychol Med 22:657-665
55. Parker G, Hadzi-Pavlovic D, Greenwald S, Weissman M (1995) Low parental care as a risk factor to lifetime depression in a community sample. J Affect Disord 60:47-51
56. Gilbert P, Allan S, Gross K (1996) Parental representations: shame, interpersonal problems and vulnerability to psychopathology. Clin Psychol Psychother 3:23-34
57. Cappelli L, San Martini P (2004) Stile di accudimento genitoriale misurato dal Parental Bonding Instrument in un campione non clinico. Rass Psicol 3:31-57

Capitolo 7

Il cervello che predice: psicoanalisi e ripetizione del passato nel presente

Regina Pally

Introduzione

"La bellezza è nell'occhio dell'osservatore". E secondo le neuroscienze, questo vale non solo per la bellezza. La realtà è soggettiva, perché il cervello *costruisce* la nostra esperienza degli eventi, delle persone e degli oggetti, e le nostre risposte emozionali e comportamentali a tutto ciò [1-6]. Soggettivamente, quando accadono gli eventi noi li percepiamo e in seguito reagiamo a essi. Dal punto di vista del cervello, anche prima che si verifichi un evento il cervello prevede, in modo non conscio, ciò che ha più probabilità di accadere, e comincia a costruire le percezioni, i comportamenti, le emozioni e le risposte fisiologiche che meglio si adattano all'evento previsto. Le previsioni si sviluppano come scorciatoie per potenziare il funzionamento adattativo [4, 7]. I meccanismi predittivi ci preparano in anticipo, in modo da poter rispondere con più facilità, efficacia e rapidità quando si verifica un evento. Tutto ciò si spiega all'interno di una prospettiva evolutiva. Nella competizione per assicurarsi le risorse in periodi di carestia, gli animali "preparati" e capaci di reazioni più rapide avevano più probabilità di sopravvivere e di trasmettere i loro geni ai discendenti.

La funzione predittiva "appare come la più generale e fondamentale di tutte le funzioni del cervello" [8]. Le predizioni si generano di continuo, in modo automatico e non conscio, a tutti i livelli del funzionamento cerebrale: percezione, emozione, comportamento, relazioni sociali [9-15]. Per formulare predizioni il cervello si basa sull'esperienza precedente dell'individuo e sulla sua conoscenza generalizzata riguardo al mondo, in modo da anticipare gli eventi futuri e prepararsi a essi [14, 16-19]. In un certo senso, noi prevediamo il futuro e poi viviamo il futuro che avevamo previsto.

Le predizioni consce non modificano l'esito. Quando piove, non è perché lo ha detto il bollettino meteorologico. In borsa, i titoli e le azioni non vanno su e giù secondo le predizioni di un analista finanziario. Le nostre predizioni non consce, invece, modificano l'esito. Ci orientano nell'esperire il mondo e tutte le nostre relazioni sociali. Poiché non sempre sono esatte, esiste un sistema di monitoraggio che verifica se le aspettative si sono realizzate o no. È possibile che la coscienza si sia evoluta per potenziare il sistema cerebrale di monitoraggio [20].

Predizione e psicoanalisi

Non sono una neuroscienziata. Sono una psichiatra e psicoanalista interessata a come le neuroscienze possono aiutarci a comprendere meglio e a trattare meglio i problemi psicologici che incontriamo in analisi [21-24]. La psicoanalisi è uno strumento estremamente potente per trattare i modelli di pensiero, i sistemi di credenze, le risposte emozionali e comportamentali nelle situazioni interpersonali, quando sono radicati e non adattativi. Ha tratto beneficio dall'apporto di idee provenienti da altre discipline rispetto a tematiche quali lo sviluppo del bambino, l'attaccamento, i tratti innati di personalità, i punti di vulnerabilità di origine genetica, l'uso dei farmaci, e quanto attiene alle neuroscienze. In questo capitolo mi propongo soprattutto di prendere in esame il paradigma neuroscientifico della *predizione* e di mostrarne la rilevanza per la pratica della psicoanalisi.

Per uno sviluppo cognitivo ed emozionale sano, e anche per uno sviluppo adattativo del cervello, è importante che il bambino abbia genitori amorevoli e disponibili sul piano emozionale [25-29]. Non si tratta di pretendere la perfezione, ma la realtà è che molti bambini ricevono un accudimento che non corrisponde nemmeno lontanamente alla situazione ottimale. In questi casi, il bambino può esperire i caregiver primari e reagire a loro in modo assolutamente adattativo, perché deve affrontare una situazione estremamente dolorosa. Fa parte dei dogmi della psicoanalisi l'idea che spesso le persone replicano inconsciamente nella vita adulta le relazioni dolorose dell'infanzia. Ma spesso ciò che forse era stato adattativo a quell'epoca non lo è affatto se replicato nelle relazioni della vita adulta.

Freud è stato il primo a descrivere *in modo sistematico* i fenomeni della ripetizione inconscia e a collegarla alla sua concezione delle pulsioni e dell'"angoscia come segnale" [30]. Nella terapia psicoanalitica si prende in esame la ripetizione delle relazioni del passato nella relazione che il paziente ha con l'analista, la "relazione di transfert". Le teorie psicoanalitiche odierne mantengono l'idea della ripetizione e del transfert, ma hanno apportato alcune modifiche alla concettualizzazione freudiana. Questi modelli sono più attenti alla globalità delle prime relazioni dell'individuo con i caregiver, alle emozioni dolorose, ai comportamenti, ai conflitti, e anche alle difese e alle altre strategie attivate dal bambino per affrontare le difficoltà di relazione [31].

In consonanza con questo punto di vista, le neuroscienze considerano il legame del bambino con la madre (cioè l'attaccamento) un bisogno biologico paragonabile alla fame o alla sete, che organizza il comportamento del bambino con il caregiver in modo da potenziarne la sicurezza e la possibilità di sopravvivenza [27]. Kandel collega l'"angoscia come segnale" al paradigma neuroscientifico del "condizionamento", che è una forma di apprendimento predittivo, e sostiene che la predizione è importante perché il bambino sia in grado di mantenere un attaccamento sicuro [32]. Nota poi che ripetute esperienze in cui il genitore risponde al bisogno di vicinanza e di sicurezza del bambino "vengono codificate nella memoria procedurale come aspettative di sicurezza" [32]. Dal punto di vista delle neuroscienze, l'apprendimento viene codificato tanto più profondamente quanto più l'individuo è giovane e quanto più la situazione è collegata alla sopravvivenza. Perciò, quello che un bambino piccolo apprende su come *tende a svolgersi* la relazione con i genitori può lasciare un'influenza permanente sulle sue aspettative di come tenderanno a essere le sue relazioni con le persone *in generale*.

Alcuni brevi esempi clinici illustreranno che cosa intendo per ripetizione. Il padre di Julian era severo e critico, la madre era tenera e affettuosa, ma oppressa dalle cure della sorellina handicappata. Nel timore che, se avesse gravato ulteriormente su di lei, la madre sarebbe crollata e gli avrebbe dato ancora meno, Julian divenne eccessivamente autosufficiente, e per proteggerla dalle critiche del marito si assunse la responsabilità di renderla felice. Da adulto, è incapace di esprimere con le donne i suoi bisogni e le sue emozioni, e si sente eccessivamente in colpa quando le donne sono scontente. Da bambina, Patricia si sentiva rifiutata e trascurata in famiglia. I genitori, troppo presi dalla loro vita, non avevano tempo per lei. Non si lamentava, temendo di essere rifiutata ancora di più. Da adulta, si sentiva trascurata dai colleghi e dagli amici, e come reazione tendeva a isolarsi. La madre di Roger gli prodigava molte attenzioni, ma era perfezionista e critica. Niente di quello che Roger faceva le andava bene. Per affrontare la situazione, egli ignorava la propria rabbia per sentirsi ferito affettivamente. Oggi, quando sua moglie lo delude non dice niente. Nega di sentirsi ferito o arrabbiato, ma i suoi comportamenti bulimici e i suoi silenzi con la moglie indicano il contrario. La terapia aiuta i pazienti di questo tipo a fare consciamente il collegamento tra passato e presente e a riflettere consciamente su come sviluppare modi più adattativi di rapportarsi agli altri nella vita attuale.

Sotto molti aspetti, lo studio neuroscientifico della predizione è importante per la psicoanalisi, perché indica che la *ripetizione* non è semplicemente un costrutto psicoanalitico ma è fondamentale per un funzionamento adattativo del cervello. I meccanismi predittivi contribuiscono a spiegare come mai il passato continua ad avere, in tutti gli ambiti, un'influenza così forte sul funzionamento presente. Il paradigma della predizione spiega come la riflessione conscia può favorire il cambiamento terapeutico, e perché è così difficile modificare le ripetizioni, anche sforzandosi ed essendone pienamente consapevoli [33]. Infine, lo studio della predizione con gli strumenti delle neuroscienze indica che con alcuni pazienti l'analista può avere bisogno di diventare più *attivo* attirando l'attenzione del paziente sulla natura della ripetizione e incoraggiandolo a fare, in un certo senso, del *problem solving*, per trovare il modo di inibire le tendenze ripetitive non adattative, passando a risposte più adattative. Queste idee sono controverse, e alcuni sostengono che così facendo il processo psicoanalitico perde specificità. Io la penso diversamente. È proprio il processo psicoanalitico che permette di studiare in profondità queste ripetizioni non adattative in modo da generare strategie adattative promotrici di cambiamento. È vero che per alcuni il cambiamento si verifica in modo del tutto naturale a partire dalle interpretazioni dell'analista e dagli insight che ne derivano, ma in altri casi i pattern non adattativi sono troppo radicati, ed è necessario, accanto ai metodi psicoanalitici tradizionali, un atteggiamento più attivo che incoraggi un'attenzione conscia focalizzata e faticosi tentativi di trovare e collaudare nuove risposte.

Questo capitolo ha anche lo scopo di contrapporsi a un atteggiamento, presente in medicina e in psichiatria, di sopravvalutazione delle spiegazioni genetiche e dei trattamenti psicofarmacologici. Per fortuna, dati sperimentali sempre più numerosi provenienti dalle neuroscienze indicano che sia i geni sia l'ambiente – e anche l'ambiente in cui si svolgono le relazioni precoci – hanno un ruolo importante nel funzionamento psicologico [34-39]. Il paradigma predittivo arricchisce la dicotomia natura/allevamento e contribuisce a spiegare perché le terapie *psicoanalitiche/interpersonali* possono essere essenziali per trattare alcuni tipi di problemi psichici.

Perché le predizioni sono così pesantemente sbilanciate verso il passato

Durante le interazioni di un soggetto con il mondo, il cervello apprende "che cosa tende ad andare insieme a che cosa". Alcuni eventi sensoriali tendono a essere concomitanti: per esempio, un particolare movimento delle labbra è associato all'emettere una particolare parola, e di solito una tazza ha un orlo e un manico. Certi eventi tendono a essere consecutivi: per esempio, quando ci laviamo i denti togliamo il tappo al tubo del dentifricio, lo strizziamo, mettiamo il dentifricio sullo spazzolino, spazzoliamo e sciacquiamo. I comportamenti tendono a essere seguiti da certi effetti; per esempio, se do un calcio a una palla, la palla si sposta; se il bambino piange, arriva la mamma a consolarlo. Questo apprendimento viene immagazzinato nella memoria per essere usato in futuro, di fronte a esperienze simili. Quando una persona incontra qualcosa nella vita *attuale*, il cervello si affida a questi ricordi dell'apprendimento *passato* per calcolare più rapidamente che cosa sta accadendo e come può reagirvi. A partire da uno stimolo attuale, il cervello "predice" quali altri stimoli sono *molto probabilmente* presenti. Da un evento attuale, il cervello predice quale evento è più probabile che seguirà. Da un'azione motoria attuale, il cervello predice la conseguenza più probabile di quell'azione. Le predizioni sono così importanti perché, a un livello non conscio, *mettono in moto* i processi percettivi e le risposte a quanto viene predetto. Ecco perché tendiamo a udire quello che ci aspettiamo di udire, a vedere quello che ci aspettiamo di vedere, nel mondo fisico e anche nell'ambito interpersonale.

Il sistema è fatto in modo tale che quando un particolare risultato sembra plausibile per una certa situazione, il soggetto può anche non accorgersi di un errore di predizione. Di conseguenza, possiamo esperire un mondo predetto in modo errato come se fosse il mondo reale. Questo spiega perché le persone che sono arrivate ad aspettarsi di essere regolarmente fraintese, criticate, deluse, abusate o abbandonate sembrano esperire di continuo queste situazioni nelle loro relazioni attuali. Nel caso di Julian, egli riconosce intellettualmente che la terapeuta lo ha sempre trattato con la massima attenzione e gentilezza, ma la vive come una persona di cui non fidarsi riguardo ai suoi sentimenti più vulnerabili, e rimane sospettoso e diffidente. Non fa che peggiorare le cose il fatto che gli altri si arrabbino davvero e perdano la pazienza quando lui resta ostinatamente attaccato a questo tipo di esperienza nonostante gli sforzi ben intenzionati dell'altro. Secondo Gabbard (comunicazione personale) questo meccanismo potrebbe essere alla base dell'*identificazione proiettiva*.

Fare un tale assegnamento sull'esperienza passata per determinare che cosa sta accadendo nel momento attuale o che cosa accadrà dopo, e formulare di conseguenza una risposta, può far pensare a una curiosa organizzazione del cervello. Ma la vita di molte persone è assolutamente la stessa da un giorno all'altro, e tutti noi non facciamo che replicare pattern comportamentali consolidati. Ci svegliamo ogni giorno con lo stesso nome e la stessa faccia. Viviamo nella stessa casa, parliamo la stessa lingua e andiamo allo stesso ufficio dove le persone continuano a trattarci come ci trattavano ieri. Invece di stabilire daccapo ogni giorno chi siamo e che cosa ci sta accadendo, affidarsi alle predizioni procurate dall'apprendimento passato per stabilire come stanno le cose è un metodo efficace e meno faticoso per il cervello. Il cervello utilizza i processi predittivi non consci per gestire situazioni che sono diventate routinarie e familiari. In questo modo ha più energia per affrontare situazioni eccezionalmente complesse, oppure situazioni nuove e poco familiari.

La predizione e il cervello integrato

Il cervello è modulare, ma è anche un tutto integrato [14]. I diversi moduli comprendono percezione visiva, percezione uditiva, comportamento motorio, memoria, emozione e funzionamento sociale. I processi modulari diventano integrati man mano che l'informazione risale la gerarchia. Al vertice c'è la corteccia prefrontale, in cui si integra al massimo grado l'attività inferiore. La corteccia prefrontale governa l'integrazione dei processi modulari nel tempo, che è essenziale per la coordinazione volontaria del comportamento, per il controllo volontario dell'attenzione e per le decisioni volontarie, e anche per attività peculiarmente umane quali il linguaggio, la cultura e il pensiero astratto.

Il "ciclo percezione-azione" illustra il funzionamento dei meccanismi predittivi nell'integrare nel tempo l'attività modulare del cervello [14]. Pensiamo per esempio a quando osserviamo una tazza di caffè. Vedendo la tazza, il sistema sensoriale visivo invia segnali predittivi alle aree motorie per preparare il comportamento che è più probabile riguardo alla tazza (per esempio sollevarla). Iniziata la decisione di sollevare la tazza, vengono inviati segnali predittivi alle aree somatosensoriali, per attivare le sensazioni che più probabilmente si verificheranno in conseguenza del sollevamento della tazza (per esempio una certa posizione del braccio, un certo peso della tazza, l'aroma del caffè). In modo ciclico, quando queste sensazioni vengono percepite inviano segnali predittivi per iniziare l'azione che più probabilmente dovrà essere eseguita subito dopo (per esempio bere il caffè dalla tazza).

Nelle pagine che seguono ci occuperemo delle predizioni in relazione ai processi fondamentali della percezione, del comportamento e dell'emozione, e ai processi "di ordine superiore" quali le interazioni interpersonali che implicano empatia, intuizione, comprensione della mente degli altri, e anche la relazione psicoterapeutica.

Percezione e predizione

Ci *sembra* che il cervello si limiti a "ricevere" qualcosa che proviene da "fuori", ma esso in realtà *costruisce* le nostre percezioni. Le parole che leggete su questa pagina sono una costruzione del cervello. Tutto ciò che il cervello riceve sono "pezzi e frammenti" di singoli indizi sensoriali (per esempio linee, angoli, frequenze cromatiche, frequenze sonore, consistenza, forma, direzione del movimento) che gli pervengono attraverso gli organi di senso. I singoli indizi esterni arrivano a integrarsi tra loro e con gli indizi sensoriali provenienti dall'interno del corpo, e anche con i fattori emozionali e con la memoria quando l'informazione *risale* la gerarchia di processamento. Il cervello mette a confronto "configurazioni di dati di ingresso" con "configurazioni già immagazzinate in memoria". La sensazione diventa *percezione* quando si verifica un abbinamento tra ciò che entra e ciò che è già immagazzinato in memoria.

La percezione produce tendenze percettive che sono rilevanti per il concetto psicoanalitico di ripetizione. Il cervello fa assegnamento sulla memoria come la fonte di ciò che più probabilmente accadrà adesso, nel presente. Per una maggiore efficacia, "cerca" nella memoria soltanto un abbinamento *sufficientemente buono*, e dunque una persona può esperire come identici due eventi che magari sono soltanto simili. Inoltre, i magazzini di memoria inviano segnali verso il basso, alla corteccia sensoriale primaria, per attivare maggiormente gli input sensoriali già immagazzinati [17]. Questo potenziamento della corteccia sensoriale primaria da parte dei magazzini di memoria accresce la probabilità che l'esperienza passata influisca su come il soggetto esperirà qualcosa nel presente, e può contribuire ai fenomeni di *ripetizione*.

La ricerca sulla *formazione di immagini* conferma questa concezione della costruzione percettiva. Si chiede a un soggetto sottoposto a risonanza magnetica[1] di costruire l'immagine visiva di un oggetto. È la medesima area visiva primaria che "si illumina", quando il soggetto *vede realmente* l'oggetto. Analogamente, quando si chiede al soggetto di ruotare nello spazio l'oggetto immaginato, è necessario lo stesso tempo sia per ruotare l'*immagine* che per ruotare l'*oggetto reale*. I ricercatori ipotizzano che quando si chiede a un soggetto di immaginare un oggetto l'informazione immagazzinata in memoria invii dei segnali che attivano la corteccia sensoriale primaria. Anche per questo motivo, eventi soltanto immaginati possono apparirci in modo molto vivido.

Le predizioni potenziano la velocità e l'efficacia della percezione. I soggetti percepiscono più rapidamente un oggetto atteso e sono più lenti a percepire un oggetto non atteso. Se si dice ad alcuni soggetti sottoposti a risonanza magnetica che un tono musicale sarà seguito dalla comparsa di un particolare oggetto, appena il soggetto sente il tono musicale, e *prima* che appaia l'oggetto, appare *in anticipo* un incremento di attività nella corteccia visiva primaria. L'attività predittiva a partire dall'*apprendimento passato immagazzinato in memoria* permette al cervello di ricevere alcuni dettagli sensoriali e di "prevedere il resto". Se un oggetto, per esempio una tazza, è parzialmente nascosto alla vista da un altro oggetto, per esempio un cartone di latte, non abbiamo difficoltà a concludere che c'è una tazza intera. In realtà, la tazza intera è rappresentata nell'attività neurale del cervello quando i segnali predittivi completano gli input visivi mancanti.

---

[1] Sono numerosi gli esperimenti in cui i soggetti vengono sottoposti a risonanza magnetica. Lo scanner misura direttamente le modificazioni del flusso ematico, ma indirettamente le modificazioni metaboliche del glucosio, e riflette le variazioni nei livelli di attività neurale. Può dunque "individuare" quale parte del cervello è funzionalmente attiva durante un particolare compito cognitivo: percezione, memoria, comportamento, linguaggio, pensiero.

Un'illusione ottica, l'effetto Kanizsa, che mostra "forme illusorie", si verifica in conseguenza di predizioni, analogamente ai fenomeni di "formazione di immagini" o di "completamento". Nella figura 1 ci sono tre figure reali (cerchi privi di un settore), tre angoli reali disegnati in nero e una figura *illusoria*, un "triangolo bianco". La figura illusoria appare grazie ai meccanismi predittivi del cervello. Le forme degli angoli e dei cerchi privi di un settore sono input sensoriali reali. Il cervello predice che, affinché appaia questa configurazione, è "molto probabile" che vi si sovrapponga un triangolo bianco. In conseguenza della predizione, gli studi di neuroimaging rivelano nella corteccia visiva primaria un incremento di attività che corrisponde alla percezione del triangolo bianco. Tale triangolo non esiste nel mondo reale, ma esiste nel cervello.

L'esperienza percettiva dei movimenti del nostro corpo è più strettamente legata ai meccanismi predittivi che all'azione reale. In una serie di esperimenti, si chiede ai soggetti di disegnare sullo schermo di un computer sia un cerchio che un ovale, servendosi di un cursore [40] control-

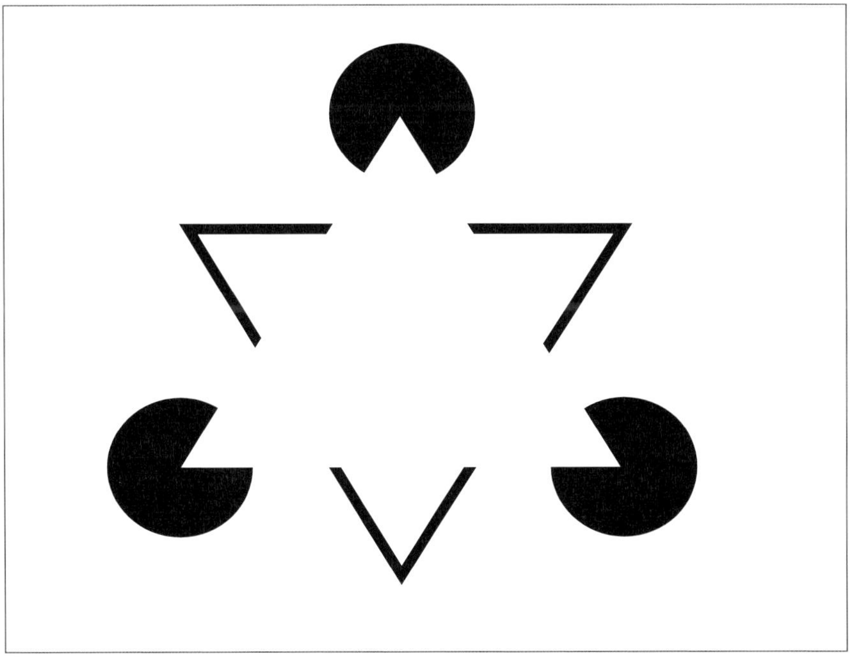

Fig. 1. Effetto Kanizsa: il triangolo bianco esiste realmente? Risposta: esiste nel cervello, ma non nella realtà. Studi con neuroimmagini indicano che l'attività della corteccia visiva rappresenta la figura illusoria.

lato da una maniglia situata sotto il tavolo e non visibile dal soggetto. All'inizio, quando il soggetto traccia un cerchio sullo schermo anche la maniglia che guida il cursore si muove circolarmente; quando il soggetto traccia l'ovale la maniglia si muove secondo un percorso a forma di ovale. I soggetti riferiscono con precisione il corretto percorso della loro mano mentre muove la maniglia. Dopo alcune di queste ripetizioni, e all'insaputa del soggetto, si inverte il movimento della maniglia. Ora, quando il soggetto traccia un cerchio la maniglia in realtà si muove secondo un percorso a forma di ovale. Ma questa volta il soggetto riferisce che la sua mano si è spostata secondo un percorso circolare, cioè lo stesso percorso del cerchio tracciato sullo schermo ma non il percorso reale compiuto dalla maniglia.

La percezione del dolore viene processata dalla corteccia somatosensoriale, un'area cerebrale responsabile delle sensazioni provenienti dal corpo: pelle, muscoli, articolazioni e organi interni. Quando un soggetto esperisce realmente uno stimolo doloroso, per esempio una lieve scossa al braccio, alla risonanza magnetica risultano attive determinate aree cerebrali: l'area somatosensoriale, la corteccia del cingolo anteriore e il talamo. Quando si dice ai soggetti di *aspettarsi* la stessa sensazione, le stesse regioni cerebrali "si illuminano" anticipando il dolore *prima* che sia stato somministrato alcuno stimolo. Analogamente, nella terapia del dolore l'effetto placebo produce analgesia modificando le aspettative [41]. Durante la procedura si dice ai soggetti che una crema spalmata sul loro braccio è un potente analgesico e che non sentiranno alcun dolore per la scossa. Alla risonanza magnetica le regioni del dolore non presentano alcuna attività. L'attività è invece accresciuta nella corteccia prefrontale. L'*effetto placebo* si verifica perché la corteccia prefrontale anticipa una condizione di non-dolore. Tale incremento di attività inibisce l'attività nelle aree del cingolo anteriore e somatosensoriale, così che quando il soggetto riceve la scossa non percepisce più il dolore.

Predizioni, apprendimento, emozione e comportamento

Tutti i mammiferi devono imparare a provvedere ai propri bisogni di *sopravvivenza*: fame, sete, accoppiamento, evitamento del pericolo e un solido legame con la madre [27, 42, 43]. Tutti i primati hanno anche bisogno di imparare come ottenere l'affetto della madre e mantenere un legame emozionale con lei [29]. Il cervello possiede diversi sistemi deputati a questo apprendimento, e tutti comportano un legame tra quanto viene appreso, le emozioni, i comportamenti e anche gli aspetti fisiologici che possono associarsi a questo apprendimento. Fondamentalmente, l'individuo deve imparare che cosa porta un vantaggio (ricompensa) e come ottenerlo; che cosa porta un danno (pericolo) e come evitarlo. Un pericolo, come la presenza di un predatore, è associato all'emozione di paura, a una risposta di "fuga" e agli aspetti fisiologici che supportano il comportamento: aumento del ritmo cardiaco, della pressione arteriosa e del tono muscolare. Una ricompensa, per esempio del cibo, comporta una sensazione positiva di piacere, il comportamento di mangiare, e dal punto di vista fisiologico un aumento della salivazione e della motilità viscerale che serve a digerire il cibo.

Il cervello dispone di un certo numero di risposte innate o congenite ai pericoli naturali e alle ricompense che favoriscono la sopravvivenza (per esempio ai predatori e al cibo). In quello che è noto come *apprendimento condizionato classico* o *apprendimento pavloviano*, si associa un pericolo naturale o una ricompensa con "valore di sopravvivenza" a uno stimolo altrimenti neutro che di per sé non ha valore di sopravvivenza. Tutti i mammiferi condividono gli stessi circuiti cerebrali coinvolti nel condizionamento, così che gli animali sono un buon modello per i condizionamenti che operano negli uomini. In un tipico paradigma di apprendimento condizionato, viene presentato all'animale un tono uditivo appena prima di somministrargli una scossa. Quando si è verificato l'apprendimento condizionato, lo stimolo che in precedenza era neutro, cioè il tono, assume un valore di sopravvivenza. Alla prossima occasione l'animale avrà un sussulto di paura sentendo il tono, anche se non sarà accompagnato dalla scossa. Adesso lo stimolo tono musicale è predittivo della scossa. Questa predizione mette in moto verso lo stimolo che prima era neutro l'*emozione* e il *comportamento* che venivano utilizzati dall'animale in relazione alla scossa. Si ha un meccanismo analogo nel caso delle ricompense. Una luce azzurra lampeggia appena prima della somministrazione di un sorso di succo di frutta. Dopo alcune ripetizioni, la luce diventa predittiva rispetto alla comparsa del cibo: l'animale saliverà e correrà verso quella parte della gabbia dove riceve il succo di frutta. Si può rinforzare qualunque comportamento utilizzato per evitare un pericolo o per ottenere una ricompensa.

Un esempio di apprendimento condizionato si osserva nei neonati [44]. Un bambino di pochi giorni riconosce l'odore del latte materno. A sei settimane è evidente la risposta innata di succhiare e girare il capo sentendo l'odore del latte materno. In un paradigma di apprendimento condizionato, la madre indossa un certo profumo mentre accudisce il bambino. Dopo alcuni giorni il bambino esibisce una *risposta condizionata* a quel profumo. Compie movimenti di suzione e volge il capo quando sente il profumo della madre, anche se presentato su un batuffolo di cotone in assenza della madre stessa.

L'apprendimento condizionato coinvolge numerose strutture subcorticali quali l'amigdala e il nucleo accumbens, e può operare al di fuori della consapevolezza cosciente. Più frequente è il condizionamento, più il bisogno è strettamente associato alla sopravvivenza, più precoce è il condizionamento all'inizio della vita. Più è irregolare il programma di rinforzo, più sarà potente e durevole la risposta condizionata e più difficile il non-apprendimento. Disimparare una risposta condizionata già appresa richiede la consapevolezza e l'*apprendimento* di un nuovo tipo di risposta, e inoltre lo sviluppo nella corteccia prefrontale di nuove connessioni cerebrali con la funzione di inibire l'apprendimento condizionato originario immagazzinato nelle aree subcorticali [45]. La vecchia risposta viene inibita, ma non scompare, e può riemergere in condizioni di stress [46].

Le regioni corticali e subcorticali operano tipicamente insieme. L'importanza relativa del coinvolgimento corticale e di quello subcorticale dipende dalla situazione. Spesso situazioni molto familiari vengono gestite senza attenzione conscia, mentre situazioni nuove tendono a richiedere un'attenzione conscia. La scelta volontaria favorisce il controllo corticale, mentre quando è indicata una risposta automatica rapida viene privilegiato il controllo subcorticale. Per questa ragione, cominciamo ad allontanarci dalla traiettoria di un'automobile che si avvicina a grande velocità prima di essere consciamente consapevoli del suo avvicinarsi e molto prima di decidere se si tratta di una Porsche o di una Ferrari.

Il processamento non conscio è meno preciso di quello conscio, e perciò è più probabile che le risposte condizionate si generalizzino ad altri contesti. Per esempio Martha, stuprata nel parcheggio all'uscita dal lavoro da un uomo con la barba, non aveva un ricordo conscio della barba, perché tutta la sua attenzione conscia era concentrata sul coltello che l'uomo le puntava alle spalle. Non solo ha evitato per mesi i parcheggi, come era prevedibile, ma ha paura di tutti gli uomini con la barba, e ha compreso questa paura solo quando ha letto il rapporto della polizia che descriveva l'aspetto del suo aggressore.

Gli eventi traumatici infantili, come la trascuratezza o l'abuso fisico o sessuale, possono essere fonti particolarmente potenti di condizionamento. Il cervello dei bambini abusati mostra un'accresciuta attività dell'amigdala e sembra costantemente "predire" il pericolo con un'intensificazione della vigilanza rispetto al pericolo stesso, un'accresciuta reazione di allarme anche di fronte a eventi benigni e una maggiore probabilità di interpretare come minacciose le azioni e le espressioni facciali degli altri. Questi meccanismi predittivi possono risultare in un eccessivo evitamento dell'intimità, portando il soggetto a sentirsi altrettanto emozionalmente deprivato che nell'infanzia. L'accresciuta vigilanza e sospettosità degli individui che sono stati traumatizzati può risultare difficile da affrontare per gli altri. Questo può portare a un aumento dei conflitti e degli affetti negativi, al rischio di essere rifiutati nelle situazioni sociali, e a un'ulteriore diminuzione della fiducia nelle relazioni interpersonali. Anche *in assenza* di un trauma palese, può esserci un'intensa disperazione infantile, con incapacità di esprimere risposte emozionali [25]. Per esempio, un bambino che ha un genitore ostile o scostante può apprendere in modo condizionato a essere allegro o remissivo per non ricevere risposte scarsamente sintonizzate.

Un paziente può essere del tutto inconsapevole di essere stato condizionato, in quanto il condizionamento può operare sotto il controllo subcorticale e completamente al di fuori della consapevolezza. Questo spiega perché un bambino che reprime i sentimenti consci di paura associati all'abuso può nondimeno esibire risposte di *paura condizionata* a eventi neutri ma che sono associati all'abuso. Per esempio, da bambina Rosalie era stata abusata dalla governante. Dopo la morte di sua madre aveva sviluppato una fobia del colore giallo; nel trattamento si "scoprì" che era il colore del copriletto di quella governante. I problemi di responsività possono essere così frequenti che le risposte condizionate a essi operano al di fuori della consapevolezza conscia. Il fatto che un paziente sia incapace di spiegare perché è spaventato da qualcosa o si comporta in un certo modo può non dipendere da difese o "resistenze" psicologiche inconsce, come tipicamente si ritiene, ma può essere dovuto al *modo normale* in cui il cervello processa le risposte condizionate. Anche con un insight su queste reazioni, il condizionamento precoce è così radicato da rendere molto difficile il cambiamento.

Buona parte del funzionamento dell'essere umano va oltre i bisogni immediati di sopravvivenza, e riguarda l'apprendimento di criteri morali, l'adeguatezza sociale, abilità quali leggere o usare una tastiera. In queste situazioni non esistono risposte innate. In un processo noto come *condizionamento operante*, il bambino impara per tentativi ed errori a sviluppare una risposta appropriata. Un bambino che vuole giocare mentre la madre sta cucinando la cena, tenterà approcci diversi per ottenere una risposta da lei. L'approccio che ha successo verrà rinforzato. Poiché ogni madre è diversa, ogni bambino avrà un apprendimento diverso. Alcuni bambini imparano a essere affettuosi, altri imparano a piagnucolare o a stuzzicare i fratelli. Quando si verifica questo apprendimento, il cervello lo registra e alla fine lo applica volontariamente e in modo selettivo ad altre situazioni del tutto nuove mai incontrate prima. Imparare a tre anni a non infastidire la mamma aiuta il bambino a essere capace di non infastidire l'insegnante fin dal primo giorno di scuola materna.

In molte circostanze della nostra vita dobbiamo prendere decisioni adattative su come rispondere, valutando i costi e i benefici delle opzioni disponibili, in un processo di "neuroeconomia" [47]. I sistemi cerebrali endorfinico e dopaminergico operano nel venire incontro ai bisogni umani di amore, attenzione, approvazione e comprensione, anche attraverso il condizionamento *classico* o il condizionamento *operante* [27, 29]. Il circuito dopaminergico registra, nella storia dell'individuo, il valore di ricompensa di ogni particolare risposta, e stimola la motivazione o il desiderio di una ricompensa. La scelta del comportamento più adattativo dipende decisamente dalla funzione del sistema dopaminergico di predire la probabilità e il costo di una particolare risposta che porta a ottenere la ricompensa desiderata. Quando si ottiene la ricompensa, c'è un rilascio di endorfina, che sottolinea il *gradimento* della ricompensa. All'inizio esistono alcuni aspetti consci e volontari di questo tipo di apprendimento comportamentale, come vedremo in seguito più dettagliatamente, ma in situazioni ripetute questo apprendimento passa a un sistema di controllo automatico e non conscio. Per i bambini l'affetto e l'attenzione (positiva o negativa) funzionano come "ricompense sociali", attivando il rilascio di dopamina ed endorfina. Perciò il bambino può attaccarsi profondamente, cercare e amare anche chi lo maltratta, se gli presta un certo tipo di attenzione o di affetto. L'azione dei sistemi dopaminergico ed endorfinico può rendere permanenti questi stili di risposta sociale non adattativa.

Ciò che la neurobiologia aggiunge alla teoria psicoanalitica è l'idea che gli eventi e il loro significato emozionale possono non essere disponibili alla memoria e alla coscienza, non a causa di difese nevrotiche come rimozione o diniego, ma per l'immaturità del cervello infantile all'epoca in cui l'evento si è verificato. Inoltre, il fatto che queste risposte siano durevoli può riflettere non solo potenti difese psicologiche ma anche la forza dei circuiti neurali che si formano nel cervello del bambino piccolo e dipendente, e che sono più resistenti al cambiamento anche dopo anni di ottimo lavoro psicoterapeutico. Quando un paziente del genere è costantemente ansioso nelle situazioni intime o si trova costantemente attirato da persone che lo deprivano emozionalmente, io trovo utile spiegargli alcuni aspetti della neurobiologia dell'apprendimento nel contesto delle relazioni genitore-bambino. Questo può contribuire ad attenuare alcuni dei sentimenti negativi che il paziente ha su se stesso, perché spesso questi pazienti si sentono stupidi e infantili, e si vergognano di avere reazioni tanto radicate da essere incapaci di cambiare.

Predizione e comportamento abituale o di routine

I circuiti della corteccia prefrontale e dei gangli della base operano tipicamente in tandem in relazione al comportamento [9, 48]. In genere la corteccia prefrontale è coinvolta nell'acquisizione conscia di *nuove* abilità motorie. Quando un nuovo comportamento viene ripetuto più volte, diventa "automatico" o abituale, e l'attività passa a strutture subcorticali quali il cervelletto e i gangli della base, dove viene immagazzinata come *memoria procedurale* del comportamento [9, 49-52]. Per la maggior parte del tempo noi non siamo consapevoli della natura delle nostre conoscenze, e addirittura non ricordiamo quando o in che modo abbiamo appreso una data abilità. Utilizziamo la memoria procedurale quando impariamo a suonare uno strumento, a ballare, a praticare uno sport o a parlare la nostra lingua. Secondo Grigsby [53], che studia la personalità, e secondo Beebe [25], che studia l'interazione madre-bambino, questa memoria è anche la base per apprendere i modelli di *interazione* sociale. I gangli della base possono attivare in modo non conscio questi tipi di comportamento, permettendo così al sistema della corteccia prefrontale e al sistema della coscienza di processare nuove informazioni.

Ma quando si deve modificare il *vecchio* comportamento, sono nuovamente coinvolte la coscienza e la corteccia prefrontale, per apprendere la nuova risposta comportamentale e per segnalare ai gangli della base di inibire il programma motorio abituale. Il passaggio al nuovo comportamento richiede tempo e non è esente da difficoltà, quando la vecchia abitudine continua a interferire con il comportamento appena appreso [54]. Se un nuovo comportamento viene ripetuto abbastanza spesso, diventa anch'esso abituale, e l'attività passa nuovamente sotto il controllo dei gangli della base. Nel tennis, è necessario uno sforzo conscio per imparare un nuovo servizio, per cambiare il *modo* di lanciare la palla e il *modo* di colpirla con la racchetta. Ma l'abitudine al vecchio servizio è lenta a scomparire. Con la pratica, si arriva ad attivare il nuovo comportamento in modo automatico e non-conscio. Quando si impara a guidare l'automobile si deve essere coscienti di ogni dettaglio della guida. Ma con l'esercizio la guida può diventare del tutto automatica. Se il traffico procede come "ci si aspettava" o come "era prevedibile", il guidatore può essere profondamente immerso nei programmi per la cena e *può non essere conscio* di guidare: ecco perché in autostrada ci capita di non accorgerci della nostra uscita; ma quando all'improvviso una macchina davanti a noi accenna a svoltare, smettiamo *immediatamente* di pensare alla cena e torniamo a essere consapevoli di guidare.

La maggior parte dei comportamenti non sono azioni *singole* ma sono costituiti da tappe sequenziali o "routine" mirate a raggiungere un obiettivo. Per esempio, per bere una tazza di caffè spostiamo la mano in avanti, afferriamo il manico della tazza, solleviamo la tazza verso la bocca, tiriamo indietro la testa, introduciamo il liquido nella bocca e lo ingoiamo. Le predizioni non consce operano per selezionare e attivare le routine comportamentali più appropriate alla situazione, e anche per collegare le diverse tappe della routine. Ecco perché le persone agiscono col *pilota automatico* più di quanto non si pensi.

In certe situazioni la consapevolezza potenzia l'efficacia del comportamento, come quando, nel potare le rose, voglio evitare di pungermi con una spina. Ma molti comportamenti operano meglio e con meno difficoltà *in assenza* di consapevolezza conscia, come quando un pianista memorizza un brano e lo suona "a memoria". Una sonata di Beethoven è lunga e complessa, ma un pianista esperto la esegue con scioltezza e senza sforzo, senza prestare consciamente attenzione al movimento di ogni dito. I meccanismi predittivi rendono possibili sequenze comportamentali *più agevoli* collegando tra loro le diverse tappe nei gangli della base [9]. Il principiante ha bisogno di pensare consciamente a ciascuna tappa, ma con la pratica ogni movimento *predice* il movimento successivo. Alla fine, in un processo noto come *chunking*, si acquisiscono *automaticità* e *scorrevolezza*. Una serie di tappe viene trattata come un'unità (*chunk*), e ogni unità attiva automaticamente l'unità successiva.

Ogni coppia madre-bambino si impegna in ripetute interazioni di accudimento, che comportano, oltre alle cure fisiche, scambi emozionali e comunicativi non verbali. Ripetute interazioni con il caregiver possono essere immagazzinate nei gangli della base, a costituire la memoria procedurale di questi scambi [28, 29]: in ogni interazione, il cervello ne predice la tendenza. Le emozioni e i comportamenti si organizzano attorno a queste aspettative. I gangli della base possono attivare i modelli di interazione ripetuti in modo automatico e non conscio, come le modalità abituali o routinarie che usiamo nel rapportarci agli altri [25, 33]. Secondo Grigsby [53], certi tratti di personalità vanno considerati come la memoria procedurale delle interazioni precoci con i genitori e con altre figure significative. Per esempio, Nora è cresciuta in una famiglia in cui sentiva di dover essere remissiva per non perdere l'amore e le attenzioni dei genitori. Diventando adulta, è entrata a far parte della struttura della sua personalità una remissività automatica, anche se esistono persone disposte ad amarla nonostante lei non lo gradisca e le respinga. Queste modalità abituali di relazione possono rapidamente consolidarsi. La psicoterapia mira a modificarle attraverso la riflessione conscia e lo sforzo, che al livello neurobiologico può inibire e controllare le risposte automatiche dei gangli della base.

Predizione, empatia e comprensione della mente altrui

In quanto esseri umani, siamo automaticamente capaci di "leggere nel pensiero" di un altro anche senza che ci parli. Questa capacità è chiamata "teoria della mente" [55, 56]. In base al comportamento non verbale attuale e all'esperienza contestuale e passata, il cervello fa una predizione sui sentimenti, le motivazioni, le credenze e le intenzioni dell'altro [57]. Questo ci permette di anticipare meglio come l'*altro* interagirà con *noi* e di pianificare come reagire a lui [56, 58]. Nel pianificare la nostra risposta, siamo in grado di stabilire rapidamente, dall'espressione facciale e dalla postura, se l'altro è felice o arrabbiato, se solleva le mani con l'intenzione di salutarci o di picchiarci. Durante una conversazione, mentre ascoltiamo, pianifichiamo la nostra risposta già prima che l'altro abbia finito di parlare.

La teoria della mente ha una traiettoria evolutiva. Un bambino di nove mesi addita un oggetto quando *vuole* che la madre lo guardi, e guarderà dove gli indica la madre, riconoscendo l'intenzione di lei [59]. Quando i bambini piccoli "leggono nel pensiero di un altro" sono molto egocentrici [55, 56]. Se un bambino vuole uscire per una passeggiata, vedendo che vi mettete le scarpe da tennis supporrà che vogliate uscire. Prima dei cinque o sei anni il bambino non ammette che gli altri possano avere contenuti mentali diversi dai suoi. Tutte le terapie psicoanalitiche si basano sulla maturazione di questa capacità. Alcuni individui non possiedono affatto la capacità di formarsi una teoria della mente, soprattutto coloro che sono affetti da autismo o da sindrome di Asperger. Si ritiene che i pazienti con personalità borderline abbiano una teoria della mente danneggiata, che è all'origine della loro difficoltà nella regolazione degli affetti e nelle relazioni interpersonali [60].

Un sistema cerebrale che contribuisce alla capacità di formarsi una teoria della mente implica l'"osservazione dell'azione" ed è noto come *sistema dei neuroni-specchio* [61]. Quando osserviamo un'altra persona che esegue un'azione intenzionale o *finalizzata*, "conosciamo" immediatamente la sua intenzione[2]. Se sul tavolo c'è una mela e una persona si sporge per prenderla, un osservatore suppone automaticamente che abbia intenzione di mangiare la mela. Gli studi di neuroimaging *indicano che osservando un altro che esegue un'azione finalizzata*, nell'area *premotoria* del cervello dell'osservatore[3] si attivano i neuroni-specchio, esattamente come se fosse l'osservatore stesso a eseguire quell'azione. Nel cervello dell'osservatore i neuroni premotori sono collegati alle regioni che generano le intenzioni all'origine dei comportamenti finalizzati. Noi sappiamo quello che un altro ha intenzione di fare perché il cervello *predice* che l'altro abbia la stessa intenzione che avremmo noi se stessimo eseguendo quella stessa azione [62].

L'empatia, o capacità di provare i sentimenti che provano gli altri, si basa anch'essa sul sistema e sulle predizioni dei neuroni-specchio [63]. Quando osserviamo i comportamenti non verbali associati alle emozioni, come le espressioni facciali, la postura o la posizione della testa, nel nostro cervello si attivano i neuroni-specchio, nello stesso modo in cui si attiverebbero se noi stessimo svolgendo quegli stessi comportamenti emozionali non verbali. Sappiamo ciò che *gli altri* sentono perché il nostro cervello predice che *gli altri* sentano nel modo in cui sentiremmo noi se muovessimo il viso e il corpo in quello stesso modo. In sostanza, noi leggiamo nel pensiero degli altri perché prevediamo che gli altri siano come noi [59].

[2] Parte del comportamento è casuale, ma la maggior parte è considerata diretta a uno scopo, cioè finalizzata o intenzionale.

[3] L'area premotoria fa parte della corteccia prefrontale ed è considerata la regione in cui vengono preparate le azioni motorie. L'area motoria primaria, situata anch'essa nella corteccia prefrontale, invia ai muscoli il segnale per svolgere una data azione.

La coscienza: monitorare e correggere gli errori di previsione

I meccanismi predittivi assicurano rapidità ed efficacia, ma lasciano spazio all'errore, poiché non sempre le previsioni risultano esatte. Una persona che è cresciuta essendo continuamente criticata tenderà a "percepire" nelle osservazioni degli altri una critica anche quando non c'è. Per funzionare in modo adattativo nelle relazioni sociali, dovrà trovare il modo di correggere questa percezione errata. Per fortuna il cervello dispone di sistemi per monitorare e correggere gli errori di previsione.

Numerosi esperimenti illustrano il monitoraggio e la correzione degli errori di previsione. In uno studio, i soggetti indossano degli occhiali con *lenti prismatiche invertite*, che fanno apparire il mondo capovolto [6]. Poiché la luce sembra provenire dalla direzione opposta, il cervello predice che la scena è stata invertita, e costruisce di conseguenza la percezione. Dopo un po' di tempo arrivano al cervello altri input (per esempio gli input propriocettivi degli arti e delle articolazioni, le sensazioni tattili dalle piante dei piedi), a indicare che il mondo non si è capovolto. Questo fa "scattare" la percezione. I soggetti "vedono" il mondo diritto anche se indossano ancora gli occhiali con lenti prismatiche invertite.

In un altro esperimento si usa il test di Stroop con soggetti sottoposti a risonanza magnetica [20]. In un tipico test di Stroop si scrivono i nomi dei colori, per esempio rosso, verde, azzurro, sia con inchiostro del rispettivo colore che in un colore diverso. Per esempio, "verde" può essere scritto con inchiostro verde oppure con inchiostro blu o rosso. Queste parole appaiono sullo schermo di un computer, e si chiede ai soggetti di dire sia la parola che leggono sia il colore dell'inchiostro con cui è scritta. Appena il soggetto vede una parola, il cervello predice che la cosa più probabile sarà leggerla, e prepara questa risposta. Se invece l'istruzione è "nomina il colore dell'inchiostro", l'azione predetta e pianificata in precedenza deve essere inibita, e deve essere invece iniziata l'azione corretta. Il carattere automatico e non conscio di questi meccanismi predittivi e i pregiudizi che essi causano sono all'origine di molti errori. La risposta corretta è correlata con l'attività manifestata dal soggetto alla risonanza magnetica nella "corteccia anteriore del cingolo (ACC)". Una risposta sbagliata notata dal soggetto o indicata dallo sperimentatore è anch'essa correlata con l'attività della ACC. Ma quando il soggetto fa un errore e non se ne accorge, e l'errore non viene indicato dallo sperimentatore, ciò è correlato a una *mancanza* di attività della ACC durante l'esperimento. I neuroscienziati concludono che la ACC e la corteccia prefrontale lavorano in tandem. La ACC contribuisce alla predizione degli errori e poi segnala alla corteccia prefrontale di inibire la risposta inappropriata e di selezionare la risposta appropriata.

La consapevolezza conscia potenzia il monitoraggio e la correzione perché, a differenza del processamento non conscio, che è automatico, involontario e piuttosto approssimativo, il sistema della coscienza comporta una scelta e un controllo volontario e può operare distinzioni percettive più sfumate e risposte motorie più sintonizzate. Ma il sistema della coscienza è piuttosto limitato, e può rivelarsi insufficiente. Siamo in grado di essere consciamente consapevoli di un solo item o al massimo di pochissimi item alla volta. Invece il sistema non conscio è in grado di processare un gran numero di item simultaneamente. Perciò il cervello è fatto per funzionare per la maggior parte del tempo senza l'intervento della coscienza [20]. Finché le cose vanno secondo le previsioni, sono sufficienti i processi non consci. Noi agiamo abitualmente in modo meccanico quando ci laviamo i denti, quando guidiamo l'automobile o quando per strada facciamo un salto per evitare di essere investiti da una macchina, e anche quando ci comportiamo in modo compiacente, difensivo o sospettoso nelle situazioni sociali. Quando accade qualcosa di nuovo o di inaspettato, abbiamo bisogno di sforzarci consciamente e di essere consapevoli per inibire la risposta automatica predetta e scegliere un'altra risposta più appropriata [20, 64].

Implicazioni per la psicoanalisi: osservazioni conclusive

La psicoanalisi mette l'accento sul fatto che gli aspetti dolorosi e conflittuali dell'infanzia possono essere inconsciamente replicati nelle relazioni attuali secondo modalità che non sono adattative rispetto al funzionamento attuale. Il trattamento psicoanalitico comporta l'esame di questa ripetizione inconscia nella relazione di transfert. Spesso gli psicoanalisti sono stati accusati di occuparsi troppo dell'infanzia del paziente. Chi esprime questa critica ha difficoltà ad accettare che un problema doloroso e angosciante con un genitore, un problema infantile "di così tanto tempo fa", possa ancora influenzare il paziente nell'età adulta. Ma questi stessi detrattori spesso non hanno difficoltà ad accettare i numerosi aspetti *quotidiani* in cui le relazioni infantili con i genitori sono all'origine di cambiamenti permanenti nel modo di vivere la propria vita. I genitori insegnano ai bambini ad allacciarsi le scarpe e a lavarsi i denti, e anche i valori culturali e morali, e norme sociali quali aspettare il proprio turno per parlare o dire per favore e grazie. Spesso questi apprendimenti durano tutta la vita.

Lo studio neuroscientifico della predizione indica che, analogamente, ciò che apprende con i genitori *sul piano emozionale*, per esempio essere rifiutato, deluso, indotto a vergognarsi o a sentirsi inadeguato, può influenzare l'individuo per tutta la vita. In conseguenza di come è organizzato il cervello, noi prediciamo, in base alla nostra esperienza della prima infanzia con le principali figure di accudimento, che cosa dobbiamo aspettarci in genere dalle persone. Siamo cioè indotti a vivere le relazioni attuali come simili a quelle del passato. Le relazioni attuali non sono identiche a quelle del passato, ma noi le viviamo soggettivamente come se lo fossero.

Spesso è difficile percepire il legame tra passato e presente. Infatti il cervello disconnette l'apprendimento ripetuto dalle caratteristiche della persona, dello spazio e del tempo in cui si è originariamente verificato. Vado in bicicletta, ma non ho alcun ricordo di chi me lo ha insegnato. Inoltre, come meccanismo di coping, spesso il bambino disconnette la consapevolezza conscia dalle emozioni dolorose che ha vissuto quando era piccolo e vulnerabile. Per esempio, Jane riferisce che spesso sua madre la minacciava di "andarsene" quando lei e i due fratellini facevano i capricci. Il padre le voleva bene, ma rimproverava e criticava la madre. Jane dice di non provare emozioni riguardo ai genitori, ma nello stesso tempo nega di avere bisogni di dipendenza, evita di legarsi a uomini e diventa aggressiva se percepisce che un uomo la critica. Quando, durante la terapia, entra in contatto con le emozioni provate da bambina, riesce a rendersi conto di quanto esse la influenzino nelle relazioni attuali. Nel corso del trattamento è arrivata a sposare un uomo che la ama e ad avere dei figli. Ma rimane *suscettibile* al bisogno difensivo di non provare emozioni dolorose. Tende ancora ad andare "all'attacco" criticando aggressivamente il marito piuttosto che rivelare di sentirsi ferita o vulnerabile. Nel trattamento, le ho fatto costantemente notare la differenza tra ciò che lei si aspetta e come il marito in realtà la sente e la tratta. (La adora, dice di lei "è la donna dei miei sogni".) Io la aiuto a vergognarsi meno della sua vulnerabilità e a esprimere il suo sentirsi ferita senza ricorrere ad "attacchi" difensivi non adattativi.

Julian, pur riconoscendo che in due anni di terapia la sua terapeuta lo ha sempre trattato con la massima attenzione e gentilezza, rimane sospettoso e diffidente. È ancora riluttante a condividere i suoi sentimenti interni più vulnerabili, nel timore delle possibili reazioni della terapeuta. Martha, violentata nel parcheggio all'uscita dal lavoro da un uomo con la barba, non aveva alcun ricordo conscio della barba, perché aveva concentrato tutta la sua attenzione conscia sul coltello che l'uomo le puntava alla schiena. Per mesi, non solo evita i parcheggi, come era prevedibile, ma ha paura degli uomini con la barba e persino del suo amorevole marito. Comprende questa paura solo quando legge il rapporto della polizia che descrive l'aspetto del suo aggressore. Nora è cresciuta in una famiglia in cui sentiva di dover essere remissiva per non perdere l'amore e le attenzioni dei genitori. Diventando più grande, una remissività automatica è entrata a far parte della struttura della sua personalità, mentre gli altri l'avrebbero amata anche se avesse dissentito da loro. Patricia, i cui genitori erano troppo presi dalla loro vita personale per occuparsi abbastanza di lei, è cresciuta con l'aspettativa che le persone l'avrebbero trascurata e non avrebbero voluto stare con lei. Anche adesso, da adulta, quando esce con gli amici si sente esclusa dalla conversazione, evitata, le sembra che tutti siano impazienti di lasciarla. Non è che i suoi amici si comportino davvero così, ma questa è la sua percezione soggettiva di ciò che accade, e lei reagisce di conseguenza. Cerca sempre di compiacere gli altri, di adeguarsi alle loro opinioni; non partecipa molto alla conversazione e tende a non trattenersi a lungo, per evitare di sentirsi abbandonata. Purtroppo, non solo le sue percezioni confermano le sue aspettative, ma il suo comportamento automatico di isolarsi rinforza la sua idea di essere trascurata e non desiderata dagli altri. Può prodursi una forma di *identificazione proiettiva* quando gli altri si arrabbiano e perdono la pazienza di fronte a persone che, come Patricia, si tengono ostinatamente attaccate alla loro *vecchia* esperienza *minacciosa* nonostante gli attuali tentativi ben intenzionati di coloro che le circondano.

Nella situazione terapeutica (psicoanalisi o psicoterapia psicoanalitica), all'inizio l'analista, o il terapeuta, attira l'attenzione del paziente su come il paziente *tende* a sentirsi e a comportarsi con gli altri, e ricerca quali assunti e credenze automatici possano esserne alla base. Alla fine, soprattutto in psicoanalisi, ci si dedica particolarmente all'esame della relazione di transfert, che consente di mettere in luce i modelli non adattativi di relazione, e di valutare se hanno origine in modelli analoghi che si sono formati durante le prime relazioni. Per poter cambiare, il paziente deve essere consapevole che oggi il terapeuta non reagisce come lui si aspetta. Per esempio, è interessato ai suoi racconti e ai suoi sentimenti, e non è indifferente come il paziente prevedeva. Il terapeuta dà sostegno e non giudica, non critica e non umilia. Faccio notare a Roger, dopo molte sedute in cui ha parlato delle sue interazioni con la moglie, i figli e i colleghi, che per lui sembra non esserci differenza tra quello che anticipa riguardo ai sentimenti di una persona verso di lui e quelli che pensa siano i veri sentimenti dell'altro. Questo lo aiuta a rendersi conto che la gente ha sentimenti diversi da quelli che lui prevedeva.

Riconoscere la differenza tra passato e presente può fornire degli insight, ma spesso questo è solo il primo passo, e in genere non basta a produrre un cambiamento. Il paziente deve anche riuscire a inibire la vecchia risposta e passare a una risposta nuova. Diventa consciamente consapevole della propria "tendenza non adattativa", e poi deve scegliere volontariamente di rispondere in modo diverso. Per molti questo secondo passo comporta una grande quantità di sforzi consci e richiede tempo. La madre di Ella tendeva a sminuirla e a entrare in competizione con lei per chi era più intelligente e dotata. Allo stesso modo, Ella tende a vivere le persone, e anche me, come se la criticassero, la svalutassero o rivaleggiassero con lei. Come reazione, è costantemente sulla difensiva. In terapia, deve sforzarsi molto per notare che sono sensibile e interessata ai suoi sentimenti, e semmai la ammiro molto. Ha avuto bisogno di tempo per modificare il suo comportamento difensivo. Ma anche dopo essere notevolmente cambiata, le accade di comportarsi ancora in modo difensivo, e poi dice: "So che lei mi sosteneva, ma a volte non riesco a smettere di criticarla." Spesso si lamenta: "È troppo faticoso! A volte è più facile allontanarsi o arrabbiarsi."

Spesso i pazienti si vergognano perché "eventi di tanto tempo fa" possono ancora influenzarli. Per questa ragione, io spiego al paziente che la ripetizione del passato fa parte del modo di operare del suo cervello. Questo può anche aiutarlo ad affrontare meglio l'idea che forse non è possibile una piena "guarigione". Le vecchie tendenze possono continuare a emergere, perché è così che in genere funziona il cervello. Il paziente può ancora sentirsi ferito o umiliato, può tendere, come in passato, a chiudersi o a rinunciare, come Ella. Ma si può fare ancora molto per ostacolare queste tendenze e aiutare il paziente a funzionare in modo più adattativo. Il paziente può usare il sistema della "coscienza", prestare attenzione alle emozioni e sforzarsi volontariamente di regolarle, inibire i comportamenti non adattativi e sceglierne altri più adattativi. Il terapeuta che conosce la biologia del cervello si troverà in una posizione migliore per empatizzare con la sfida che il paziente deve fronteggiare per tutta la vita, e probabilmente si sentirà meno scoraggiato riguardo ai risultati che potrà ottenere [65].

Il paziente può soffrire in molti modi. Non riesce ad affrontare con successo la sua vita. Non si ama. Si sente vuoto, disperato, vergognoso e colpevole. È frustrato sul lavoro e nelle relazioni. Lo studio neuroscientifico della predizione si aggiunge alla teoria e alla tecnica psicoanalitica attuali. Ciò che è forse più controverso è l'implicazione che l'analista sia più attivo nell'aiutare il paziente a concentrare l'attenzione sul modello ripetitivo problematico, incoraggiandolo a fare una sorta di *problem solving* per comprendere come inibire consciamente i vecchi modelli e sostituirli volontariamente con modelli più adattativi. Comprendendo la biologia dei meccanismi predittivi del cervello, gli analisti possono essere meno "resistenti" all'uso di approcci attivi nel trattare stili non adattativi di risposta interpersonale radicati da lungo tempo.

Lo studio neuroscientifico della predizione indica anche la possibilità di cambiamenti per la società in generale. Le conseguenze a lungo termine della predizione indicano perché è così importante fornire servizi per aiutare i bambini e le famiglie. La tendenza così diffusa alle ripetizioni non adattative nelle relazioni sociali e un ruolo specifico delle terapie interpersonali possono favorire una maggiore attenzione alle possibili forme di trattamento non farmacologico a lungo termine.

Bibliografia

1. Clark A (1997) Being there. MIT Press, Cambridge, MA
2. Crick F (1994) The astonishing hypothesis: the scientific search for the soul. Macmillan, New York
3. Edelman GM (1992) Bright air, brilliant fire. Basic Books, New York
4. Edelman GM (1989) The remembered present. Basic Books, New York
5. Edelman GM, Tononi G (2000) A universe of consciousness: how matter becomes imagination. Basic Books, New York [trad. it.: Un universo di coscienza. Come la materia diventa immaginazione. Einaudi, Torino, 2000]
6. Llinas R, Pare D (1996) The brain as a closed system modulated by the senses. In: Llinas R, Churchland PS (eds) The mind-brain continuum. MIT Press, Cambridge, MA, pp 1-18
7. Freeman WJ (2000) How brains make up their minds. Columbia University Press, New York
8. Llinas R (1988) 'Mindness' as a function of state of the brain. In: Blakemore C, Greenfield S (eds) Mindwaves. Blackwell, Oxford, pp 339-358
9. Graybiel A (1998) The basal ganglia and chunking of action repertoires. Neurobiol Learn Mem 70:119-136

10. Llinas R (2001) I of the vortex. MIT Press, Cambridge, MA
11. Miller GF (2000) The mating mind. Doubleday, New York
12. Engel AK, Fries P, Singer W (2001) Dynamic predictions: oscillations and synchrony in top-down processing. Nat Rev Neurosci 2:704-716
13. Freeman WJ (2003) Neurodynamic models of brain in psychiatry. Neuropsychopharmacology [Suppl 1]:S54-S63
14. Fuster JM (2003) Cortex and mind. Oxford University Press, New York
15. Schultz W (2000) Multiple reward signals in the brain. Nat Rev Neurosci 1:199-207
16. Desimone R, Duncan J (1995) Neural mechanisms of selective visual attention. Annu Rev Neurosci 18:193-222
17. Grossberg S (1999) The link between brain learning, attention and consciousness. Conscious Cogn 8:1-44
18. Miller EK, Cohen JD (2001) An integrative theory of prefrontal cortex function. Annu Rev Neurosci 24:167-202
19. Schall JD (2001) Neural basis of deciding, choosing and acting. Nat Rev Neurosci 2:33-42
20. Posner MI, Rothbart MK (1998) Attention, self-regulation and consciousness. Philos Trans R Soc London B 353:1915-1927
21. Pally R (2005) Non-conscious prediction and a role for consciousness in correcting prediction errors. Cortex 5:617-738
22. Pally R (2001) A primary role for nonverbal communication in psychoanalysis. Psychoanal Inquiry 21:71-93
23. Pally R (2002) The neurobiology of borderline personality disorder: the synergy of "nature and nurture". J Clin Psychiatry 8:133-142
24. Pally R (2000) The mind-brain relationship. Karnac Books, London [trad. it.: Il rapporto mente-cervello, a cura di A. Ruberto. Fioriti, Roma, 2003]
25. Beebe B, Knoblauch S, Rustin J, Sorter D (2005) Forms of intersubjectivity in infant research and adult treatment. Other Press, New York
26. Davidson RJ, Jackson DC, Kalin NH (2000) Emotion, plasticity, context and regulation: perspectives from affective neuroscience. Psychol Bull 126(6):890-909
27. Panksepp J (1998) Affective neuroscience. Oxford University Press, Oxford, UK
28. Greenspan S, Shanker S (2004) The first idea: how symbols, language, and intelligence evolved from our primate ancestors to modern humans. Da Capo Press, Cambridge, MA
29. Depue RA, Morrone-Strupinsky JV (2005) A neurobehavioral model of affiliative bonding: implications for conceptualizing a human trait of affiliation. Behav Brain Sci 28:313-350
30. Solms M (1996) What is consciousness? Charles Fischer memorial lecture to the New York Psychoanalytic Society. J Am Psychoanal Assoc 45:681-778
31. Gabbard GO, Weston D (2003) Rethinking therapeutic action. Int J Psychoanal 84:823-844
32. Kandel ER (1999) Biology and the future of psychoanalysis: a new intellectual framework for psychiatry revisited. Am J Psychiatry 156:505-524
33. Pally R (2005) A neuroscience perspective on forms of intersubjectivity in infant research and adult treament. In: Beebe B, Knoblauch S, Rustin J, Sorter D (eds) Forms of intersubjectivity in infant research and adult treatment. Other Press, New York, pp 191-241
34. Mcancy MJ (2001) Maternal care, gene expression, and the transmission of individual differences in stress reactivity across generations. Annu Rev Neurosci 24:1161-1192

35. Suomi SJ (1999) Attachment in rhesus monkeys. In: Cassidy J, Shaver PR (eds) Handbook of attachment: theory, research, and clinical application. Guilford Press, New York, pp 181-197
36. Suomi SJ (2003) Gene-environment interactions and the neurobiology of social conflict. Ann N Y Acad Sci 1008:132-139
37. Reiss D, Neiderhiser JM (2000) The interplay of genetic influences and social processes in developmental theory: specific mechanisms are coming into view. Dev Psychopathol 12:357-374
38. Caspi A, Sugden K, Moffitt TE et al (2003) Influence of life stress on depression: moderation by a polymorphism in the 5-HTT gene. Science 301:291-293
39. Kaufman J, Yang B, Douglas-Palumberi H et al (2004) Social supports and serotonin transporter gene moderate depression in maltreated children. Proc Natl Acad Sci USA 101:17325-17326
40. Schwartz A (1992) Not art but science: applications of neurobiology, experimental psychology and ethology to psychoanalytic technique. I. Neuroscientifically guided approaches to interpretive "what's" and "when's". Psychoanal Inquiry 12:445-474
41. Wager T, Rilling J, Smith E, Sokolik A, Casey K, Davidson R, Kosslyn S, Rose R, Cohen J (2004) Placebo-induced changes in fMRI in the anticipation and experience of pain. Science 303:1162-1167
42. LeDoux J (1996) The emotional brain. Simon and Schuster, New York [trad. it.: Il cervello emotivo. Baldini e Castoldi, Milano, 1998]
43. Bowlby J (1969) Attachment and loss, vol 1. Basic Books, New York [trad. it.: Attaccamento e perdita, vol. 1, Bollati Boringhieri, Torino, 1999]
44. Leon M (1992) The neurobiology of filial learning. Annu Rev Psychol 43:377-398
45. Quirk GJ, Likhtik E, Pelletier JG, Pare D (2003) Stimulation of medial prefrontal cortex decreases the responsiveness of central amygdala output neurons. J Neurosci 23:8800-8807
46. Nadel L, Land C (2000) Memory traces revisited. Nat Rev Neurosci 1:209-212
47. Sugrue LP, Corrado GS, Newsome WT (2005) Choosing the greater of two goods: neural currencies for valuation and decision making. Nat Rev Neurosci 6:363-375
48. Berns GS, McClure SM, Pagnoni G, Montague PR (2001) Predictability modulates human brain response to reward. J Neurosci 21:2793-2798
49. Knowlton BJ, Mangels JA, Squire LR (1996) A neostriatal habit learning system in humans. Science 273:1399-1402
50. Raichle ME (1998) The neural correlates of consciousness: an analysis of cognitive skill learning. Philos Trans R Soc London B 353:1889-1901
51. Hikosaka O, Miyashita K, Miyachi S et al (1998) Differential roles of the frontal cortex, basal ganglia, and the cerebellum in visuomotor sequence learning. Neurobiol Learn Mem 70:137-149
52. Schumann JH, Crowell SE, Jones NE et al (2004) The neurobiology of learning: perspectives from second language acquisition. Lawrence Erlbaum, Mahwah, NJ
53. Grigsby J (1994) Procedural learning and the development and stability of character. Percept Mot Skills 79:355-370
54. Wise SP, Murray EA, Gerfen CR (1996) The frontal cortex-basal ganglia system in primates. Crit Rev Neurobiol 10:317-356
55. Baron-Cohen S (1993) From attention-goal psychology to belief-desire psychology: the development of a theory of mind and its dysfunction. In: Baron-Cohen S, Tager-Flusberg H, Cohen JD (eds) Understanding other minds. Oxford University Press, Oxford
56. Frith CD, Frith U (1999) Interacting minds: a biological basis. Science 186:1692-1695

57. Bischoff-Grethe A, Proper AM, Mao H et al (2000) Conscious and unconscious processing of nonverbal predictability in Wernicke's area. J Neurosci 20:1975-1981
58. Ruby P, Decety J (2001) Effect of subjective perspective taking during simulation of action: a PET investigation of agency. Nat Neurosci 5:546-550
59. Tomasello M (1999) The cultural origins of human cognition. Harvard University Press, Cambridge, MA [trad. it.: Le origini culturali della cognizione umana. Il Mulino, Bologna, 2005]
60. Fonagy P, Gergely G, Jurist EL, Target M (2002) Affect regulation, mentalization, and the development of the self. Other Press, New York
61. Rizzolatti G, Arbib M (1998) Language within our grasp. Trends Neurosci 21:188-194
62. Iacoboni M, Molnar-Szakacs I, Gallese V et al (2005) Grasping the intentions of others with one's own mirror neuron system. PLoS Biol 3(3):e79
63. Carr L, Iacoboni M, Dubeau M, Mazziotta JD, Lenzi GL (2003) Neural mechanisms of empathy in humans: a relay from neural systems for imitation to limbic areas. Proc Natl Acad Sci USA 100:5497-5502
64. Fernandez-Duque D, Baird J, Posner M (2000) Executive attention and metacognitive regulation. Conscious Cogn 9:288-307
65. Gurvits IG, Koenigsberg HW, Siever LJ (2000) Neurotransmitter dysfunction in patients with borderline personality disorder. Psychiatr Clin N Am 23(1):27-40

Plasticità cerebrale dipendente dall'esperienza, ricordo stato-dipendente e creazione della soggettività delle funzioni mentali

Dietrich Lehmann e Martha Koukkou

Introduzione

Il congresso internazionale su "Neuroscienze e psicoanalisi" tenutosi nel 2004 a Genova è stato dedicato ai tre temi centrali della teoria e della ricerca sia nella psicoanalisi che nelle discipline che si occupano del cervello umano: la memoria, le emozioni e il sogno. Abbiamo partecipato al congresso presentando i concetti base di un modello integrato delle funzioni cerebrali che creano la biografia e dunque i pensieri, le emozioni, i piani, i sogni ecc. dell'individuo, vale a dire la soggettività durante le fasi di sviluppo e in tutti gli stati di coscienza. A partire da questi concetti, tratteremo: a) i cambiamenti evolutivi che si manifestano sul piano psicosociale come prodotti delle funzioni cerebrali di apprendimento e memoria creatrici di biografia, cioè di memoria autobiografica, attraverso la plasticità corticale dipendente dall'esperienza; b) il ruolo dei processi cerebrali di recupero stato-dipendenti, ma guidati dalla memoria, nella formazione dei pensieri, delle emozioni e delle azioni dell'individuo momento per momento e della loro percezione conscia, così come del contenuto dei sogni e della possibilità di ricordarlo nello stato di veglia.

Il modello delle funzioni cerebrali creatrici di biografia

Il modello integra dati ormai acquisiti delle neuroscienze e della psicofisiologia, tra i quali i risultati di studi elettroencefalografici (EEG) su apprendimento, memoria e recupero dei ricordi durante lo sviluppo, in stato di veglia e di sonno. Considera, in particolare, le funzioni adattative della neocorteccia, che associano il senso e il significato delle esperienze con gli aspetti del comportamento riconoscibili sul piano psicosociale [1-4]. In origine questo modello è stato usato nello studio del sogno, del suo significato funzionale e del suo uso in psicoanalisi [5].

Il modello segue i principi di base della teoria dei sistemi dinamici usata per studiare il comportamento dei sistemi viventi complessi, e nelle neuroscienze che si occupano dell'uomo per studiare le relazioni tra cervello e comportamento. I princìpi fondamentali della teoria dei sistemi dinamici che sono più rilevanti per il nostro discorso sono:

1) La sopravvivenza postnatale e lo sviluppo psicosociale presuppongono e scaturiscono dalla costante interazione dinamica tra l'individuo e i suoi partner naturali: la sua realtà interna (gli organi, tra i quali il cervello) e l'ambiente esterno fisico e sociale. Questa interazione avviene di continuo durante gli stati di veglia e durante il sonno.

2) Un certo grado di interazioni cooperative, il dialogo tra l'ambiente sociale (i caregiver) e l'individuo in sviluppo è il prerequisito di uno sviluppo bio-psico-sociale sano.

Le funzioni

Le funzioni interne all'organismo che consentono al neonato di iniziare la vita postnatale come interazione dinamica con le realtà esterne e interne sono le funzioni del sistema nervoso centrale, periferico e autonomo, che sono maturate durante la gestazione, e vengono studiate dai neurofisiologi e dagli psicofisiologi come un ciclo continuo di processamento delle informazioni basato sulla memoria: percezione, valutazione e risposta.

Noi presentiamo queste funzioni del sistema nervoso come le operazioni della comunicazione nell'essere umano.

Alla nascita, sono disponibili al bambino tutte le operazioni del ciclo comunicativo, ma non una conoscenza della realtà in cui e con cui è nato. Le operazioni del ciclo della comunicazione predispongono il neonato, *a*) a percepire segnali specificamente umani (per esempio odori, suoni, fonemi ecc.) e a valutarli rispetto al loro significato per i bisogni fondamentali dell'organismo (conoscenza innata di ciò che è alla base di un buon funzionamento psicobiologico e dunque del benessere, e di ciò che disturba il benessere), e in conseguenza di questa valutazione *b*) ad avviare una complessa configurazione di risposte che si manifesta attraverso le funzioni del sistema nervoso centrale, periferico e autonomo.

Alcuni aspetti di questa configurazione di risposte sono stati interpretati - a nostro avviso erroneamente - come aggressivi, non solo dagli psicoanalisti ma anche dai neuroscienziati. Non possiamo occuparcene in questa sede (vedi [2, 6]).

Con questa complessa configurazione di risposte, il bambino:

a) può mantenere o ripristinare un buon funzionamento e dunque uno stato di benessere, riportando i valori omeostatici ai loro livelli funzionali;
b) comunica questi effetti ai caregiver e li invita a prendersi cura del suo benessere, cioè ad assicurare la necessaria disponibilità;
c) innesca i meccanismi molecolari dell'apprendimento e della memoria, le funzioni cerebrali creatrici di biografia.

Queste funzioni traducono in memoria autobiografica gli effetti delle esperienze specificamente umane, come del comportamento dei caregiver, sulla conoscenza innata di ciò che supporta il benessere e ciò che lo disturba. Si ritiene che queste funzioni di apprendimento e di memoria dipendano da una plasticità neurale, dipendente dall'esperienza, della neocorteccia, cioè da meccanismi neurali che estraggono il significato personale dall'interazione dell'individuo con l'ambiente e lo traducono nell'architettura neurale della connettività cortico-corticale, nelle reti mnemoniche che rappresentano la memoria autobiografica, nelle infinite associazioni idiosincratiche di esperienze personali, eventi, oggetti, nomi, azioni, pensieri, emozioni, decisioni e così via, che caratterizzano lo stile cognitivo-emozionale e comportamentale dell'individuo [7-11].

Dall'integrazione dei dati di ricerca si può trarre la seguente conclusione fondamentale. Le funzioni cerebrali che avviano e coordinano la costante interazione degli esseri umani con il loro ambiente fisico e sociale creano la memoria individuale, cioè le reti neurali mnemoniche che rappresentano la biografia. I contenuti della biografia modellano, attraverso le operazioni, guidate dalla memoria, di processamento conscio e inconscio dell'informazione:

a) tutti gli aspetti del comportamento dell'individuo: pensieri, emozioni, decisioni, azioni ecc.;
b) il suo stile di interazione con gli altri e con il modo fisico.

I dati integrati nel nostro modello mostrano che la realtà interna degli esseri umani consiste nello stato funzionale degli organi, compreso il cervello, e nei contenuti della memoria autobiografica acquisiti progressivamente e accessibili in ogni momento. Il cervello umano è così inteso come un sistema autorganizzantesi che crea il comportamento dell'individuo (cognizioni, emozioni e azioni) sulla base della sua biografia (cioè sulla base della conoscenza acquisita).

Le funzioni del cervello sono:

1. Assimilare e utilizzare l'informazione proveniente dalla realtà interna ed esterna per acquisire conoscenza, cioè rappresentazioni simboliche riguardo alle caratteristiche della realtà in cui l'individuo è nato e vive, e riguardo all'esito delle sue interazioni con questa realtà.
2. Aggiornare e ampliare continuamente questa conoscenza.
3. Usare questa conoscenza con operazioni, guidate dalla memoria, di processamento conscio e non conscio dell'informazione per generare (creare) una nuova conoscenza "privata" in forma di pensieri, fantasie, emozioni, azioni, decisioni, strategie per affrontare e risolvere i problemi ecc., e dunque per organizzare e coordinare il comportamento dell'individuo all'interno della sua realtà.

I contenuti della memoria autobiografica sono multimodali e possono aver ricevuto molti tipi di codifiche, il che vuol dire che fin dall'inizio della vita post-natale sono stati utilizzati sia codici verbali o non verbali acquisiti, e anche codici emozionali acquisiti, nel sistema della memoria implicita così come in quello della memoria esplicita. I codici emozionali rappresentano la qualità delle interazioni tra l'individuo in sviluppo e l'ambiente, soprattutto l'ambiente sociale. Tutto ciò è molto importante per il dialogo tra la psicoanalisi e la ricerca sul cervello, ed è una delle proposte principali contenute nel nostro modello.

Lo sviluppo bio-psico-sociale dell'individuo

Presentiamo ora in breve le correlazioni ormai assodate tra lo sviluppo comportamentale che si manifesta sul piano psicosociale e le modificazioni sistematiche: a) della neuroanatomia corticale, quali si manifestano nell'incremento, indotto dall'esperienza, delle connessioni cortico-corticali; b) del funzionamento corticale, quale appare nelle modificazioni sistematiche dell'elettroencefalogramma relativamente all'ampiezza, alla frequenza, alla coerenza e alla complessità delle dimensioni. Discutiamo poi il significato funzionale di queste modificazioni comportamentali parallele per comprendere le modificazioni nell'accessibilità dei contenuti della memoria autobiografica dalle prime fasi di sviluppo a quelle successive (l'amnesia infantile) e dal sonno allo stato di veglia e viceversa (il ricordo del sogno).

Le modificazioni evolutive della neuroanatomia corticale

La ricerca degli ultimi decenni ha mostrato che gli esseri umani possiedono alla nascita la maggior parte dei neuroni cerebrali (più di 100 miliardi) che avranno in tutta la vita. Ma alla nascita la massa cerebrale è solo un quarto del cervello adulto. Durante lo sviluppo, accanto ad altri cambiamenti, si verifica un enorme incremento delle connessioni cortico-corticali. Ogni neurone interagisce attraverso le sinapsi con 10.000-15.000 altri neuroni; il numero dei contatti sinaptici nella corteccia cerebrale di un adulto è stimato tra 10^{14} e 10^{16}.

Queste modificazioni evolutive della neuroanatomia – cioè l'incremento della connettività cortico-corticale – vanno di pari passo con le modificazioni comportamentali che caratterizzano lo sviluppo psicosociale del bambino. Si ritiene che siano prodotte dalla plasticità neurale dipendente all'esperienza, e che rappresentino i ricordi individuali [10-13].

Secondo Fuster [7], i ricordi individuali "sono depositati e rappresentati nella neocorteccia. Ciò non implica che il funzionamento della memoria sia limitato a questa parte del cervello: al contrario. Oggi sappiamo che l'immagazzinamento dei ricordi richiede essenzialmente l'intervento di determinate strutture limbiche e subcorticali. Inoltre, è probabile che il comportamento normale sia in gran parte determinato dalle modificazioni neurali che si sono verificate nelle strutture non corticali in conseguenza delle esperienze dell'individuo. Ma ciò che comunemente intendiamo per memoria – cioè l'aggregato di esperienze personali di eventi, oggetti, nomi, azioni e conoscenze di ogni tipo, accessibili o meno alla coscienza – è rappresentato nella neocorteccia, e in particolare in quella che chiamiamo abitualmente corteccia associativa" (p. x in [7]). "Una memoria è fondamentalmente una rete formata dai neuroni della neocorteccia e dalle loro connessioni, e si costruisce a partire dall'esperienza. Questa rete è il risultato della concomitante attivazione di aggregati neurali che rappresentano aspetti diversi dell'ambiente interno ed esterno e delle azioni motorie. Quello che più crucialmente definisce una rete (cioè una rappresentazione di memoria) è l'insieme di connessioni da cui si è formata. Ciò che è essenziale è la relazione, e in questo senso tutta la memoria è associativa [...] l'associazione [...] intesa come attributo di ogni ricordo, alla radice sia della sua genesi che della sua evocazione" (p. 2 in [7]).

Modificazioni evolutive del funzionamento corticale

Le modificazioni evolutive che abbiamo descritto e che si manifestano nella neuroanatomia sono accompagnate da modificazioni del funzionamento corticale che appaiono all'elettroencefalogramma. Più di sessant'anni di lavoro con questo metodo hanno dimostrato un incremento sistematico della frequenza delle onde EEG, della loro coerenza tra regioni, tra emisferi e tra aree anteriori e posteriori, e anche un incremento della complessità EEG nello stato di veglia, a partire dalla nascita fino all'età adulta [14-16].

Quale si ritiene che sia il significato di queste assodate modificazioni evolutive parallele dell'EEG e della connettività cortico-corticale durante lo sviluppo psicosociale umano?

C'è un accordo praticamente generale sul fatto che le modificazioni evolutive dell'EEG nello stato di veglia riflettono l'incremento evolutivo della connettività sinaptica cortico-corticale e implicano che con l'età cresca la complessità delle reti mnemoniche (cioè il numero e la quantità delle popolazioni neurali coinvolte); cresce cioè la quantità della conoscenza autobiografica [7, 8, 12, 17-20].

Dunque le modificazioni evolutive dello stato funzionale del cervello quali si manifestano all'EEG durante la veglia riflettono il livello di complessità raggiunto dalle rappresentazioni neurali dei contenuti della memoria autobiografica. Ma questo incremento evolutivo della conoscenza individuale è collegato al fenomeno dell'amnesia infantile, cioè al fatto che è molto difficile ricordare eventi accaduti prima dei quattro anni di età.

L'amnesia infantile, insieme con il sogno e il ricordo del sogno, è molto importante nella teoria e nella pratica della psicoanalisi. Per discutere la natura e il significato funzionale di questi fenomeni, introduciamo il concetto centrale del nostro modello: è il concetto di stati funzionali del cervello definiti in modo multifattoriale ed evidenti all'EEG, che implica un processamento, guidato dalla memoria, dell'informazione, e un'accessibilità della conoscenza a seconda dello stato EEG. Più precisamente, gli stati funzionali del cervello definiti in modo multifattoriale ed evidenti all'EEG riflettono: *a*) sul piano ontogenetico, il livello di complessità raggiunto dalle reti neurali (le rappresentazioni mnemoniche), dalla conoscenza individuale, dai contenuti della memoria autobiografica; *b*) a breve termine, il livello di complessità delle reti mnemoniche che sono accessibili alle operazioni, guidate dalla memoria, di processamento dell'informazione; perciò, possono essere usati per organizzare il comportamento momento per momento. Le rappresentazioni mnemoniche più complesse (accompagnate da onde EEG più rapide nello stato di veglia) possono essere attivate durante stati elettroencefalografici di frequenza più lenta (durante il sonno) ma non viceversa. È questa l'accessibilità asimmetrica della conoscenza acquisita. In altri termini, gli stati funzionali del cervello che si manifestano all'elettroencefalogramma definiscono quale conoscenza autobiografica viene attivata e a quale livello di complessità, e perciò possono essere utilizzati nel processamento dell'informazione guidato dalla memoria, per organizzare il comportamento in ogni momento dato.

Il concetto fondamentale che abbiamo appena presentato è stato sviluppato a partire da dati di ricerca che mostrano relazioni intime tra, da un lato, stili cognitivo-emozionali e stili di azione e, dall'altro, macrostati EEG durante lo sviluppo e durante la veglia e il sonno, e anche, più specificamente, tra tali stili e microstati EEG di adulti nello stato di veglia. Nelle pagine che seguono discuteremo in breve dati recenti sui microstati elettroencefalografici e la loro relazione con l'esperienza soggettiva conscia e non conscia. Affronteremo poi l'amnesia infantile e i sogni; in particolare, i contenuti onirici cognitivi ed emozionali di tipo autobiografico e la fragilità del loro ricordo.

Microstati EEG e loro relazione con la soggettività

Le corrispondenze tra funzioni mentali e misure EEG in termini di frequenze, coerenza, dimensioni ecc. riguardano periodi di tempo che vanno da secondi a minuti. È chiaro che un'interazione riuscita tra un individuo e il mondo che lo circonda deve verificarsi in alcune frazioni di secondo, il tempo necessario perché percezioni, pensieri ed emozioni vengano incorporati nel cervello. In queste frazioni di secondo l'attività cerebrale può essere misurata analizzando l'attività elettrica. Gli studi in proposito hanno rivelato una stretta corrispondenza tra le misurazioni oggettive con l'EEG e l'esperienza personale. Usando dati EEG su più canali, è possibile costruire sul cranio per ogni istante una mappa della distribuzione potenziale (mappa del paesaggio potenziale). È stato dimostrato che questi paesaggi cambiano gradualmente a intervalli che vanno da 10 a circa 100 ms. Processi diversi di generazione di neuroni danno origine a mappe diverse. Di conseguenza, questa osservazione di periodi quasi stabili di mappe elettroencefalografiche potenziali indica che il lavoro cerebrale avviene per brevi pacchetti temporali che durano in media meno di 100 msec, cioè avviene per "microstati", ipotetici "atomi di pensiero e di emozione".

L'esempio che segue mostra che classi diverse (definite da mappe del paesaggio) di microstati elettroencefalografici sono associate a classi o tipi diversi di esperienza soggettiva che si verificano spontaneamente o sono indotti da un input di informazione.

Durante l'attività mentale spontanea in una condizione di sogno a occhi aperti, 13 soggetti normali sani interrogati a intervalli casuali (circa 30 risposte per soggetto) durante la registrazione dell'EEG riferirono "ciò che passava loro per la testa" [21]. Giudici indipendenti classificarono i resoconti come attività mentale, immagini mentali o pensiero astratto. Per esempio: "Ho visto il nostro pranzo su quella spiaggia soleggiata con l'oceano azzurro" o "Mi stavo arrovellando sul significato, sul concetto di 'teoria'." I dati EEG vennero analizzati nei microstati successivi. In media, trasversalmente ai soggetti l'ultimo microstato prima del resoconto sollecitato mostrava mappe del paesaggio significativamente diverse per le immagini mentali rispetto al pensiero astratto. Un'analisi di follow-up confermò che, in tutti gli ultimi microstati tranne uno, nella mappa del paesaggio non c'erano differenze significative tra le due classi di attività mentale.

In un altro studio sull'esperienza indotta da stimoli, 25 soggetti dovevano leggere in silenzio dei nomi sullo schermo di un computer [22]. I nomi erano parole molto o poco immaginabili (per esempio "cane" contrapposto a "opinione"). I soggetti ripetevano ad alta voce l'ultima parola se era seguita da un (raro) punto interrogativo. Perciò non sapevano che lo studio verteva sull'attività mentale visualizzabile contrapposta all'attività mentale astratta, ma si comportavano come in un compito di memoria. Dalle sequenze delle mappe EEG durante la presentazione delle parole (450 ms) si calcolava la media separatamente per le parole visualizzabili e per quelle astratte (serie di mappe di potenziali collegati a eventi, ERP). La segmentazione in microstati della serie di mappe ERP determinò sette microstati durante i 450 ms in cui vennero presentate le parole. Il microstato 5, che andava da 286 a 354 ms, dopo l'inizio della presentazione della parola mostrò nei diversi soggetti mappe del paesaggio significativamente diverse per le due classi di parole.

In entrambi gli studi, anzitutto le mappe di microstato che incorporavano l'attività mentale astratta, in confronto a quelle che incorporavano le immagini mentali, presentarono una rotazione in senso orario dell'asse della mappa del campo elettrico, e in secondo luogo il centro di gravità elettrico dei microstati rilevanti era più anteriore e più a sinistra per l'attività mentale astratta, più posteriore e più a destra per le immagini mentali. In una successiva analisi di localizzazione, i dati della mappa costruita sul cranio vennero ricalcolati rispetto alle distribuzioni intracorticali della carica elettrica (densità di corrente) utilizzando la tomografia elettromagnetica a bassa risoluzione (LORETA). Nei diversi soggetti (test *t* voxel per voxel) i risultati mostrarono indipendentemente in entrambi gli esperimenti [23] una più intensa attività per i microstati delle immagini mentali in un cluster di voxel posteriori destri (aree di Brodmann 20, 36 e 37) e una più intensa attività per i microstati di pensiero astratto in un cluster di voxel anteriori sinistri (aree di Brodmann 38 e 47).

In uno studio sul processamento automatico dell'informazione emozionale [24], 21 soggetti sani leggevano in silenzio delle parole presentate su uno schermo di computer, nomi con connotazione emozionalmente piacevole o spiacevole, come "pace" contrapposto a "morte", mentre veniva registrato il loro EEG. Anche in questo caso i soggetti dovevano ripetere l'ultima parola se seguita da punto interrogativo. Durante i 450 ms della presentazione della parola vennero identificati nelle mappe ERP quattordici microstati. Tre di essi presentavano mappe elettriche diverse per parole piacevoli e spiacevoli (96-122 ms e 284-274 ms dopo la comparsa della parola). L'attività elettrica cerebrale venne poi localizzata utilizzando la tomografia funzionale LORETA. In tutti e tre i microstati rilevanti, le parole emozionali positive producevano più attività localizzata anteriormente, mentre quelle negative producevano più attività localizzata posteriormente. Ma l'attività dei microstati si differenziava anche per altri aspetti: per esempio, in due di essi era prevalentemente a lateralizzazione sinistra, ma in uno era prevalentemente a lateralizzazione destra per le emozioni sia negative che positive.

Negli studi sui microstati che abbiamo discusso, i soggetti non dovevano distinguere le immagini mentali dal pensiero astratto, né le parole emozionali positive da quelle negative. Consciamente, stavano svolgendo compiti di memoria. Dunque l'attivazione tipo-specifica dell'attività mentale delle aree cerebrali durante un determinato microstato si verificava automaticamente, senza che i soggetti tentassero di immaginare o formulare un pensiero conscio o di giudicare o mimare un'emozione. Inoltre, venivano attivate aree cerebrali identiche quando l'attività mentale era indotta da eventi esterni (parole presentate) o da eventi interni (idee spontanee).

Riassumendo, in pacchetti della durata di alcune frazioni di secondo configurazioni molto diverse di attività elettrica cerebrale incorporano un'attività mentale astratta o fatta di immagini mentali, oppure una valutazione emozionale positiva o negativa, conscia e non conscia, dell'informazione. Le configurazioni rapidamente mutevoli di attività elettrica cerebrale che si susseguono nei pacchetti, i microstati elettrici cerebrali, incorporano evidentemente un'esperienza identificabile soggettiva e consciamente recuperabile. Questi microstati di dimensioni determinate e di durata inferiore a un secondo sono incorporati nei più lunghi macrostati EEG definiti dalla frequenza, dalla coerenza e dalle dimensioni delle onde.

Amnesia infantile, sogni, contenuto onirico e la fragilità del ricordo del sogno

L'espressione "amnesia infantile" si riferisce all'osservazione che bambini e adulti hanno difficoltà a ricordare eventi ed esperienze che si sono verificati prima dell'età di quattro anni circa, anche se molto spesso il loro comportamento indica che ne hanno una qualche conoscenza.

Il sognare si riferisce a ogni immagine, pensiero o emozione che l'individuo ascrive alla condizione di sonno, prima del risveglio. Questa condizione consiste in diverse fasi di sonno che si manifestano con ripetuti cambiamenti dello stato funzionale del cervello registrato dall'EEG, e sono caratterizzate, in termini di macrostati EEG, dal rallentamento sistematico della frequenza dalla veglia alle fasi non-REM, e dalla successiva comparsa di frequenze più rapide durante le fasi REM.

Abbiamo visto che lo sviluppo psicosociale va di pari passo con le modificazioni EEG, da frequenze più veloci a frequenze più lente, che riflettono la crescente complessità e quantità dei contenuti della memoria autobiografica. Vediamo ora che il sonno mostra modificazioni EEG da frequenze più rapide a frequenze più lente. C'è dunque una relazione inversa tra le modificazioni EEG evolutive nello stato di veglia e le modificazioni della vigilanza dalla veglia al sonno. All'interno del nostro modello, qual è il significato funzionale di questi dati EEG per l'amnesia infantile e per il contenuto onirico e il ricordo dei sogni?

Amnesia infantile

Le modalità e le cause della dimenticanza o della rimozione delle esperienze appartenenti alle prime fasi di sviluppo sono un tema che è stato affrontato all'interno di svariati modelli dello sviluppo psicosociale. A partire dai dati empirici forniti dalle neuroscienze, Mancia [25] si è occupato dell'amnesia infantile da un punto di vista molto interessante, quello dell'"inconscio non rimosso", e ha sostenuto che l'amnesia infantile deriva dall'immagazzinamento di esperienze sensoriali, fantasie e difese appartenenti alle prime fasi della vita nel sistema della memoria implicita, in cui si ritiene siano contenuti dati relativi alle fasi di sviluppo preverbali e presimboliche che non possono essere ricordate né verbalizzate. Per Fuser [7, 8] tutti i ricordi sono associativi e derivano dal significato personale dipendente dall'esperienza; rappresentano l'aumento delle connessioni tra i neuroni della neocorteccia durante l'ontogenesi. Le connessioni definiscono così sia la genesi dei contenuti mnemonici sia la possibilità di richiamarli.

Se si concepiscono stati funzionali del cervello definiti in modo multifattoriale e riscontrabili all'EEG, dotati della possibilità di accedere in modo asimmetrico e stato-dipendente alla conoscenza acquisita, il fenomeno dell'amnesia infantile diventa spiegabile nel modo seguente: le rappresentazioni mnemoniche relative alla conoscenza di eventi ed esperienze che è stata acquisita durante le prime fasi di sviluppo sono rappresentate da reti mnemoniche di minore complessità. Entrando in funzione proprio agli inizi della vita post-natale, nelle reti mnemoniche sono possibili tutti i tipi di codifica, compresa quella degli effetti emozionali positivi e negativi delle esperienze sul benessere dell'individuo in via di sviluppo. Nel corso dello sviluppo, attraverso la ripetizione, le reti mnemoniche meno complesse si connettono per via associativa a reti più complesse in cui vengono incorporate, come risulta dalla maggiore complessità dei pattern EEG. La codifica emozionale può generalizzarsi a esperienze analoghe e collegate. Quando si attivano le reti mnemoniche più complesse è impossibile ricordare le cause originarie del loro significato emozionale. Per esempio, una volta che si è imparato a leggere in modo fluente, cioè a riconoscere il significato verbale, non verbale ed emozionale di parole intere, non è più possibile ricordare il contesto in cui è avvenuta originariamente la codifica emozionale delle singole parole.

Il riscontro di somiglianze tra gli stili cognitivi-emozionali del bambino e alcuni aspetti cognitivi ed emozionali dei suoi sogni (vedi oltre) segnala ulteriormente il ruolo dei processi di richiamo stato-dipendenti nel fenomeno dell'amnesia infantile. Inoltre, i dati elettrofisiologici su cui si basa il nostro modello supportano il concetto di «inconscio non rimosso» descritto da Mancia [25].

Sogni

Il flusso d'informazione dalla realtà interna ed esterna verso il cervello e l'interazione dinamica e selettiva con questi due tipi di realtà non vengono interrotti dalle modificazioni EEG che si verificano dalla veglia al sonno. In tutte le fasi del sonno (non-REM e REM) l'individuo dormiente: *a*) percepisce l'informazione in arrivo; *b*) valuta il significato di questa informazione per le priorità psicobiologiche del momento, per esempio per la necessità di dormire; *c*) seleziona e mette in atto tutti gli aspetti del comportamento durante il sonno.

Ma molti aspetti del comportamento durante il sonno, specialmente pensieri ed emozioni, sono diversi dal comportamento nello stato di veglia. Risulta chiaramente dalla ricerca empirica sul sogno che i sogni, pur essendo quello che sono (bizzarri, irrealistici, fantastici, discontinui ecc.), riflettono le conoscenze del sognatore e le sue opinioni personali sul mondo in cui vive e su di sé [26-28]. Spesso comprendono ricordi d'infanzia. Dunque le fonti della struttura del sogno vanno ricercate nella biografia del sognatore. Queste caratteristiche dei sogni sono state integrate nel quadro generale del nostro modello e di altri modelli analoghi, a indicare che durante il sonno gli esseri umani hanno accesso a reti mnemoniche meno complesse, ai ricordi precoci.

Nel nostro modello queste caratteristiche del sogno si spiegano: a) con l'eliminazione attiva e la modificazione dell'informazione esterna in arrivo attraverso la preparazione ad andare a dormire; b) con le modificazioni del livello di accessibilità delle reti mnemoniche durante il sonno, indotte dalle modificazioni degli stati funzionali del cervello dalla veglia al sonno, e che si manifestano all'EEG.

A partire dalla somiglianza delle configurazioni EEG tra gli stati evolutivi del cervello in stato di veglia e il cervello adulto in stato di sonno, noi avanziamo l'ipotesi che le fasi del sonno – soprattutto dopo l'età in cui i bambini sono in grado di raccontare i sogni – comportino una regressione funzionale dal livello di complessità delle reti mnemoniche accessibili al livello di complessità delle fasi precoci di sviluppo.

Considerando come si genera il sogno, questa regressione funzionale durante il sonno indica che la conoscenza acquisita durante le fasi precoci di sviluppo, e dunque rappresentata da reti di minore complessità, diventa nuovamente disponibile al ciclo comunicativo per l'organizzazione delle interazioni con la realtà durante il sonno. Ciò corrisponde a un'analisi della realtà secondo il "processo primario", e nel nostro modello conferma l'ipotesi del mantenimento dello stato di sonno in modo che la funzione del sonno possa svolgersi nel tempo necessario [1, 26].

D'altra parte, questa regressione funzionale, per l'asimmetria del funzionamento del ricordo stato-dipendente, permette il confronto tra l'informazione in arrivo e i contenuti mnemonici delle fasi evolutive precoci e attuali, e dunque la sua valutazione alla luce di un contenuto mnemonico, antico o recente, biograficamente definito [4, 29, 30].

I dati riassunti nel concetto di stati funzionali del cervello che si manifestano all'EEG con accessibilità asimmetrica stato-dipendente della conoscenza acquisita suggeriscono perciò quanto segue.

I sogni raccontati sono gli aspetti delle interazioni, dipendenti dalla fase del sonno (dipendenti dalla conoscenza accessibile), dell'individuo con la propria realtà interna ed esterna durante il sonno e che si possono ricordare nello stato di veglia. Il risveglio dalla fase REM (uno stato EEG vicino alla veglia) è spesso accompagnato dal ricordo di un sogno. Dunque i sogni hanno origine dall'interpretazione dell'informazione in arrivo durante il sonno alla luce dei contenuti di frammenti di conoscenza accessibili a seconda della fase del sonno, sintetizzati nei pensieri, nelle emozioni, nelle fantasie oniriche ecc. grazie alle funzioni sinergiche della neocorteccia, che utilizzano la conoscenza accessibile per creare la soggettività. I sogni raffigurano le priorità bio-psico-sociali attuali dell'individuo nello stato di veglia, interpretate alla luce della conoscenza accessibile a seconda della fase del sonno.

Di conseguenza, nel nostro modello il sognare è, in tutte le fasi di sviluppo, un processo continuo come l'attività mentale nello stato di veglia. Ha origine dallo stesso processamento dell'informazione guidato dalla memoria (funzioni cerebrali) da cui hanno origine tutti gli altri aspetti soggettivamente percepiti dell'esistenza umana a tutti i livelli di sviluppo e di vigilanza. Il sognare riflette i risultati dell'interazione attiva e selettiva dell'individuo dormiente con la sua realtà interna (bisogno di sonno, esperienze diurne, conoscenza attivata a seconda della fase del sonno ecc.) ed esterna (rumori provenienti dall'ambiente, oscurità, novità dell'ambiente ecc.). Di conseguenza, pensieri, immagini ed emozioni ecc. del sogno potrebbero riflettere un "tentativo di problem solving", come è stato suggerito per il lavoro psicoanalitico sui sogni, in quanto potrebbe esserci un "problema" nella realtà attuale dell'individuo e/o nel contenuto della memoria autobiografica accessibile. Altrimenti, i sogni riflettono la costante interazione del dormiente con l'ambiente e con i pensieri, emozioni, fantasie ecc. concomitanti attivati associativamente durante il sonno. Ma poiché durante il sonno, per l'asimmetria dei processi di recupero, è accessibile un più ampio spettro della conoscenza dell'individuo (reti mnemoniche meno complesse delle fasi precoci di sviluppo incorporate nelle reti mnemoniche con l'attuale livello di complessità), è disponibile un più ampio spettro di "soluzioni" individuali da applicare provvisoriamente a nuovo materiale contestuale o problematico. Ciò si riflette nel contenuto onirico. Così, in psicoterapia il lavoro sul sogno può gettare luce su un più ampio spettro di emozioni, pensieri e strategie cognitivo-emozionali di coping utilizzati dall'individuo.

Bibliografia

1. Koukkou M, Lehmann D (1993) A model of dreaming and of its functional significance: the state-shift hypothesis. In: Moffitt A, Kramer M, Hoffmann R (eds) The functions of dreaming. State University of New York Press, Albany, NY, pp 51-118
2. Koukkou M, Lehmann D (1996) Models of human brain functions and dysfunctional elements in human history: there is a close relation. In: Razis D (ed) The human predicament: an international dialogue on the meaning of human behavior. Prometheus Books, Amherst, NY, pp 269-280
3. Koukkou M, Lehmann D (2002) Memory, adaptive orienting and psychosomatics: a brain model. Int Congr Ser ICS 1241C:305-311
4. Lehmann D, Koukkou M (1990) Brain states of visual imagery and dream generation. In: Kunzendorf RG, Sheikh AA (eds) The psychophysiology of mental imagery: theory, research and application. Baywood, Amityville, NY, pp 109-131
5. Koukkou M, Lehmann D (1983) Dreaming: the functional state-shift hypothesis, a neuropsychophysiological model. Br J Psychiatry 142:221-231
6. Koukkou M, Lehmann D (2002) Human brain synaptic plasticity as key for understanding wise and erroneous decisions. In: Razis DV (ed) The human predicament, II. S&P Advertising, Athens, pp 103-135
7. Fuster JM (1995) Memory in the cerebral cortex. MIT Press, Cambridge, MA
8. Fuster JM (2001) The prefrontal cortex - an update: time is of the essence. Neuron 30:319-333
9. O'Leary DDM (1996) Areal specialization of the developing neocortex: differentiation, developmental, plasticity and genetic specification. In: Magnusson D (ed) The lifespan development of individuals: behavior, neurobiological, and psychosocial perspective. Cambridge University Press, Cambridge, UK, pp 23-37
10. Buonamano DV, Merzenich MM (1998) Cortical plasticity: from synapses to maps. Annu Rev Neurosci 21:149-186
11. Merzenich MM, deCharms RC (1998) Neural representations, experience, and change. In: Llinas R, Churchland PS (eds) The mind-brain continuum: secondary processes. MIT Press, Cambridge, MA, pp 61-91
12. Huttenlocher PR (1994) Synaptogenesis in human cerebral cortex. In: Dawson G, Fischer KW (eds) Human behavior and the developing brain. Guilford Press, New York, pp 137-152
13. Dityatev A, Schachner M (2003) Extracellular matrix molecules and synaptic plasticity. Nat Rev Neurosci 4:456-468

14. Harmony T, Marosi E, Diaz de Leon AE et al (1990) Effect of sex, psychosocial disadvantages, and biological risk factors on EEG maturation. Electroenceph Clin Neurophysiol 75:482-491
15. Thatcher RW (1994) Cyclic cortical reorganisation: origins of human cognitive development. In: Dawson G, Fischer KW (eds) Human behavior and the developing brain. Guilford Press, New York, pp 232-266
16. Anokhin AP, Birbaumer N, Lutzenberger W et al (1996) Age increases brain complexity. Electroenceph Clin Neurophysiol 99:63-68
17. Bell MA, Fox NA (1992) The relations between frontal brain electrical activity and cognitive development during infancy. Child Dev 63:1142-1163
18. Arbib MA, Érdi P (2000) Précis of Neural organization: structure, function, and dynamics. Behav Brain Sci 23:513-533 and Discussion 23:533-571
19. Johnson MH (2003) Development of human brain functions. Biol Psychiatry 54:1312-1316
20. Koukkou M, Federspiel A, Bräker E et al (2000) An EEG approach to the neurodevelopmental hypothesis of schizophrenia studying schizophrenics, normal controls and adolescents. J Psychiatr Res 34:57-73
21. Lehmann D, Strik WK, Henggeler B et al (1998) Brain electric microstates and momentary conscious mind states as building blocks of spontaneous thinking. I. Visual imagery and abstract thoughts. Int J Psychophysiol 29:1-11
22. Koenig T, Kochi K, Lehmann D (1998) Event-related electric microstates of the brain differ between words with visual and abstract meaning. Electroencephalogr Clin Neurophysiol 106:535-546
23. Lehmann D, Koenig T, Henggeler B et al (2004) Brain areas activated during electric microstates of mental imagery versus abstract thinking. Klin Neurophysiol 35:169
24. Gianotti LRR, Faber PL, Pascual-Marqui RD et al (2004) Processing of positive versus negative emotion is incorporated in anterior versus posterior brain areas: an ERP microstate LORETA study. Eur Arch Psychiatr Clin Neurosci 254[Suppl]1:17
25. Mancia M (2006) Implicit memory and early unrepressed unconscious: their role in the therapeutic process (how the neurosciences can contribute to psychoanalysis). Int J Psychoanal 87:83-103
26. Moffitt A, Kramer M, Hoffmann R (eds) (1993) The functions of dreaming. State University of New York Press, Albany, NY
27. Strauch I, Meier B (1996) In search of dreams: results of experimental dream research. State University of New York Press, Albany, NY
28. Mancia M (2004) The dream between neuroscience and psychoanalysis. Arch Ital Biol 142:525-531
29. Lehmann D, Koukkou M (2000) All brain work-including recall-is state-dependent. Behav Brain Sci 23:964-965
30. Mancia M (2003) Dream actors in the theatre of memory: their role in the psychoanalytic process. Int J Psychoanal 84:945-952

Parte 2
Le emozioni condivise

Capitolo 9

Il versante sensorimotorio dell'empatia per il dolore

Alessio Avenanti e Salvatore Maria Aglioti

Introduzione

In questo capitolo ci occupiamo dei fenomeni e dei meccanismi neurali alla base della capacità umana di empatizzare con le azioni, le emozioni e le sensazioni altrui, e in particolare dell'attività neurale indotta dall'osservare e immaginare il dolore in un'altra persona. Mostreremo che la rappresentazione del dolore altrui determina l'attivazione di strutture neurali simili a quelle attivate durante l'esperienza personale del dolore, e che nell'empatia per il dolore possono essere utilizzate le strutture neurali coinvolte nel processamento sia emozionale che sensorimotorio.

Il dolore è una complessa esperienza soggettiva sensoriale ed emozionale, associata a un danno reale o potenziale dell'organismo [1-4]. Il dolore ha una importante funzione protettiva, legata all'esecuzione di reazioni di fuga ed evitamento. Per questo motivo, il dolore è strettamente connesso al sistema motorio [2, 5]. Contribuiscono all'esperienza del dolore le componenti sensoriali-discriminative (per esempio la valutazione della localizzazione, della durata e dell'intensità di uno stimolo doloroso) e quelle affettive-motivazionali (per esempio la spiacevolezza dello stimolo doloroso) [1-3]. Le componenti sensoriali ed emozionali sono rappresentate in nodi distinti di una complessa rete neurale definita "matrice del dolore" [6-9]. L'elaborazione neurale di stimoli dolorifici è stata molto studiata. Sappiamo assai meno dell'attività neurale sottostante all'empatia per il dolore.

Il termine "empatia" traduce il tedesco *Einfühlung*. Tale termine è stato introdotto nella psicologia dell'esperienza estetica da Theodor Lipps [10] per indicare la relazione tra l'artista e il fruitore che proietta se stesso nell'opera d'arte. L'estensione del concetto all'ambito dell'intersoggettività ha portato a ritenere che l'empatia sia intrinsecamente legata a un processo interiore di imitazione [10].

L'empatia ha un ruolo sociale fondamentale, in quanto permette la condivisione di esperienze, credenze, scopi e stati interni con altri individui. È opinione diffusa che l'empatia sia molto importante nella psicoanalisi e nella terapia psicoanalitica [11-13]. Nel *Motto di spirito e la sua relazione con l'inconscio* [14] Freud (influenzato da Lipps, per il quale nutriva grande ammirazione) ha usato questo concetto per indicare il mettersi, consciamente o inconsciamente, al posto di un altro. Secondo Kohut [15, 16], l'empatia permette al terapeuta di comprendere quanto accade nella psiche del paziente in un modo che è molto vicino all'esperienza personale. Ciò implica che il terapeuta debba penetrare nella vita psichica del paziente attraverso un processo di "introspezione vicariante" [15]. Sembra dunque che, nella tradizione psicoanalitica, l'empatia vada collegata alla comprensione esperienziale degli stati psichici altrui. Questa concezione dell'empatia è vicina alle descrizioni che possiamo trovare nella filosofia della mente, nella psicologia e nelle neuroscienze, descrizioni basate sul concetto di "simulazione". Secondo le teorie della simulazione (ST), noi comprendiamo il comportamento e gli stati mentali degli altri "mettendoci nei loro panni" e in tal modo replichiamo in noi stessi, in modo non manifesto, i loro stati interni [17-27]. Secondo la formulazione neuroscientifica, l'empatia comporta il fatto che gli stati percettivi, motori o emozionali di un determinato individuo attivano rappresentazioni neurali corrispondenti in un altro individuo che li osserva [24-27].

Rappresentazione neurale del dolore fisico

Il dolore è una sensazione corporea complessa ed enigmatica che tipicamente segnala un danno all'organismo reale o potenziale.

L'esperienza del dolore può essere descritta lungo due assi fenomenici principali: a) la dimensione sensoriale-discriminativa, che comprende le proprietà spaziali e temporali e l'aspetto dell'intensità del dolore; b) la dimensione affettiva-motivazionale, legata alla spiacevolezza dello stimolo e alle reazioni comportamentali e vegetative che esso suscita [1-3].

In accordo con una concezione multidimensionale del dolore, le tecniche di neuroimaging (per esempio la tomografia a emissione di positroni, PET, e la risonanza magnetica funzionale, fMRI) dimostrano che in questa esperienza è coinvolta una complessa rete neurale, la "matrice del dolore" [6-9]. Le componenti sensoriali e affettive del dolore sono rappresentate in due distinti nodi della matrice del dolore, quello sensorimotorio e quello affettivo. Il nodo sensorimotorio comprende la corteccia somatosensoriale primaria (S1) e quella secondaria (S2), ma anche strutture sensorimotorie come il cervelletto e le aree motorie e premotorie. Studi su animali hanno dimostrato che la corteccia somatosensoriale riceve dal talamo somatosensoriale afferenze somatiche dolorose e non dolorose [28-30] e contiene neuroni nocicettivi che codificano le caratteristiche principali della dimensione sensoriale-discriminativa dell'elaborazione dello stimolo somatico, come gli aspetti spaziali e temporali e l'intensità dello stesso [30-34]. Analogamente, studi di neuroimaging sugli esseri umani indicano che S1 e S2 elaborano le caratteristiche sensoriali del dolore e presentano un'organizzazione somatotopica [6, 8, 35-39]. Lesioni in queste aree possono indurre deficit della sensazione dolorosa in pazienti cerebrolesi [40, 41]. Per esempio, Ploner e Coll. [41] hanno osservato che un paziente, reduce da una lesione che coinvolgeva S1 e S2, non esperiva la tipica sensazione di dolore termico evocata da stimoli laser erogati sul braccio controlesionale: ciò indica che per esperire normalmente le sensazioni dolorose è necessario che le cortecce somatosensoriali siano intatte. Il paziente riferiva tuttavia una sensazione spiacevole mal localizzabile e difficilmente definibile, in assenza di una netta sensazione di dolore, il che suggerisce che il danno alle cortecce somatiche aveva compromesso gli aspetti sensoriali ma non quelli affettivi dell'esperienza dolorosa.

Il nodo affettivo della matrice del dolore comprende il giro anteriore del cingolo (ACC) e la corteccia insulare (IC) [42-50], aree filogeneticamente antiche che, secondo la concezione classica, fanno parte del sistema limbico [51] e del "cervello viscerale" di cui parla MacLean [52].

Nei primati, la ACC riceve afferenze dai nuclei mediali del talamo, che contengono i neuroni nocicettivi; fra questi, il nucleo parafascicolare e la parte ventrocaudale del nucleo dorsale mediale [53, 54]. La presenza di afferenze nocicettive dirette alla ACC è ulteriormente suggerita dall'osservazione che nell'uomo stimoli dolorosi inducono potenziali evocati elettroencefalografici con origine nel cingolo anteriore e dalla identificazione di singoli neuroni nocicettivi nella ACC dell'uomo [55, 56], della scimmia [57] e del coniglio [58]. Gli studi di neuroimaging mettono in evidenza il ruolo della ACC nelle sensazioni spiacevoli collegate al dolore fisico [6-8]. Rainville e Coll. [49] hanno utilizzato la suggestione ipnotica per modulare la percezione di sensazioni spiacevoli durante stimolazioni dolorose. Quando, sotto ipnosi, si suggerì ai soggetti sperimentali di percepire le stimolazioni dolorose come estremamente spiacevoli, ci fu un concomitante incremento dell'attività della ACC rispetto a quando si suggerì di percepire la medesima stimolazione come meno spiacevole [49]. L'attività delle aree somatiche rimase invece inalterata. Analogamente, alcuni studi confermano che livelli crescenti di attività della ACC corrispondono a livelli crescenti di spiacevolezza e distress [59, 60]. Gli individui maggiormente sensibili al dolore presentano una maggiore attività della ACC e riferiscono livelli superiori di spiacevolezza percepita evocata dalla stimolazione dolorosa [61].

Nei primati, anche la IC riceve afferenze nocicettive talamocorticali dirette [54], e si ritiene che sia implicata nella regolazione del sistema vegetativo [62, 63]. Il convolgimento della IC nell'esperienza soggettiva del dolore è in accordo con una sua funzione in processi di ordine superiore che sono rilevanti per la regolazione omeostatica [54, 64] e per la consapevolezza dei processi corporei interni [65]. Lesioni della IC possono produrre una condizione clinica chiamata "asimbolia per il dolore" o sindrome di Schilder-Stengel, in cui i pazienti presentano un deficit nella componente affettiva-motivazionale del dolore pur conservando la componente sensoriale-discriminativa. Tali pazienti percepiscono gli stimoli dolorosi ma non mostrano alcuna reazione emotiva appropriata alla stimolazione ricevuta [66]. Gli studi di neuroimaging indicano che la dimensione affettiva del dolore viene codificata soprattutto nel settore anteriore della IC (insula anteriore o AI) [6-8].

Oltre la nocicezione

Diverse esperienze dolorose, che vanno dal ricevere una iniezione al provare un dolore da arto fantasma in seguito ad amputazione, sono rappresentate nei diversi nodi della matrice del dolore [67]. Ma il dolore non ha soltanto una dimensione fisica relativa a un danno tissutale. Il dolore anche è un'esperienza umana universale con cui ci si riferisce per denotare ogni tipo di sofferenza psichica [54].

È interessante notare che in molte lingue il "dolore sociale" (il dolore derivato da una ferita sociale, per esempio in caso di relazioni sociali minacciate, danneggiate o perdute) viene descritto con parole tipicamente riservate al dolore fisico ("cuore spezzato", "rompere le ossa"). Studi lesionali nell'animale e di neuroimaging nell'essere umano indicano un'ampia sovrapposizione dei circuiti neurali sottostanti al dolore fisico e sociale [68, 69]. Un recente studio di neuroimaging sull'uomo mostra che i medesimi settori della ACC che sono coinvolti nella percezione degli stimoli dolorosi si attivano anche durante l'esperienza di rifiuto sociale [70][1].

Un'altra indicazione di attività neurale collegata al dolore in assenza di stimolazioni fisiche nocive viene da un recente studio giapponese di neuroimaging in cui i soggetti ascoltavano parole onomatopeiche in giapponese evocanti dolore e sillabe prive di senso [71]. L'ascolto di parole onomatopeiche evocanti dolore induceva nell'ACC un incremento del segnale di risonanza magnetica, suggerendo l'attivazione di una rappresentazione affettiva del dolore (vedi cap. 10 in questo volume).

Il dolore è stato concepito da alcuni filosofi [72, 73] come un'esperienza soggettiva essenzialmente privata, ma gli studi condotti nell'ambito delle neuroscienze supportano l'opinione che l'elaborazione del dolore abbia un'importante dimensione sociale.

Gli studi sull'empatia per il dolore confermano e ampliano ulteriormente questa visione. Nei paragrafi seguenti mostreremo che le dimensioni affettive e sensorimotorie del dolore che si presume sia esperito da un'altra persona sono rappresentate, nell'osservatore, nei circuiti neurali deputati al processamento del dolore soggettivo. Discuteremo anche l'importante ruolo del sistema motorio nell'esperienza personale del dolore e in alcuni aspetti della cognizione sociale. Questi dati possono permetterci di costruire un concetto di empatia su basi neuroscientifiche.

Il dolore e il sistema motorio

Il dolore è collegato ai sistemi di azioni, quel settore della matrice del dolore (parte del nodo sensorimotorio) che è coinvolta nell'implementazione di reazioni appropriate a stimoli realmente o potenzialmente nocivi. Gli stimoli nocicettivi possono indurre una serie di risposte difensive

[1] In questo studio sull'esclusione sociale i soggetti venivano sottoposti a risonanza magnetica mentre giocavano con altri soggetti a un videogioco che consisteva nel lanciare e ricevere un pallone, e in cui finivano per essere esclusi. Come negli studi sul dolore fisico, la ACC era più attiva quando i giocatori venivano esclusi rispetto a quando potevano giocare e il grado di attivazione cerebrale correlava con il livello di distress indotto dall'esclusione [70].

o reattive: riflessi di retrazione, comportamenti di evitamento e reazioni emozionali-motorie [2, 74, 75]. Inoltre, il dolore cronico colpisce il controllo motorio, limitando e compromettendo non solo i movimenti reali [76] ma anche la loro rappresentazione mentale [77, 78]. La stimolazione elettrica [79-81] o magnetica [82] della corteccia motoria primaria (M1) può attenuare i sintomi in pazienti con dolore cronico intrattabile (per esempio dolore da arto fantasma); in soggetti amputati l'intensità del dolore cresce con la riduzione della rappresentazione dell'arto in M1 [67, 83]. La base fisiologica di questi fenomeni è prevalentemente ignota, ma essi suggeriscono la presenza di effetti bidirezionali tra dolore e sistemi motori; l'attività specifica dei sistemi motori influenzerebbe dunque l'attività dei sistemi nocicettivi e ne verrebbe influenzata. In accordo con questi dati, alcuni studi di neuroimaging hanno mostrato che la somministrazione [8, 50, 84, 85] o addirittura l'anticipazione [86, 87] di stimoli dolorosi può indurre modificazioni dell'attività metabolica in M1 e in altre strutture motorie. Risultati più consistenti sono stati ottenuti mediante stimolazione magnetica transcranica (Transcranial Magnetic Stimulation, TMS)[2]. Gli studi con la TMS nell'essere umano mostrano una forte riduzione dell'eccitabilità dei sistemi motori corticospinali in associazione con diversi tipi di stimolazione nocicettiva [88-91]. Questa inibi-

[2] La stimolazione magnetica transcranica (TMS) è una tecnica neurofisiologica non invasiva basata sull'induzione elettromagnetica di Faraday. Un breve impulso elettrico che scorre in una bobina genera un campo magnetico. Se la sua intensità cambia nel tempo, il campo magnetico induce una corrente secondaria in un qualsiasi conduttore che si trovi nelle vicinanze. Per la stimolazione cerebrale si produce un impulso elettrico in una bobina collocata sopra la testa del soggetto. Quando un breve impulso passa attraverso la bobina, si genera un campo magnetico che passa, con un'attenuazione trascurabile, attraverso il cranio. Questo campo magnetico variabile nel tempo induce nel cervello una corrente elettrica causando una depolarizzazione delle membrane cellulari e dunque un'attivazione neurale. In molti esperimenti vengono applicati impulsi TMS sulla corteccia motoria. La stimolazione della corteccia motoria può attivare per via trans-sinaptica il sistema corticospinale producendo una risposta nei muscoli dell'estremità controlaterale, il potenziale motorio evocato (MEP), che può essere registrato mediante elettrodi. L'ampiezza dei MEP viene utilizzata come misura dell'eccitabilità corticospinale. L'ampiezza di questi potenziali viene modulata dal contesto comportamentale, e questa modulazione può essere utilizzata per valutare gli effetti centrali di varie manipolazioni sperimentali. Il metodo è stato utilizzato nella ricerca neuroscientifica di base per studiare l'effetto di stimolazioni nocicettive reali sull'eccitabilità corticospinale [5], nella neuroscienza cognitiva per studiare la modulazione del sistema motorio durante l'osservazione di eventi dolorosi somministrati ad altri [133] o durante l'osservazione di azioni compiute da altri [98, 99].

zione motoria rappresenta probabilmente il correlato elettrofisiologico di un riflesso difensivo di retrazione.

Gli studi menzionati mettono in luce un importante legame tra dolore e sistemi motori. Mostreremo più avanti che questo legame può verificarsi anche a livello sociale. Ci occuperemo adesso del ruolo del sistema motorio in alcuni importanti aspetti della cognizione sociale e dell'empatia.

Sistema motorio e neuroni-specchio

Recenti ricerche sui primati umani e non umani hanno enfatizzato l'importante ruolo dei sistemi motori nei processi cognitivi di ordine superiore [92-94]. È particolarmente rilevante per il nostro discorso la scoperta, nelle cortecce premotorie e parietali della scimmia, di una particolare popolazione di cellule bimodali visuomotorie che sono state chiamate "neuroni-specchio". La caratteristica funzionale più notevole di questi neuroni è l'incremento della loro frequenza di scarica sia quando la scimmia esegue un'azione sia quando osserva un'azione simile eseguita da un altro soggetto, scimmia o essere umano [95-97].

Prove dell'esistenza di un sistema specchio motorio (Motor Mirror System, MMS) negli esseri umani provengono da studi di TMS a impulso singolo; questi studi mostrano che la semplice osservazione di un dato movimento produce uno specifico incremento di ampiezza dei MEP registrati dai muscoli coinvolti nell'esecuzione reale dei movimenti osservati [98, 99].

Il legame tra la percezione e l'esecuzione di azioni è ulteriormente confermato da studi comportamentali i quali mostrano che l'esecuzione di una data azione è migliorata dall'osservazione della stessa azione (e peggiorata dalla visione di un'azione diversa) [100, 101]. È importante il fatto che gli studi di neuroimaging e neurofisiologici sull'essere umano indichino che durante l'osservazione dell'azione si attivano strutture fronto-parietali note per essere coinvolte nell'esecuzione dell'azione [102-111]. Inoltre, l'osservazione di azioni eseguite con effettori diversi attiva regioni diverse delle aree premotorie e parietali, indicando che il sistema motorio a specchio può essere organizzato in base a regole somatotopiche [112]. Questi studi indicano che gli esseri umani hanno un MMS simile a quello scoperto nelle scimmie. Quando osserviamo un'azione eseguita da un altro, il nostro sistema motorio diventa attivo *come se* noi stessi fossimo impegnati nell'eseguire quell'azione. Questa imitazione non manifesta può essere considerata una simulazione interna dell'azione. Si è sostenuto che simulare le azioni altrui può essere essenziale per comprenderle [21-23, 25, 26, 93, 113-118]. Queste simulazioni motorie interne inducono stati condivisi tra noi stessi e l'altro, e possono permetterci di comprendere direttamente il significato delle azioni altrui senza la mediazione di una riflessione esplicita [23, 26]. Il MMS potrebbe dunque costituire un sistema fondamentale per codificare e comprendere azioni osservate che possono essere di grande importanza non solo per l'apprendimento e l'imitazione dei movimenti ma anche per altri aspetti sociali della cognizione, come per esempio comprendere le intenzioni e le credenze degli altri [97, 119-121].

Dai neuroni-specchio all'empatia

Una letteratura neuroscientifica in rapida crescita suggerisce che noi comprendiamo il comportamento e i pensieri degli altri almeno in parte ponendoci "nei loro panni" [21-26]. Parecchi autori hanno sostenuto che i processi simulativi, scoperti e descritti nel campo delle azioni, possono costituire una caratteristica fondamentale del nostro cervello sociale e della nostra capacità di comprendere quello degli altri ed empatizzare con esso [23-26].

L'empatia è la capacità di avere una comprensione esperienziale diretta dei sentimenti e degli stati interni altrui [22, 23, 26]. L'empatia è profondamente radicata nell'esperienza del nostro corpo [122], e questa esperienza ci consente di riconoscere direttamente gli altri in quanto *persone* simili a noi [23, 123]. Poiché possediamo un corpo, possiamo facilmente cogliere, attraverso un processo di condivisione, il significato delle azioni, sensazioni o emozioni espresse dagli altri [23].

Secondo gli attuali modelli neuroscientifici dell'empatia, un determinato stato motorio, percettivo o emozionale di un individuo attiva rappresentazioni e processi neurali corrispondenti in un altro individuo che osserva quello stato [22-24, 27]. Un meccanismo fondamentale nell'esperienza empatica può dunque consistere nel trasformare una rappresentazione visiva riguardante un'altra persona in una rappresentazione corporea in prima persona [27, 124, 125].

Questa caratteristica potrebbe essere un attributo fondamentale di forme anche estremamente complesse di empatia, e a livello neurale potrebbe essere implementata mediante molteplici meccanismi simulativi a specchio [22, 23]. In accordo con questa visione, alcuni sistemi cerebrali con proprietà "specchio" sono stati recentemente descritti anche negli ambiti dell'emozione [126-129] e dell'elaborazione sensoriale [50, 125, 130-134]. È possibile che il MMS sia solo uno dei sistemi del nostro cervello sociale che ci consentono di avere una conoscenza esperienziale diretta degli altri.

Dati che supportano l'idea dell'attività "specchio" in un ambito puramente sensoriale sono stati ottenuti in due recenti studi sull'"empatia per il tatto" [130, 131]. Blakemore e Coll. [131] hanno scoperto un'attivazione di S1 organizzata topograficamente sia durante l'esperienza personale di stimoli tattili somministrati al viso o al collo, sia durante l'osservazione di tali stimoli somministrati ad altri soggetti.

In accordo con la teoria della simulazione (Simulation Theory, ST), diverse evidenze sperimentali indicano che la percezione delle emozioni attiva automaticamente alcuni meccanismi responsabili della generazione delle emozioni [25]. Per esempio, vedere delle espressioni facciali innesca sul proprio volto espressioni misurabili con l'elettromiografia anche in assenza di riconoscimento conscio dello stimolo [135, 136]. Inoltre, studi di neuroimaging indicano che reti simili di aree cerebrali motorie ed emozionali vengono attivate dalla percezione di espressioni emozionali e dall'imitazione manifesta di emozioni simili [126, 128, 137]. Gli studi su pazienti cerebrolesi mostrano che la corteccia fronto-parietale destra è necessaria per il corretto riconoscimento delle emozioni in base alla prosodia verbale [25, 138].

Anche le strutture somatosensoriali sono essenziali per il riconoscimento delle emozioni [139-142], e possono attivarsi in compiti che implicano un giudizio di espressioni facciali [141]. È importante ricordare che lesioni nelle aree somatosensoriali in pazienti cerebrolesi [25, 139] o interferenze con l'attività di queste strutture, ottenute per mezzo della TMS [140], compromettono il riconoscimento delle espressioni facciali. In linea con la ST, durante il riconoscimento di emozioni altrui specifiche strutture sensorimotorie possono fornire una descrizione somatica dell'esperienza derivata dal provare realmente la medesima emozione. Tale descrizione somatica potrebbe contribuire alla decodifica degli stati emotivi [25, 140, 142].

Una prova diretta della condivisione di rappresentazioni emozionali con gli altri proviene da studi sull'emozione del disgusto. Calder e Coll. [143] riferiscono il caso del paziente N.K., con lesione della IC sinistra e del putamen, che aveva un deficit selettivo nel riconoscimento dei segnali sociali di disgusto derivanti dalle espressioni facciali, dai suoni non verbali e dalla prosodia emozionale. È interessante il fatto che questo deficit percettivo per le espressioni di disgusto era rispecchiato da un deficit equivalente nell'esperienza fenomenica della medesima emozione. Il paziente N.K. riportava di provare meno disgusto, in confronto ai soggetti di controllo, osservando scene che suscitavano tale emozione. Il coinvolgimento dell'insula nel riconoscimento del disgusto è stato confermato anche in studi di neuroimaging su soggetti sani [144]. Ad esempio un recente studio di neuroimaging [127] mostra che vedere sul volto di un'altra persona reazioni emozionali a odori sgradevoli attiva quei settori della AI e dell'ACC che vengono attivati anche quando il soggetto inala egli stesso i medesimi odori disgustosi.

Rispecchiamento empatico del dolore altrui

Come abbiamo detto nell'Introduzione, nella complessa rete neurale detta "matrice del dolore" sono rappresentati diversi aspetti della esperienza dolorosa [6-9]. Le componenti emozionali (come la spiacevolezza) e le componenti sensoriali (come la localizzazione e l'intensità) degli stimoli dolorosi sono codificate rispettivamente nei nodi affettivo e sensorimotorio della matrice del dolore. La presenza di componenti sensoriali e affettive distinte rende il dolore un modello particolarmente interessante per testare le teorie simulative dell'empatia basate sulla nozione di rappresentazioni neurali condivise. È innegabile che la condivisione empatica delle rappresentazioni dolorose può godere di uno statuto speciale nell'ambito dei processi empatici. Da una parte, le rappresentazioni affettive condivise del dolore (angoscia, sgradevolezza) possono innescare processi legati in modo molto diretto a forme sofisticate di empatia, quali il comportamento di aiuto, o comportamento altruistico, e il ragionamento etico e morale [75, 122, 125]. Dall'altra, il condividere le rappresentazioni sensorimotorie del dolore può comportare che il dolore altrui sia direttamente esperito sul proprio corpo con conseguenze cruciali per l'apprendimento sociale dei comportamenti di protezione e per le reazioni di difesa in situazioni potenzialmente nocive [133, 145].

In questo paragrafo presentiamo dati che supportano l'idea di rappresentazioni neurali condivise tra sé e gli altri per quanto riguarda l'elaborazione del dolore. Secondo le attuali teorie neuroscientifiche dell'empatia [22-27], i meccanismi simulativi del tipo "specchio" descritti negli ambiti dell'azione, del tatto e dell'emozione possono anche costituire la base della nostra esperienza empatica del dolore degli altri. La possibilità che la capacità umana di riconoscere il dolore altrui si fondi su un sistema specchio per il dolore è suggerita dal caso di un paziente affetto da un'insolita forma di allodinia (una condizione patologica in cui stimoli tattili non nocivi vengono percepiti come dolorosi) [145]. Il paziente sembrava esperire sul proprio corpo il dolore osservato. Quando sua moglie si procurava improvvisamente un lieve trauma (per esempio urtava con la mano il bordo del tavolo), lui si agitava molto e gridava che gli faceva male assistere a incidenti simili. Questa reazione non si verificava se la moglie si limitava a raccontare di aver urtato il tavolo. Sebbene il caso sia stato riferito in modo aneddotico, senza fornire alcuna informazione sui circuiti neurali coinvolti in fenomeni di questo tipo, questi effetti sono stati attribuiti a un sistema anomalo di "rispecchiamento del dolore" [145]. Un'evidenza più diretta di "neuroni-specchio per il dolore" proviene dai dati neurofisiologici sull'elaborazione del dolore in pazienti neurochirurgici [55]. Utilizzando microelettrodi, Hutchison e Coll. [55] hanno scoperto nella ACC neuroni nocicettivi e anche neuroni che scaricano preferenzialmente in presenza di stimoli dolorosi di tipo meccanico. In questo studio venne osservato un neurone che rispondeva selettivamente all'anticipazione e alla somministrazione di stimoli dolorosi di tipo meccanico (pizzicotti, punzecchiature con uno spillo) applicati sulla mano del paziente. È interessante il fatto che questo neurone rispondeva anche quando il soggetto osservava lo sperimentatore che veniva punzecchiato sulla mano [55].

Recenti studi di neuroimaging suggeriscono che solo le componenti affettive della matrice del dolore sono essenziali nell'empatia per il dolore, implicando così che solo le rappresentazioni emozionali del dolore vengono condivise con gli altri [50, 125, 132, 134]. In un primo studio di neuroimaging eseguito da Singer e Coll. [50] l'empatia per il dolore veniva indotta con segnali visivi arbitrari che segnalavano uno stimolo doloroso imminente per il partner amoroso del soggetto. L'empatia per il dolore induceva un incremento di attività cerebrale in AI e ACC, che fanno parte del settore affettivo della matrice del dolore. È importante notare che l'attività neurale in queste aree correlava con i punteggi di tratto dell'empatia emozionale del soggetto.

Un'attività neurale nella divisione affettiva della matrice per il dolore è stata riportata anche in studi di neuroimaging in cui il dolore coinvolgeva dei modelli umani sconosciuti: in questi studi i soggetti osservavano immagini [132] o filmati [125] in cui venivano somministrati stimoli potenzialmente dolorosi sulle mani o su altre parti del corpo, oppure filmati che presentavano espressioni facciali di dolore [134].

In tutti questi studi in cui i soggetti immaginavano il dolore di altri [50], osservavano espressioni facciali di dolore [134] o situazioni potenzialmente dolorose [132], si scoprì una certa attivazione di strutture che possono essere coinvolte nell'elaborazione somatica, come il talamo, il tronco encefalico, la corteccia parietale e il cervelletto; gli autori conclusero tuttavia che solo il settore affettivo della matrice del dolore è essenziale nell'empatia per il dolore.

Il versante sensorimotorio dell'empatia per il dolore

La capacità di comprendere e di esperire indirettamente il dolore altrui può essere fondamentale per i legami sociali [24, 50, 75]. Studi di neuroimaging indicano che la percezione del dolore negli altri coinvolge soprattutto regioni cerebrali note per avere un ruolo importante nell'esperienza affettiva del dolore [50, 125, 132, 134]. Questa "risonanza affettiva" può essere alla base di forme complesse di empatia [50], per esempio compassione, pietà e comportamenti altruistici[3].

Condividiamo con gli altri soltanto la rappresentazione emozionale del dolore? Dal punto di vista sia dello sviluppo ontogenetico che dell'evoluzione, una rappresentazione dettagliata della fonte e della natura del dolore altrui può essere cruciale per la sopravvivenza. Alcuni autori hanno ipotizzato che nella prima infanzia l'evitamento degli stimoli nocivi possa essere facilitato dal riconoscimento precoce del dolore altrui [145]. Noi sosteniamo che i meccanismi "specchio" che consentono rappresentazioni sensoriali dettagliate del dolore altrui (per esempio la loca-

[3] Lo studio di Singer e Coll. [50] può riflettere più direttamente l'attività di queste forme sofisticate di empatia. In questo studio l'attività neurale in ACC e in AI correlava positivamente con due questionari di personalità che valutavano nei soggetti il tratto empatia emozionale, per esempio la tendenza a esperire sentimenti di preoccupazione e di pietà in risposta all'angoscia altrui e la tendenza a voler aiutare gli altri. Negli altri studi con la risonanza magnetica che coinvolgevano modelli umani sconosciuti [125, 132, 143] l'attività nel settore affettivo della matrice del dolore può implicare un meccanismo più semplice di rispecchiamento dello stato emozionale spiacevole di un altro. Per esempio, nello studio di Jackson e Coll. [132] l'attività neurale nell'ACC correlava con il livello del dolore attribuito al modello ma non con il questionario di personalità utilizzato da Singer e Coll. [50]. È interessante il fatto che sia i livelli superiori che i livelli di base del meccanismo di empatia emozionale sono implementati nelle stesse strutture neurali emozionali (ACC e AI).

lizzazione e l'intensità di uno stimolo doloroso) sul proprio corpo possono essere fondamentali per l'apprendimento sociale delle reazioni di fuga o di evitamento di fronte a stimoli nocivi.

Perché nei precedenti studi di neuroimaging sull'empatia per il dolore non si sono riscontrate specifiche attivazioni somatiche? La spiegazione più semplice[4] è che gli studi precedenti abbiano utilizzato stimoli visivi non rilevanti da un punto di vista biologico per evocare una rappresentazione somatica dolorosa: per esempio raffigurazioni statiche di situazioni potenzialmente dolorose [132], punture molto superficiali sulle mani [125] o stimoli in cui il corpo non veniva mostrato direttamente [50, 134].

Possiamo supporre che la rappresentazione somatica del dolore altrui avvenga specialmente quando la scena visiva ha una rilevanza funzionale per l'individuo: per esempio, quando gli stimoli sono scioccanti o molto intensi, e possono dunque rappresentare un pericolo per l'organismo. In uno studio recente abbiamo mostrato degli stimoli dolorosi reali somministrati sul corpo di un modello sconosciuto ai soggetti [133]. Abbiamo usato la TMS[5] per registrare i cambiamenti di eccitabilità delle rappresentazioni corticospinali di muscoli della mano di soggetti, che osservavano alcuni aghi penetrare le mani o i piedi del modello oppure degli oggetti (Fig. 1, *a*). Come stimoli di controllo abbiamo utilizzato immagini statiche di mani e piedi e filmati di bastoncini di cotone che toccavano le stesse parti del corpo. Abbiamo rilevato una riduzione nell'ampiezza dei MEP specifica per il muscolo della mano, che i soggetti osservavano mentre veniva punto in profondità (Fig. 1, *b*). Non si è riscontrata alcuna inibizione dei muscoli della mano durante l'osservazione di stimoli tattili innocui o di aghi che pungevano i piedi oppure oggetti non appartenenti al corpo. È importante il fatto che questa inibizione motoria fosse chiaramente collegata alla valutazione empatica, da parte dell'osservatore, delle qualità sensoriali, ma non affettive, del dolore attribuito al modello. In altri termini, l'inibizione motoria più ampia venne riscontrata in quei soggetti che avevano valutato come più intenso il dolore sofferto dal modello (Fig. 1, *c*) [133].

---

[4] Per un'ipotesi alternativa vedi [149].

[5] Come abbiamo riportato sopra, precedenti studi con la TMS indicano che le stimolazioni nocicettive reali diminuiscono l'eccitabilità del sistema motorio corticospinale [5, 88-91]. Vale a dire che il dolore riduce l'ampiezza del MEP indotto dalla TMS. Questa inibizione motoria potrebbe rappresentare il correlato elettrofisiologico corticospinale di un riflesso di retrazione.

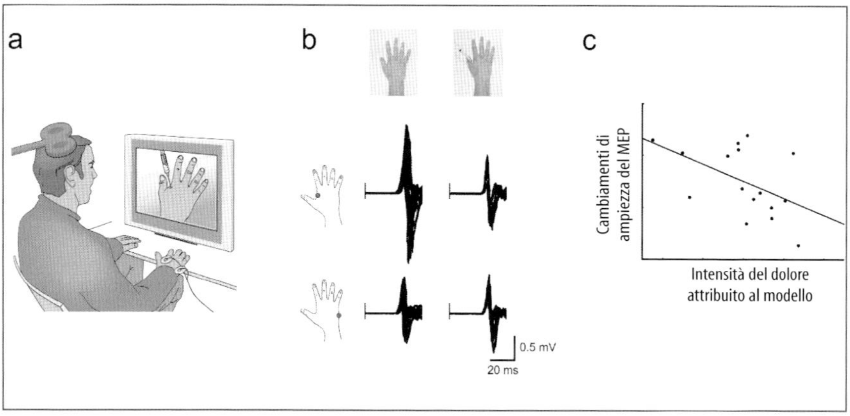

Fig. 1 a-c. a: durante la visione di diversi tipi di filmati veniva somministrato un impulso magnetico sulla corteccia motoria primaria di sinistra. I potenziali evocati motori (MEP) indotti da stimolazione magnetica transcranica (TMS) venivano registrati dal primo muscolo dorsale interosseo (FDI, nella zona del dito indice) e dall'abduttore del mignolo (nella zona del mignolo) della mano destra dell'osservatore. **b**: esempi di MEP registrati dai muscoli dell'FDI (in alto) e dell'ADM (in basso) e di un ago che ne penetra in profondità la zona FDI. Si noti la specifica riduzione di ampiezza dei MEP registrati dal muscolo FDI durante l'osservazione di una siringa che penetra la zona FDI. **c**: modificazioni di ampiezza dei MEP registrati dall'FDI durante l'osservazione del dolore rispetto alla mano ferma correlati all'intensità del dolore attribuito al modello.

Gli effetti di inibizione motoria legata all'osservazione del dolore altrui sono stati interpretati come il riflesso dell'attività di un meccanismo speculare di simulazione somatica che estrae le qualità sensoriali fondamentali dell'esperienza dolorosa del modello (localizzazione e intensità dello stimolo nocivo) e le rappresenta sul sistema motorio dell'osservatore secondo regole topografiche [133][6]. Questa ipotesi è fortemente supportata dalla natura inibitoria della risposta motoria, dalla specificità muscolare e dal legame tra l'inibizione dei MEP e l'intensità del dolore attribuito al modello.

Le risposte motorie al proprio dolore consentono reazioni di immobilizzazione o di fuga, e in ultima analisi favoriscono la sopravvivenza. L'inibizione corticospinale prodotta dalla visione del dolore indica che in conseguenza dell'osservazione di eventi dolorosi reali negli altri si verificano risposte motorie simili [133].

[6] Interpretazioni alternative – per esempio lo spostamento dell'attenzione sulla parte del corpo colpita dallo stimolo, o l'imitazione motoria predittiva del comportamento del modello – non rendono conto di alcune caratteristiche dei risultati neurofisiologici (il carattere inibitorio della risposta corticospinale e la specificità muscolare). Per una discussione di queste ipotesi alternative, vedi [133]).

Si noti che gli studi di neuroimaging indicano che l'anticipazione di stimoli dolorosi somministrati sul proprio corpo incrementa il segnale emodinamico in parecchie aree della matrice del dolore [46, 87, 146, 147]. Queste attivazioni innescate dall'anticipazione del dolore possono comprendere anche alcuni siti somatotopicamente organizzati nelle cortecce sensorimotorie primarie (M1, S1) [86, 148]. In accordo con l'ipotesi delle rappresentazioni condivise [24, 27], è possibile che le risposte simulative indotte dall'osservazione di stimolazioni dolorose reali in altri riflettano un'anticipazione del dolore soggettivo [132, 133, 149]. L'incorporazione selettiva del dolore altrui nel sistema corticospinale dell'osservatore, denotata da un punto di vista sensoriale più che emozionale, potrebbe essere cruciale per l'apprendimento sociale di reazioni agli stimoli dolorosi, in quanto potrebbe aiutare il sistema corticospinale dell'osservatore a implementare specifiche reazioni di fuga o di immobilizzazione o di congelamento motorio, prima che gli stimoli dolorosi vengano effettivamente esperiti [133].

Conferme all'idea di una condivisione di rappresentazioni sensorimotorie del dolore derivano da una serie di successivi esperimenti TMS [150-152], e soprattutto da due recenti studi di potenziali evocati somatosensoriali (SEP) [153] e laser (LEP) [154], che permettono di testare direttamente l'attività rispettivamente in S1 e in S2. In questi studi abbiamo rilevato alcuni potenziali cerebrali evocati da stimolazioni somatosensoriali [153] e nocicettive [154] che avevano origine nelle cortecce somatosensoriali ed erano modulati selettivamente dall'osservazione di stimolazioni dolorose reali in altri. In accordo con gli studi di TMS [133, 150-152], queste modulazioni erano strettamente legate alle dimensioni sensoriali, ma non affettive del dolore altrui. Alcuni dati preliminari di neuroimaging condotti nei nostri laboratori indicano che alcune strutture premotorie e parietali multisensoriali possono partecipare a questa rappresentazione delle componenti sensorimotorie del dolore altrui.

Conclusioni

Nell'essere umano l'empatia per il dolore può basarsi non solo sulle rappresentazioni affettive-motivazionali [50, 125, 132, 134] ma anche su fini rappresentazioni somatiche [133]: ciò conferma l'idea che l'empatia sia basata su tipi diversi di meccanismi di simulazione sensoriali, motori ed emozionali [22-24, 27].

Possiamo ipotizzare almeno due forme di empatia legate tra loro sul piano dello sviluppo ontogenetico e dell'evoluzione. Una forma relativamente semplice di empatia basata su una risonanza somatica può essere coinvolta prioritariamente nella rappresentazione di stimoli esterni sul proprio corpo [133]: una rappresentazione che può essere importante per l'apprendimento delle reazioni al dolore [133, 145]. Una forma più complessa di empatia basata sulla risonanza affettiva può aver a che fare con la condivisione delle emozioni [50, 125, 132, 134] e con la valutazione dei legami sociali e delle relazioni interpersonali [50].

Nel loro insieme, gli studi sull'empatia per il dolore indicano che i settori affettivo e sensorimotorio della matrice del dolore sono importanti nodi della complessa rete neurale coinvolta non solo nell'esperienza personale del dolore [5-9, 50, 84-91] ma anche nell'empatia per il dolore altrui [50, 125, 132-134].

Una incorporazione di specifici aspetti sensoriali del dolore altrui si verifica nelle strutture sensorimotorie della matrice del dolore [133, 150-154], mentre le componenti emozionali delle esperienze dolorose dell'altro (insieme con i sentimenti di compassione verso l'altro) sono codificate nel settore affettivo della rete [50, 125, 132, 134]. Questa rappresentazione sensorimotoria e affettiva del dolore altrui può consentirci una diretta comprensione esperienziale empatica, senza che sia necessaria un'esplicita mediazione riflessiva. Noi utilizziamo le nostre rappresentazioni somatiche interne per comprendere quelle degli altri.

Dunque l'empatia per il dolore può assumere forme diverse in nodi diversi della complessa rete neurale che rappresenta sensazioni, sentimenti ed emozioni legati all'esperienza del dolore. I filosofi hanno sottolineato che le nostre sensazioni somatiche sono intrinsecamente private [72, 73]. La scienza cognitiva indica tuttavia che, almeno negli esseri umani, la dimensione sociale del dolore arriva a comprendere i livelli sensorimotori di base dell'elaborazione neurale.

Bibliografia

1. Fernandez E, Turk DC (1992) Sensory and affective components of pain: separation and synthesis. Psychol Bull 112:205-217
2. Melzack R, Casey KL (1968) Sensory,motivational and central control determinants of pain: a new conceptual model. In: Kenshalo DR (ed) The skin senses. Thomas, Springfield, IL, pp 423-443

3. Price DD, Harkins SW, Baker C (1987) Sensory-affective relationships among different types of clinical and experimental pain. Pain 28:297-308
4. International Association for the Study of Pain Task Force on Taxonomy (1994) Classification of chronic pain: descriptions of chronic pain syndromes and definitions of pain terms. IASP Press, Seattle, WA
5. Farina S, Tinazzi M, Le Pera D, Valeriani M (2003) Pain-related modulation of the human motor cortex. Neurol Res 25:130-142
6. Ingvar M (1999) Pain and functional imaging. Philos Trans R Soc Lond Biol 354:1347-1358
7. Rainville P (2002) Brain mechanisms of pain affect and pain modulation. Curr Opin Neurobiol 12:195-204
8. Peyron R, Laurent B, Garcia-Larrea L (2000) Functional imaging of brain responses to pain: a review and meta-analysis. Neurophysiol Clin 30:263-288
9. Derbyshire SWG (2000) Exploring the pain neuromatrix. Curr Rev Pain 6:467-477
10. Lipps T (1903) Einfühlung, innere Nachahmung und Organenempfindung. Arch Gesamte Psychol 1:465-519
11. Beres D, Arlow JA (1974) Fantasy and identification in empathy. Psychoanal Q 43:26-50
12. Basch MF (1983) Empathic understanding: a review of the concept and some theoretical considerations. J Am Psychoanal Assoc 31:101-126
13. Bohart A, Greenberg LS (1997) Empathy reconsidered. American Psychological Association, Washington, DC
14. Freud S (1905) Il motto di spirito e la sua relazione con l'inconscio. OSF 5
15. Kohut H (1959) Introspection, empathy, and psychoanalysis: an examination of the relationship between mode of observation and theory. In: Ornstein PH (ed) The search for the self, vol 1. International University Press, New York, pp 205-232
16. Kohut H (1984) How does analysis cure? University of Chicago Press, Chicago
17. Goldman AI (1992) In defense of the simulation theory. Mind Lang 7:104-119
18. Gordon RM (1986) Folk psychology as simulation. Mind Lang 1:158-171
19. Gordon RM (1992) The simulation theory: objections and misconceptions. Mind Lang 7:11-34
20. Carruthers P, Smith PK (1996) Theories of theories of mind. Cambridge University Press, Cambridge, UK
21. Gallese V, Goldman A (1998) Mirror neurons and the simulation theory of mind-reading. Trends Cogn Sci 12:493-501
22. Gallese V (2001) The 'shared manifold' hypothesis: from mirror neurons to empathy. J Consc Studies 8:33-50
23. Gallese V (2003) The manifold nature of interpersonal relations: the quest for a common mechanism. Philos Trans R Soc Lond Biol 358:517-528
24. Preston SD, de Waal FBM (2002) Empathy: its ultimate and proximate bases. Behav Brain Sci 25:1-71
25. Adolphs R (2003) Cognitive neuroscience of human social behaviour. Nat Rev Neurosci 4:165-178
26. Gallese V, Keyser C, Rizzolatti G (2004) A unifying view of the basis of social cognition. Trends Cogn Sci 8:396-403
27. Decety J, Jackson PL (2004) The functional architecture of human empathy. Behav Cogn Neurosci Rev 3:71-100
28. Friedman DP, Murray EA (1986) Thalamic connectivity of the second somatosensory area and neighboring somatosensory fields of the lateral sulcus of the macaque. J Comp Neurol 252:348-374

29. Rausell E, Jones EG (1991) Chemically distinct compartments of the thalamic VPM nucleus in monkeys relay principal and spinal trigeminal pathways to different layers of the somatosensory cortex. J Neurosci 11:226-237
30. Shi T, Apkarian AV (1995) Morphology of thalamocortical neurons projecting to the primary somatosensory cortex and their relationship to spinothalamic terminals in the squirrel monkey. J Comp Neurol 361:1-24
31. Kenshalo DR Jr, Isensee O (1983) Responses of primate SI cortical neurons to noxious stimuli. J Neurophysiol 50:1479-1496
32. Chudler EH, Anton F, Dubner R, Kenshalo DR Jr (1990) Responses of nociceptive SI neurons in monkeys and pain sensation in humans elicited by noxious thermal stimulation: effect of interstimulus interval. J Neurophysiol 63:559-569
33. Craig AD, Bushnell MC, Zhang ET, Blomqvist A (1994) A thalamic nucleus specific for pain and temperature sensation. Nature 372:770-773
34. Dong WK, Chudler EH, Sugiyama K et al (1994) Somatosensory, multisensory, and task-related neurons in cortical area 7b (PF) of unanesthetized monkeys. J Neurophysiol 72:542-564
35. Andersson JL, Lilja A, Hartvig P et al (1997) Somatotopic organization along the central sulcus, for pain localization in humans, as revealed by positron emission tomography. Exp Brain Res 117:192-199
36. Porro CA, Cettolo V, Francescato MP, Baraldi P (1998) Temporal and intensity coding of pain in human cortex. J Neurophysiol 80:3312-3320
37. Bushnell MC, Duncan GH, Hofbauer RK et al (1999) Pain perception: is there a role for primary somatosensory cortex? Proc Natl Acad Sci USA 96:7705-7709
38. Hofbauer RK, Rainville P, Duncan GH, Bushnell MC (2001) Cortical representation of the sensory dimension of pain. J Neurophysiol 86:402-411
39. Bingel U, Lorenz J, Glauche V et al (2004) Somatotopic organization of human somatosensory cortices for pain: a single trial fMRI study. Neuroimage 23:224-232
40. Greenspan JD, Lee RR, Lenz FA (1999) Pain sensitivity alterations as a function of lesion location in the parasylvian cortex. Pain 81:273-282
41. Ploner M, Freund HJ, Schnitzler A (1999) Pain affect without pain sensation in a patient with a postcentral lesion. Pain 81:211-214
42. Coghill RC, Talbot JD, Evans AC et al (1994) Distributed processing of pain and vibration by the human brain. J Neurosci 14:4095-4108
43. Craig AD, Reiman EM, Evans AC, Bushnell MC (1996) Functional imaging of an illusion of pain. Nature 384:258-260
44. Davis KD, Taylor SJ, Crawley AP et al (1997) Functional MRI of pain- and attention related activations in the human cingulate cortex. J Neurophysiol 77:3370-3380
45. Jones AK, Brown WD, Friston KJ et al (1991) Cortical and subcortical localization of response to pain in man using positron emission tomography. Proc R Soc Lond B Biol Sci 244:39-44
46. Ploghaus A, Tracey I, Gati JS et al (1999) Dissociating pain from its anticipation in the human brain. Science 284:1979-1981
47. Talbot JD, Marrett S, Evans AC et al (1991) Multiple representations of pain in human cerebral cortex. Science 251:1355-1358
48. Vogt BA, Derbyshire S, Jones AK (1996) Pain processing in four regions of human cingulate cortex localized with co-registered PET and MR imaging. Eur J Neurosci 8:1461-1473
49. Rainville P, Duncan GH, Price DD et al (1997) Pain affect encoded in human anterior cingulate but not somatosensory cortex. Science 277:968-971
50. Singer T, Seymour B, O'Doherty J et al (2004) Empathy for pain involves the affec-

tive but not sensory components of pain. Science 303:1157-1162
51. Papez JW (1937) A proposed mechanism of emotion. Arch Neurol Psychiatry 38:725-743
52. MacLean PD (1949) Psychosomatic disease and the "visceral brain": recent developments bearing on the Papez theory of emotion. Psychosom Med 11:338-353
53. Apkarian AV, Shi T (1998) Thalamocortical connections of the cingulate and insula in relation to nociceptive inputs to the cortex. In: Ayrapetyan SN, Apkarian AV (eds) Pain mechanisms and management. IOS, Washington, DC, pp 212-220
54. Craig AD (2003) Pain mechanisms: labeled lines versus convergence in central processing. Annu Rev Neurosci 26:1-30
55. Hutchison WD, Davis KD, Lozano AM et al (1999) Pain-related neurons in the human cingulate cortex. Nat Neurosci 2:403-405
56. Lenz FA, Rios M, Zirh A et al (1998) Painful stimuli evoke potentials recorded over the human anterior cingulate gyrus. J Neurophysiol 79:2231-2234
57. Koyama T, Tanaka YZ, Mikami A (1998) Nociceptive neurons in the macaque anterior cingulate activate during anticipation of pain. Neuroreport 9:2663-2667
58. Sikes RW, Vogt BA (1992) Nociceptive neurons in area 24 of rabbit cingulate cortex. J Neurophysiol 68:1720-1732
59. Tolle TR, Kaufmann T, Siessmeier T et al (1999) Region-specific encoding of sensory and affective components of pain in the human brain: a positron emission tomography correlation analysis. Ann Neurol 45:40-47
60. Lieberman MD, Jarcho JM, Berman S et al. (2004) The neural correlates of placebo effects: a disruption account. Neuroimage 22:447-455
61. Coghill RC, McHaffie JG, Yen YF (2003) Neural correlates of interindividual differences in the subjective experience of pain. Proc Natl Acad Sci USA 100:8538-8542
62. Augustine JR (1985) The insular lobe in primates including humans. Neurol Res 7:2-10
63. Augustine JR (1996) Circuitry and functional aspects of the insular lobe in primates including humans. Brain Res Rev 22:229-244
64. Craig AD, Chen K, Bandy D, Reiman EM (2000) Thermosensory activation of insular cortex. Nat Neurosci 3:184-190
65. Critchley HD, Wiens S, Rotshtein P et al (2004) Neural systems supporting interoceptive awareness. Nat Neurosci 7:189-195
66. Berthier M, Starkstein S, Leiguarda R (1988) Asymbolia for pain: a sensory-limbic disconnection syndrome. Ann Neurol 24:41-49
67. Flor H (2002) Phantom-limb pain: characteristics, causes, and treatment. Lancet Neurol 1:182-189
68. Panksepp J (1998) Affective neuroscience: the foundations of human and animal emotions. Oxford University Press, New York
69. Eisenberger NI, Lieberman MD (2004) Why rejection hurts: a common neural alarm system for physical and social pain. Trends Cogn Sci 8:294-300
70. Eisenberger NI, Lieberman MD, Williams KD (2003) Does rejection hurt? An fMRI study of social exclusion. Science 302:290-292
71. Osaka N, Osaka M, Morishita M et al (2004) A word expressing affective pain activates the anterior cingulate cortex in the human brain: an fMRI study. Behav Brain Res 153:123-127
72. Descartes R (1972) Traité de l'homme. In: Hall TS (trans) Treatise of man, Harvard University Press, Cambridge, MA
73. Wittgenstein L (1963) Philosophical Investigations. Blackwell, Oxford, UK [trad. it.: Ricerche filosofiche. Einaudi, Torino, 1967]

74. Inghilleri M, Cruccu G, Argenta M, Polidori L, Manfredi M (1997) Silent period in upper limb muscles after noxious cutaneous stimulation in man. Electroencephalogr Clin Neurophysiol 105:109-115
75. Williams AC (2002) Facial expression of pain: an evolutionary account. Behav Brain Sci 25:439-488
76. Lundt JP, Stholer CS, Widmer CG (1993) The relationship between pain and muscle activity in fibromyalgia and similar conditions. In: Vaeroy H, Merskey H (eds) Progress in fibromyalgia and myofascial pain. Elsevier, Amsterdam, pp 311-327
77. Schwoebel J, Friedman R, Duda N, Coslett HB (2001) Pain and the body schema: evidence for peripheral effects on mental representations of movement. Brain 124:2098-2104
78. Schwoebel J, Coslett HB, Bradt J et al (2002) Pain and the body schema: effects of pain severity on mental representation of movement. Neurology 59:775-777
79. Tsubokawa T, Katayama Y, Yamamoto T et al (1991) Chronic motor cortex stimulation for the treatment of central pain. Acta Neurochir 52:137-139
80. Saitoh Y, Shibata M, Sanada Y, Mashimo T (1999) Motor cortex stimulation for phantom limb pain. Lancet 353, 212
81. Drouot X, Nguyen JP, Peschanski M, Lefaucheur J-P (2002) The antalgic efficacy of chronic motor cortex stimulation is related to sensory changes in the painful zone. Brain 125:1660-1664
82. Lefaucheur JP, Drouot X, Nguyen JP (2001) Interventional neurophysiology for pain control: duration of pain relief following repetitive transcranial magnetic stimulation of the motor cortex. Neurophysiol Clin 31:247-252
83. Flor H, Elbert T, Knecht S et al (1995) Phantom-limb pain as a perceptual correlate of cortical reorganization following arm amputation. Nature 375:482-484
84. Casey KL, Minoshima S, Morrow TJ, Koeppe RA (1996) Comparison of human cerebral activation pattern during cutaneous warmth, heat pain, and deep cold pain. J Neurophysiol 76:571-81
85. Wager TD, Rilling JK, Smith EE et al (2004) Placebo-induced changes in fMRI in the anticipation and experience of pain. Science 303:1162-1167
86. Porro CA, Cettolo V, Francescato MP, Baraldi P (2003) Functional activity mapping of the mesial hemispheric wall during anticipation of pain. Neuroimage 19:1738-1747
87. Ploghaus A, Becerra L, Borras C, Borsook D (2003) Neural circuitry underlying pain modulation: expectation, hypnosis, placebo. Trends Cogn Sci 7:197-200
88. Farina S, Valeriani M, Rosso T et al (2001) Transient inhibition of the human motor cortex by capsaicin-induced pain: a study with transcranial magnetic stimulation. Neurosci Lett 314:97-101
89. Le Pera D, Graven-Nielsen T, Valeriani M et al (2001) Inhibition of motor system excitability at cortical and spinal level by tonic muscle pain. Clin Neurophysiol 112:1633-1641
90. Svensson P, Miles TS, McKay D, Ridding MC (2003) Suppression of motor evoked potentials in a hand muscle following prolonged painful stimulation. Eur J Pain 7:55-62
91. Urban PP, Solinski M, Best C et al (2004) Different short-term modulation of cortical motor output to distal and proximal upper-limb muscles during painful sensory nerve stimulation. Muscle Nerve 29:663-669
92. Georgopoulos AP (2000) Neural aspects of cognitive motor control. Curr Opin Neurobiol 10:238-241
93. Jeannerod M (1997) The cognitive neuroscience of action. Blackwell, Oxford, UK
94. Kosslyn SM, Ganis G, Thompson WL (2001) Neural foundation of imagery. Nat Rev

Neurosci 2:635-642
95. Di Pellegrino G, Fadiga L, Fogassi L et al (1992) Understanding motor events: a neurophysiological study. Exp Brain Res 91:176-180
96. Gallese V, Fadiga L, Fogassi L, Rizzolatti G (1996) Action recognition in the premotor cortex. Brain 119:593-609
97. Fogassi L, Ferrari PF, Gesierich B et al (2005) Parietal lobe: from action organization to intention understanding. Science 308:662-667
98. Fadiga L, Fogassi L, Pavesi G, Rizzolatti G (1995) Motor facilitation during action observation: a magnetic stimulation study. J Neurophysiol 73:2608-2611
99. Fadiga L, Craighero L, Olivier E (2005) Human motor cortex excitability during the perception of others' action. Curr Opin Neurobiol 15:213-218
100. Brass M, Bekkering H, Prinz W (2001) Movement observation affects movement execution in a simple response task. Acta Psychol 106:3-22
101. Craighero L, Bello A, Fadiga L, Rizzolatti G (2002) Hand action preparation influences the responses to hand pictures. Neuropsychologia 40:492-502
102. Grafton ST, Arbib MA, Fadiga L, Rizzolatti G (1996) Localization of grasp representation in humans by positron emission tomography. 2. Observation compared with imagination. Exp Brain Res 112:103-111
103. Rizzolatti G, Fadiga L, Matelli M et al (1996) Localization of grasp representation in humans by PET. 1. Observation versus execution. Exp Brain Res 111:246-252
104. Grèzes J, Costes N, Decety J (1998) Top-down effect of strategy on the perception of human biological motion: a PET investigation. Cogn Neuropsychol 15:553-582
105. Grèzes J, Costes N, Decety J (1999) The effects of learning and intention on the neural network involved in the perception of meaningless actions. Brain 122:1875-1887
106. Hari R, Forss N, Avikainen S et al (1998) Activation of human primary motor cortex during action observation: a neuromagnetic study. Proc Natl Acad Sci USA 95:15061-15065
107. Iacoboni M, Woods RP, Brass M et al (1999) Cortical mechanisms of human imitation. Science 286:2526-2528
108. Cochin S, Barthelemy C, Roux S, Martineau J (1999) Observation and execution of movement: similarities demonstrated by quantified electroencephalography. Eur J Neurosci 11:1839-1842
109. Grèzes J, Decety J (2001) Functional anatomy of execution, mental simulation, observation, and verb generation of actions: a meta-analysis. Hum Brain Mapp 12:1-19
110. Calvo-Merino B, Glaser DE, Grèzes J et al (2005) Action observation and acquired motor skills: an fMRI study with expert dancers. Cereb Cortex 15:1243-1249
111. Costantini M, Galati G, Ferretti A et al (2005) Neural systems underlying observation of humanly impossible movements: an fMRI study. Cereb Cortex 15:1761-1767
112. Buccino G, Binkofski F, Fink GR et al (2001) Action observation activates premotor and parietal areas in a somatotopic manner: an fMRI study. Eur J Neurosci 13:400-404
113. Jeannerod M (1994) The representing brain: neural correlates of motor intention and imagery. Behav Brain Sci 17:187-245
114. Jeannerod M (2001) Neural simulation of action: a unifying mechanism for motor cognition. Neuroimage 14:S103-S109
115. Decety J, Grèzes J (1999) Neural mechanisms subserving the perception of human actions. Trends Cogn Sci 3:172-178
116. Rizzolatti G, Fadiga L, Gallese V, Fogassi L (1996) Premotor cortex and the recognition of motor actions. Cogn Brain Res 3:131-141

117. Rizzolatti G, Fogassi L, Gallese V (2001) Neurophysiological mechanisms underlying the understanding and imitation of action. Nat Rev Neurosci 2:661-670
118. Rizzolatti G, Craighero L (2004) The mirror-neuron system. Annu Rev Neurosci 27:169-192
119. Blakemore SJ, Decety J (2001) From the perception of action to the understanding of intention. Nat Rev Neurosci 2:561-567
120. Grèzes J, Frith CD, Passingham RE (2004) Inferring false beliefs from the actions of oneself and others: an fMRI study. Neuroimage 21:744-750
121. Iacoboni M, Molnar-Szakacs I, Gallese V et al (2005) Grasping the intentions of others with one's own mirror neuron system. PLoS Biol 3:529-535
122. Thomson E (2001) Empathy and consciousness. J Consc Stud 8:1-32
123. Meltzoff AN, Decety J (2003) What imitation tells us about social cognition: a rapprochement between developmental psychology and cognitive neuroscience. Philos Trans R Soc Lond B Biol Sci 358:491-500
124. Decety J, Sommerville JA (2003) Shared representations between self and other: a social cognitive neuroscience view. Trends Cogn Sci 7:527-533
125. Morrison I, Lloyd D, di Pellegrino G, Roberts N (2004) Vicarious responses to pain in anterior cingulate cortex: is empathy a multisensory issue? Cogn Affect Behav Neurosci 4:270-278
126. Carr L, Iacoboni M, Dubeau MC et al (2003) Neural mechanisms of empathy in humans: a relay from neural systems for imitation to limbic areas. Proc Natl Acad Sci USA 100:5497-5502
127. Wicker B, Keysers C, Plailly J et al (2003) Both of us disgusted in my insula: the common neural basis of seeing and feeling disgust. Neuron 40:655-664
128. Leslie KR, Johnson-Frey SH, Grafton ST (2004) Functional imaging of face and hand imitation: towards a motor theory of empathy. Neuroimage 21:601-607
129. Hennenlotter A, Schroeder U, Erhard P et al (2005) A common neural basis for receptive and expressive communication of pleasant facial affect. Neuroimage 26:581-591
130. Keysers C, Wicker B, Gazzola V et al (2004) A touching sight: SII/PV activation during the observation and experience of touch. Neuron 42:335-346
131. Blakemore SJ, Bristow D, Bird G et al, Frith C, Ward J (2005) Somatosensory activations during the observation of touch and a case of vision-touch synaesthesia.Brain 128:1571-1583
132. Jackson PL, Meltzoff AN, Decety J (2005) How do we perceive the pain of others? A window into the neural processes involved in empathy. Neuroimage 24:771-779
133. Avenanti A, Bueti D, Galati G, Aglioti SM (2005) Transcranial magnetic stimulation highlights the sensorimotor side of empathy for pain. Nat Neurosci 8:955-960
134. Botvinick M, Jha AP, Bylsma LM et al, Fabian SA, Solomon PE, Prkachin KM (2005) Viewing facial expressions of pain engages cortical areas involved in the direct experience of pain. Neuroimage 25:312-319
135. Dimberg U, Thunberg M, Elmehed K (2000) Unconscious facial reactions to emotional facial expressions. Psychol Sci 11:86-89
136. Wallbott HG (1991) Recognition of emotion from facial expression via imitation? Some indirect evidence for an old theory. Br J Soc Psychol 30:207-219
137. Ekman P, Davidson RJ (1993) Voluntary smiling changes regional brain activity. Psychol Sci 4:342-345
138. Adolphs R, Damasio H, Tranel D (2002) Neural systems for recognition of emotional prosody: a 3-D lesion study. Emotion 2:23-51

139. Adolphs R, Damasio H, Tranel D et al (2000) A role for the somatosensory cortices in the visual recognition of emotion as revealed by three-dimensional lesion mapping. J Neurosci 20:2683-2690
140. Pourtois G, Sander D, Andres M et al (2004) Dissociable roles of the human somatosensory and superior temporal cortices for processing social face signals. Eur J Neurosci 20:3507-3515
141. Winston JS, O'Doherty J, Dolan RJ (2003) Common and distinct neural responses during direct and incidental processing of multiple facial emotions. Neuroimage 20:84-97
142. Adolphs R (2002) Neural systems for recognizing emotion. Curr Opin Neurobiol 12:169-177
143. Calder AJ, Keane J, Manes F et al (2000) Impaired recognition and experience of disgust following brain injury. Nat Neurosci 3:1077-1078
144. Phillips ML, Young AW, Senior C et al (1997) A specific neural substrate for perceiving facial expressions of disgust. Nature 389:495-498
145. Bradshaw JL, Mattingley JB (2001) Allodynia: a sensory analogue of motor mirror neurons in a hyperaesthetic patient reporting instantaneous discomfort to another's perceived sudden minor injury? J Neurol Neurosurg Psychiatry 70:135-136
146. Peyron R, Garcia-Larrea L, Gregoire MC et al (1999) Haemodynamic brain responses to acute pain in humans: sensory and attentional networks. Brain 122:1765-1780
147. Sawamoto N, Honda M, Okada T et al (2000) Expectation of pain enhances responses to nonpainful somatosensory stimulation in the anterior cingulate cortex and parietal operculum/posterior insula: an event-related functional magnetic imaging study. J Neurosci 20:7438-7444
148. Porro CA, Baraldi P, Pagnoni G et al (2002) Does anticipation of pain affect cortical nociceptive systems? J Neurosci 22:3206-3214
149. Singer T, Frith C (2005) The painful side of empathy. Nat Neurosci 8:845-846
150. Avenanti A, Minio Paluello I, Bufalari I, Aglioti SM (2006) Stimulus-driven modulation of motor-evoked potentials during observation of others' pain. Neuroimage 32:316-324
151. Minio Paluello I, Avenanti A, Aglioti SM (2006) Left hemisphere dominance in reading the sensory qualities of others' pain? Social Neuroscience 1:320-333
152. Fecteau S, Pascual-Leone A, Theoret H (2006) Empathy for pain: Anticipation vs. observation. Neuroimage 31:S156
153. Bufalari I, Aprile T, Avenanti A, Di Russo F, Aglioti SM (2007) Empathy for pain and touch in the human somatosensory cortex. Cerebr Cortex [Jan 6 2007 Epub ahead of print]
154. Valeriani M, Betti V, Le Pera D, Restuccia D, De Armas L, Miliucci R, Avenanti A, Aglioti SM (2006) The pain of a model in the pain system of an onlooker: a laser-evoked potentials study of empathy for pain [sottomesso]

Corteccia del cingolo anteriore umana e dolore affettivo indotto da parole mimiche: uno studio con immagini da risonanza magnetica funzionale

NAOYUKI OSAKA

Introduzione

Per Cassirer [1] lo sviluppo del linguaggio procede secondo tre fasi, che definisce mimica, analogica e simbolica. Nel passare da una fase all'altra troviamo uno spostamento nella relazione fondamentale tra il suono e il significato del linguaggio: uno spostamento da una relazione intrinseca e non arbitraria a una sempre più estrinseca e arbitraria. La fase mimica corrisponde all'uso onomatopeico del linguaggio, cioè alla rappresentazione linguistica di un evento di natura acustica per mezzo dell'interpretazione diretta. In questa fase la relazione tra suono e significato è essenzialmente intrinseca (per esempio, nell'imitazione di suoni animali come "chicchirichì"). Recenti dati sui "neuroni-specchio mimici" nel giro frontale inferiore umano (IFG) indicano con forza che la fase mimica del nostro sistema linguistico può avere origine in questa area frontale. Studi recenti di neuroimaging permettono di concludere che la funzione esecutiva della memoria operativa verbale (parte ventrolaterale, che ha un ruolo nel produrre la prestazione fonetica), nell'adulto normale è collocata nell'IFG sinistro [2, 3].

Esperienza conscia e simbolismo dei suoni

Le analogie tra i sensi soggettivi non sono qualcosa di astratto, ma sono fenomeni essenziali nella nostra vita mentale. Per esempio, i suoni linguistici, sia da soli che in combinazione, a volte servono essi stessi a suscitare un significato e un'immagine sensoriale, come se i suoni che costituiscono una parola facessero parte del suo contenuto semantico e sensoriale [4]. Il simbolismo dei suoni differisce dai semplici processi di onomatopoiesi, ma ha un ruolo cruciale nella generazione delle parole onomatopeiche. Nell'onomatopoiesi le consonanti e le vocali imitano realmente alcuni suoni non verbali che si verificano naturalmente, come accade per esempio in parole quali *buzz*, *crackle* e *meow*. I suoni verbali possono comunicare significati sensoriali, sensazioni visive, tattili, gustative, olfattive e addirittura dolorose. Secondo Marks [4], non solo il suono può essere un mezzo per comunicare significati, ma può esprimere esso stesso dei significati, che rappresentano le valenze di attributi soprasensoriali quali dimensioni percettive, luminosità e dolore implicato. La vocale *a* sembra riferirsi a un oggetto più ampio che non la *i*. I bambini così come gli adulti, e i soggetti di madrelingua giapponese come quelli di madrelingua inglese concordano sul fatto che *mal* fa pensare a un tavolo più grande rispetto a *nil* [5]. Sapir [5] compose delle sillabe prive di senso che comprendevano vocali diverse, e chiese ai soggetti di indicare le dimensioni degli oggetti a cui si riferivano soggettivamente. Newman [6] replicò l'esperimento di Sapir confermandone i risultati. In questa fase mimica intrinseca possiamo trovare un'analoga relazione tra suono e dolore implicato.

In questo lavoro abbiamo preso per la prima volta il simbolismo del suono come oggetto di uno studio con la risonanza magnetica. Le parole possono dunque stimolare selettivamente specifiche aree cerebrali. Usando la PET, Martin e Coll. [7] hanno riscontrato che la generazione di parole riferite a colori attivava selettivamente un'area nel lobo temporale ventrale situata davanti all'area coinvolta nella percezione soggettiva del colore, mentre la generazione di parole riferite all'azione attivava una regione nel giro temporale medio davanti all'area coinvolta nella percezione del movimento dell'uomo. Osaka e Coll. [2] hanno usato la risonanza magnetica per mostrare che moduli di risata ottenuti con parole onomatopeiche altamente suggestive di riso attivavano in misura significativa sia la corteccia visiva extrastriata prossima al giro occipitale inferiore sia l'area motoria del giro frontale superiore. Ma a tutt'oggi non è stato studiato l'effetto di una parola onomatopeica esprimente dolore sulla regione collegata al dolore. Una parola onomatopeica (mimica) emozionale che contiene un importante elemento di affetto doloroso ha un ruolo insostituibile nella comunicazione tra gli esseri umani. In sostanza, le parole onomatopeiche potrebbero essere definite il simbolismo dei suoni usato per descrivere le emozioni e gli stati mentali.

Parole mimiche

Nella lingua giapponese il ruolo dell'onomatopea è cruciale, perché il giapponese ha un numero molto limitato di verbi (come abbiamo notato, queste parole mimiche possono essere efficaci sia per i parlanti di madrelingua giapponese sia per quelli di madrelingua inglese). Una delle funzioni delle parole onomatopeiche è quella di colmare un divario e fornire un mezzo di espressione concisa quando non esiste un verbo sufficientemente descrittivo. Queste parole vivacizzano la lingua, e in un parlante giapponese evocano immediatamente delle immagini, producendo così un forte effetto di sinestesia. Il giapponese è straordinariamente ricco di questo tipo di espressioni, spesso presenti nella conversazione quotidiana, nelle riviste e nei giornali - specialmente nei titoli - a motivo della loro brevità e della loro capacità di proiettare immagini vivide [8][1]. Le espressioni sono classificate in diverse categorie sensoriali ed emozionali, come riso, dolore e altri stati più cerebrali. Secondo Osaka [9], l'onomatopea è un linguaggio insostituibile per esprimere i "qualia sensoriali" della consapevolezza umana; questo autore ha utilizzato una procedura di scaling multidimensionale basata su punteggi assegnati all'intensità soggettiva per classificare le prime sei parole onomatopeiche nello spazio euclideo che inducono dolore. Spesso la peculiarità di questo tipo di espressione rappresenta un modo specificamente giapponese di esprimere sentimenti e/o opinioni [8]. Sappiamo molte cose sulla rappresentazione neurale del dolore soggettivo, ma sappiamo poco sulle funzioni cognitive superiori riguardo al dolore in rapporto alla funzione del linguaggio.

Dolore cognitivo

È noto che l'informazione sul dolore soggettivo coinvolge molteplici percorsi ascendenti che proiettano a parecchie regioni del tronco encefalico e della corteccia, compreso il sistema limbico [10], ma non conosciamo gli aspetti cognitivi di ordine superiore relativi alla spiacevolezza causata da

[1] Un equivalente in italiano sarebbe, per esempio, l'espressione "avere le farfalle nello stomaco".

dolore affettivo. Alcune parole mimiche comportano elementi dolorosi molto importanti. Il suono di parole onomatopeiche riferite al dolore può comunicare soggettivamente la spiacevolezza del dolore affettivo [4].

Recenti dati provenienti da studi di neuroimaging sulla spiacevolezza soggettiva del dolore indicano che l'informazione sul dolore implicato non viene processata in modo unificato in ogni singola area corticale. Sembra piuttosto che un senso altamente cognitivo della spiacevolezza del dolore venga processato e generato su più aree corticali: l'informazione su specifiche caratteristiche quali un dolore soggettivo di tipo martellante e/o pulsante viene processata sia nella corteccia cingolata anteriore (ACC), che media la percezione del dolore legata all'attenzione, sia nella corteccia prefrontale laterale, che media la generazione del dolore soggettivo [11]. Indaghiamo qui come queste caratteristiche contribuiscano a creare la spiacevolezza intrinseca delle rappresentazioni del dolore implicato, servendoci di parole mimiche che sono fortemente caratterizzate da dolore implicato. Presentiamo all'orecchio del soggetto parole mimiche altamente suggestive di dolore martellante, pulsante e lacerante, per studiare se queste parole attivano non la corteccia uditiva ma la corteccia collegata alla spiacevolezza soggettiva della percezione del dolore.

Abbiamo ipotizzato che un compito linguistico consistente nel rendersi conto di un dolore affettivo fosse il più indicato per testare la regione di ordine superiore sensibile al dolore che è coinvolta nel dolore affettivo, perché le parole mimiche associate al dolore hanno suoni peculiari che indicano un forte dolore affettivo implicato e richiedono un ampio processamento riguardo alla rappresentazione del dolore affettivo. Questi substrati neurali dedicati alla spiacevolezza del dolore non sono stati ancora studiati durante la generazione di immagini di dolore mentale. Noi abbiamo usato la risonanza magnetica per misurare l'attività cerebrale associata al rendersi conto di un dolore soggettivo attraverso la generazione di un'immagine mentale del dolore affettivo descritto dalla parola, e abbiamo confrontato per mezzo della risonanza magnetica le attivazioni tra parole implicanti dolore e parole di controllo (sillabe prive di senso).

Cervello e dolore implicato

I nostri soggetti erano venti studenti di college o laureati tra i 20 e i 27 anni (11 femmine e 9 maschi), reclutati come volontari pagati dal

Dipartimento di psicologia dell'Università di Kyoto. Abbiamo escluso i soggetti con dolore cronico. Dai soggetti scelti abbiamo ottenuto il consenso informato secondo il protocollo approvato dalla commissione di controllo dello ATR Brain Imaging Institute.

Abbiamo ottenuto indici comportamentali riguardo alle condizioni di dolore e di controllo. Sono state scelte sei parole mimiche giapponesi evocative di dolore tra le parole più coinvolte (il giudizio medio per l'evocazione di dolore affettivo era del 92%) nel generare spiacevolezza dovuta a dolore affettivo; le parole mimiche erano: *zuki-zuki* per un dolore pulsante; *ghan-ghan* per una cefalea lacerante, come se ci fossero continui colpi; *kiri-kiri* per un dolore martellante con il senso di essere perforati da un oggetto appuntito; *chiku-chiku* per un dolore intermittente come essere trafitto da spine; *hiri-hiri* per una sensazione dolorosa costante; *zukin-zukin* per un dolore lancinante. Queste sei parole sono state scelte in base a studi preliminari utilizzando uno scaling multidimensionale ($n = 290$) e un metodo di valutazione dell'ampiezza per il dolore affettivo [9]. Nel compito di stima delle dimensioni psicofisiche si chiese agli osservatori di esprimere una valutazione assegnando un punteggio da 1 a 100 secondo la forza della loro impressione psicologica (valore medio stimato = 80) [12]. Abbiamo utilizzato sei sillabe prive di senso senza alcuna valenza associata al dolore, scelte da una tavola di non-associazione [13]: le stesse parole che avevamo utilizzato come condizione di controllo in un precedente studio sulle parole mimiche [2]. Esse erano: *rhini-rhini*, *heyu-heyu*, *sonu-sonu*, *mena-mena*, *runi-runi*, *nuhe-nuhe*. Ciascuna consisteva di serie ripetute di sillabe prive di senso. Lo studio precedente aveva confermato che queste sei espressioni prive di senso funzionavano come una valida condizione di controllo.

Abbiamo utilizzato un blocco sperimentale introducendo due condizioni: dolore e condizione di controllo. Ogni soggetto partecipò a quattro sedute, e in ogni seduta venivano testate entrambe le condizioni. Ogni parola veniva presentata per due secondi, seguiti da un intervallo interstimolo di 3 secondi. Nel blocco di controllo sei sillabe prive di senso, cioè senza alcuna associazione con il dolore, e di lunghezza simile alle parole associate al dolore, venivano presentate nella stessa sequenza temporale delle parole del blocco dolore. I soggetti ricevevano l'istruzione di formare immagini mentali spiacevoli di dolore affettivo in corrispondenza di ogni parola stimolo collegata al dolore, tenendo gli occhi chiusi durante l'intera prova. Nella condizione di controllo dovevano limitarsi ad ascoltare le sillabe prive di senso. L'ordine di presentazione delle parole veniva modificato da una seduta all'altra e da un soggetto all'altro, per evitare il possibile effetto di abitudine dovuto alla presentazione ripetuta di parole e non-parole. In base al nostro studio precedente, questa procedura è valida all'incirca per quattro sedute [2]. Durante la seduta si chiedeva ai soggetti di ascoltare le parole presentate con entrambe le orecchie, attraverso un sistema fonico ad aria.

Funzioni cerebrali superiori del dolore implicato: un'analisi con immagini da risonanza magnetica funzionale

Si sono ottenuti dati di neuroimaging riguardo all'intero cervello utilizzando un casco e uno scanner 1.5 Tesla whole-body MRI (Marconi Magnex Eclipse). Per le immagini funzionali abbiamo usato una sequenza di immagini *gradient-echo*, *echo planar*, con i seguenti parametri: TR = 3 s, TE = 55 ms, un angolo di 90°, FOV = 22 x 22 cm, e una matrice di pixel di 64 x 64. Per ogni soggetto si sono ottenute sul piano assiale sedici lamine continue dello spessore di 6 mm con un intervallo di 1,2 mm. Dopo aver raccolto le immagini funzionali, sono state raccolte, ai fini di una coregistrazione anatomica sui medesimi siti, immagini ponderate (154 lamine senza alcun intervallo), usando una sequenza convenzionale (TR = 12 ms; TE = 5 ms; angolo 8°; FOV = 22 x 22 cm, matrice di pixel 256 x 256).

Dopo la costruzione dell'immagine, le immagini funzionali sono state analizzate utilizzando SPM99 (Wellcome Department of Cognitive Neurology, London, UK). Sono state scartate cinque immagini iniziali, per eliminare gli effetti di squilibrio dovuti alla magnetizzazione. Tutte le immagini sono state riallineate per correggere gli effetti dovuti ai movimenti del capo. Dopo la correzione, abbiamo selezionato le immagini con meno di 1 mm di movimento. Le immagini funzionali sono state normalizzate e uniformate spazialmente con un filtro gaussiano isotropico. Sono stati eliminati i rumori a bassa frequenza e le differenze nel segnale globale. I dati sono stati modellati usando una funzione *box-car*. I dati dei singoli soggetti sono stati analizzati con un modello a effetti fissi, e i dati di gruppo con un modello a effetti casuali.

La tabella 1 riassume le coordinate di attivazione significativa relative al controllo ($p < 0,001$), i punteggi di picco Z e il numero dei voxel attivati. Le figure 1, 2 e 3 mostrano le aree cerebrali attivate sui piani assiale, sagittale e coronale delle immagini cerebrali standard, le immagini cere-

Tabella 1. Coordinate di attivazione significativa del controllo del dolore (p<0.001), punteggi Z di picco e numero di voxel attivati. Adattata da Osaka e Coll. [17]. Riproduzione autorizzata da Elsevier BV.

		Controllo del dolore				
Regione cerebrale		Coordinate			Punteggio	
	Area di Brodmann	x	y	z	Z	voxel
Corteccia cingolata anteriore sinistra	32	0	18	46	5.76	829
		-8	16	44	4.86	
Giro frontale inferiore sinistro	45/44	-54	18	10	5.11	2304
		-54	14	2	4.89	
		-42	8	52	4.83	
Talamo sinistro		-12	-12	10	4.50	106
Lobo parietale superiore sinistro	7	-16	-66	50	4.36	30
Putamen sinistro		-18	4	14	4.22	30
Cervelletto destro		34	-74	-48	3.97	108
		22	-76	-50	3.66	
		18	-80	-40	3.46	
Corteccia cingolata anteriore destra	32	10	26	28	3.92	46
Putamen destro		14	-10	14	3.74	22
Lobo parietale inferiore sinistro	40	-62	-28	30	3.65	47
		-58	-36	36	3.49	
Putamen destro		24	10	-6	3.58	12
Giro frontale inferiore destro	47	48	14	-4	3.49	23

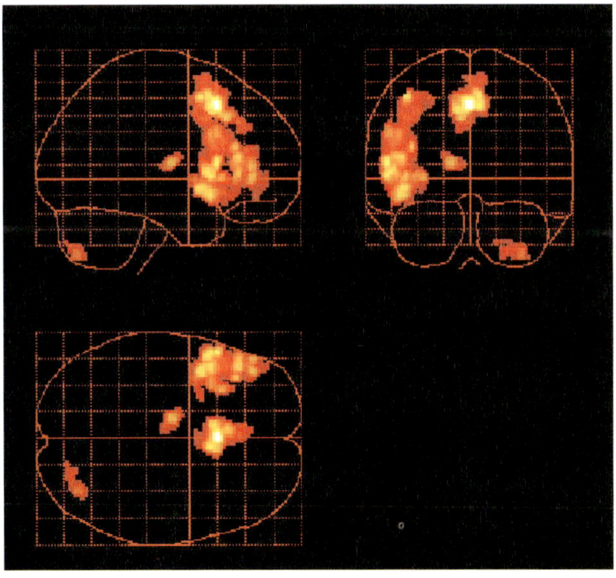

Fig. 1. Aree cerebrali attivate dopo che i soggetti hanno udito parole mimiche evocative di dolore presentate sui piani assiale, sagittale e coronale di immagini standard del cervello su vetro. Le figure mostrano la condizione Dolore/Controllo in 20 soggetti (modello a effetto random). Adattata da Osaka e Coll. [17]. Riproduzione autorizzata da Elsevier BV.

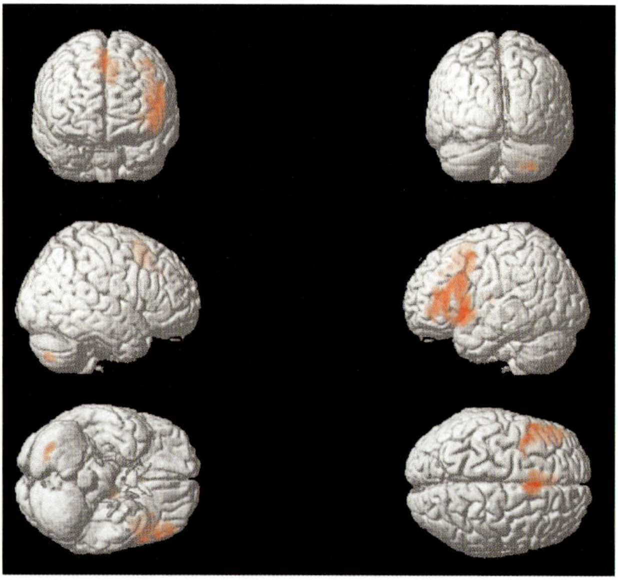

Fig. 2. Aree cerebrali attivate dopo che i soggetti hanno udito parole mimiche evocative di dolore presentate su immagini del cervello. Le figure mostrano la condizione Dolore/Controllo in 20 soggetti (modello a effetto random). A *destra*: vista anteriore, da destra e dal basso. A *sinistra*: vista posteriore, da sinistra e dall'alto.

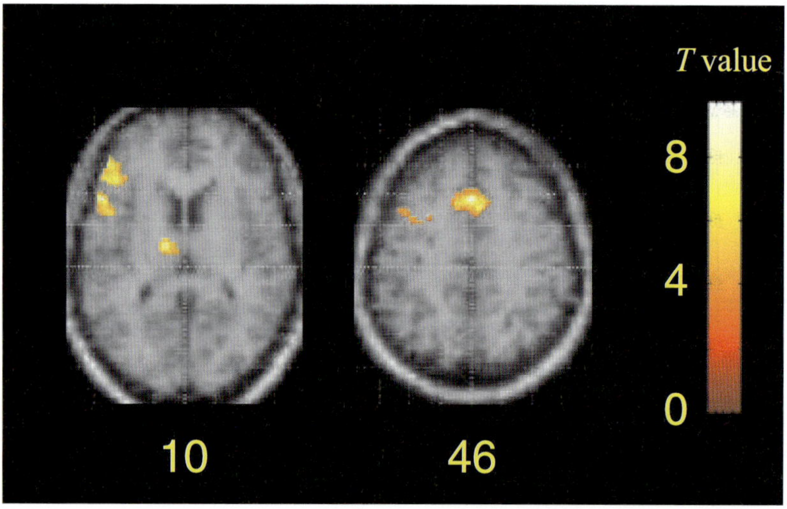

Fig. 3. Aree cerebrali attivate dopo che il soggetto ha udito parole mimiche evocative di dolore presentate su due piani assiali. A *destra*: corteccia cingolata anteriore (ACC); $z = 10$. A *sinistra*: giro frontale inferiore (IFG); $z = 46$. Adattata da Osaka e Coll. [17]. Riproduzione autorizzata da Elsevier BV.

brali ridotte e due piani assiali (z = 10, Z = 46) rispettivamente nelle condizioni di dolore e di controllo. Un'analisi della condizione controllo/dolore non ha messo in luce alcuna area significativa di attivazione. Abbiamo applicato un criterio non corretto perché ci concentravamo su due aree specifiche, PFC e ACC, dove è stata riferita un'accresciuta attivazione per compiti simili [14].

Corteccia anteriore del cingolo e dolore implicato

Nella condizione di dolore vengono attivate estese aree corticali, fra le quali il giro frontale inferiore sinistro (BA45), la ACC (BA32), l'area uditiva sinistra e il giro temporale superiore destro, mentre nella condizione di controllo è attivata soltanto la corteccia uditiva primaria. Come mostrano le figure 1, 2 e 3, abbiamo sottratto il "controllo" dal "dolore", ottenendo valori significativi nell'ACC (BA32: $x = 0, y = 18, z = 46$ come coordinate di Talairach, con un punteggio di picco di Z = 5,76) e nel giro frontale inferiore sinistro (BA45: $x = 254, y = 18, z = 10$, con Z = 5,11), mentre non abbiamo riscontrato attivazione significativa nel caso opposto (attivazione del dolore sottratta dall'attivazione del controllo). È interessante, come mostrano la tabella 1 e la figura 2, il fatto che sia la ACC che il giro frontale inferiore sinistro sono apparsi strettamente legati a immagini mentali specifiche del dolore, mentre la corteccia visiva extrastriata e il giro frontale superiore apparivano legati a immagini mentali specifiche del volto ridente, come avevamo rilevato in precedenza usando un analogo paradigma di induzione onomatopeica [2].

Il risultato più interessante è l'attivazione della ACC (BA32). La ACC è una parte anteriore del sistema limbico, che comprende specifici moduli di processamento per l'informazione sensoriale e nocicettiva. Consta di un settore cognitivo dorsale e un settore affettivo rostro-ventrale, e mantiene forti interconnessioni con la corteccia prefrontale laterale [15, 16]. Il suo ruolo non è stato ancora studiato in dettaglio, ma recenti studi di neuroimaging mostrano che l'area cognitiva è attivata in occasione di conflitti cognitivi, come nel test di Strupp per i colori [15] e nell'eseguire un compito di memoria operativa in cui è richiesto un controllo attenzionale esecutivo-centrale [2, 17]. La ACC fa parte di un circuito coinvolto in una forma di interruzione dell'attenzione che serve a controllare il processamento cognitivo ed emozionale relativo alla percezione sia del dolore che del dolore implicato.

È stata riportata un'attivazione del settore affettivo quando i soggetti anticipano il dolore e controllano l'attenzione [18, 19]. Usando una registrazione intracranica del potenziale somatosensoriale legato all'evento, Kropotov e Coll. [20] hanno dimostrato un coinvolgimento cruciale della ACC nel controllo del dolore con analgesia indotta ipnoticamente. Con la PET, Talbot e Coll. [21] hanno rilevato che uno stimolo calorico doloroso causa una significativa attivazione della ACC controlaterale e della corteccia somatosensoriale. Questi dati basati su stimoli fisici indicano che il processamento normale degli stimoli dolorosi nell'essere umano non è distribuito su aree corticali di grande ampiezza, ma è relativamente limitato alla ACC, al PFC, all'insula e alle cortecce somatosensoriali.

Le figure 1, 2 e 3 mostrano chiaramente che l'onomatopea per la quale può essere facilmente immaginato il dolore soggettivo attivava in modo significativo il settore cognitivo della ACC, come si era rilevato per le situazioni di conflitto cognitivo e di controllo dell'attenzione [15]. Il fatto che non veniva attivato il settore affettivo ma il settore cognitivo della ACC può essere spiegato dall'uso di dolore implicato indotto da parole mimiche altamente simboliche e cognitive. È probabile che una sensazione spiacevole implicata evocata da dolore indotto da parole riporti una limitata attenzione sulla spiacevolezza. Con la PET, Rainville e Coll. [16] hanno dimostrato "modificazioni significative nell'attività evocata dal dolore nella ACC, mentre restava inalterata l'attivazione della corteccia somatosensoriale primaria". Gli autori ne concludono che l'ACC codifica gli affetti dolorosi. L'altra importante area di attivazione prefrontale (giro frontale inferiore sinistro, BA45) è la corteccia prefrontale ventrolaterale (VLPFC), vicina all'area di Broca (BA44), in cui il circuito fonologico interno della parola (il meccanismo di ripetizione della parola) è coinvolto nel modulo della memoria operativa verbale [2]. L'osservazione di una co-attivazione del VLPFC e della ACC suggerisce una connessione funzionale tra VLPFC e ACC: l'accresciuta attivazione del VLPFC nei nostri dati rappresenta molto probabilmente i processi di recupero semantico guidato dall'attenzione, in cui l'informazione relativa al dolore implicato che viene riconosciuta dal sistema della memoria episodica a lungo termine è derivata dalle esperienze precedenti nel passato dell'individuo. Così la ACC in connessione con il VLPFC serve probabilmente a generare immagini mentali di dolore regolate dal sistema di controllo dell'attenzione. Questo sistema veniva utilizzato in modo preferenziale quando si chiedeva ai soggetti di immaginare una sensazione dolorosa spiacevole in base alla parola evocativa di dolore.

È interessante il fatto che la presentazione di parole mimiche tali da suscitare riso (positivo) invece di dolore (negativo) abbia attivato l'area motoria supplementare (SMA)/ACC, e in seguito il complesso striatale di ricompensa, che coinvolge il putamen, il caudato e il nucleus accumbens [22]. La SMA si estendeva contiguamente alla parte dorsale della ACC. Inoltre, sia la SMA che la ACC sembrano ricevere un intenso input dopaminergico attraverso le proiezioni ascendenti mesocorticali dallo striato ventrale [18]. Perciò il sistema striatale di autoricompensa, che ha una struttura ricca di dopamina, può essere interconnesso all'ACC/SMA dorsale, indicando che le regioni striatali hanno un ruolo cruciale nella ricompensa dopaminergica associata al riso implicato. Questo suggerisce un'interessante interpretazione del perché noi ridiamo e perché aggrottiamo le sopracciglia in situazioni dolorose. Non abbiamo potuto osservare alcuna attivazione del sistema striatale durante la generazione di dolore negativo indotto dalla presentazione di parole. Probabilmente il dolore cognitivo inibisce il sistema dopaminergico di ricompensa.

In breve, possiamo concludere che una parola mimica suggestiva di dolore affettivo causa una significativa attivazione della ACC, mentre nella stessa situazione parole prive di senso che non implicano dolore affettivo non attivano quest'area nell'essere umano. Questo indica che la ACC è una regione cerebrale crucialmente coinvolta nel percepire il dolore affettivo evocato da una parola mimica implicante dolore affettivo. L'affetto doloroso sostenuto dalla spiacevolezza legata al dolore può dipendere da interazioni corticali ACC-prefrontali (limbiche-prefrontali) che modificano la valutazione cognitiva delle emozioni associate al dolore indotto dalla parola stimolo.

Ringraziamenti
La ricerca presentata in questo capitolo è stata finanziata da una sovvenzione assegnata a Naoyuki Osaka dalla Japan Society for the Promotion of Science (No. 16203037) e dalla Nissan Science Foundation (29°). Il capitolo è basato su una relazione dal titolo *A word expressing affective pain activates the anterior cingulate cortex in the human brain: An fMRI study*, tenuta al Congresso Internazionale "Neuroscienze e psicoanalisi: memoria, emozione e sogno" (Genova, novembre 2004). Si ringrazia Mizuki Kaneda per la collaborazione nell'analisi dei dati.

Bibliografia

1. Cassirer E (1953) The philosophy of symbolic forms. Vol.1. Language. Yale University Press, New Haven, CT (trad. it.: Filosofia delle forme simboliche. Vol. 1. Il

linguaggio. Sansoni, Firenze, 2004]
2. Osaka N, Osaka M, Kondo H et al (2003) An emotion-based facial expression word activates laughter module in the human brain: a functional magnetic resonance imaging study. Neurosci Lett 340:127-130
3. Osaka M, Osaka N, Kondo H et al (2003) The neural basis of individual differences in working memory capacity: an fMRI study. NeuroImage 18:789-797
4. Marks LE (1978) The unity of the senses. Academic Press, New York
5. Sapir EA (1929) A study of phonetic symbolism. J Exp Psychol 1:225-239
6. Newman SS (1933) Further experiments in phonetic symbolism. Am J Psychol 45:53-75
7. Martin A, Haxby JV, Lalonde FM et al (1995) Discrete cortical regions associated with knowledge of color and knowledge of action. Science 270:102-110
8. Chang AC (1990) A thesaurus of Japanese mimesis and onomatopoeia: usage by categories. Taishukan, Tokyo
9. Osaka N (1990) Multidimensional analysis of onomatopoeia. Stud Phonol 24:25-33
10. Price DD (2000) Psychological and neural mechanisms of the affective dimension of pain. Science 288:17691-1772
11. Hardcastle VG (1999) The myth of pain. MIT Press, Cambridge, MA
12. Adair ER, Stevens J, Marks LE (1968) Thermally induced pain, the dol scale, and the psychophysical power law. Am J Psychol 81:147-164
13. Umemoto T, Morikawa Y, Ibuki M (1955) The non-association values and meaningfulness of 1892 Japanese two-letter syllables and word. Jpn J Psychol 26:148-155
14. Vogt BA, Finch DM, Olson CR (1992) Functional heterogeneity in cingulate cortex: the anterior executive and posterior evaluative regions. Cereb Cortex 2:435-443
15. Bush G., Luu P, Posner MI (2000) Cognitive and emotional influences in anterior cingulate cortex. Trends Cogn Sci 4:215-222
16. Rainville P, Duncan GH, Price DD et al (1997) Pain affect encoded in human anterior cingulate but not somatosensory cortex. Science 277:968-971
17. Osaka N, Osaka M, Morishita M et al (2004) A word expressing affective pain activates the anterior cingulate cortex in the human brain: an fMRI study. Behav Brain Res 153:123-127
18. MacDonald AW III, Cohen JD, Stenger VA, Carter CS (2000) Dissociating the role of the dorsolateral prefrontal and anterior cingulate cortex in cognitive control. Science 288:1835-1838
19. Sawamoto N, Honda M, Okada T et al (2000) Expectation of pain enhances response to nonpainful somatosensory stimulation in the anterior cingulated cortex and parietal operculum/posterior insula: an event-related functional magnetic resonance imaging study. J Neurosci 20:7438-744
20. Kropotov JD, Crawford HJ, Polyakov YI (1977) Somatosensory event-related potential changes to painful stimuli during hypnotic analgesia: anterior cingulated cortex and anterior temporal cortex intracranial recordings. Int J Psychophysiol 27:1-8
21. Talbot JD, Marrett S, Evana AC et al (1991) Multiple representation of pain in human cerebral cortex. Science 251:1355-1358
22. Osaka N, Osaka M (2005) Striatal reward areas activated by implicit laughter induced by mimic words in humans: an fMRI study. NeuroReport 16:1621-1624
23. Mobbs D, Greicius MD, Abel-Azim E et al (2003) Humor modulates the mesolimbic reward centers. Neuron 40:1041-1048

Sintonizzazione intenzionale: simulazione incorporata e suo ruolo nella cognizione sociale

Vittorio Gallese

Introduzione

Dall'identificazione parte la strada che, passando per l'imitazione, giunge all'immedesimazione, ossia all'intendimento del meccanismo mediante il quale ci è comunque possibile prender posizione nei confronti di un'altra vita psichica.
Sigmund Freud ([1], p. 298)

La psicoanalisi ha sempre identificato nel corpo la fonte delle energie che alimentano le rappresentazioni psichiche. È significativo che alcuni recenti sviluppi della scienza cognitiva abbiano messo in rilievo il ruolo del corpo in azione e degli apparati sensomotori nel costituire il nostro modo di rappresentare la realtà – e in particolare la nostra realtà intersoggettiva – modellando i nostri schemi cognitivi.

Le abilità mentali di cui siamo dotati ci consentono di accedere ai contenuti della mente altrui. Ce ne formiamo talvolta una rappresentazione travisata, e dunque possiamo ingannarci riguardo agli altri. Ma in genere siamo molto bravi a comprendere qual è l'obiettivo del loro comportamento, quali sono le loro motivazioni e gli elementi in base ai quali hanno scelto proprio quell'obiettivo. Lo facciamo in continuazione e con grande naturalezza, nelle interazioni sociali che abbiamo quotidianamente. In che modo lo facciamo? La scienza cognitiva si propone fondamentalmente di chiarire le regole formali che strutturano una mente solipsistica. Si occupa molto meno di indagare ciò che innesca il senso di identità sociale che noi esperiamo nel contatto con gli innumerevoli "altri Sé" di cui è popolato il nostro mondo sociale. Ma un'analisi di tipo solipsistico, quella che si ispira alla psicologia popolare, è davvero l'approccio esplicativo più efficace? In particolare, questo approccio può spiegare in modo esaustivo gli aspetti fenomenologici delle nostre relazioni sociali intenzionali? A mio avviso, la risposta è no.

Come esseri umani, non ci limitiamo a elaborare mentalmente un resoconto "obiettivo" dei comportamenti che costituiscono il mondo sociale in cui viviamo. Oltre a esperire fenomenologicamente il carattere di esteriorità e oggettività di un'azione che osserviamo, e a considerarla qualcosa di agito e manifestato da un oggetto biologico esterno a noi e dotato di qualità proprie, noi esperiamo quest'azione anche come finalizzata o intenzionale, un po' come quando, nell'eseguire un dato comportamento, sentiamo di farlo in modo conscio e volontario. Da questa prospettiva in prima persona, il nostro ambiente sociale dinamico ci appare popolato da agenti dotati di volontà propria e, come noi, soggetti intenzionali di una relazione attiva con il mondo. Viviamo noi stessi come esseri *intenzionalmente sintonizzati* con gli altri. È questa "sintonizzazione intenzionale" che ci consente di esperire gli altri come *diretti* verso obiettivi costituiti da determinati stati o oggetti, nello stesso modo in cui esperiamo noi stessi mentre facciamo altrettanto.

La medesima prospettiva duale funziona quando siamo in presenza di emozioni e sensazioni esperite da altri. Siamo in grado di dare una descrizione "obiettiva" di queste emozioni e sensazioni. Se ci si chiede esplicitamente di riconoscere, discriminare, categorizzare o riferire a determinati parametri le emozioni o le sensazioni manifestate da altri, esercitiamo la nostra azione cognitiva adottando una prospettiva in terza persona, che ha precisamente lo scopo di *oggettivare* il contenuto delle nostre percezioni. Lo scopo complessivo di queste operazioni cognitive è la categorizzazione intenzionale di una situazione esterna.

Ma quando siamo direttamente coinvolti in transazioni sociali abbiamo esperienza di un atteggiamento completamente diverso riguardo agli oggetti delle nostre percezioni sociali. C'è effettivamente uno spostamento dell'oggetto della nostra relazione intenzionale. Non puntiamo più al contenuto di una percezione per poterla categorizzare. Siamo proprio *sintonizzati sulla relazione intenzionale manifestata da un altro*. Diversamente da Spock, il celebre personaggio di *Star Trek*, le nostre abilità mentali sociali non si limitano a una prospettiva dichiarativa in terza persona. Le azioni, emozioni e sensazioni degli altri non ci appaiono qualcosa di alieno, perché la nostra prospettiva riguardo a ciò che gli altri fanno, esperiscono e sentono è molto più ricca e articolata. Ciò è reso possibile dal fatto che *condividiamo* con gli altri quelle azioni, emozioni e sensazioni.

Dovremo perciò seguire un percorso diverso per affrontare il problema dell'intenzionalità sociale. La strategia alternativa che io propongo qui è una descrizione *bottom-up* dei contenuti non dichiarativi e non preposizionali della cognizione sociale, e consiste nell'investigare la base neurale della nostra capacità di sintonizzarci con le intenzioni altrui. Attraverso la *sintonizzazione intenzionale* l'"altro" è molto più che un diverso sistema di rappresentazioni; diventa una *persona*, come noi. Il vantaggio di questo approccio epistemologico sta nel fatto che esso è in grado di generare, sulla natura intrinsecamente sociale delle nostre operazioni cognitive sociali, predizioni che vanno oltre qualunque specifica ontologia della mente cognitiva – compresa quella proposta dalla psicologia popolare – e non ne sono necessariamente dipendenti o tributarie.

La ricerca neuroscientifica ha cominciato a mettere in luce i meccanismi neurali che mediano tra i molteplici livelli della nostra esperienza personale del nostro corpo vissuto e le certezze implicite che contemporaneamente abbiamo riguardo agli altri. Questa conoscenza del corpo per esperienza personale rende possibile la nostra sintonizzazione intenzionale con gli altri, che a sua volta fonda uno *spazio condiviso di intersoggettività*, uno spazio noi-centrico grazie al quale possiamo esperire direttamente il significato delle azioni compiute dagli altri e decodificare le loro emozioni e sensazioni. Si raggiunge implicitamente una "comprensione esperienziale" leggendo il comportamento degli altri individui in termini di esperienze intenzionali, in base all'equivalenza tra ciò che gli altri fanno e sentono e ciò che noi stessi facciamo e sentiamo. Questo meccanismo di modellamento è la simulazione "incorporata", e i neuroni-specchio ne sono probabilmente il corrispettivo a livello neurale.

Il presente capitolo è strutturato come segue. Dopo aver chiarito il senso e l'uso fatto in questa sede della nozione di simulazione "incorporata", verranno presentati alcuni dati recenti della ricerca neuroscientifica sul mappaggio neurale dell'esecuzione delle azioni e dell'osservazione delle medesime azioni una volta eseguite. La seconda parte del capitolo sarà dedicata all'esperienza in prima e in terza persona delle emozioni e delle sensazioni, e alle loro basi neurali. Mostrerò che i medesimi circuiti neurali coinvolti nell'esperienza in prima persona delle emozioni e delle sensazioni sono attivi anche quando si osservano le stesse emozioni e sensazioni negli altri, e ne trarrò la conclusione che la simulazione "incorporata" è il meccanismo funzionale alla base del modello a doppia attivazione di questi circuiti neurali.

Nell'ultima parte del capitolo discuterò la possibile rilevanza del mio approccio per la psicopatologia, e specificamente per la schizofrenia e l'autismo.

Simulazione "incorporata"

Attualmente la nozione di simulazione viene utilizzata in diversi ambiti, spesso con significati diversi e a volte incompatibili fra loro. La simulazione è un processo funzionale che ha determinati contenuti, tipicamente focalizzati su possibili stati dell'oggetto su cui si esercita. Per esempio, secondo una concezione autorevole del controllo motorio, la simulazione è il meccanismo utilizzato per predire le conseguenze sensoriali delle azioni imminenti. In questa concezione, le conseguenze predette sono dunque le conseguenze simulate.

Nella filosofia della mente la nozione di simulazione è stata usata dai sostenitori della teoria simulatoria della lettura del pensiero per definire lo stato immaginario adottato dal soggetto per comprendere il comportamento altrui (2-12).

Nell'*Oxford English Dictionary* troviamo tre diverse definizioni di "simulazione":

1. L'azione o la pratica del simulare con l'intenzione di ingannare; frode, falsa dichiarazione.
2. Un falso assunto o una falsa presentazione: una somiglianza superficiale con qualcosa o l'imitazione di qualcosa.
3. La tecnica di imitare il comportamento di una situazione o di un processo (economico, militare, meccanico ecc.) attraverso un'appropriata azione o apparato, specialmente a scopi di studio o di addestramento personale.

Le prime due definizioni comunicano un'idea di simulazione come qualcosa di contraffatto, presumibilmente mirato a ingannare *facendo finta di essere simile* a ciò che in realtà è diverso per molti aspetti. La terza definizione comunica un significato di altro tipo: la simulazione è un processo mirato a produrre una migliore comprensione di una data situazione attraverso il suo modellamento.

La terza definizione sembra essere più vicina delle precedenti all'etimologia del termine. Il verbo "simulare" viene dal latino *simulare*, che a sua volta deriva da *similis*, "simile a". Tra l'altro, questa terza accezione definisce anche l'approccio epistemico predominante nell'Occidente classico, cioè nella cultura greco-romana: la conoscenza concepita come un processo in cui il conoscente *assimila* ciò che si presume sappia (vedi l'espressione latina *similia similibus* o il verbo greco *omologhéin*).

Userò l'espressione *simulazione "incorporata"* in un modo che si avvicina alla terza accezione, intendendola cioè come un imprescindibile meccanismo funzionale non proposizionale che ha la funzione di modellare oggetti, soggetti agenti ed eventi del mondo. Perciò la simulazione "incorporata" come viene qui concepita non è necessariamente il risultato di uno sforzo cognitivo volontario e conscio mirato a interpretare le intenzioni nascoste dietro il comportamento manifesto degli altri, ma è piuttosto un fondamentale meccanismo funzionale del nostro cervello. Ma poiché genera anche contenuti rappresentazionali, questo meccanismo funzionale ha una parte di primo piano nel nostro approccio epistemico al mondo. Rappresenta il risultato di una possibile azione, emozione o sensazione che potremmo compiere o esperire, e ha la funzione di attribuire questo risultato a un altro organismo come un reale stato-obiettivo che esso tenta di produrre o come una reale sensazione o emozione che esso esperisce.

Una percezione riuscita comporta la capacità di predire gli eventi sensoriali imminenti. Analogamente, un'azione riuscita richiede la capacità di predire le conseguenze attese di quell'azione. Come indica una serie di dati neuroscientifici coerenti e convincenti (per una rassegna, vedi [13, 14]), entrambi i tipi di predizione sembrano dipendere dalle conseguenze di stati neurali non consci e automatici, definibili funzionalmente come processi di simulazione. Nell'accezione che io utilizzo qui, la simulazione "incorporata" non è un meccanismo circoscritto all'ambito del controllo motorio, ma è una dotazione più generale e fondamentale del nostro cervello. È mentale, perché ha un contenuto, ma è sensomotoria, perché funziona tramite l'apparato sensomotorio. La chiamo "incorporata" non solo perché si esplica attraverso le vie nervose ma anche perché utilizza un modello del corpo che è già presente nel cervello, e perciò implica una forma non proposizionale di rappresentazione Sé-altro.

In questo contesto, la simulazione "incorporata" nella cognizione sociale può essere anche considerata come derivata da una funzione di adattamento. È possibile che non ci sia mai stato un "progetto speciale" per questa funzione, che potrebbe consistere in una funzionalità ampliata assimilata a partire da una distinta funzionalità adattativa originaria; si tratterebbe cioè di un'integrazione sensomotoria finalizzata al controllo del corpo.

La comprensione dell'azione

Il nostro mondo sociale è popolato da una molteplicità di individui agenti. Buona parte della nostra competenza sociale dipende dalla nostra capacità di comprendere il significato delle azioni a cui assistiamo. Queste azioni appartengono fondamentalmente a due ampie categorie. La prima è la categoria delle azioni transitive, relative a oggetti, come prendere in mano una tazza di caffè, afferrare il telefono, mordere una mela, dare un calcio a un pallone. La seconda categoria di azioni sociali è quella delle azioni intransitive, espressive o deittiche, come mandare baci, pronunciare delle parole, additare una persona o un punto dello spazio. Ciò che rende la nostra percezione di questi due tipi di azioni diversa dalla nostra percezione del mondo inanimato è il fatto che c'è qualcosa di condiviso tra le due prospettive, in prima e in terza persona, degli eventi della prima categoria; l'osservatore e l'osservato sono entrambi esseri umani, e sono dotati di analoghi sistemi cervello-corpo che consentono loro di agire e di percepire nello stesso modo [15].

La scoperta dei neuroni-specchio ha aperto nuove prospettive sui meccanismi neurali alla base della comprensione delle azioni. Mi occuperò anzitutto delle azioni relative a oggetti.

Comprensione delle azioni relative a oggetti

Circa dieci anni fa abbiamo scoperto nel cervello della scimmia rhesus una classe di neuroni premotori che scaricano non solo quando la scimmia esegue azioni manuali finalizzate, come afferrare un oggetto, ma anche quando osserva altri individui (scimmie o esseri umani) eseguire azioni analoghe. Li abbiamo chiamati "neuroni-specchio" [13, 15-21]. Neuroni con proprietà simili sono stati poi scoperti in un settore della corteccia parietale posteriore dotato di connessioni reciproche con l'area F5 (neuroni-specchio PF/PFG, vedi [22, 23]).

L'osservazione di un'azione relativa a un oggetto produce l'attivazione della stessa rete neurale che è attiva durante l'esecuzione effettiva di quell'azione. Vale a dire che l'osservazione dell'azione produce automaticamente nell'osservatore la riproduzione simulata della medesima azione. Abbiamo ipotizzato che questo meccanismo sia alla base di una forma diretta di comprensione dell'azione [16-19, 22].

La relazione tra comprensione dell'azione e simulazione dell'azione è anche più evidente alla luce dei risultati di due studi più recenti eseguiti nel nostro laboratorio. Nella prima serie di esperimenti, Umiltà e Coll. [24] hanno testato i neuroni-specchio F5 in due diverse condizioni sperimentali. Nella prima condizione la scimmia poteva vedere tutta l'azione (per esempio l'azione di afferrare con la mano); nella seconda condizione veniva presentata la stessa azione nascondendo però la fase finale, quella cruciale dell'interazione mano-oggetto. Perciò nella condizione "nascosta" la scimmia "sapeva" soltanto che l'oggetto bersaglio era presente dietro la persona che lo nascondeva. I risultati mostrarono che più di metà dei neuroni registrati reagivano anche nella condizione "nascosta" [24].

Questi dati sembrano suggerire che le predizioni – o, con un termine mentalistico, le inferenze – riguardo agli scopi del comportamento altrui siano mediate dall'attività dei neuroni motori che codificano lo scopo delle medesime azioni nel cervello dell'osservatore. "Fuori vista" non equivale a "fuori dalla mente", proprio perché il divario può essere colmato con la simulazione dell'azione.

Alcune azioni transitive sono tipicamente accompagnate da un rumore specifico. Spesso questo particolare rumore ci consente di capire che cosa sta succedendo anche in assenza di informazioni visive circa l'azione che lo produce. Il rumore percepito ha la capacità di farci inferire un'azione invisibile, che diventa perciò presente e viene compresa.

Abbiamo dimostrato che una particolare classe di neuroni-specchio F5, i "neuroni-specchio audiovisivi", scarica non solo quando la scimmia esegue o osserva un particolare tipo di azione che produce un rumore (per esempio l'azione di schiacciare una nocciolina) ma anche quando si limita a udire quel rumore [25].

I neuroni-specchio audiovisivi non solo reagiscono al rumore prodotto dalle azioni, ma discriminano tra rumori prodotti da azioni diverse. Le azioni i cui rumori stimolano di più la scarica neurale sono quelle che, quando vengono osservate o eseguite, producono le risposte più forti. L'attivazione della rete neurale premotoria che normalmente controlla l'esecuzione dell'azione A, attraverso l'informazione sensoriale – visiva o uditiva – relativa a tale azione, può essere definita simulazione dell'azione A.

La simulazione multimodale degli scopi di un'azione, basata sull'attivazione dei neuroni situati nella corteccia premotoria ventrale della scimmia, illustra alcune proprietà che sono sorprendentemente simili alle proprietà simboliche caratteristiche del pensiero umano. È molto seducente l'analogia con i contenuti concettuali; il medesimo contenuto concettuale ("lo scopo dell'azione A") risulta incluso in una molteplicità di stati: rumori, suoni, azioni osservate ed eseguite. A loro volta, questi stati sono inclusi in pattern di attivazione diversamente stimolati all'interno di una popolazione di neuroni-specchio audiovisivi.

La *simulazione "incorporata" dell'azione* da parte dei neuroni-specchio audiovisivi è analoga all'uso dei predicati. Il verbo "schiacciare" può comunicare un significato utilizzabile in svariati contesti: "vedere qualcuno che schiaccia una nocciolina", "udire qualcuno che schiaccia una nocciolina", "schiacciare una nocciolina". Come le reazioni dei neuroni-specchio audiovisivi, il predicato non cambia al mutare del contesto a cui si applica né al mutare del soggetto/agente che esegue l'azione. Cambia soltanto il contesto a cui il predicato si riferisce [14, 26].

Il quadro generale che questi stati compongono ci dice che l'integrazione sensomotoria supportata dal sistema di corrispondenze dei neuroni specchio F5-PF/PFG premotori-parietali illustra simulazioni di azioni transitive utilizzate non solo per generare e controllare comportamenti finalizzati ma anche per il mappaggio degli scopi e delle intenzioni delle azioni altrui. Questa seconda utilizzazione non implica un'esplicita modalità dichiarativa, ma un significato diretto e implicito.

Perché questi dati sono importanti per farci comprendere la cognizione sociale *umana?* Numerosi studi condotti con metodologie e tecniche sperimentali diverse hanno dimostrato negli esseri umani l'esistenza di un analogo sistema di neuroni-specchio per l'abbinamento tra percezione ed esecuzione dell'azione [27-34]. In particolare, gli esperimenti di brain imaging con soggetti umani hanno mostrato che durante l'osservazione dell'azione c'è una forte attivazione delle aree premotorie e parietali, probabilmente il corrispettivo umano delle aree della scimmia in cui sono stati originariamente descritti i neuroni-specchio (per una rassegna, vedi [35, 36]).

Comprensione delle azioni intransitive

Nell'area premotoria ventrale F5 della scimmia rhesus sono anche contenuti neuroni relativi agli atti motori eseguiti con la bocca. Questi neuroni si sovrappongono ampiamente a quelli relativi alla mano, ma tendono a prevalere nella parte più laterale dell'area F5, che abbiamo studiato di recente riscontrandovi una popolazione di neuroni-specchio connessi prevalentemente all'esecuzione/osservazione di atti motori eseguiti con la bocca [37]. La maggior parte di questi neuroni scaricano quando la scimmia esegue e osserva azioni transitive connesse all'ingestione dell'oggetto, quali afferrare, mordere o leccare. Ma una piccola percentuale di neuroni-specchio relativi alla bocca scaricano durante l'osservazione di atti motori facciali intransitivi, di comunicazione, eseguiti dallo sperimentatore di fronte alla scimmia ("neuroni-specchio comunicativi", [37]): atti quali schioccare le labbra, protrudere le labbra o la lingua. Uno studio comportamentale ha dimostrato che, nell'osservare, la scimmia decodifica correttamente questi e altri gesti comunicativi eseguiti dallo sperimentatore che ha di fronte; infatti questi gesti elicitavano come reazione delle espressioni facciali appropriate [37]. Dunque si può sostenere plausibilmente che i neuroni-specchio comunicativi sono un ulteriore esempio di euristica sociale basata sulla simulazione.

Questa ipotesi sembra suffragata da un recente studio di brain imaging in cui soggetti umani osservavano atti motori della bocca eseguiti da esseri umani, da scimmie e da cani [38]. Le azioni osservate potevano essere azioni transitive dirette a un oggetto – come un essere umano, una scimmia o un cane che mordono un boccone di cibo – oppure azioni intransitive comunicative: un essere umano che parla senza emettere suoni, una scimmia che schiocca la lingua, un cane che abbaia. I risultati mostrano che l'osservazione di tutte le azioni di mordere porta all'attivazione del circuito dei neuroni specchio, che comprende la corteccia parietale posteriore e premotoria ventrale [38].

Si noti che l'osservazione di atti comunicativi eseguiti con la bocca portava all'attivazione di foci corticali diversi a seconda delle diverse specie osservate. L'osservazione del linguaggio gestuale umano attivava la pars opercularis del giro frontale inferiore sinistro, il settore premotorio dell'area di Broca. L'osservazione della scimmia che schioccava le labbra attivava bilateralmente una parte più piccola della medesima regione. Infine, l'osservazione del cane che abbaiava attivava soltanto le aree visive extrastriate. Le azioni che fanno parte del repertorio motorio dell'osservatore (per esempio mordere e leggere le parole sulle labbra) o vi sono strettamente connesse (per esempio lo schioccare le labbra nella scimmietta) vengono mappate nel sistema motorio dell'osservatore. Le azioni che non appartengono a questo repertorio (per esempio l'abbaiare) vengono mappate e poi categorizzate in base alle loro proprietà visive.

Il coinvolgimento del sistema motorio durante l'osservazione di atti comunicativi eseguiti con la bocca è attestato anche dai risultati di uno studio con stimolazione magnetica trans-cranica (TMS) di Watkins e Coll. [39]; gli autori hanno mostrato che l'osservazione di atti motori delle labbra con valenza linguistica ma senza emissione di suoni innalzava il potenziale evocato motorio nei muscoli delle labbra. Questo effetto era lateralizzato all'emisfero sinistro. In accordo con i dati degli studi di neuroimaging di Buccino e Coll. [38], i risultati di Watkins e Coll. [39] mostrano che l'osservazione di atti comunicativi con valenza linguistica eseguiti dalle labbra favorisce l'eccitabilità del sistema motorio coinvolto nella produzione dei medesimi atti. Abbiamo così un'ulteriore prova del fatto che la simulazione "incorporata" media la decodifica delle azioni sociali significative.

Esperienza delle azioni altrui come simulazione "incorporata" dell'azione

Quando si pianifica una data azione, se ne prevedono le conseguenze motorie attese. Ciò significa che quando stiamo per eseguire un'azione siamo anche in grado di predirne le conseguenze. La predizione risulta dall'attivazione del modello dell'azione. Attraverso un processo di "equivalenza" tra ciò che viene agito e ciò che viene percepito, dato il suo mappaggio neurale subpersonale condiviso e coincidente, questa informazione può essere utilizzata anche per predire le conseguenze di azioni eseguite da altri. L'equivalenza – basata sull'attività dei neuroni-specchio – è resa possibile dal fatto che entrambe le predizioni (quella delle nostre azioni e quella delle azioni dell'altro) sono processi di simulazione (di modellamento). La medesima logica funzionale che governa l'automodellamento viene utilizzata per modellare il comportamento altrui: percepire un'azione equivale a simularla al proprio interno. Ciò consente all'osservatore di usare le proprie risorse per penetrare nel mondo dell'altro attraverso un processo non conscio, automatico e implicito di simulazione motoria, che stabilisce un legame diretto fra chi agisce e chi osserva, in quanto entrambi vengono mappati in modo neutro. Viene specificato il parametro dell'agente, ma non il suo peculiare contenuto, che resta indeterminato. I neuroni-specchio mappano essenzialmente una relazione agentiva; la semplice osservazione di un oggetto su cui non si agisce non produce alcuna reazione. Soltanto una specifica relazione agentiva provoca la reazione dei neuroni-specchio. Il fatto che non sia mappato un *agente specifico* non implica che non sia mappata una relazione agentiva; significa semplicemente che il parametro dell'agente può essere il Sé o l'altro.

Come abbiamo visto, sia negli esseri umani che nelle scimmie l'osservazione dell'azione è una forma di simulazione "incorporata" di un'azione. Ma questo tipo di simulazione è diverso dai processi di simulazione che si verificano nell'attività immaginativa di ordine visivo e motorio. L'osservazione dell'azione *stimola automaticamente la simulazione dell'azione*, mentre nell'attività immaginativa il processo di simulazione è innescato da un'azione deliberata: si decide intenzionalmente di immaginare di osservare qualcosa o fare qualcosa. Una validazione empirica di questa differenza proviene da esperimenti di brain imaging eseguiti su soggetti umani sani. Mettendo a confronto i centri motori attivati dall'osservazione dell'azione con quelli attivati durante un episodio di immaginazione motoria volontaria, risulta che solo nel secondo caso si ha l'attivazione della *pre-SMA* (l'area rostrale all'area supplementare motoria) e della corteccia motoria primaria [40].

Ciò detto, sembra tuttavia che l'attività immaginativa e l'osservazione dell'azione siano due tipi di simulazione. La differenza più importante riguarda ciò che innesca il processo di simulazione: un evento interno nel caso dell'attività immaginativa, un evento esterno nel caso dell'osservazione di un'azione. Ne conseguono pattern di attivazione cerebrale lievemente diversi. Ma le due condizioni condividono un meccanismo comune: la simulazione di azioni mediante l'attivazione di reti corticali parietali premotorie. A mio avviso, questo processo di simulazione automatica costituisce anche un livello di base della comprensione attraverso l'esperienza, un livello che non implica l'uso esplicito di una teoria o di una rappresentazione proposizionale.

I neuroni-specchio e la comprensione delle intenzioni

Quando un individuo inizia un movimento mirato a raggiungere un obiettivo, per esempio prendere una penna, ha chiaro nella sua mente quello che sta per fare, per esempio scrivere un appunto su un foglietto. In questa semplice sequenza di atti motori l'obiettivo finale dell'azione complessiva è presente nella mente dell'agente e in qualche modo si riflette in ogni atto motorio della sequenza. Perciò l'*intenzione* dell'azione viene stabilita prima dell'inizio dei movimenti. Ciò significa anche che quando stiamo per eseguire una data azione siamo anche in grado di prevederne le conseguenze.

Le scimmie possono sfruttare il sistema dei-neuroni specchio per ottimizzare le loro interazioni sociali. Quantomeno, i dati ottenuti finora sembrano indicare che il sistema dei neuroni-specchio per le azioni è abbastanza sofisticato da poter essere utilizzato a fini sociali. Dati recentemente ottenuti da Cisek e Kalaska [41] mostrano che i neuroni della corteccia premotoria dorsale della scimmia rhesus possono simulare il comportamento altrui osservato - come un cursore che viene fatto scorrere verso un punto bersaglio sullo schermo del computer - anche quando la relazione tra l'evento sensoriale osservato e il comportamento motorio non visibile che lo produce viene appresa attraverso associazioni stimolo-risposta. La mia ipotesi è che le scimmie potrebbero possedere una forma rudimentale di "atteggiamento teleologico", probabile precursore di un atteggiamento pienamente intenzionale. Questa ipotesi si estende dall'ambito filogenetico al percorso ontogenetico proposto da Gergely e Csibra [42] per i neonati umani. Nel mio laboratorio sono in preparazione nuovi esperimenti intesi a verificarla.

Ma certamente le scimmie non hanno una mentalizzazione nel pieno senso del termine. Che cosa, allora, rende diversi gli esseri umani?[1] Attualmente possiamo soltanto fare delle congetture sui meccanismi neurali alla base delle abilità di mentalizzazione degli esseri umani, abilità ancora poco conosciute dal punto di vista funzionale. In particolare, non abbiamo un chiaro modello neuroscientifico di come gli esseri umani, osservando le azioni altrui, possono comprendere le intenzioni che le hanno suscitate. Una data azione può avere origine da intenzioni molto diverse. Supponiamo di vedere qualcuno che prende una tazza. In questo caso, è molto probabile che nel cervello dell'osservatore si attiveranno i neuroni-specchio per l'afferrare. Ma la semplice equivalenza motoria tra l'azione osservata e la sua rappresentazione motoria nel cervello dell'osservatore può dirci soltanto di *quale* azione si tratta (afferrare) ma non perché quell'azione si è verificata. Questo può essere un argomento contro l'importanza dei neuroni-specchio per la cognizione sociale, e in particolare per determinare le intenzioni degli altri. Dobbiamo chiederci che

[1] Naturalmente, sarebbe molto facile rispondere: "È la presenza del linguaggio". Ma questa risposta equivale a porre un'ulteriore domanda, perché si limita a indicare un'altra dotazione cognitiva umana che a sua volta necessita di spiegazione. Comporta poi una perfetta coincidenza del linguaggio con le abilità umane di mentalizzazione. Esula tuttavia dagli obiettivi e dai limiti di questo lavoro la discussione di queste questioni così controverse.

cos'è l'intenzione di un'azione e, più specificamente, che cosa significa determinare l'intenzione dell'azione di un altro. La risposta che propongo è intesa a ridimensionare questa obiezione. Determinare perché viene eseguita l'azione A (afferrare la tazza), cioè determinare la sua intenzione, può essere equivalente a individuare l'obiettivo della successiva azione B (per esempio bere dalla tazza) ancora non eseguita e imminente.

Abbiamo affrontato empiricamente questi problemi in uno studio con la risonanza magnetica (fMRI) recentemente pubblicato [43]. I soggetti osservavano tre tipi di stimoli: l'atto di afferrare con la mano in assenza di contesto, il solo contesto (una scena contenente degli oggetti), l'atto di afferrare con la mano visto all'interno di un contesto. Nell'ultima condizione il contesto suggeriva l'intenzione associata all'atto di afferrare (bere, o lavare la tazza). Quando venivano rappresentati questi atti eseguiti con la mano, gli atti contestualizzati, confrontati con le altre due condizioni, producevano un significativo incremento del segnale nella parte posteriore del giro frontale inferiore e nel settore attiguo della corteccia ventrale premotoria. Dunque le aree specchio premotorie - aree attive durante l'esecuzione e l'osservazione di un'azione -, in precedenza considerate coinvolte solo nel riconoscimento dell'azione, in realtà sono coinvolte anche nel comprendere il "perché" dell'azione, cioè l'intenzione che l'ha suscitata. Individuare l'intenzione dell'azione A equivale a predire il suo scopo remoto, cioè lo scopo della successiva azione B. Inoltre, questo studio mostra che essere o non essere esplicitamente istruiti a determinare l'intenzione delle azioni altrui osservate non fa differenza riguardo all'attivazione delle aree specchio premotorie. Ciò significa che - almeno per azioni semplici come quelle utilizzate nel nostro studio - l'attribuzione di intenzioni avviene con un procedimento per default ed è sostenuta imprescindibilmente dall'attivazione di un meccanismo di simulazione "incorporata".

Il meccanismo neurofisiologico alla base della relazione tra individuazione e predizione dell'azione è stato scoperto recentemente. Fogassi e Coll. [23] hanno descritto una classe di neuroni-specchio parietali la cui scarica durante l'osservazione di un'azione (per esempio afferrare un oggetto) è condizionata dal tipo dell'azione successiva non ancora osservata (per esempio portare l'oggetto alla bocca), che specifica l'intenzione dell'azione complessiva. Questo studio mostra che il lobo parietale inferiore della scimmia contiene neuroni-specchio che scaricano in associazione con l'esecuzione/osservazione di atti motori (afferrare) solo quando sono inseriti in una specifica azione mirata a scopi diversi. Va sottolineato che i neuroni scaricano prima che la scimmia osservi lo sperimentatore iniziare il secondo atto motorio (portare l'oggetto alla bocca o metterlo nella tazza). I singoli atti motori dipendono uno dall'altro poiché partecipano al generale scopo remoto dell'azione, formando così delle rigide catene intenzionali in cui ogni atto motorio è agevolato dal precedente. Ciò indica che, oltre a riconoscere lo scopo dell'atto motorio osservato, i neuroni-specchio permettono alla scimmia che osserva di predire il prossimo atto motorio dell'agente e dunque la sua intenzione complessiva. È possibile interpretare questo meccanismo come il corrispettivo a livello neurale del sorgere di più sofisticate abilità di comprensione delle intenzioni, come quelle che caratterizzano la specie umana.

I risultati di un altro studio con la fMRI recentemente pubblicato mettono in evidenza il ruolo della corteccia premotoria nella codifica di eventi in sequenza. Schubotz e von Cramon [44] hanno messo a confronto l'osservazione di atti eseguiti dalla mano biologica con l'osservazione di movimenti astratti (movimenti di forme geometriche). In entrambe le condizioni, il 50 per cento degli stimoli non portarono allo stato finale normalmente prevedibile. I soggetti avevano il compito di indicare se l'azione era stata eseguita in maniera finalizzata (pulsante "sì") o non finalizzata (pulsante "no"). I risultati mostrarono che entrambe le condizioni elicitavano una significativa attivazione della corteccia ventrale premotoria. Inoltre, la previsione di azioni biologiche attivava anche l'area 44/45, che fa parte anch'essa del sistema dei neuroni-specchio. Schubotz e von Cramon conclusero che questi dati segnalavano un fondamentale contributo premotorio alla rappresentazione e al processamento di eventi strutturati in sequenza, oltre al contributo di gruppi diversi di aree nell'ambito di stimoli biologici o non biologici.

Il meccanismo appena descritto della comprensione dell'intenzione sembra piuttosto semplice: a seconda della catena motoria attivata, l'osservatore attiverà lo schema motorio di ciò che molto probabilmente l'agente sta per fare. Come avviene tutto questo? La frequenza statistica delle sequenze di azione quali vengono abitualmente eseguite o osservate nell'ambiente sociale può determinare percorsi preferenziali di inferenze/predizioni. Si può ipotizzare che ciò equivalga a concepire catene formate da popolazioni diverse di neuroni-specchio che codificano non solo l'atto motorio osservato ma anche quelli che normalmente seguirebbero in una data situazione. Perciò l'attribuzione di intenzioni consisterebbe nel predire un prossimo nuovo scopo. Se questo è vero, ne segue che un'importante differenza tra gli esseri umani e le scimmie potrebbe consistere nel livello di ricorsività raggiunto dal sistema dei neuroni specchio nella nostra specie. Un'ipotesi analoga è stata recentemente formulata in relazione alla facoltà del linguaggio [45, 46]. Dal mio punto di vista, e in netto contrasto con gli orientamenti dominanti della scienza cognitiva, la predizione dell'azione e l'attribuzione di intenzioni non appartengono ad ambiti cognitivi diversi. Si tratta di fenomeni collegati, determinati da meccanismi di simulazione "incorporata" basati sull'osservazione di catene di neuroni-specchio logicamente collegati.

Il corpo delle emozioni

Occupiamoci ora delle emozioni. Le emozioni costituiscono una delle prime modalità disponibili all'individuo per ottenere conoscenze riguardo al proprio stato, e gli consentono di riorganizzare queste conoscenze in base all'esito delle sue relazioni con gli altri. Ciò indica l'esistenza di una forte interazione tra emozione e azione. Noi non amiamo le cose che tocchiamo, guardiamo o odoriamo raramente. Non le "traduciamo" in schemi motori adeguati per interagire con esse, schemi probabilmente contrassegnati da una valenza affettiva-edonica positiva, ma piuttosto in schemi motori avversivi, probabilmente caratterizzati da connotazioni affettive-edoniche negative.

L'attività coordinata dei sistemi neurali sensomotorio e affettivo risulta nella semplificazione e automatizzazione delle risposte comportamentali che gli organismi viventi presumibilmente producono per sopravvivere. L'intimo collegamento tra affetto e integrazione sensomotoria sembra essere una delle spinte propulsive più potenti tra quelle che portano l'individuo in via di sviluppo a raggiungere scopi sempre più "remoti" e astratti [47, 48].

Getta luce su questo collegamento tra emozione e azione uno studio di Adolphs e Coll. [49] su più di cento pazienti cerebrolesi. Lo studio ha mostrato che i pazienti con danno alla corteccia sensomotoria erano anche quelli peggio classificati a un test che chiedeva di nominare alcune espressioni facciali emozionali esibite da volti umani. Come sottolinea Adolphs [50, 51], l'integrità del sistema sensomotorio sembra essere cruciale per il riconoscimento delle emozioni manifestate dagli altri, perché il sistema sensomotorio sembra supportare la ricostruzione dello stato d'animo relativo a una particolare emozione, mediante la simulazione del corrispondente stato corporeo.

Prima di affrontare il ruolo della simulazione "incorporata" nella comprensione delle emozioni è necessario chiarire che cosa esattamente intendiamo quando parliamo di emozioni. Ci sono molti modi diversi di esperire un'emozione. "Emozione" è un termine che designa e si riferisce a un aspetto multidimensionale della nostra vita. Esperire un'emozione può essere definito come avere un'esperienza soggettiva di "stati corporei interni" di intensità e ampiezza variabile che possono emergere, in modo più o meno esplicito, in comportamenti spesso localizzati in specifiche parti del corpo, per esempio il viso.

In entrambe le prospettive, in prima e in terza persona, dell'esperienza emozionale, uno stato complesso dell'organismo è accompagnato da vari gradi di consapevolezza e di meta-consapevolezza ("valutazione"). A tutti noi è capitato di essere interpellati da un conoscente che ci chiede: "Perché sei così arrabbiato con me?", senza che fino a quel momento ci fossimo resi conto di avere effettivamente un'espressione arrabbiata. A volte ci troviamo in un dato stato emozionale e lo esprimiamo visibilmente con il nostro corpo, ma non abbiamo una piena esperienza del suo contenuto come del contenuto di una particolare emozione. Lambie e Marcel [52] hanno distinto due livelli di valutazione emozionale: uno stato fenomenologico, che chiamano "esperienza emozionale", e una consapevolezza conscia. Entrambi questi stati possono essere diretti verso il Sé (prospettiva in prima persona) o verso il mondo (prospettiva in terza persona). Il contenuto dello stato fenomenologico del primo ordine è fisico, centrato sullo stato del proprio corpo. Il contenuto della consapevolezza conscia può essere proposizionale o non proposizionale.

Si noti che è possibile assistere all'espressione di un determinato stato emozionale manifestato da un altro senza basarsi esplicitamente sulla descrizione proposizionale di quello stato. Mi occuperò precisamente di questa forma diretta e non mediata di comprensione dell'emozione. Più specificamente, definirò le basi neurali di un tipo di comprensione fondamentale dell'emozione sociale basato sulla simulazione.

Un supporto empirico all'ipotesi di un solido legame tra la simulazione "incorporata" e la nostra percezione delle emozioni degli altri quali appaiono dalle loro espressioni facciali proviene da un recente studio con la fMRI su soggetti sani eseguito da Carr e Coll. [53]. Lo studio mostra che sia l'osservazione che l'imitazione dell'espressione facciale delle emozioni attivano il medesimo piccolo gruppo di strutture cerebrali, tra cui la corteccia ventrale premotoria, l'insula e l'amigdala. Questi dati mostrano che sia la percezione che la produzione di espressioni facciali emozionali interferiscono con normali strutture neurali la cui funzione potrebbe essere definita quella di un meccanismo di rispecchiamento neurale. Ma si potrebbe sostenere che questa simulazione – l'esplicita manifestazione intenzionale dell'espressione corporea di un'emozione – non procura la caratteristica consapevolezza fenomenologica di quell'emozione. Imitare l'espressione di un'emozione non produce necessariamente l'esperienza in prima persona di quell'emozione.

In uno studio con la fMRI di recente pubblicazione condotto su soggetti umani sani abbiamo affrontato specificamente la questione se le esperienze in prima e in terza persona di una particolare emozione attivino una rappresentazione neurale comune. A tale scopo, abbiamo studiato con la fMRI l'attività neurale di soggetti sani durante l'esperienza del fenomeno del disgusto – indotto mediante inalazione di odori disgustosi – e durante l'osservazione della medesima emozione su un video in cui altri soggetti esibivano dinamicamente espressioni di disgusto. I risultati di questo studio hanno mostrato che osservare espressioni facciali di disgusto esibite da altri attiva l'insula anteriore sinistra in un sito che coincide con quello attivato dall'esperienza soggettiva in prima persona del disgusto [54].

Il settore anteriore dell'insula ha abbondanti connessioni con le strutture olfattive e gustative e con i settori anteriore del banco ventrale del solco temporale superiore, dove nella scimmia sono stati scoperti neuroni che reagiscono alla vista delle facce. L'insula anteriore sembra dunque collegare gli stimoli gustativi, olfattivi e visivi con le sensazioni viscerali e le corrispondenti reazioni del sistema nervoso autonomo e visceromotorie (vedi anche [35]). Penfield e Faulk [55] hanno stimolato elettricamente l'insula anteriore di soggetti umani sottoposti a interventi di neurochirurgia. Durante la stimolazione i pazienti riferivano malesseri e nausea. Più di recente Krolak-Salmon e Coll. [56], utilizzando parametri di stimolazione più brevi e più deboli, hanno evocato sensazioni spiacevoli alla gola e in bocca. Questi dati supportano l'ipotesi di un legame tra l'insula visceromotoria anteriore e l'esperienza di disgusto o le connesse sensazioni viscerali avversive e le reazioni visceromotorie.

Risulta inoltre da alcuni casi clinici che quando è danneggiata l'insula anteriore sono gravemente compromesse sia l'esperienza soggettiva di disgusto sia la capacità di riconoscere questa emozione in altri. Calder e Coll. [57] riferiscono il caso del paziente N. K., che in seguito a lesioni all'insula sinistra e alle strutture adiacenti aveva un deficit selettivo nel riconoscimento del disgusto nelle espressioni facciali di altri. L'incapacità di percepire il disgusto si estendeva alla modalità uditiva: il paziente non riconosceva la valenza emozionale di suoni che tipicamente indicano disgusto, come i conati di vomito, mentre invece non aveva difficoltà a riconoscere la valenza emozionale dei suoni caratteristici di altre emozioni, come il riso. Riconosceva poi normalmente l'espressione facciale di altre emozioni, tra cui la paura. Quello che è più interessante per il nostro discorso è il fatto che, nel signor N. K., al deficit percettivo multimodale per il disgusto corrispondeva un deficit equivalente nell'esperienza in prima persona della stessa emozione. Riferì di avere una ridotta sensazione di disgusto, risultata inferiore di quasi due deviazioni standard al punteggio normale a un questionario che misurava l'esperienza emozionale del disgusto. Ma la sua esperienza delle altre emozioni era assolutamente normale.

Un analogo quadro deficitario è quello riferito da Adolphs e Coll. [58]. Il paziente B., in seguito a lesione bilaterale dell'insula, presentava gravi deficit nel riconoscimento dell'espressione facciale del disgusto, mentre il riconoscimento delle altre espressioni facciali era normale. La sua incapacità di provare disgusto risultava evidente dal fatto che mangiava indiscriminatamente qualunque cosa, persino oggetti non commestibili, e non provava disgusto di fronte a stimoli costituiti da cibi rivoltanti.

Provare disgusto e assistere a questa stessa emozione osservando l'espressione facciale di un altro attivano la medesima struttura neurale, l'insula anteriore. Lesioni di questa struttura danneggiano la capacità sia di provare disgusto che di riconoscere il disgusto negli altri. Questo indica – quantomeno per l'emozione del disgusto – che le esperienze in prima e in terza persona di una data emozione si basano sull'attività di un substrato neurale comune. Quando vedo una certa espressione facciale, e la mia percezione mi porta a comprendere quell'espressione come ispirata da un particolare stato affettivo, non raggiungo questo tipo di comprensione ragionando per analogia. L'emozione dell'altro viene costruita ed esperita, e dunque compresa direttamente, per mezzo di una simulazione "incorporata" che produce uno stato corporeo condiviso. È lo stato corporeo condiviso dall'osservatore e dall'osservato a consentire la comprensione diretta. Un analogo meccanismo basato sulla simulazione è quello proposto da Goldman e Sripada [59], che lo hanno denominato "risonanza non mediata".

Essere "in contatto"

Nel secondo volume, postumo, delle *Ideen* [60] Husserl nota che il corpo vivente (*Leib*) è il fondamento costitutivo di ogni percezione, compresa la percezione degli altri. Se adottassimo una simile prospettiva per la cognizione sociale, potremmo dire che l'architettura funzionale automodellante del corpo vivente è la forma che serve a modellare le relazioni intenzionali degli altri individui. Il modello dinamico multimodale del nostro corpo come organismo finalizzato determina l'architettura rappresentazionale di base per il mappaggio delle relazioni intenzionali. I dati empirici sulla percezione dell'azione e dell'emozione a tutt'oggi disponibili in letteratura sembrano supportare questa linea di pensiero. Occupiamoci adesso delle sensazioni tattili come oggetto della nostra percezione sociale.

Il tatto ha una posizione privilegiata nel rendere possibile l'attribuzione sociale agli altri dello status di persona vivente. "Teniamoci in contatto" è una frase comune del linguaggio quotidiano che si riferisce metaforicamente al desiderio di continuare a essere in relazione, a essere in contatto con qualcuno. Questi esempi mostrano come la dimensione tattile sia intimamente connessa alla dimensione interpersonale. In un recente esperimento con la fMRI abbiamo mostrato che l'esperienza soggettiva in prima persona di essere toccato sul proprio corpo attiva le stesse reti neurali che si attivano osservando il corpo di un altro che viene toccato [61]. All'interno dell'area SII-PV – una regione corticale multimodale, forse oltre i limiti della seconda area somatosensoriale unimodale come viene intesa tradizionalmente – c'è una rete neurale localizzata attivata in modo simile dalla sensazione auto-esperita di essere toccati e dalla percezione di una relazione tattile esterna.

Questa attivazione, ottenuta durante la percezione del corpo di un altro che viene toccato, potrebbe forse essere interpretata in modo più parsimonioso come l'inizio della predizione di un impatto fisico con il corpo dell'osservatore. Ma, in netto contrasto con quanto questa interpretazione sembrava lasciar prevedere, la manipolazione della prospettiva (da soggettiva a oggettiva) dalla quale veniva presentata ai soggetti la stimolazione tattile osservata non modificò il livello di attivazione della stessa regione all'interno dell'area SII-PV. Dunque gli stimoli visivi attivano SII-PV in un modo che non viene influenzato dalla facilità o meno con cui essi possono essere integrati nel nostro schema corporeo.

In un secondo esperimento abbiamo sostituito le gambe degli attori dei filmati con oggetti inanimati come rotoli di carta da cucina o cartelline porta-documenti. I risultati indicano che anche vedere un oggetto che viene toccato produce un'attivazione dell'area SII-PV di ampiezza significativamente maggiore che non vedere soltanto un oggetto avvicinarsi all'oggetto [61]. In linea di principio, il toccarsi di due superfici nel mondo esterno è qualcosa di molto astratto se viene mappato solo visivamente. Il mappaggio di ciò che sentiamo quando una delle superfici che vengono a contatto è il nostro corpo conferisce a questo astratto evento visivo un significato molto personale: è il significato di quello che si prova quando si viene toccati. Questi risultati sono stati recentemente confermati e ampliati da un ulteriore studio con la fMRI [62].

Sembra perciò che lo stimolo cruciale per l'attivazione dell'area SII-PV sia la percezione del tocco: il tocco di un oggetto, di un altro essere umano o delle proprie gambe. Questo doppio pattern di attivazione della stessa regione cerebrale sembra indicare che sia la nostra capacità di riconoscere e comprendere implicitamente l'esperienza tattile altrui, sia una nozione più astratta del tocco (come nel caso del tocco di un oggetto) possono essere mediate dalla simulazione "incorporata".

È interessante osservare che, per Husserl [60], ogni volta che vediamo una cosa, nello stesso tempo vediamo anche un oggetto che si può toccare, direttamente connesso con il nostro corpo vivo, ma non in virtù della sua visibilità. Il "corpo tattile vivo", in particolare, è ciò che fornisce il fondamento costitutivo della nostra autoreferenzialità cognitiva ed epistemica. La collocazione spaziale prospettica del nostro corpo è la base essenziale del nostro modo di determinare la realtà.

Molteplicità condivisa e identificazione sociale

Il costituirsi di un'identità Sé-altro è una forza che guida lo sviluppo cognitivo di forme più articolate e complesse di relazioni intersoggettive. Ho proposto che in questo costituirsi dell'identità sia implicato il sistema dei neuroni-specchio [13, 15, 20, 21]. Penso che la nozione di identificazione sociale debba accogliere e dare conto di tutti i diversi aspetti del comportamento espressivo che ci consentono di stabilire un legame significativo tra noi e gli altri. Questa nozione "allargata" di identificazione sociale apre la possibilità di unificare in un solo concetto molti aspetti e molti possibili livelli di descrizione delle relazioni intersoggettive.

Come abbiamo visto, quando entriamo in relazione con gli altri condividiamo con loro innumerevoli stati. Condividiamo le emozioni, il nostro schema corporeo, il nostro essere soggetti a sensazioni somatiche tattili, dolorose ecc. Una spiegazione esaustiva della ricchezza di contenuti che condividiamo con gli altri dovrebbe basarsi su uno strumento concettuale applicabile a tutti questi diversi livelli di descrizione e nello stesso tempo in grado di fornirne una descrizione funzionale e subpersonale.

Ho presentato questo strumento concettuale come la *molteplicità condivisa* dell'intersoggettività [13, 15, 19]. Sostengo che attraverso questa molteplicità condivisa abbiamo esperienza diretta degli altri esseri umani come simili a noi. Solo grazie a questa molteplicità condivisa diventano possibili la comunicazione intersoggettiva, l'imitazione sociale e la mentalizzazione [13, 21]. La molteplicità condivisa può essere operazionalizzata a tre diversi livelli: fenomenologico, funzionale e subpersonale.

Il livello fenomenologico è responsabile del senso di somiglianza, di essere degli individui in una più vasta comunità sociale di persone come noi, di cui abbiamo esperienza ogni volta che ci troviamo di fronte ad altri esseri umani. Può anche essere definito livello *empatico*, se si intende l'empatia nel senso "allargato" che io propongo qui. Le azioni, le emozioni e le sensazioni esperite dagli altri diventano *esperienzialmente* significative per noi, perché siamo in grado di *condividerle* con gli altri.

Il livello funzionale può essere definito con riferimento a modalità *come se* di interazione, che permettono la creazione di modelli Sé-altro. La medesima logica funzionale è operante nel modellamento e nella comprensione del comportamento altrui. Si tratta di due modelli di interazione che mappano i loro referenti su identici nodi funzionali relazionali. Tutte le modalità di interazione hanno in comune un carattere relazionale. Al livello funzionale della descrizione, la logica operativa relazionale produce l'identità Sé-altro, consentendo al sistema di individuare coerenza, regolarità e predicibilità indipendentemente dalla localizzazione della loro fonte. È un punto di vista simile a quello proposto da Damasio e da Adolphs riguardo alla comprensione delle emozioni [51, 63, 64]. Per quanto riguarda il meccanismo neurale di base, c'è tuttavia un'importante differenza tra il punto di vista "come se" proposto qui e quello di Damasio. Nella mia concezione, un fattore essenziale nella comprensione del comportamento sociale sia in prima che in terza persona è l'attivazione dei centri sensomotori o visceromotori corticali, il cui esito, quando si attivano i centri situati a valle, determina un "comportamento" specifico, che può essere un'azione o uno stato emozionale. Quando sono attivi solo i centri corticali sconnessi dai loro effetti periferici, le azioni, emozioni o sensazioni osservate vengono "simulate", e dunque comprese.

Il livello subpersonale è rappresentato dal grado di attivazione di una serie di circuiti neurali di rispecchiamento, la cui attività è a sua volta strettamente associata a cambiamenti degli stati corporei su più livelli. Abbiamo visto che i neuroni-specchio rappresentano uno spazio intenzionale multimodale condiviso. La mia ipotesi è che reti neurali analoghe operino per generare spazi condivisi multimodali che riguardano emozioni e sensazioni [13, 15, 19-21, 35, 65]. Sono questi spazi condivisi a permetterci di esperire e comprendere direttamente emozioni e sensazioni la cui esperienza osserviamo negli altri.

Va chiarito che la molteplicità condivisa dell'intersoggettività non significa che abbiamo degli altri un'esperienza come quella che abbiamo di noi stessi. La molteplicità condivisa non fa che permetterci di raggiungere un'intelligibilità reciproca. Diversamente dal contagio emozionale, l'empatia comporta la capacità di esperire quello che esperiscono gli altri pur attribuendo quelle esperienze agli altri e non a se stessi. Naturalmente, nell'empatia non c'è solo l'identità Sé-altro. Come osserva Husserl [66], se fosse così gli altri non potrebbero più essere esperiti come "altri" (vedi anche [67]). Al contrario, è l'alterità dell'altro che fonda l'oggettività della realtà. La qualità della nostra *Erlebnis* del "mondo esterno" e del suo contenuto è vincolata alla presenza di altri soggetti che sono intelligibili pur mantenendo la loro alterità: un'alterità che è presente anche al livello subpersonale, rappresentato dalle diverse reti neurali – e/o dai loro diversi livelli di attivazione – che entrano in gioco quando io agisco con riferimento a quando agiscono gli altri, o quando provo un'emozione o una sensazione con riferimento a quando la stessa cosa succede agli altri.

L'ipotesi della sintonizzazione emozionale

La nostra capacità apparentemente naturale di concepire i corpi agenti che popolano il nostro mondo sociale come *persone orientate a un fine* e simili a noi dipende dal costituirsi di uno spazio significativo condiviso "noi-centrico". Ho proposto che questo spazio di molteplicità condivisa [13, 15, 19-21] venga definito al livello funzionale come simulazione "incorporata", un meccanismo specifico che probabilmente costituisce una caratteristica funzionale di base mediante la quale il nostro sistema cervello-corpo modella le sue interazioni con il mondo.

Il sistema dei neuroni-specchio e gli altri cluster neurali non motori di rispecchiamento che si trovano nel nostro cervello rappresentano *un particolare* esempio subpersonale di simulazione "incorporata". Con questo meccanismo noi non ci limitiamo a "vedere" un'azione, un'emozione o una sensazione. Accanto alla descrizione sensoriale degli stimoli sociali osservati, vengono suscitate nell'osservatore le rappresentazioni interne degli stati corporei associati a queste azioni, emozioni e sensazioni, "come se" l'osservatore stesse eseguendo un'azione o provasse un'emozione o una sensazione simile. La cognizione sociale non è *soltanto* un ragionare esplicitamente sui contenuti della mente di un altro. Sembra che il nostro cervello, e anche il cervello degli altri primati, abbiano sviluppato un meccanismo funzionale di base, la simulazione "incorporata", che ci consente l'esperienza di penetrare in altre menti.

La condivisibilità del contenuto fenomenico delle relazioni intenzionali degli altri produce, grazie alle basi neurali condivise, la *sintonizzazione intenzionale*, che a sua volta, facendo rientrare le intenzioni degli altri in quelle dell'osservatore, produce quella peculiare familiarità che noi abbiamo con gli altri individui. In questo consiste l'"essere empatici". Grazie a uno stato neurale condiviso realizzato in due corpi diversi che nondimeno obbediscono alle medesime regole funzionali, l'"altro oggettuale" diventa "un altro Sé". Inoltre, negli esseri umani il sistema dei neuroni-specchio sembra essere adatto a individuare le intenzioni che suscitano il comportamento altrui. Dunque, come abbiamo ipotizzato in precedenza [68], il sistema dei neuroni-specchio potrebbe essere alla base delle forme fondamentali di mentalizzazione.

Questo naturalmente non spiega tutte le nostre abilità di cognizione sociale. Le nostre abilità mentalistiche più complesse richiedono probabilmente l'attivazione di estese zone del cervello, certamente più ampie di ipotetici "moduli di teoria della mente" specifici per determinati ambiti. Le stesse azioni eseguite da un altro in contesti diversi possono indurre l'osservatore a formulare interpretazioni radicalmente diverse. Dunque gli stimoli sociali vengono compresi anche in base all'esplicita elaborazione cognitiva dei loro aspetti contestuali e delle informazioni precedentemente acquisite.

Il punto è che questi due meccanismi non si escludono a vicenda. La simulazione "incorporata" è basata sull'esperienza, mentre il secondo meccanismo è una descrizione cognitiva di una situazione esterna. La simulazione "incorporata" è l'impalcatura delle abilità di mentalizzazione che sono proposizionali e più complesse dal punto di vista cognitivo. Quando il primo meccanismo non è presente o non funziona al meglio, come forse accade nella schizofrenia e nell'autismo (vedi i paragrafi seguenti), il secondo può fornire soltanto un resoconto scialbo e distaccato delle esperienze sociali dell'altro. È una questione empirica determinare fino a che punto la cognizione sociale - compreso il linguaggio - può essere spiegata dalla simulazione "incorporata" e dai suoi fondamenti neurali.

Questa proposta apre poi nuove prospettive per lo studio delle basi neurali degli stati psicopatologici e delle relazioni psicoterapeutiche.

Implicazioni psicopatologiche della sintonizzazione intenzionale: schizofrenia

Tutte le nostre transazioni sociali dipendono dalla comprensione reciproca. Ma all'intelligibilità interpersonale si accompagna la capacità di stabilire confini netti, separando dal mondo esterno un "Sé". L'esperienza di essere "se stessi" è quella di essere simili ad altri Sé, e nello stesso tempo quella della propria unicità.

Nella schizofrenia il Sé e l'altro non sono più interdipendenti, ma tendono a divergere e a cristallizzarsi in territori segregati, incomprensibili e impenetrabili. Nonostante l'assenza di relazioni interpersonali, il Sé può esperire drammaticamente la perdita dei propri confini, sintetizzata nei sintomi positivi di Schneider: inserzione del pensiero, allucinazioni uditive, delirio del controllo dell'azione. L'identità sociale e personale risulta distrutta. Il problema della psicopatologia è perciò quello di ricomporre tutte le diverse articolazioni psicotiche in un quadro esplicativo coerente.

La schizofrenia, osserva Terenius [69], finora è stata sfuggente come oggetto di ricerca. Inoltre, gli attuali criteri diagnostici operazionali ispirati al DSM-IV presentano un quadro molto più chiaro di quello che la schizofrenia *non è* che non di quello che *è*. Una possibile causa di inafferrabilità è forse il fatto che una spiegazione esauriente della schizofrenia (ma questo vale per tutte le psicosi) implicherebbe poter comprendere la mente umana nel suo complesso. È destinato a fallire qualunque serio tentativo di comprendere la cognizione, l'emozione e il linguaggio in assenza di una "prospettiva globale". Questa impresa così stimolante richiede un approccio integrato. Io credo che questo sia vero anche per la schizofrenia. Di conseguenza, un approccio globale alla schizofrenia non può includere quei livelli multipli di spiegazione che adottiamo quando tentiamo di costruire una spiegazione coerente della cognizione, del linguaggio e del comportamento affettivo.

Ma questa non è certo un'idea nuova. Nel suo importante libro *La schizofrenia* [70] Minkowski scriveva che non possiamo comprendere pienamente la schizofrenia se non riusciamo a inserirla in una teoria globale della struttura della soggettività. L'autismo, l'incapacità di essere in sintonia con il mondo, è secondo Minkowski [70] l'essenza clinica della schizofrenia. Minkowski ha sviluppato un'originale intuizione del suo maestro Eugen Bleuler, il quale sosteneva che gli schizofrenici si escludono da ogni contatto con il mondo esterno [71]. Il problema centrale degli schizofrenici è di conseguenza la mancanza di "contatto vitale con la realtà" ([70] p. 98), cioè l'incapacità di "risuonare con il mondo", di stabilire legami significativi con gli altri. Il contatto con la realtà si affievolisce o scompare non solo riguardo alle transazioni con il mondo sociale ma anche dal punto di vista della prospettiva in prima persona.

La schizofrenia come "assenza di risonanza", come disturbo dell'empatia, è stata un tema costante nella riflessione della psichiatria fenomenologica. Blankenburg [72] definisce la dimensione autistica della schizofrenia una crisi globale del "senso comune", l'incapacità di cogliere in modo pre-riflessivo il significato del mondo; un mondo che agli occhi dello schizofrenico appare terribilmente alieno ed estraneo. Parnas e Bovet [73] hanno sostenuto che l'autismo schizofrenico deriva da una trasformazione della struttura della soggettività nelle sue tre dimensioni di autoconsapevolezza, intenzionalità e intersoggettività. Ci sarebbe una mancanza di sintonizzazione all'origine dell'incapacità dello schizofrenico di formarsi un quadro coerente e significativo del proprio mondo sociale. In un lavoro più recente, Parnas e Coll. ([74] p. 133) affermano che negli schizofrenici "l'esperienza è più osservata che vissuta", molto probabilmente per l'incapacità di raggiungere "una sensibilità tacita e non riflessiva, che procuri una trama di sfondo o un'organizzazione del campo dell'esperienza". È esattamente lo stesso livello di comprensione preriflessiva, non proposizionale ed esperienziale del mondo delle relazioni interpersonali che ho descritto in tutto il presente capitolo come "molteplicità condivisa dell'intersoggettività".

L'ipotesi del "deficit di sintonizzazione" proposta dalla psichiatria fenomenologica si accorda molto bene con il quadro che ho presentato qui. La compromissione dei processi di simulazione su più livelli che caratterizzano la molteplicità condivisa potrebbe essere una causa del "deficit di sintonizzazione intenzionale" dei pazienti schizofrenici.

L'ineffabilità dell'estraniamento di questi pazienti è soltanto un segno negativo del loro problema centrale. È impossibile descrivere a parole ciò che gli individui sani esperiscono in modo diretto e preverbale. Se i meccanismi che ci permettono di costituire le certezze implicite che normalmente abbiamo circa il mondo non funzionano correttamente, abbiamo la necessità di attribuire volontariamente un senso a un mondo che ci appare totalmente estraneo.

Implicazioni psicopatologiche della sintonizzazione intenzionale: autismo

Si può proporre una spiegazione analoga per la sindrome dell'autismo infantile. La sindrome autistica è un disturbo evolutivo grave e cronico caratterizzato da deficit sociali e comunicativi e da una riduzione dell'interesse per l'ambiente, nei confronti del quale il soggetto agisce in modo limitato e spesso stereotipato [75]. Essere un bambino autistico significa, con diversi gradi di gravità, essere incapace di stabilire comunicazioni e legami sociali significativi, di entrare in contatto visivo con il mondo degli altri, di condividere con essi l'attenzione, ed essere incapace di imitare il comportamento degli altri o di comprenderne intenzioni, emozioni e sensazioni.

Tratterò in breve alcuni dei sintomi precoci di questa sindrome. Verso la fine del primo anno di vita i bambini autistici esperiscono difficoltà o addirittura impossibilità a orientarsi in base agli indizi forniti dagli altri. Sono incapaci di condividere l'attenzione, incapaci di reagire in modo appropriato alle emozioni altrui. Sono poi gravemente menomati nella capacità di riconoscere i volti umani o di manifestare comportamenti imitativi. Tutte queste espressioni precoci di autismo hanno una radice comune: le abilità cognitive necessarie per stabilire legami significativi con gli altri sono assenti o gravemente compromesse.

La mia ipotesi è che questi deficit vadano ascritti a un deficit o malfunzionamento della "sintonizzazione intenzionale". Se è vero – come ho sostenuto nel presente capitolo – che alla base della nostra competenza sociale c'è anzitutto la capacità di costituire uno spazio interpersonale significativo implicito e direttamente condiviso che ci consenta di stabilire un legame con le molteplici relazioni intenzionali rappresentate dagli altri, ne segue che la compromissione di questa molteplicità condivisa è il problema centrale della mente autistica. L'incapacità di sviluppare una piena e completa sintonizzazione intenzionale con gli altri comporta come conseguenza lo sviluppo di una molteplicità condivisa incompleta e malfunzionante.

La mancanza di una piena sintonizzazione emozionale produrrà svariati deficit cognitivi ed esecutivi che hanno in comune una stessa origine funzionale: l'assenza o il malfunzionamento della routine di simulazione "incorporata", probabilmente a causa di compromissioni della connettività e/o del funzionamento dei neuroni-specchio. Se la mia ipotesi è esatta, il deficit della sintonizzazione intenzionale dovrebbe essere confermato ai diversi livelli della cognizione sociale che normalmente si basano sulla sintonizzazione intenzionale, come sembra indicare una serie di dati sperimentali.

Un recente studio sulle posture dei bambini autistici mostra che, diversamente dagli individui normali, i bambini autistici utilizzano strategie motorie basate per lo più sull'informazione di feedback piuttosto che su modalità di controllo a feedforward. Questo disturbo delle strategie di controllo esecutivo impedisce ai bambini autistici di adottare adattamenti posturali anticipatori [76]. Data la caratterizzazione funzionale dei modelli a feedforward, basati sulla simulazione, è difficile non interpretare i dati come prova di un deficit della simulazione. Questi deficit posturali non sono intrinsecamente sociali, ma scaturiscono da una frantumazione nell'ambito del controllo esecutivo di un meccanismo funzionale – la simulazione – che io sostengo essere alla radice della costituzione dello spazio interpersonale dell'esperienza condivisa.

Due recenti studi con tecniche diverse come l'elettroencefalogramma e la TMS mostrano che gli individui con disturbi dello spettro autistico (ASD) potrebbero soffrire di un deficit della simulazione dell'azione indotto da una disfunzione del sistema dei neuroni-specchio per l'azione. Lo studio di Oberman e Coll. [77] mostra che gli individui con ASD, diversamente dai soggetti normali di controllo, durante l'osservazione dell'azione non presentano soppressione della frequenza mu sopra la corteccia sensomotoria. Lo studio di Theoret e Coll. [78] ha confermato che, diversamente dai soggetti sani di controllo, durante l'osservazione dei movimenti della mano gli individui con ASD non presentano facilitazione dei muscoli della mano indotta dalla TMS.

Un ulteriore indice di deficit della simulazione nei bambini autistici è esemplificato dai deficit dell'imitazione. I bambini autistici hanno problemi nei comportamenti imitativi sia simbolici che non simbolici, nell'imitare l'uso degli oggetti, le espressioni facciali e le voci [79]. Questi deficit caratterizzano le forme di autismo sia ad alto che a basso funzionamento. Inoltre, i deficit dell'imitazione sono evidenti non solo in confronto alle prestazioni dei soggetti sani ma anche in confronto a quelle di soggetti disabili mentali non autistici. Secondo la mia ipotesi, i deficit dell'imitazione nell'autismo sono causati dall'incapacità di stabilire un'equivalenza motoria tra chi esegue il comportamento da imitare e chi lo imita: disabilità dovuta molto probabilmente a malfunzionamento del sistema dei neuroni-specchio o a grave compromissione della regolazione emozionale/affettiva di questo sistema. Dunque i deficit dell'imitazione possono essere considerati ulteriori esempi di una molteplicità condivisa compromessa.

Occupiamoci ora brevemente dei deficit emozionali/affettivi. Parecchi studi hanno riportato i gravi problemi dei bambini autistici riguardo all'espressione facciale delle emozioni e alla comprensione delle emozioni altrui [80-83]. Inoltre, Hobson e Lee [84] hanno riferito che i bambini autistici ottengono punteggi molto inferiori a quelli dei soggetti sani di controllo nel riprodurre le caratteristiche affettive delle azioni osservate. Tutti questi deficit possono essere catalogati fra i deficit della sintonizzazione affettiva, dunque come ulteriori esempi di deficit della molteplicità condivisa.

La mia ipotesi per interpretare la sindrome autistica come deficit della sintonizzazione intenzionale si allontana decisamente da molte delle idee predominanti sull'origine di questo disturbo evolutivo. Secondo una delle teorie più accreditate, nonostante le sue varie – e non sempre congruenti – articolazioni, l'autismo è causato dall'assenza di uno specifico modulo della mente, il modulo della "teoria della mente", selezionato nel corso dell'evoluzione per costruire "teorie" sulla mente degli altri [85-87]. Uno dei problemi presentati da questo orientamento teorico è difficilmente conciliabile con ciò che apprendiamo dai resoconti di alcuni individui autistici ad alto funzionamento. Essi affermano che per comprendere come dovrebbero sentirsi in determinati contesti sociali e che cosa gli altri presumibilmente esperiscono e pensano negli stessi contesti devono affidarsi alla teorizzazione. Questi resoconti sembrano indicare che il deficit cruciale non riguarda la teorizzazione sulla mente degli altri, che anzi sarebbe l'unica strategia compensatoria disponibile in assenza di abilità cognitive più elementari e basilari che consentono una diretta presa esperienziale sul mondo degli altri. Inoltre, in un recente studio su un paziente con lesione bilaterale focale della corteccia cingolata inferiore – indicata in precedenza come la possibile sede del modulo della teoria della mente – non si sono riscontrati segni di deficit della mentalizzazione [88].

La molteplicità condivisa dell'intersoggettività e la sintonizzazione intenzionale che essa genera costituiscono un'ipotesi generale sulla cognizione sociale [20, 21, 35] che può essere verificata sperimentalmente su più livelli in soggetti sia sani che psicotici. Inoltre, questa proposta e gli approcci che ne derivano hanno il merito di mettere in luce la possibilità di stabilire più valide relazioni terapeutiche con i pazienti psicotici.

Conclusioni

L'affermazione più importante contenuta in questo capitolo è che la scienza cognitiva ha scoperto alcuni dei meccanismi neurali che mediano tra la nostra conoscenza personale, su più livelli, del nostro corpo vissuto e le *certezze implicite* che nello stesso tempo noi abbiamo riguardo agli altri. La nostra capacità di concepire apparentemente senza sforzo i corpi agenti che popolano il nostro mondo sociale come *persone con degli scopi*, persone simili a noi, dipende dalla costituzione di uno spazio interpersonale di significato condiviso. Propongo di definire a livello funzionale questo spazio "noi-centrico" condiviso come simulazione "incorporata": un meccanismo specifico che probabilmente costituisce una caratteristica funzionale di base grazie alla quale il nostro sistema cervello/corpo modella le interazioni con il mondo. La simulazione "incorporata" è un meccanismo funzionale essenziale per la cognizione sociale, e può essere definita in senso neurobiologico. Il sistema dei neuroni-specchio è un esempio subpersonale di simulazione "incorporata".

I dati neuroscientifici passati in rassegna in questo capitolo indicano che la cognizione sociale è descrivibile a livello neurale. Ma questo livello è implicato quando l'organismo si trova di fronte al comportamento intenzionale degli altri, e produce uno specifico stato fenomenico di "sintonizzazione intenzionale", che a sua volta genera un peculiare senso di familiarità con gli altri, grazie al ricadere delle intenzioni degli altri in quelle dell'osservatore. In ciò sembrerebbe consistere l'empatia.

La netta distinzione classica tra le prospettive in prima e in terza persona dell'agire e dell'esperire emozioni e sensazioni sembra molto più confusa al livello dei meccanismi subpersonali che ne operano il mappaggio. Il divario tra le due prospettive è colmato dal modo in cui la relazione intenzionale viene mappata funzionalmente al livello corporeo-neurale. Ogni relazione intenzionale può essere mappata come una relazione tra un soggetto e un oggetto. I circuiti dei neuroni-specchio descritti in questo capitolo mappano le diverse relazioni intenzionali in un modo complesso e indeterminato, neutro rispetto alla specifica qualità o identità del parametro agente/soggetto. Grazie a uno stato funzionale condiviso in due corpi diversi che nondimeno sottostanno alle medesime regole funzionali, l'"altro oggettuale" diventa "un altro Sé".

La condivisibilità del contenuto fenomenico delle relazioni intenzionali in quanto mediate dai circuiti neurali sensomotori con integrazione multimodale ha interessanti conseguenze - dal punto di vista sia teorico che empirico - sul dibattito riguardo al mappaggio cerebrale della semantica. Il quadro espresso dai dati neuroscientifici presentati in questo capitolo indica la necessità di superare la dicotomia da molti sostenuta tra due ambiti cognitivi distinti, semantico e pragmatico. Il significato sociale è primariamente oggetto di interesse pratico e non di giudizio teorico [89]. Si basa su meccanismi non inferenziali che non richiedono un uso esplicito della razionalità. Come ha proposto Gordon [5], il riconoscimento implicito di conspecifici come agenti intenzionali è un caso di conoscenza procedurale piuttosto che dichiarativa.

Inoltre, se la simulazione "incorporata" e il suo corrispettivo neurale - i circuiti dei neuroni-specchio - costituiscono un meccanismo non proposizionale automatico per l'attribuzione di significato sociale, si dovrebbe mettere in discussione anche la rigida dicotomia presente in una divisione semantica/pragmatica del lavoro tra le aree cerebrali che ricevono i flussi visivi ventrali/dorsali [90-92].

Cognizione sociale non è soltanto pensare i contenuti della mente di un altro. Si dovrebbe sottoporre ad attento esame la traduzione automatica della teoria delle "scatole" ispirata alla psicologia popolare - sostenuta dal funzionalismo e da alcuni gruppi di scienziati cognitivi - in moduli cerebrali di recente formazione specificamente deputati alle abilità di lettura del pensiero. Cercare la localizzazione cerebrale delle intenzioni "in sé" potrebbe non essere la migliore strategia epistemica per scoprire che cosa è in realtà la cognizione sociale. Una strategia più promettente e potenzialmente fruttuosa consiste nell'integrazione di più approcci (dalla genetica e dalla biologia molecolare via via fino alla neurofisiologia, al brain imaging e alla psicologia cognitiva) allo studio del ruolo svolto nella cognizione sociale dai sistemi sensomotori del cervello dei primati.

Sembra che il nostro cervello, e quello degli altri primati, abbia sviluppato un meccanismo funzionale fondamentale, la simulazione "incorporata", che ci permette di avere un'esperienza intuitiva delle menti altrui. Questo meccanismo può fornire la prima prospettiva unificante sulla base neurale di importanti aspetti della cognizione sociale.

Ringraziamenti

Questo lavoro è stato finanziato dal MIUR e, come parte della European Science Foundation EUROCORES OMILL Program, è stato finanziato da fondi assegnati all'Autore dal CNR.

Bibliografia

1. Freud S (1921) Psicologia delle masse e analisi dell'Io. OSF 9
2. Gordon R (1986) Folk psychology as simulation. Mind Lang 1:158-171
3. Gordon R (1995) Simulation without introspection or inference from me to you. In: Davies M, Stone T (eds) Mental simulation. Blackwell, Oxford, pp 53-67
4. Gordon R (1996) 'Radical' Simulationism. In: Carruthers P, Smith P (eds) Theories of Theories of Mind. Cambridge University Press, Cambridge, pp 11-21
5. Gordon R (2005) Intentional Agents Like Myself. In: Hurley S, Chater N (eds) Perspectives on imitation: from cognitive neuroscience to social science, vol 2. MIT Press, Cambridge, MA, pp 95-106
6. Goldman A (1989) Interpretation psychologized. Mind Lang 4:161-185
7. Goldman A (1992) In defense of the simulation theory. Mind Lang 7:104-119
8. Goldman A (1992) Empathy, mind, and morals: Presidential address. Sixty-Sixth Annual Pacific Division Meeting of the American Philosophical Association in Portland, Oregon, March 27, pp 17-41
9. Goldman A (1993) The psychology of folk psychology. Behav Brain Sci 16:15-28
10. Goldman A (1993) Philosophical applications of cognitive science. Westview Press, Boulder, CO
11. Goldman A (2000) The mentalizing folk. In: Sperber D (ed) Metarepresentation. Oxford University Press, London
12. Goldman A (2005) Imitation, Mind Reading and Simulation. In: Hurley S, Chater N (eds) Perspectives on imitation: from cognitive neuroscience to social science, vol 2. MIT Press, Cambridge, MA, pp 79-93
13. Gallese V (2003) The manifold nature of interpersonal relations: the quest for a common mechanism. Phil Trans R Soc London B 358:517-528
14. Gallese V, Lakoff G (2005) The brain's concepts: the role of the sensory-motor system in reason and language. Cognit Neuropsychol 22:455-479
15. Gallese V (2001) The "Shared Manifold" Hypothesis: from mirror neurons to empathy. J Conscious Stud 8(5-7):33-50
16. Gallese V, Fadiga L, Fogassi L, Rizzolatti G (1996) Action recognition in the premotor cortex. Brain 119:593-609
17. Rizzolatti G, Fadiga L, Gallese V, Fogassi L (1996a) Premotor cortex and the recognition of motor actions. Cog Brain Res 3:131-141
18. Gallese V (2000) The acting subject: towards the neural basis of social cognition. In: Metzinger T (ed) Neural Correlates of Consciousness. Empirical and Conceptual Questions. MIT Press, Cambridge, MA, pp 325-333
19. Gallese V (2003) The roots of empathy: the shared manifold hypothesis and the neural basis of intersubjectivity. Psychopathology 36(4):171-180

20. Gallese V (2005) "Being like me": self-other identity, mirror neurons and empathy. In: Hurley S, Chater N (eds) Perspectives on imitation: from cognitive neuroscience to social science, vol 1. MIT Press, Cambridge, MA, pp 101-118
21. Gallese V (2005b) Embodied simulation: from neurons to phenomenal experience. Phenomenology and the Cognitive Sciences 4:23-48
22. Gallese V, Fogassi L, Fadiga L, Rizzolatti G (2002b) Action Representation and the inferior parietal lobule. In: Prinz W, Hommel B (eds) Attention and Performance XIX. Oxford University Press, Oxford, pp 247-266
23. Fogassi L, Ferrari PF, Gesierich B et al (2005) Parietal lobe: from action organization to intention understanding. Science 302:662-667
24. Umiltà MA, Kohler E, Gallese V et al (2001) "I know what you are doing": a neurophysiological study. Neuron 32:91-101
25. Kohler E, Keysers C, Umiltà MA et al (2002) Hearing sounds, understanding actions: action representation in mirror neurons. Science 297:846-848
26. Gallese V (2003) A neuroscientific grasp of concepts: from control to representation. Phil. Trans. R Soc. London, B., 358:1231-1240
27. Fadiga L, Fogassi L, Pavesi G, Rizzolatti G (1995) Motor facilitation during action observation: a magnetic stimulation study. J Neurophysiol 73:2608-2611
28. Grafton ST, Arbib MA, Fadiga L, Rizzolatti G (1996) Localization of grasp representations in humans by PET: 2. Observation compared with imagination. Exp Brain Res 112:103-111
29. Rizzolatti G, Fadiga L, Matelli M et al (1996b) Localization of grasp representations in humans by PET: 1. Observation versus execution. Exp Brain Res 111:246-252
30. Decety J, Grezes J, Costes N et al (1997) Brain activity during observation of actions. Influence of action content and subject's strategy. Brain 120:1763-1777
31. Hari R, Forss N, Avikainen S et al (1998) Activation of human primary motor cortex during action observation: a neuromagnetic study. Proc Natl Acad Sci USA 95:15061-15065
32. Cochin S, Barthelemy C, Lejeune B et al (1998) Perception of motion and qEEG activity in human adults. Electroencephalogr Clin Neurophysiol 107:287-295
33. Iacoboni M, Woods RP, Brass M et al (1999) Cortical mechanisms of human imitation. Science 286:2526-2528
34. Buccino G, Binkofski F, Fink GR et al (2001) Action observation activates premotor and parietal areas in a somatotopic manner: an fMRI study. Eur J Neurosci 13:400-404
35. Gallese V, Keysers C, Rizzolatti G (2004) A unifying view of the basis of social cognition. Trends Cognitive Sci 8:396-403
36. Rizzolatti G, Craighero L (2004) The mirror neuron system. Ann Rev Neurosci 27:169-192
37. Ferrari PF, Gallese V, Rizzolatti G, Fogassi L (2003) Mirror neurons responding to the observation of ingestive and communicative mouth actions in the monkey ventral premotor cortex. Eur J Neurosci 17:1703-1714
38. Buccino G, Lui F, Canessa N et al (2004) Neural circuits involved in the recognition of actions performed by nonconspecifics: An fMRI study. J Cogn Neurosci 16:114-126
39. Watkins KE, Strafella AP, Paus T (2003) Seeing and hearing speech excites the motor system involved in speech production. Neuropsychologia 41:989-894
40. Ehrsson HH, Geyer S, Naito E (2003) Imagery of voluntary movement of fingers, toes, and tongue activates corresponding body-part-specific motor representations. J Neurophysiol 90:3304-3316

41. Cisek P, Kalaska J (2004) Neural correlates of mental rehearsal in dorsal premotor cortex. Nature 431:993-996
42. Gergely G, Csibra G (2003) Teleological reasoning in infancy: the naive theory of rational action. Trends Cogn Sci 7:287-292
43. Iacoboni M, Molnar-Szakacs I, Gallese V et al (2005) Grasping the intentions of others with one's owns mirror neuron system. PLoS Biol 3:529-535
44. Schubotz RI, von Cramon DY (2004) Sequences of abstract nonbiological stimuli share ventral premotor cortex with action observation and imagery. J Neurosci 24:5467-5474
45. Hauser MD, Chomsky N, Fitch WT (2002) The faculty of language: what is it, who has it, and how did it evolve? Science 298:1569-1579
46. Hauser MD, Fitch WT (2004) Computational constraints on syntactic processing in a non human primate. Science 303:377-380
47. Gallese V, Metzinger T (2003) Motor ontology: the representational reality of goals, actions, and selves. Philos Psychol 13:365-388
48. Metzinger T, Gallese V (2003) The emergence of a shared action ontology: building blocks for a theory. Conscious Cogn 12:549-571
49. Adolphs R, Damasio H, Tranel D et al (2000) A role for somatosensory cortices in the visual recognition of emotion as revealed by three-dimensional lesion mapping. J Neurosci 20:2683-2690
50. Adolphs R (2002) Neural systems for recognizing emotion. Curr Opin Neurobiol 12:169-177
51. Adolphs R (2003) Cognitive neuroscience of human social behaviour. Nat Rev Neurosci 4:165-178
52. Lambie JA, Marcel AJ (2002) Consciousness and the varieties of emotion experience: a theoretical framework. Psychol Rev 109:219-259
53. Carr L, Iacoboni M, Dubeau MC et al (2003) Neural mechanisms of empathy in humans: a relay from neural systems for imitation to limbic areas. Proc Natl Acad Sci USA 100: 5497-5502
54. Wicker B, Keysers C, Plailly J et al (2003) Both of us disgusted in my insula: the common neural basis of seeing and feeling disgust. Neuron 40:655-664
55. Penfield W, Faulk ME (1955) The insula: further observations on its function. Brain 78:445-470
56. Krolak-Salmon P, Henaff MA, Isnard J et al (2003) An attention modulated response to disgust in human ventral anterior insula. Ann Neurol 53:446-453
57. Calder AJ, Keane J, Manes F et al (2000) Impaired recognition and experience of disgust following brain injury. Nat Neurosci 3:1077-1078
58. Adolphs R, Tranel D, Damasio AR (2003) Dissociable neural systems for recognizing emotions. Brain Cogn 52:61-69
59. Goldman A, Sripada CS (2005) Simulationist models of face-based emotion recognition. Cognition 94:193-213
60. Husserl E (1989) Ideas pertaining to a pure phenomenology and to a phenomenological philosophy, 2nd book: Studies in the phenomenology of constitution. Kluwer Academic, Dordrecht
61. Keysers C, Wickers B, Gazzola V et al (2004) A touching sight: SII/PV activation during the observation and experience of touch. Neuron 42:1-20
62. Blakemore SJ, Bristow D, Bird G et al (2005) Somatosensory activations during the observation of touch and a case of vision-touch synaesthesia. Brain 128: 1571-1583
63. Damasio AR (1994) Descartes' error. Putnam, New York [trad. it.: L'errore di Cartesio. Adelphi, Milano, 1995]

64. Damasio AR (1999) The feeling of what happens: body and emotion in the making of consciousness. Harcourt Brace, New York [trad. it.: Emozione e coscienza, Adelphi, Milano]
65. Goldman A, Gallese V (2000) Reply to Schulkin. Trends Cogn Sci 4:255-256
66. Husserl E (1977) Cartesian meditations. Kluwer Academic, Dordrecht
67. Zahavi D (2001) Beyond empathy. Phenomenological approaches to intersubjectivity. J Consc Stud 8:151-167
68. Gallese V, Goldman A (1998) Mirror neurons and the simulation theory of mind-reading. Trends Cogn Sci 12:493-501
69. Terenius L (2000) Schizophrenia: pathophysiological mechanisms - a synthesis. Brain Res Rev 31:401-404
70. Minkowski E (1927) La Schizophrénie. Psychopathologie des schizoïdes et des schizophrènes. Payot, Paris
71. Bleuler E (1911) Dementia praecox oder Gruppe der Schizophrenien. In: Aschaffenburg G (ed) Handbuch der Psychiatrie. Deuticke, Leipzig
72. Blankenburg W (1971) Der Verlust der natürlichen Selbstverständlichkeit. Ein Beitrag zur Psychopathologie symptomarmer Schizophrenien. Enke, Stuttgart
73. Parnas J, Bovet P (1991) Autism in schizophrenia revisited. Compr Psychiatry 32:7-21
74. Parnas J, Bovet P, Zahavi D (2002) Schizophrenic autism: clinical phenomenology and pathogenetic implications.World Psychiatry 1/3:131-136
75. Dawson G, Webb S, Schellenberg GD et al (2002) Defining the broader phenotype of autism: genetic, brain, and behavioral perspectives. Dev Psychopathol 14:581-611
76. Schmitz C, Martineau J, Barthélemy C, Assaiante C (2003) Motor control and children with autism: deficit of anticipatory function? Neurosci Lett 348:17-20
77. Oberman LM, Hubbard EH, McCleery JP et al (2005) EEG evidence for mirror neuron dysfunction in autism spectrum disorders. Cogn Brain Res 24:190-198
78. Theoret H, Halligan E, Kobayashi M et al (2005) Impaired motor facilitation during action observation in individuals with autism spectrum disorder. Curr Biology 15:84-85
79. Rogers S (1999) An examination of the imitation deficit in autism. In: Nadel J, Butterworth G (eds) Imitation in infancy. Cambridge University Press, Cambridge, pp 254-279
80. Snow ME, Hertzig ME, Shapiro T (1988) Expression of emotion in young autistic children. Annual Progress in Child Psychiatry & Child Development, 514-522
81. Yirmiya N, Kasari C, Sigman M, Mundy P (1989) Facial expressions of affect in autistic, mentally retarded and normal children. J Child Psychol Psychiatr 30:725-735
82. Hobson RP, Ouston J, Lee A (1988) Emotion recognition in autism: coordinating faces and voices. Psychol Med 18:911-923
83. Hobson RP, Ouston J, Lee A (1989) Naming emotion in faces and voices: Abilities and disabilities in autism and mental retardation. Br J Dev Psychol 7:237-250
84. Hobson RP, Lee A (1999) Imitation and identification in autism. J Child Psychol Psychiatr 40:649-659
85. Baron-Cohen S, Leslie AM, Frith U (1985) Does the autistic child have a "theory of mind"? Cognition 21:37-46
86. Baron-Cohen S (1988) Social and pragmatic deficits in autism: cognitive or affective? J Autism Dev Disord 18:379-402
87. Baron-Cohen S (1995) Mindblindness. An Essay on Autism and Theory of Mind. MIT Press, Cambridge, MA

88. Bird CM, Castelli C, Malik O et al (2004) The impact of extensive medial frontal lobe damage on 'theory of mind' and cognition. Brain 127:914-928
89. Millikan RG (2006) Varieties of meaning. MIT Press, Boston, MA
90. Goodale MA, Milner AD (1992) Separate visual pathways for perception and action. Trends Neurosci 15:20-25
91. Milner D, Goodale MA (1995) The visual Brain in Action. Oxford University Press, Oxford
92. Jacob P, Jeannerod M (2003) Ways of seeing - the scope and limits of visual cognition. Oxford University Press, Oxford, UK

Parte 3
Il sogno

Capitolo 12

Il sogno nel dialogo tra psicoanalisi e neuroscienze

Mauro Mancia

La psicoanalisi scopre il sogno

Il sogno all'epoca di Freud

Freud apre al sogno nel 1900 [1] le porte della scienza. Alla base della scoperta freudiana del sogno c'è un modello della mente basato sul concetto di energia psichica che caratterizza il desiderio dell'uomo. Esso ha le sue radici nell'infanzia e deve soddisfarsi. È questo il pensiero di Freud che capovolge l'ordine di derivazione del sogno degli oniromantici greci e dei cultori del sogno medievali e rinascimentali. Alla credenza che il sogno giunga all'uomo dalle divinità o da forze soprannaturali, Freud sostituisce l'intuizione che il sogno venga dall'uomo stesso, cioè dal suo inconscio. Non dall'alto, dunque, ma dal basso. Riportando all'interno dell'uomo l'origine naturale del sogno, Freud gli conferisce una dimensione antropologica rendendolo oggetto di indagine scientifica.

Nel 1895 [2], in un periodo di grandi mutamenti del suo pensiero scientifico, Freud si allontana dal metodo delle scienze esatte per avventurarsi nel mistero dell'universo mentale. Questo passaggio è parallelo ad uno *shift* di identificazione personale: da Breuer, custode severo del metodo scientifico, a Fliess, meno legato nel suo pensiero alla rigorosità della scienza. Ne è testimone il *Progetto* e il modello di relazione mente/cervello che Freud crea quale base della sua concezione del sogno e che riprenderà modificandola nel 7° capitolo della *Traumdeutung*.

La Figura 1 che qui presento è la rappresentazione sintetica del pensiero (elaborato da Freud dal 1895 al 1900) relativo alla organizzazione della memoria e dell'inconscio e al ruolo di quest'ultimo nella produzione del sogno. Nel disegno si notano il sistema ϕ, responsabile della percezione; il sistema Ψ, che contiene memoria e pulsioni; il sistema ω, quale rappresentante della realtà. Nell'ordinata di destra è posta da Freud la motricità (M) e il sistema percezione-coscienza (PC). Gli stimoli provenienti dall'esterno, che raggiungono le porte della percezione (ϕ), scorrono lungo l'ascissa e raggiungono la motricità secondo lo schema riflesso elaborato da Sherrington [3], ma ad un tempo si depositano nel sistema della memoria integrandosi con il mondo delle pulsioni per creare il sistema psichico inconscio (Ψ). Durante la veglia, questo percorso è *progressivo* ed è garantito dalla realtà (ω). Con l'arrivo del sonno, l'inibizione della motricità e la perdita del contatto con la realtà impediranno all'energia psichica accumulata nel sistema Ψ di percorrere le vie progressive verso la motricità e la costringeranno ad una regressione verso le porte della percezione che, colpite dall'interno, creeranno una percezione senza oggetto, cioè una *allucinazione*. Il desiderio, attraverso questo percorso regressivo, verrà dunque soddisfatto allucinatoriamente. Sulla base di questo modello, Freud formula la sua ipotesi del *sogno come soddisfazione allucinatoria di un desiderio rimosso nell'infanzia.*

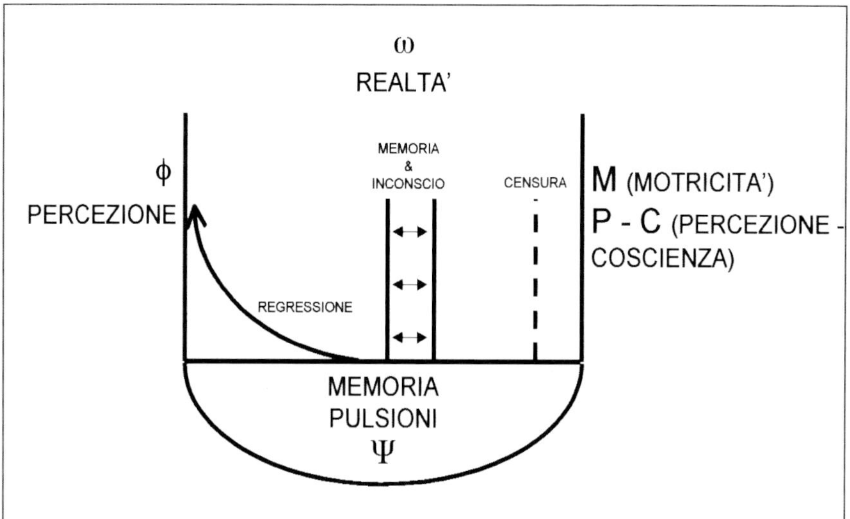

Fig. 1. Disegno che rappresenta la sintesi di due modelli di relazione mente-cervello proposti da Freud nel *Progetto di una psicologia scientifica* (1895) e nel 7° capitolo della *Interpretazione dei sogni*. Per la spiegazione, vedi il testo.

Nel 7° capitolo della *Interpretazione dei sogni* Freud aggiunge al modello altre ordinate che riguardano la memoria, l'inconscio e la censura. Il sogno non solo offre la soddisfazione allucinatoria di un desiderio rimosso, ma ad un tempo permette all'inconscio di farsi strada attraverso la censura per raggiungere il sistema percezione/coscienza. Per potersi manifestare alla coscienza, l'inconscio dovrà però sottoporsi alle distorsioni e trasformazioni prodotte dalla censura. Quest'ultima è dunque la responsabile della *retorica* del sogno, cioè della differenza tra il contenuto manifesto e il suo contenuto latente.

Alla censura è affidato il compito principale del lavoro onirico che impedisce all'inconscio di farsi strada direttamente nella coscienza. La censura crea il sogno, come evento primario, ma è anche responsabile del suo oblio. L'evento primario è inconoscibile in sé, mentre è conoscibile l'evento secondario attraverso la narrazione che comporta una trasformazione delle rappresentazioni del sogno in un sistema di significazione linguistica. Comunque alla censura è affidato il compito principale del *lavoro onirico* che consiste nella condensazione, spostamento, simbolizzazione e drammatizzazione.

L'operazione di *condensazione*, che interessa lo spazio e il tempo, partecipa al conferimento al sogno dei caratteri di estraneità, irrealtà, bizzarria, assurdità e alienità, che caratterizzano l'esperienza onirica. Allo *spostamento* il compito di disporre i contenuti del sogno intorno ad elementi altri rispetto ai pensieri più importanti del sogno. Ne consegue che gli aspetti essenziali del sogno appaiono come se avessero scarso valore. Lo spostamento interessa anche gli affetti, ma il più interessante riguarda il linguaggio del sogno e la sua narrazione. Questa è collegata ad una catena sintagmatica associativa in cui il sogno può produrre uno scambio linguistico che permette ad un sintagma di stare per un altro. Di questo scambio si avvantaggia anche la condensazione e l'intero lavoro onirico che, come processo secondario, si fonda su una trasformazione linguistica delle rappresentazioni primarie. Freud aveva colto questo sottile aspetto del sogno in cui il linguaggio diventa un crocevia di significazioni di varie rappresentazioni che permettono una molteplicità di sensi. Accanto allo spostamento, acquista un particolare significato la *simbolizzazione* del sogno per cui un oggetto viene messo al posto di un altro acquisendo un significato molto privato collegato alla storia affettiva del sognatore e al contesto delle sue relazioni. La simbolizzazione partecipa naturalmente all'operazione metaforica del sogno e in questa misura permette al linguaggio del sogno di avvicinarsi a quello poetico. Strettamente legato alla simbolizzazione, il sogno opera una *drammatizzazione* dei suoi contenuti emozionali ed affettivi. Per questo il sogno può essere considerato un *teatro privato* dove si svolge una *pièce* in cui i singoli personaggi e le singole parti che essi rappresentano sono uniti tra loro da vari rapporti logici e affettivi. Una messa in scena che la mente compie nel sogno attraverso una trasformazione delle singole rappresentazioni cui vengono ancorati determinati significati simbolici. La scena primaria del sogno viene considerata da Freud come il vero "nutrimento" della mente, un evento che rappresenta per essa una necessità. Freud afferma che, diversamente dal teatro, il sogno presenta scene più complesse in quanto più eventi possono essere rappresentati simultaneamente. In questo senso è paragonabile all'opera di un pittore che rappresenta numerosi personaggi in un unico quadro in relazione tra di loro (potremmo definirla la *dimensione intrapsichica* del sogno), ma anche in relazione con i fruitori dell'opera d'arte (potremmo definirla la *dimensione intersoggettiva* del sogno).

Freud [1] nel sogno introduce anche un concetto fondamentale per la teoria psicoanalitica: quello di *identificazione*. Egli scrive: "Là dove nel contenuto onirico non compare il mio Io, ma soltanto una persona estranea, posso tranquillamente supporre che il mio Io è celato per identificazione dietro quella persona [...] Nel sogno posso dunque raffigurare il mio Io, in modi diversi, ora direttamente, ora per mezzo dell'identificazione con persone estranee" (p. 297). Il lavoro onirico è permeato di affettività e crea un ponte con le esperienze infantili. Esso permette dunque una ritrascrizione della memoria fin dalle prime esperienze affettive del bambino. Freud definisce questo recupero emotivo degli eventi passati come *Nachträglichkeit*, concetto quest'ultimo che va esteso anche alla memoria implicita e alla sua specifica ritrascrizione di esperienze che strutturano l'inconscio non rimosso [4, 5]. Di questi aspetti del sogno parlerò in seguito.

Il concetto freudiano di *Nachträglichkeit* contiene in sé la finalità che Freud attribuisce al lavoro sul sogno: quella di poter ottenere una *ritrascrizione* di un passato essenzialmente storico degli eventi traumatici che hanno costellato l'infanzia del paziente e che possono essere le ragioni della sua nevrosi. Quindi, attraverso il sogno, Freud ripropone la riscrittura di un'autobiografia la più fedele possibile alla storia reale del paziente. Ciò permette a Freud di affidare il lavoro ricostruttivo del sogno alla memoria storica e autobiografica e agli eventi del passato che riemergono nella relazione, anche se in *Ricordi di copertura* [6] mette in dubbio il fatto che noi abbiamo ricordi precisi della nostra infanzia, o non piuttosto ricordi che costruiamo sulla nostra infanzia. Qui Freud è andato vicino al concetto più attuale di memoria implicita che non permette il ricordo e che pertanto non può essere espressione di rimozione. Di questo parlerò in seguito.

Nel 1937, in *Costruzioni nell'analisi* [7], Freud ritorna al passato che "sopravvive nel presente" quale base della relazione analitica e del lavoro di costruzione (o di ricostruzione) del materiale dimenticato a partire dalle tracce che questo ha lasciato dietro di sé. E, negli anni '30, egli ritorna alla sua definizione originaria di sogno, formulata nel lontano 1895-1900, come soddisfazione allucinatoria di un desiderio rimosso nell'infanzia, ma ammette qualche eccezione. La sua teoria è valida in generale, ma può essere rivista riguardo a due condizioni: i sogni che si riferiscono a un'esperienza traumatica e quelli che evocano esperienze dolorose dell'infanzia. Egli così ammette la possibilità di modificare la sua teoria considerando il sogno un *tentativo* di appagamento di un desiderio rimosso. La sua teoria è salva, ma non potrà resistere alle evidenze che emergeranno dall'evoluzione del pensiero psicoanalitico.

Il sogno dopo Freud

Gli anni '30 rappresentano per la psicoanalisi un importante momento di cambiamento di paradigma. L'avvento di Melanie Klein [8] sulla scena psicoanalitica internazionale ha rappresentato una trasformazione radicale del modello energetico pulsionale di Freud, sostituito da un modello relazionale. Tale cambiamento metapsicologico della mente modifica radicalmente la concezione del sogno e il modo di lavorare con questa funzione in analisi. L'importanza della relazione affettiva, legata soprattutto alle esperienze primarie, permette di pensare che non è più il rimosso la molla che fa lavorare nel sogno la nostra mente, ma una dinamica tra rappresentazioni affettive (oggetti interni), precipitati che si stratificano nell'inconscio nella prima infanzia e che si manifestano attraverso i processi primari della scissione e della identificazione proiettiva e introiettiva. Anche se non esplicitato, l'inconscio kleiniano dunque, che si manifesta nel sogno, non è più legato alla rimozione ma essenzialmente alle modalità di scissione e di identificazione proiettiva che la Klein introduce nella clinica e che costituirà una delle scoperte più importanti della psicoanalisi attuale. Alla Klein va il merito inoltre di aver dato al sogno una funzione centrale nella economia della mente: quella di rappresentare le tappe evolutive cui va incontro nel suo sviluppo, tappe che possono essere colte nel transfert.

In linea con il nuovo modello metapsicologico kleiniano, il modello interpretativo del sogno assume una dimensione *teologica*, nel senso che si collega a quegli oggetti interni, cioè a quelle rappresentazioni interne di figure genitoriali che hanno acquisito un significato sacrale per l'individuo, diventando dèi e diavoli del suo universo mentale [9]. Può essere interessante qui riportare il pensiero di Umberto Eco [10] che "dietro ad ogni strategia del mondo simbolico esiste, a legittimarlo, una teologia" (p. 912). Questa legittimazione mi ha spinto a ricercare possibili accostamenti e analogie tra sogno e religione, intesa quest'ultima come un processo interno relativo alla religiosità dell'individuo che permette nel sogno di *re-ligare*, cioè unire in una complessa relazione gli elementi affettivamente ed emotivamente più significativi che nel tempo si sono stratificati nel mondo interno dell'uomo [9]. Per questo il sogno diventa un teatro interno [11] dove si rappresenta la mente dell'uomo con personaggi in relazione tra loro (la dimensione intrapsichica) da cui scaturisce un significato che è portato nel mondo esterno e nelle relazioni esterne (la dimensione intersoggettiva) [12].

La teoria degli oggetti interni ha avuto un valore euristico notevole proprio nell'introdurre dei "valori" nella dimensione psicoanalitica della mente, nel conferire una "responsabilità" all'uomo per lo stato dei suoi oggetti (interni ed esterni), nel dare un "significato nuovo", essenzialmente relazionale, al concetto di fantasia inconscia e quindi al significato più profondo dei sogni. Questo spostamento di vertice ha rappresentato un importante movimento del pensiero psicoanalitico, che ha sostituito il modello energetico pulsionale freudiano, fondato sul desiderio e sulla sua rimozione, con un modello relazionale basato sulle più complesse modalità che partecipano alla organizzazione della personalità e delle funzioni inconsce della mente. Con queste premesse, lavorare sul sogno significa anche acquisire conoscenze sullo stato degli oggetti interni, sui loro conflitti e difese. Per questo, il modello teorico della mente ha potuto trasformarsi e arricchirsi conferendo al sogno una ulteriore funzione, studiata da analisti dell'ultima generazione appena scomparsa [13, 14]: quella di essere fondamentale strumento di conoscenza. Il modello proposto si può definire *epistemologico* e si basa su una felice affermazione di Money-Kyrle [15], per cui se l'uomo è la sua rappresentazione del mondo e in essa si identifica la sua dimensione conoscitiva, il sogno, in quanto rappresentazione del mondo interno dell'uomo, è esso stesso fonte di conoscenza.

Bion [13] propone per il sogno il compito, affidato alla *funzione alfa*, di trasformare le esperienze sensoriali, emotive ed emozionali, che raggiungono la mente durante la veglia come *elementi beta*, in forme di pensiero del sogno. Il sogno diventa allora uno strumento con cui la mente elabora le esperienze sensoriali e le trasforma in pensiero. Ciò permette una preziosa continuità alle funzioni mentali nel passare dalla veglia (dominata da fantasie) al sonno (dominato da sogni). Bion capovolge il rapporto tra sogno e inconscio rispetto a quello prospettato da Freud. Censura e resistenze personali nel sogno non sono per Bion il prodotto dell'inconscio, ma strumenti per mezzo dei quali il sogno "crea e differenzia il conscio dall'inconscio" (p. 42). Per il sogno Bion introduce un concetto di grande interesse teorico-clinico: quello di *barriera di contatto*, una sorta di membrana semi-permeabile che permette lo scambio tra conscio e inconscio, ma anche ne differenzia le funzioni nella veglia e nel sonno. La barriera di contatto va vista come espressione di una estrema plasticità[1] della mente nell'ambito del transfert. Infatti, in analisi il sogno permette di attivare un processo in cui la barriera è in continua trasformazione e permette alla coppia analitica di cogliere le varie dimensioni del sogno (quella intrapsichica e quella interpersonale) e di darne diverse interpretazioni. Spesso è proprio grazie a questa plasticità della barriera che è possibile cogliere, nel sogno prima che altrove, le resistenze, le difese, i cambiamenti significativi della temperatura transferale del paziente e della sua relazione con noi. Il sogno contestualizzato, attraverso il transfert, nell'ambito della relazione analitica, definisce la sua dimensione conoscitiva. Questa dimensione è definita come *epistemologica* in quanto vede la mente svilupparsi sulla base dell'acquisizione di conoscenze su se stessi e sui propri oggetti (interni ed esterni). Ma poiché tale conoscenza è condizionata dal potere e dal valore delle stesse rappresentazioni, possiamo affermare che la funzione conoscitiva della mente è condizionata dalla sua teologia (e dagli affetti che legano questi oggetti "sacri").

Questo aspetto epistemico del sogno pone il problema della *necessità* che ha l'uomo di sognare, perché sognare significa darsi un essenziale strumento di conoscenza di sé e dei propri oggetti, di cui la mente ha bisogno per mobilitarsi e crescere. Produrre conoscenza attraverso il mondo delle rappresentazioni può dunque essere considerata una delle funzioni del sogno. L'aveva intuito Freud [1] quando paragonava il sogno ad un giornale in un regime dittatoriale: deve uscire ogni notte ma, non potendo dire la verità, è costretto a dirla tra le righe. Lo pensiamo anche noi oggi, solo che per noi il sogno è un giornale che esce ogni notte e deve dire

[1] Prendo "plasticità" dalla biologia in cui il termine indica la capacità trasformativa delle sinapsi.

la verità, anche se in forma distorta, per rivelare lo stato affettivo del sognatore collegato, come un ponte, alle esperienze infantili e ad un tempo per radiografare lo stato relazionale della coppia in analiti, con riguardo sia alla mente del paziente e ai suoi oggetti che alla mente dell'analista con i suoi affetti personali e controtransferali.

In questa linea di pensiero possiamo oggi definire il sogno come una "esperienza reale" che, in quanto rappresentazione del mondo interno del sognatore nel suo immediato presente, esprime il "transfert" in tutta la sua totalità. Quello che inoltre va sottolineato è il ruolo attivo e insostituibile del sogno nel processo di *drammatizzazione* della relazione, teso a costruire un pensiero condiviso dalla coppia. Un processo, cioè, di *teatralizzazione* degli affetti in gioco nella relazione in quel particolare e fuggevole momento transferale. Il transfert, in questo contesto, è da vedersi come una *situazione relazionale totale* [16], trasferita dal passato al presente, ma ad un tempo come proiezione di una dinamica tra oggetti interni nello spazio della relazione analitica. Tale modalità permette al paziente di rappresentare attraverso il sogno e comunicare con la sua narrazione lo stato attuale dei propri oggetti interni, in relazione all'analista, e il suo collegamento alla sua storia affettiva primaria. All'analista il sogno permetterà di riconoscere le scissioni, le identificazioni, le negazioni, le idealizzazioni, le paure, le difese, le aggressioni, le seduzioni, attivate nel paziente, e di usarle per un lavoro sul sogno. Lavoro fatto di tante cose: interpretazioni, decodificazioni e traduzioni dal manifesto al latente, ma anche di esplorazioni, ipotesi, ripensamenti, rielaborazioni, mosse e attese da giocatore di scacchi, tutte con lo scopo di acquisire e far acquisire conoscenze sugli oggetti interni e le loro dinamiche, in relazione alle esperienze più arcaiche, sulle difese indotte dalle sollecitazioni transferali e sulle azioni rivolte al mondo esterno.

Questo complesso lavoro sul sogno è reso possibile dal contesto relazionale (transferale e controtransferale) che partecipa alla organizzazione del sogno. In questa linea di pensiero, sulla quale si muove la psicoanalisi attuale, possiamo vedere il sogno come un evento che attinge alla vita mentale di *entrambi* i componenti della coppia analitica, un evento in cui non ci sono solo simboli del paziente che l'analista deve interpretare, ma in cui il processo di simbolizzazione rappresenta il risultato dell'incontro tra paziente e analista, teso a creare nel sogno un senso nuovo e condiviso [12, 17]. Per questo, sebbene sia il paziente a sognare (e occasionalmente anche l'analista), non c'è una *sola* verità da scoprire in seduta, una verità che appartenga esclusivamente al paziente, bensì una verità che appartiene alla coppia e che permette a quest'ultima di realizzare una sintonizzazione (o dissonanza) affettiva (analoga a quella descritta nella relazione primaria madre/bambino [18]), affinché il paziente possa essere raggiunto dove è, e nella misura per lui sopportabile. La verità che il sogno, ogni sogno, veicola deve poter essere colta dalla coppia nel suo doppio livello: *intrapsichico*, dove parti del Sé in relazione dinamica tra loro sono identificate con gli oggetti del sogno, e *intersoggettivo*, dove parti del Sé sono identificate con l'oggetto, l'analista nel transfert. Contestualizzato e ricondotto all'*hic et nunc* dell'incontro, il sogno si presenta come l'aiuto più prezioso per cogliere un determinato momento transferale, selezionare gli affetti emergenti e comporre le tessere sparse di un mosaico relazionale, così da produrre una *costruzione* su cui basare un'ipotesi interpretativa. Ma, nello stesso tempo, il sogno permette un recupero e una presentificazione di antiche esperienze cui viene attribuito un nuovo senso: operazione che permette di considerare il sogno come il protagonista più accreditato e l'artefice più affidabile di quella che Freud definisce *Nachträglichkeit*, intesa come riattribuzione di significato ad una esperienza passata, anche preverbale e presimbolica, attraverso una ritrascrizione della memoria (con e senza il ricordo). Questo è il lavoro sul sogno più propriamente *ricostruttivo* [5, 19].

Il sogno nella psicoanalisi attuale

La scoperta della memoria implicita e dell'inconscio precoce non rimosso [4, 5, 20] e il loro collegamento con le esperienze precoci dell'infanzia, anche traumatiche, hanno conferito al sogno un'ulteriore dimensione particolarmente importante nella teoria e nella clinica. È necessario anzitutto qui riferirsi alle relazioni primarie del bambino con la madre e con l'ambiente in cui cresce [21]. A partire dagli ultimi periodi gestazionali, il feto è a diretto contatto con i ritmi materni (cardiaco e respiratorio) e con l'intonazione della sua voce [22]. Ritmi e voce sono memorizzati dal feto e costituiranno riferimenti relazionali importanti per il neonato alla nascita [23]. Sappiamo che il neonato è particolarmente sensibile alla tonalità della voce materna e progressivamente alla struttura del suo linguaggio [24]. Accanto alla voce, il corpo materno costituisce un'area di interazione madre/bambino particolarmente importante in cui il modo che la madre ha di contenere, toccare, parlare al bambino e osservarlo, insieme alla sua capacità di *rêverie*, costituiscono veicoli affettivi fondamentali in questa relazione primaria. Tali esperienze presimboliche e preverbali, con gli affetti, le fantasie e le emozioni che evocano nel neonato, saranno depositate nella memoria implicita e verranno a costituire la struttura portante di un nucleo inconscio del Sé precoce non rimosso. Esse infatti non possono andare incontro a rimozione in quanto le strutture della memoria esplicita, indispensabili per questo processo, non sono mature prima dei due anni di vita [25]. Pertanto dobbiamo immaginare il bambino depositario di un inconscio che non permette il ricordo, ma che continuerà a condizionare la sua vita affettiva, emozionale e cognitiva per l'intera vita [4, 5].

Il sogno ha una estrema importanza poiché, insieme ad alcune modalità del transfert affidate appunto alla voce e al linguaggio del paziente (ciò che ho definito la "dimensione musicale" del transfert), è in grado di rendere simboliche esperienze all'origine presimboliche e preverbali permettendone quindi la verbalizzazione e la pensabilità. In questa misura, il sogno è in grado, attraverso la sua rappresentazione, di creare una raffigurabilità psichica [26] capace di colmare il vuoto della non rappresentazione che caratterizza l'inconscio non rimosso. Questa nuova funzione del sogno, oltre a quella di rivelare il transfert nel suo immediato presente e quindi facilitare il lavoro di *costruzione* in analisi, permette un lavoro di *ricostruzione*[2] che rende possibile al paziente la ritrascrizione della sua storia personale relativa alla sua stessa identità. Ciò comporta anche la possibilità per il paziente di storicizzare il proprio inconscio a partire dalle prime esperienze più significative preverbali e presimboliche, non passibili di ricordo. Questo comporta un ampliamento del concetto freudiano di *Nachträglichkeit*. Per Freud tale concetto implicava una ritrascrizione della memoria di eventi passati e rimossi collegati alla storia autobiografica e quindi alla memoria esplicita del paziente. Pertanto esso si fondava su un lavoro di ricostruzione di un'esperienza realmente vissuta, riportata alla luce attraverso il ricordo, in virtù di un processo di derimozione di cui il sogno è il massimo fautore. Ora siamo nella condizione di estendere questo concetto di *Nachträglichkeit* anche alla memoria implicita e quindi ad un processo di ritrascrizione di esperienze emotive non rimosse e non passibili di ricordo, ma che hanno caratterizzato i primi incontri del bambino con la madre. Così intesa, la *Nachträglichkeit* viene ad includere le esperienze più precoci che Freud [28] aveva erroneamente considerato passibili di "rimozione originaria" e che oggi consideriamo invece come esperienze fondanti, insieme alle fantasie e alle

[2] Per una definizione del lavoro di costruzione e ricostruzione, vedi Mancia [27].

difese, un *inconscio precoce non rimosso* capace di condizionare lo sviluppo della mente infantile e i successivi processi di rimozione.

In sintesi, dunque, la psicoanalisi attuale vede il sogno non solo come una "finestra aperta" sul transfert [29] o come un'esperienza reale che, in quanto rappresentazione del mondo interno del sognatore nel suo immediato presente, esprime il transfert in tutta la sua totalità [16, 19], ma anche come una trasformazione simbolica di un'esperienza presimbolica che il paziente potrà rivivere emozionalmente nell'incontro analitico anche senza il ricordo. Inoltre, il sogno è il creatore di immagini pittografiche, cioè una raffigurabilità psichica che colma il vuoto della non rappresentazione e riempie pertanto quelle lacune della storia affettiva ed emozionale del sognatore collegate alle esperienze più arcaiche, sepolte nella sua memoria implicita (vedi Cap. 3, questo volume).

Le neuroscienze si interessano al sogno

All'inizio del secolo, quando già Freud aveva pubblicato l'*Interpretazione dei sogni*, la psicologia europea sembrava più interessata al sonno che ai sogni. Ne è testimonianza l'opera di Henry Pieron [30] che definisce il sonno "uno stato fisiologico periodicamente necessario, con una ciclicità relativamente indipendente dalle condizioni esterne e caratterizzato da una interruzione dei complessi rapporti sensoriali e motori che collegano il soggetto con il suo ambiente". Il secolo appena passato ha di fatto visto un grande sviluppo della neurofisiologia del sonno considerato un evento *attivo* di inibizione corticale ad opera di un pioniere come Pavlov [31] e in seguito visto come un evento *passivo* indotto da una deafferentazione sensoriale [32] o da una deattivazione funzionale del sistema reticolare ascendente di Moruzzi e Magoun [33, 34]. Infine, ancora, come un evento *attivo* prodotto da sistemi reticolari caudali ipnogeni [35, 36] o da strutture ipnogene prosencefaliche basali preottiche [37].

Gli eventi mentali del sonno sono stati sempre lontani dall'interesse dei neurofisiologi fino al 1953, anno in cui le porte del sogno si sono aperte anche ai fisiologi e agli psicologi sperimentali con la scoperta del sonno REM. A questa data risale l'osservazione di Aserinsky e Kleitman [38] di una fase "paradossale" del sonno: i bambini osservati da questi autori presentavano in pieno sonno dei movimenti oculari visibili sotto le palpebre, alcuni movimenti rapidi delle estremità e il loro tracciato elettroencefalografico era desincronizzato come durante la veglia. Per questo, la fase di sonno osservata è stata definita "paradossale". Essa corrisponde anche alla sigla inglese REM (*Rapid Eye Movements*) dai movimenti oculari presenti in quantità durante questa fase.

La ricerca neurofisiologica in quegli anni [39] aveva dimostrato i parametri elettrofisiologici e le strutture responsabili del sonno REM distinguendoli da quelli del sonno non-REM: desincronizzazione elettroencefalografica, atonia dei muscoli posturali, movimenti oculari rapidi, comparsa di onde monofasiche nel sistema visivo chiamate onde ponto-genicolo-occipitali (PGO) e burrasche neurovegetative caratterizzate da aritmia respiratoria e cardiaca con variazione della pressione arteriosa sistemica. Anche il sistema endocrino è stato visto andare incontro a modificazioni significative durante la fase REM. Il ponte, nella sua organizzazione reticolare colinergica, è risultato responsabile degli eventi ascendenti e discendenti del sonno REM e pertanto il *deus ex machina* di questa importante fase del sonno.

In quegli stessi anni, il gruppo di Kleitman [40, 41] studiava in soggetti normali volontari l'attività mentale nel sonno risvegliandoli in coincidenza con gli episodi sia di sonno REM che di sonno non-REM. Questi, quando il risveglio avveniva alla fine di un episodio REM, narravano un'esperienza che non era difficile catalogare come sogno in quanto ricca di contenuti percettivo-allucinatori e di forte partecipazione emozionale del soggetto alla scena, con autorappresentazioni. Quando il risveglio avveniva al di fuori delle fasi REM, l'attività mentale era caratterizzata da frammenti di realtà e pensiero non organizzato in una sequenza onirica.

Si ponevano quindi le basi psicofisiologiche per un modello dicotomico REM/non-REM come equivalente elettrico di un'attività mentale differenziata. Nell'ambito degli episodi REM, è stata poi collegata la durata di un singolo episodio con la quantità di materiale onirico raccolta [42], la quantità di movimenti oculari con i contenuti onirici [43] e la direzione specifica dei movimenti oculari in rapporto alla organizzazione spaziale degli eventi del sogno [41, 44].

Queste esperienze psicofisiologiche hanno creato la convinzione che il sonno REM costituisca la base neurofisiologica o "cornice neurobiologica" all'interno della quale è possibile al sogno di organizzarsi. Infatti, la desincronizzazione EEG di per sé esprime un'attivazione neocorticale che costituisce la base per un'attività percettiva e cognitiva e per l'attivazione della memoria, eventi che caratterizzano l'esperienza onirica. Gli stessi movimenti oculari sono stati considerati come l'equivalente motorio di un'attività allucinatoria capace di per sé di creare uno spazio onirico. Anche le onde monofasiche, chiamate PGO (ponto-genicolo-occipitali), che si registrano nel sistema visivo, sono state considerate come l'espressione elettrica di un processo di decodificazione e lettura delle informazioni che nascono all'interno del sistema nervoso e che sono vissute dal soggetto come allucinazioni visive [45]. Esperienze psicofisiologiche durante le fasi REM hanno poi dimostrato che l'organizzazione del sogno nei suoi aspetti geometrico-spaziali e emozionali avviene in prevalenza nell'emisfero destro [46, 47]. L'emisfero sinistro parteciperebbe invece essenzialmente alla narrazione del sogno.

Una serie di osservazioni eseguite con metodologie più raffinate, che tenevano conto del setting sperimentale, delle aspettative del sognatore, delle modalità con cui venivano raccontati i sogni al risveglio, hanno poi permesso agli psicofisiologi di dimostrare l'esistenza di un'attività mentale complessa non solo nella fase REM, ma anche all'addormentamento e nelle fasi non-REM. La divergenza con i risultati ottenuti precedentemente dai vari autori sta in questioni metodologiche ma anche nelle definizioni che possono essere date di sogno. Partiamo infatti da definizioni estremamente estensive come quella di Fromm [48] secondo il quale qualsiasi attività mentale che compare in sonno può essere considerata un sogno; fino a definizioni più restrittive come quella di Bosinelli e Franzini [49], per i quali il sogno è un'esperienza mentale con carattere di alienità, vividezza percettiva, partecipazione personale del sognatore accompagnata da inefficacia dell'esame di realtà e da perdita del controllo volontario sul corso del pensiero.

Se si chiede ad un giovane volontario, durante le sue fasi di sonno, di riferire ogni cosa che sia passata per la sua mente subito prima del risveglio, si può vedere come in un'alta percentuale dei casi di sonno sia REM che non-REM si ha una descrizione di un'esperienza che non abbiamo difficoltà a considerare sogno. Anche durante l'addormentamento si crea una condizione allucinatoria con immagini mentali che non differiscono da quelle che si producono in altre fasi del sonno. Il soggetto va incontro ad una frammentazione del pensiero per una progressiva perdita di controllo volontario sulla realtà. Ciò permette l'intrusione di contenuti involontari bizzarri e regressivi che vanno a costituire il materiale per una produzione onirica. Questi contenuti diventano immagini visive e uditive che costituiscono la base di allucinazioni ipnagogiche descritte da molti anni in letteratura [50].

Un'analisi delle attività mentali che compaiono all'addormentamento, paragonate a quelle che compaiono in altre fasi del sonno, mostra delle differenze relative alla strutturazione spaziale del sogno e anche al livello di partecipazione personale del sognatore al sogno. Antrobus [51] ha suggerito che il parametro quantitativo relativo al numero delle parole potrebbe costituire il mezzo più efficace per un'analisi delle differenze psicologiche che compaiono nei due tipi di sogni (in fase REM e non-REM). Un altro parametro potrebbe essere rappresentato dal numero di rappresentazioni di sé nel sonno REM rispetto al sogno che compare all'addormentamento [52]. I dati psicofisiologici attuali comunque hanno confermato che esperienze onirosimili sono prodotte dalla mente umana in tutte le fasi del sonno sia REM che non-REM. Le caratteristiche e i contenuti presenti nelle due fasi di sonno dipendono più dalla lunghezza dei resoconti, quindi dal numero delle parole usate nella narrazione, che non dalla qualità di esse. Anche Antrobus [53] pensa che il sogno sia presente in tutte le fasi di sonno, anche se soltanto in sonno REM esistono condizioni di attivazione corticale tali da poter garantire un recupero della memoria in grado di permettere resoconti di una certa lunghezza. La presenza di attività corticale rapida in sonno REM (40 Hz) [54] suggerisce una maggiore disponibilità di questa fase di sonno per un'attività cognitiva. Anche il materiale dei protocolli ottenuti dai vari risvegli presenta un'organizzazione linguistica maggiore se proviene da fasi di sonno REM rispetto a fasi di sonno non-REM.

Questi dati permettono l'ipotesi che la ridotta attivazione corticale in sonno non-REM comporti la produzione di sogni con una minore capacità di elaborazione dei materiali immagazzinati nella memoria e una minore capacità di narrarli. I risultati di queste ricerche dimostrano che esistono differenze tra le funzioni cognitive nel sonno: una maggiore capacità in sonno REM di ricordare e di descrivere le esperienze mentali; una maggiore quantità di parole usate nella narrazione e conseguentemente una maggiore stranezza e bizzarria dei contenuti del sogno. I cognitivisti Antrobus [51], Foulkes [55] e Cavallero [56] considerano pertanto la fase REM del sogno come quella più adatta alla produzione onirica in quanto risponde alle seguenti condizioni: a) la corteccia cerebrale è fortemente attivata come nella veglia e perciò in grado di recuperare esperienze memorizzate; b) la corteccia associativa partecipa alla organizzazione simbolica delle esperienze tipiche del sogno; c) il cervello così attivato è capace di creare una esperienza multimediale simile a quella della veglia.

Tuttavia, poiché il sogno è comunque presente anche se in forma quantitativamente diversa nelle due fasi di sonno (REM e non-REM), il gruppo di Bosinelli ha suggerito l'ipotesi che esista nel cervello un unico sistema di produzione dell'attività onirica attivo in tutte le fasi, dall'addormentamento al risveglio, anche se in misura diversa. Altri autori contestano questa conclusione e, riconoscendo al sogno nelle fasi REM e non-REM anche caratteristiche *qualitative* diverse relative alla bizzarria e ai suoi aspetti più emozionali, suggeriscono una seconda ipotesi per cui il sogno è prodotto da due generatori che operano nel cervello nelle diverse fasi REM/non-REM. In questa ipotesi, la vecchia concezione dicotomica REM/non-REM viene riproposta anche se in forma più attenuata. Esiste inoltre una terza ipotesi per la quale nella fase non-REM esisterebbero processi di tipo REM "coperti" e questi ultimi sarebbero i responsabili del sogno [57].

In conclusione, possiamo dire che durante il sonno la nostra mente non ha riposo. Cambia essenzialmente l'attività mentale in quanto cambia il rapporto con la realtà da parte dell'Io del sognatore. La realtà percettiva viene sostituita da una realtà allucinatoria con autorappresentazioni e con forti partecipazioni emozionali agli eventi del sogno. Anche se nella sostanza non esiste una forte differenza tra eventi mentali all'addormentamento, sonno non-REM e sonno REM, la ricerca psicofisiologica conferma la presenza di un'attività onirica più viva, con maggiore riferimento ai contenuti della memoria, maggiore bizzarria e più lunga narrazione per quei sogni che avvengono nella cornice biologica rappresentata dal sonno REM.

Sulla base di una maggiore dimostrata importanza del sonno REM nella organizzazione del sogno, Hobson e McCarley [58] e Hobson e Coll. [59] hanno proposto un'ipotesi di produzione onirica del cervello che hanno definito di *attivazione-sintesi.* In questa ipotesi, il cervello in sonno REM è considerato un vero e proprio generatore dello stato di sogno. Il motore del fenomeno sarebbe il *ponte,* la cui struttura solleciterebbe il cervello dall'interno producendo informazioni che, proiettate sul prosencefalo e sul sistema limbico, verrebbero da questi elaborate per il recupero di esperienze depositate nella memoria esplicita, per la costruzione della trama del sogno e la partecipazione emozionale all'evento onirico. Da questa teoria deriverebbe che: a) l'energia primaria responsabile del sogno è fisiologica, prodotta appunto dal generatore interno pontino, determinato genotipicamente, e non psicologica; b) l'elaborazione delle informazioni a partenza pontina (*deus ex machina* del sogno) e la loro sintesi sarebbero compito del prosencefalo e sarebbero finalizzate alla organizzazione della percezione sotto forma di allucinazione, dell'autorappresentazione, delle emozioni connesse con queste rappresentazioni, del recupero delle esperienze memorizzate e della elaborazione cognitiva tipica del sogno; c) in questa ipotesi, il cervello in sonno REM avrebbe delle analogie con un computer sofisticato in cerca di parole-chiave con il compito di integrare dati fenotipici derivati dall'esperienza con stimoli genotipici; d) il contenuto del sogno che si fa strada attraverso la coscienza non è inconscio né è deformato dalla censura come vorrebbe Freud, ma è un *processo caotico* di auto-attivazione a partenza pontina che sarebbe responsabile del contenuto del sogno, della sua bizzarria e di tutto ciò che Freud chiamava il "lavoro onirico". Più recentemente, Hobson e Coll. [60] sostengono che a) le allucinazioni visive sono da attribuire alla autoattivazione del cervello visivo, dovuta all'output dal ponte che attiva anche la corteccia parietale necessaria per l'organizzazione spaziale del sogno; b) le emozioni del sogno sono dovute all'attivazione dell'amigdala che coinvolge altre strutture limbiche e paralimbiche; c) il delirio onirico, la perdita della consapevolezza di sé e le esperienze illogiche del sogno sono da ascrivere a una demodulazione aminergica ed inibizione della corteccia frontale dorsolaterale. Ciò ha permesso ad Hobson [61] di radicalizzare il suo pensiero affermando che la mente nel sogno non è altro che il cervello autoattivato.

* * *

Lo studio con neuroimmagini ha portato contributi interessanti relativi all'attivazione di determinate aree cerebrali durante le fasi REM del sonno. Nel presupposto che in questa fase del sonno si abbia il massimo di produzione onirica, alcuni ricercatori hanno correlato direttamente l'attivazione e la inibizione di alcune aree cerebrali con la produzione del sogno. Nasce così un contributo neuropsicologico significativo che ci permette di conoscere le aree e le strutture cerebrali interessate alla organizzazione del sogno. Le aree attivate nell'uomo visualizzate con la tecnica della tomografia a emissione di positroni (PET) durante il sonno REM sono: il tegmento pontino, i nuclei amigdaloidei dei due lati, il talamo di sinistra, la corteccia del cingolo e l'opercolo parietale di destra, una regione quest'ultima importante per la costruzione spaziale, mentre l'attivazione limbica descritta potrebbe costituire il substrato neurofisiologico che spiega le componenti emozionali del sogno [62]. Precedentemente, Braun e Coll. [63] avevano contribuito a differenziare a livello strutturale i meccanismi della veglia da quelli del sonno REM confermando l'attivazione in fase REM delle aree limbiche e para-limbiche, inclusa l'insula, la corteccia del cingolo e quella del lobo temporale mediale. Gli stessi autori [64] hanno successivamente osservato un aumento di attività in sonno REM anche dell'ippocampo e del giro para-ippocampale insieme alla corteccia extra-striata. Per contro, la corteccia prefrontale dorsolaterale, lo striato e la corteccia orbitale sono deattivate durante questa fase di sonno.

In uno studio teso a dimostrare l'importanza del sonno REM nel processo di memorizzazione Maquet e Coll. [62] hanno osservato che le esperienze in veglia influenzano delle specifiche aree del cervello durante il sonno seguente. In particolare, le aree cerebrali attivate durante l'esecuzione di un compito in veglia erano significativamente più attive durante il sonno REM. Questi risultati indicano che le tracce di memoria sono processate durante il sonno REM nell'uomo. Tuttavia non va trascurata l'osservazione di Huber e Coll. [65] che attribuiscono ad aree specifiche della corteccia cerebrale anche in sonno sincrono la capacità di memorizzare una esperienza sensomotoria avuta in veglia il giorno precedente al sonno. Tali osservazioni permettono l'ipotesi che nel sogno, sia in sonno REM che in sonno non-REM, si possano recuperare alla memoria le esperienze del giorno vissute in veglia. Sono le esperienze che Freud [1] aveva definito come "resti diurni".

Questi risultati mi sembrano di particolare interesse se elaborati comparativamente con quelli ottenuti molto recentemente da Anderson e Coll. [66]. Questi autori hanno infatti dimostrato che la *dimenticanza volontaria* di esperienze mentali che essi paragonano alla *rimozione freudiana*[3] si accompagna a un aumento di attività delle aree prefrontali dorsolaterali e ad una parallela riduzione dell'attivazione ippocampale. Un fenomeno cioè opposto a quello del sogno in cui si assiste ad un aumento dell'attività ippocampale e ad una riduzione di quella frontale dorsolaterale [64]. Questi recenti dati lasciano pensare che la neuropsicologia con neuroimmagini possa offrire qualche soddisfacente spiegazione del processo della rimozione [28], che crea l'*inconscio dinamico* [68], e del processo inverso di *de-rimozione* che, recuperando il rimosso alla memoria, permetterebbe al sogno di manifestarsi.

La ricerca neuropsicologica con neuroimmagini eseguita anche su pazienti cerebrolesi [69] ha dimostrato che i sogni e il sonno REM si sviluppano da strutture anatomiche diverse: gli organizzatori del sogno non sono regolati dalle sole strutture del ponte poiché i sogni sono presenti in pazienti con lesioni anche estese di questa struttura del tronco encefalico.

---

[3] Si potrebbe obiettare che la rimozione freudiana è un processo inconscio rispetto alla repressione che invece è cosciente. Le esperienze di Anderson e Coll. [66] potrebbero dunque essere relative più a quest'ultimo fenomeno cosciente che non alla rimozione vera e propria. Tuttavia, in una nota a piè pagina del lavoro originale, Anderson e Coll. osservano che ci sono autori [67] che sostengono che la rigida distinzione tra rimozione (inconscia) e repressione (cosciente) è una distorsione del pensiero di Freud voluta da Anna Freud. Freud avrebbe usato la rimozione per indicare un processo sia inconscio che cosciente.

Essi sono invece aboliti dopo lesioni del cervello anteriore e delle corrispondenti cortecce associative. Sogni, ma con una perdita della componente allucinatoria, sono presenti in soggetti con lesioni della corteccia associativa temporo-occipitale, mentre individui con una compromissione delle strutture limbiche diventano incapaci di distinguere i sogni dalla realtà e possono esperire una situazione pressoché continua di sogno. Altre osservazioni [70] suggeriscono una dissociazione tra il sogno e i vari stati di attivazione cerebrale. Il sogno infatti avviene quando si attivano circuiti dopaminergici del cervello anteriore ventromediale. Questa attivazione potrebbe essere responsabile anche delle modificazioni genitali nell'uomo e nella donna in sonno REM [45].

Più recentemente, in una sintesi delle sue varie esperienze cliniche, Solms [71] afferma che: a) sogno e sonno REM sono stati dissociabili in quanto il sogno è legato a meccanismi prosencefalici che non controllano il sonno REM; b) le strutture prosencefaliche responsabili del sogno sono le aree ipotalamiche anteriori e laterali, il complesso amigdaloideo, le aree striatali setto-ventrali, le aree corticali infralimbiche, prelimbiche e orbito-frontali, il cingolo anteriore e le aree entorinali, insulari e occipito-temporali; c) le aree visive primarie e la corteccia prefrontale dorsolaterale sono deattivate durante il sogno in fase REM; d) le immagini oniriche non sono dovute a un'attivazione caotica del ponte, ma ad un'organizzazione prosencefalica che costruisce il processo cognitivo. Tale meccanismo è generato da un circuito dopaminergico che può essere attivato in qualsiasi fase del sonno. Tale attivazione sembra provenire dalle aree orbito-frontali del "sistema motivazionale". Tuttavia, Bischof e Bassetti [72] hanno osservato recentemente un'abolizione totale del sogno in una donna di 73 anni con lesioni focali nelle aree temporo-occipitali, più accentuate nell'emisfero destro. I dati qui discussi suggeriscono l'ipotesi che l'interruzione del circuito dopaminergico che coinvolge anche aree temporo-occipitali, in particolare dell'emisfero destro, è responsabile dell'abolizione del sogno. Tale abolizione può essere perciò considerata espressione di una sindrome da disconnessione [73].

Una sintesi sul significato funzionale dei sogni

Le neuroscienze si sono da molti anni occupate del significato funzionale del sonno piuttosto che del sogno. Il sonno infatti è una funzione indispensabile per il normale svolgimento delle funzioni biologiche vitali. La sua privazione continuata per lungo tempo produce un depauperamento organico con degenerazione grave degli organi nobili (cuore e rene) e morte dell'animale da esperimento (scimmia) [74]. Sicuramente il sonno, in una prospettiva evoluzionistica, fa parte di un processo di *adattamento* dell'individuo al suo ambiente. Ne è un esempio il delfino che presenta un sonno sincrono alternato tra i due emisferi e non entra mai in sonno REM per ragioni adattative e di sopravvivenza [75].

In generale, si pensa che il sonno non-REM sia piuttosto deputato a necessità metaboliche, omeostatiche e termoregolatorie. Per contro, il sonno REM, che più ci interessa ai fini di una valutazione del fenomeno biologico in relazione all'attività mentale, partecipa alla elaborazione delle informazioni ricevute dal cervello durante la veglia e a una loro memorizzazione. Non va dimenticato che nello sviluppo, a partire dal feto, il sonno REM costituisce uno stimolo endogeno di tipo sinaptogenico e maturativo che interessa in particolare il mantello neocorticale. Il sonno REM è stato inoltre considerato necessario al ristoro del sistema catecolaminergico. Tale ipotesi è di un certo interesse, se si considera che le catecolamine partecipano alla regolazione dell'umore. Il sonno (REM e non-REM) può costituire uno stimolo a quelle strutture sinaptiche insufficientemente attivate durante la veglia [76]. In sonno REM un'ipotesi strutturale suggerisce che esso possa avere una funzione di elaboratore di informazioni in particolare dell'emisfero destro considerato l'emisfero delle emozioni per eccellenza [77] e maggiormente implicato rispetto al sinistro nella organizzazione del sogno [47]. Va ricordato inoltre che il sonno REM è stato considerato la funzione che permette una ritrascrizione genetica ricorrente e periodica [78].

Le ipotesi psicoanalitiche sul sogno che scaturiscono dalla elaborazione teorica e dalla clinica suggeriscono che il sogno costituisca uno strumento indispensabile per il recupero della memoria delle esperienze passate e per attivare le funzioni inconsce (rimosse e non rimosse) della mente. In questa ipotesi il sogno implicherebbe il coinvolgimento simultaneo dei due grandi sistemi della memoria facilitando il recupero di esperienze passate rimosse e non rimosse in essi depositate: per l'*inconscio rimosso* si tratterebbe di una deattivazione delle aree prefrontali dorsolaterali e una parallela attivazione dell'ippocampo che permetterebbe il recupero delle esperienze depositate nella memoria esplicita. Per l'*inconscio non rimosso* potremmo ipotizzare un'attivazione dell'amigdala e delle aree parieto temporo-occipitali (in particolare dell'emisfero destro) che contribuirebbe al recupero delle esperienze presimboliche e preverbali, a forte carica emozionale, depositate nella memoria implicita, attraverso una loro simbolizzazione permettendone, anche senza il ricordo, la verbalizzazione e la pensabilità.

Pertanto, sul piano più strettamente psicologico e psicoanalitico, non è sostenibile l'ipotesi riduttivista che il sogno sia un fenomeno di tipo caotico che appartiene alla sola fisiologia. Il sogno si produce grazie all'attivazione e alla deattivazione di aree specifiche cerebrali deputate alla memoria (esplicita ed implicita), alla organizzazione a partenza prosencefalica (orbito-frontale) di un circuito dopaminergico e al coinvolgimento della corteccia cerebrale nel suo insieme. Esso resta comunque una funzione mentale che appartiene alla psicologia e alla psicoanalisi anche se radicata in processi neurofisiologici. Il sogno si può definire come una rappresentazione pittografica della mente, resa possibile da una specifica organizzazione fisiologica del cervello, ma si realizza per un processo di attivazione interna organizzata e non caotica. Esso è un evento mentale "obbligato", denso di significati determinati dalla storia affettiva ed emozionale del soggetto depositata nella sua memoria implicita ed esplicita quali funzioni strutturanti l'inconscio rispettivamente non-rimosso e rimosso.

Da queste riflessioni scaturisce l'idea che il sogno non può che essere un prodotto del cervello che, disconnesso dalla realtà percettiva, può realizzarsi in senso autonomo. Ma all'interno di una cornice neurobiologica *uguale* per tutti gli uomini, il sogno nei suoi contenuti e forme e nei suoi pensieri, percezioni ed emozioni, è *diverso* da individuo a individuo. Esso permette un lavoro specifico di *pontifex* che unisce le esperienze più precoci dell'uomo collegate alla sua memoria implicita ed esplicita all'attualità degli affetti ed emozioni attivati dal transfert. Nel corso di un'analisi, queste memorie sono, infatti, parti del transfert rese attuali nell'*hic et nunc* della relazione. Esse permettono un lavoro costruttivo e ricostruttivo della storia affettiva ed emozionale del soggetto a partire dall'infanzia.

Il discorso sul significato funzionale del sogno appartiene alla psicoanalisi piuttosto che alle neuroscienze. Il sogno infatti di cui si occupa la psicoanalisi è diverso da quello che studiano le neuroscienze: la *neurofisiologia* è interessata essenzialmente a conoscere i meccanismi che producono i diversi stati fisiologici del sonno; la *psicofisiologia* è particolarmente coinvolta nella conoscenza di quelle attività mentali specifiche che compaiono nelle diverse fasi del sonno individuate dalle indagini neurofisiologiche; la *neuropsicologia* e la sua ricerca con bioimmagini è focalizzata sullo studio di quelle strutture ed aree cerebrali indispensabili per la produzione del sogno. Essa ha portato un contributo importante anche alla psicoanalisi indicando le parti del cervello attivate o deattivate durante il sonno REM e approfondendo la nostra conoscenza sui sistemi della memoria implicita ed esplicita. È solo la *psicoanalisi* tuttavia ad essere profondamente interessata al significato del sogno e al suo uso. Come un microscopio aperto sulla realtà psichica, il sogno è capace di osservare le dinamiche tra oggetti interni e quelle relazionali, che collegano il soggetto con la realtà e con il mondo. Esso costituisce lo strumento individuale per raggiungere un'adeguata conoscenza della mente umana inconscia, per riscrivere la storia emozionale del soggetto a partire dalle prime esperienze infantili e per storicizzare il suo inconscio (non-rimosso e rimosso). Il sogno diventa così indispensabile per l'economia della mente in quanto permette l'oggettivazione di esperienze ed emozioni soggettive, una loro drammatizzazione nel teatro privato di ogni individuo, una loro rielaborazione e un loro recupero a partire dai momenti più precoci dello sviluppo della mente.

Bibliografia

1. Freud S (1900) L'interpretazione dei sogni. OSF 3
2. Freud S (1895) Progetto di una psicologia. OSF 2
3. Sherrington C (1952) The integrative action of the nervous system. Cambridge University Press, Cambridge (edizione originale 1906)
4. Mancia M (2003) Dream actors in the theatre of memory: their role in the psychoanalytic process. Int J Psychoanal 84:945-952
5. Mancia M (2004) Sentire le parole. Archivi sonori della memoria implicita e musicalità del transfert. Bollati Boringhieri, Torino (Feeling the words. Neuropsychoanalytic Understanding of Memory and the Unconscious. Routledge, Hove, 2007)
6. Freud S (1899) Ricordi di copertura. OSF 2
7. Freud S (1937) Costruzioni nell'analisi. OSF 11
8. Klein M (1932) The psycho-analysis of children. Hogarth Press, London [trad. it.: La psicoanalisi dei bambini. Martinelli, Firenze, 1969]
9. Mancia M (1987) Il sogno come religione della mente. Laterza, Roma-Bari
10. Eco U (1981) Voce simbolo. In: Enciclopedia, vol 12. Einaudi, Torino, pp 877-915
11. Resnik S (1982) Psicosi, gruppi, istituzioni. Quaderni di psicoterapia di gruppo 2. Borla, Roma
12. Meltzer D (1984) La vita onirica. Una revisione della teoria e della pratica psicoanalitica. Borla, Roma 1989
13. Bion WR (1962) Learning from experiences. Heinemann, London [trad. it.: Apprendere dall'esperienza. Armando, Roma, 1972]
14. Money-Kyrle R (1978) The collected papers of Roger Money-Kyrle. Duckworth, London [trad. it.: Scritti 1927-1977 (introduzione e cura di M. Mancia). Boringhieri, Torino, 2002 (1ª ed., Loescher, Torino, 1984)]
15. Money-Kyrle R (1961) Man's picture of his worlds. Duckworth, London
16. Joseph B (1985) Transference: the total situation. Int J Psychoanal 66:447-450

17. Nissim Momigliano L, Robutti A (eds) (1992) L'esperienza condivisa. Saggi sulla relazione psicoanalitica. Cortina, Milano
18. Stern DN (1985) The interpersonal world of the infant. Basic Books, New York [trad. it.: Il mondo interpersonale del bambino. Bollati Boringhieri, Torino, 1987]
19. Mancia M (2004) Il sogno e la sua storia. Marsilio,Venezia
20. Mancia M (2003) Implicit memory and unrepressed unconscious: their role in creativity and transference. Israel Psychoanal J 3:331-349
21. Vallino D, Macciò M (2004) Essere neonati. Borla, Roma
22. Mancia M (1981) On the beginning of mental life in the foetus. Int J Psychoanal 62:351-357
23. De Casper AJ, Fifer WP (1980) Of human bonding: newborns prefer their mothers' voices. Science 208:1174-1176
24. Mehler J, Bertoncini J, Barriere M, Jassik-Gerschenfeld D (1978) Infant recognition of mother's voice. Perception 7:491-497
25. Siegel SJ (1999) La mente relazionale. Neurobiologia dell'esperienza interpersonale. Cortina, Milano
26. Botella C and S (2001) La figurabilité psychique. Colloquium Champs Psychanalytiques, Delachaux et Niestlé, Lausanne [trad. it.: La raffigurabilità psichica. Borla, Roma, 2004]
27. Mancia M (1990) Nello sguardo di Narciso. Cortina, Milano [trad. ingl.: In the gaze of Narcissus. Karnac Books, London 1993]
28. Freud S (1915) La rimozione. OSF 8
29. Mancia M (2000) Il sogno: una finestra aperta sul transfert. Riv Psicoanal 46:225-268
30. Pieron H (1913) Le problème physiologique du sommeil. Masson, Paris
31. Pavlov I (1915) Donnée sur la physiologie du sommeil. C R Soc Biol Paris 79:1079-1984, 1916
32. Bremer F (1935) Cerveau isolée et physiologie du sommeil. C R Soc Biol Paris 18:1235-1241
33. Moruzzi G, Magoun HW (1949) Brain stem reticular formation and activation of the EEG. Electroencephalogr Clin Neurophysiol 1:455-473
34. Moruzzi G (1972) The sleep-waking cycle. Ergeb Physiol 64:1-165
35. Batini C, Moruzzi G, Palestini M et al (1959) Effects of complete pontine transection on the sleep-wakefulness rhythm: the midpontine pretrigeminal preparation. Arch Ital Biol 96:1-12
36. Cordeau JP, Mancia M (1959) Evidence of an electroencephalographic synchronization mechanism originating in the lower brain stem. Electroencephalogr Clin Neurophysiol 11:551-564
37. Sterman MB, Clemente CD (1962) Forebrain inhibitory mechanisms: cortical synchronization induced by basal forebrain stimulation. Exp Neurol 6:91-102
38. Aserinsky E, Kleitman N (1953) Regularly occurring periods of eye motility, and concomitant phenomena during sleep. Science 118:273-274
39. Jouvet M (1962) Recherches sur les structures nerveuses et les mécanismes responsables des différentes phases du sommeil physiologique. Arch Ital Biol 100:125-206
40. Dement WC, Kleitman N (1957) The relation of the eye movements during sleep to dream activity: an objective method for the study of dreaming. Exp Psychol 53:339-346
41. Dement WC (1965) Does rapid eye movements sleep have a function? In: Jouvet M (ed) Aspects anatomo-fonctionnels de la physiologie du sommeil. A Symposium. CNRS, Paris, pp 567-604

42. Wolpert EA, Trosman H (1958) Studies in psychophysiology of dreams. I. Experimental evocation of sequential dream episodes. Am Med Assoc Arch Neurol Psychiatr 79:603-606
43. Dement WC, Wolpert EA (1958) Interrelation in the manifest content of dreams occurring on the same night. J Nerv Ment Dis 126:568-578
44. Molinari S, Foulkes D (1969) Tonic and phasic events during sleep: psychological correlates and implications. Percept Mot Skills 29:343-368
45. Mancia M (1996) Sonno e sogno. Laterza, Roma-Bari
46. Antrobus J, Ehrlichman H, Wiener M, Sollma H (1983) The REM report and the EEG: cognitive processes associated with cerebral hemispheres. In: Koella W (ed) Sleep 1982. Karger, Basel, pp 49-51
47. Bertini M, Violani C (1984) Cerebral hemisphere, REM sleep and dreaming. In: Bosinelli M, Cicogna P (eds) Psychology of dreaming. Clueb, Bologna, pp 131-135
48. Fromm E (1951) The forgotten language. Holt, New York
49. Bosinelli M, Franzini C (1986) Psicofisiologia del sonno. In: Stegagno L (ed) Problemi di psicofisiologia. Boringhieri, Torino
50. Bosinelli M (1991) Il processo di addormentamento. In: Bosinelli M, Cicogna P (eds) Sogni: figli d'un cervello ozioso. Bollati Boringhieri, Torino, pp 249-270
51. Antrobus J (1983) REM and NREM sleep reports: comparison of world frequencies by cognitive classes. Psychophysiology 5:562-568
52. Bosinelli M, Cicogna P, Molinari S (1974) The tonic-phasic model and the feeling of self-participation in different stages of sleep. Int J Psychol 1:35-65
53. Antrobus J (1986) Dreaming: cortical activation and perceptual thresholds. J Mind Behav 7:193-212
54. Llinas R, Ribary U (1993) Coherent 40Hz oscillation characterizes dream state in humans. Proc Natl Acad Sci USA 90:2078-2081
55. Foulkes D (1985) Dreaming: a cognitive-psychological approach. Erlbaum, Hillsdale, NJ
56. Cavallero C (1991) Recenti sviluppi dello studio sperimentale sul sogno: l'approccio cognitivista. In: Bosinelli M, Cicogna P (eds) Sogni: figli d'un cervello ozioso. Bollati Boringhieri, Torino, pp 354-71
57. Nielsen TA (2003) A review of mentation in REM and NREM sleep: "Covert" REM sleep as a possible reconciliation of two opposing models. In: Pace-Schott EF et al (eds) Sleep and dreaming. Scientific advances and reconsiderations. Cambridge University Press, Cambridge, pp 59-74
58. Hobson JA, McCarley RW (1977) The brain as a dream generator: an activation synthesis hypothesis of the dream process. Am J Psychiatr 134:1335-48
59. Hobson JA et al (1998) The neuropsychology of REM sleep dreaming. Neuroreport 9:R1-R14
60. Hobson JA, Pace-Schott EF, Stickgold R (2003) Dreaming and the brain: toward a cognitive neuroscience of conscious states. In: Pace-Schott EF et al (eds) Sleep and dreaming. Scientific advances and reconsiderations. Cambridge University Press, Cambridge, pp 1-50
61. Hobson JA (2002) Dreaming. Oxford University Press, Oxford
62. Maquet P et al (2000) Experience-dependent changes in cerebral activation during human REM sleep. Nature Neurosci 3:831-836
63. Braun AR, Balkin TJ, Wesensten NJ et al (1997) Regional cerebral blood flow through the sleep-wake cycle. Brain 120:1173-97
64. Braun AR, Balkin TJ, Wesensten NJ et al (1998) Dissociated pattern of activity in visual cortices and their projections during human rapid eye movement sleep. Science 279:91-95

65. Huber R, Ghilardi MF, Massimini M, Tononi G (2004) Local sleep and learning. Nature 430:27-28
66. Anderson MC, Ochsner KN, Kuhl B et al (2004) Neural systems underlying the suppression of unwanted memories. Science 303:232-237
67. Erdelyi MH (2001) Defence processes can be conscious or unconscious. Am Psychol 56:761-762
68. Freud S (1915) L'inconscio. OSF 8
69. Solms M (1995) New findings on the neurological organization of dreaming: implications for psychoanalysis. Psychoanal Q 44:43-67
70. Solms M (1999) Dreaming and REM sleep are controlled by different brain mechanisms. Annual Meeting of the American Academy for the Advancement of Science, Anaheim, CA, 25 March 1999
71. Solms M (2003) Dreaming and REM sleep are controlled by different brain mechanisms. In: Pace-Schott EF et al (eds) Sleep and dreaming. Scientific advances and reconsiderations. Cambridge University Press, Cambridge, pp 51-58
72. Bischof M, Bassetti CL (2004) Total dream loss: a distinct neuropsychological dysfunction after bilateral PCA stroke. Ann Neurol 56:583-586
73. Geschwind N (1965) Disconnection syndromes in animals and man. Brain 88:237-274 e 585-644
74. Mancia M, Desiraju T, Chhina GS (1968) The monkey split brain-stem: effects on the sleep-wakefulness cycle. Electroencephalogr Clin Neurophysiol 24:409-416
75. Mukhametov LM (1995) Sleep in marine mammals. In Borbely A, Valatx JL (eds) Sleep mechanisms. Springer, Berlin Heidelberg New York, pp 227-238
76. Krueger JM, Obal F Jr (1993) A neuronal group theory of sleep function. J Sleep Res 2:63-69
77. Gainotti G (2001) Components and levels of emotion disrupted in patients with unilateral brain damage. In: Gainotti G (ed) Emotional behavior and its disorders. In: Boller F, Grafman J (eds) Handbook of neuropsychology, vol 3, 2nd edn, Elsevier, Amsterdam, pp 161-18
78. Jouvet M (1967) Neurophysiology of the states of sleep. Physiol Rev 47:117-177

Capitolo 13

Rimozione: un approccio dalle neuroscienze cognitive

Michael C. Anderson

Sono passati più di cento anni da quando Freud ha affermato che i ricordi possono essere dimenticati spingendoli nell'inconscio, e ha chiamato rimozione questo processo. L'esistenza di questo meccanismo è sempre rimasta in discussione, perché si tratta di un fenomeno fortemente connesso a esperienze traumatiche e per le difficoltà etiche e pratiche che sorgono quando si tenta di studiarlo in esperimenti controllati. Sulla stampa popolare, persone che non credono ai ricordi rimossi hanno definito la rimozione un "mito", un pezzo di folclore clinico privo di basi nella realtà, un processo per il quale non esiste alcun meccanismo psicologico scientificamente valido. Ma la rimozione, o almeno un comportamento che le assomiglia, viene invece riscontrata spesso, nel rapporto con i pazienti, dagli psicoanalisti e da altri professionisti della salute mentale. Colpisce la distanza tra questi punti di vista sulla rimozione: una distanza che riflette una perdurante disconnessione tra coloro che affermano di osservare il fenomeno o i suoi effetti e coloro che ribadiscono la necessità di precisare e valutare questo costrutto con il massimo rigore. Nel campo della psicologia, sono possibili due modi di comportarsi in presenza di tale persistente conflitto: continuare a seguire tradizioni e opinioni contrastanti, senza risolvere il problema, oppure ricomporre le divergenze tra le diverse prospettive specificando i meccanismi della rimozione in base ai dati empirici sempre più numerosi sui meccanismi neurali e cognitivi della memoria, e facendo in modo che la rimozione sia testabile sperimentalmente. Ma è mai possibile una scienza della rimozione?

In questo capitolo presenterò un programma di ricerca a cui mi dedico da dieci anni e che potrebbe risolvere la controversia. La strategia che abbiamo seguito è in sostanza quella di considerare come si potrebbe concepire la rimozione in base ai meccanismi che sono oggetto di studio della psicologia cognitiva e delle neuroscienze cognitive. A tale scopo, ci siamo concentrati sui meccanismi attraverso i quali gli esseri umani controllano volontariamente la consapevolezza dei ricordi indesiderati. I miei colleghi e io consideriamo la questione nell'ottica della psicologia cognitiva, ma esistono forti somiglianze con il fenomeno della rimozione di cui parlano gli psicoanalisti. Una migliore comprensione del controllo della memoria può fornire il fondamento sia teorico che empirico che è necessario per poter affrontare il problema con metodi scientifici. La teoria che ne risulta può non essere identica alla teoria freudiana della rimozione, ma è chiaro che si riferisce alle situazioni descritte da Freud. Presentiamo anzitutto la nostra prospettiva teorica generale e l'evidenza comportamentale e neurobiologica su cui essa si fonda. Discutiamo poi come questi costrutti si rapportano alla rimozione freudiana.

Controllo esecutivo e meccanismi di recupero

Il punto di vista odierno sul controllo della memoria parte dall'osservazione incontestabile che, di solito, noi siamo in grado di interrompere un'azione già iniziata. Questo fatto mi colpì una sera mentre aprivo la finestra della cucina di casa mia. Scorrendo, la finestra spinse verso l'esterno una pianta, un cactus, che stava sul davanzale. La mia mano fece subito un balzo per afferrarlo. A pochi centimetri da esso, interruppi l'azione della mia mano che stava per stringere il cactus con tutte le sue spine. Questo salvataggio in extremis era stato reso possibile dalla mia capacità di interrompere l'azione fisica, una capacità così diffusa che nella vita quotidiana passa inosservata.

Questo episodio è un classico esempio di una situazione in cui dobbiamo bloccare una forte risposta abituale; si ritiene in genere che questa situazione richieda un controllo esecutivo. Si usa a volte l'espressione "non tener conto della risposta" (vedi Fig. 1): si deve bloccare una risposta prepotente a uno stimolo, perché quella risposta deve essere trattenuta o perché è più appropriata una risposta meno abituale. Questa capacità di arrestare o deviare l'azione è cruciale. In sua assenza, non avremmo la flessibilità necessaria per adattare il nostro comportamento ai cambiamenti di obiettivo o alle modificazioni dell'ambiente. Saremmo schiavi delle nostre abitudini o dei nostri riflessi.

Ma come evitiamo di essere controllati in modo automatico dall'azio-

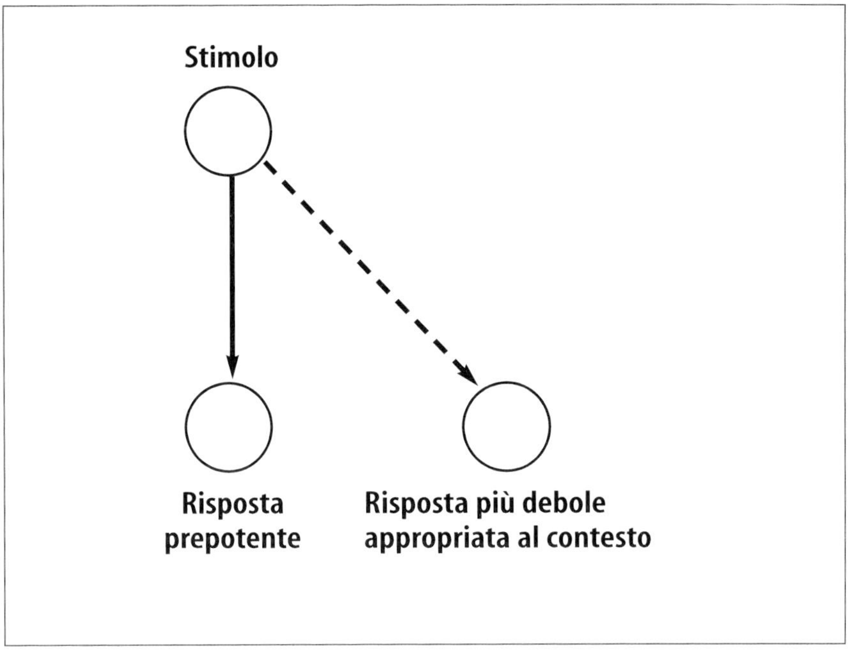

Fig. 1. Una tipica risposta di "superamento" della situazione. I *cerchi* corrispondono alle rappresentazioni mnemoniche, le *linee* alle associazioni tra le rappresentazioni. Lo stimolo si collega a due risposte, una più forte ("prepotente") e l'altra più debole (*linea tratteggiata*). Dev'esserci "superamento" della risposta quando l'organismo ha bisogno o di emettere la risposta più debole ma più appropriata al contesto nonostante sia più forte l'associazione con la risposta prepotente, oppure di bloccare qualunque risposta. Si ritiene che il controllo inibitorio reprima l'attivazione della risposta prepotente per consentire il "superamento" della risposta. La situazione di "superamento" della risposta è caratteristica di molti casi di funzionamento esecutivo, tra cui i compiti di "interruzione-proseguimento" e di "proseguimento/non-proseguimento".

ne abituale? Si sostiene da più parti che per reprimere la risposta abituale noi utilizziamo l'inibizione. Secondo questo punto di vista, la comparsa di uno stimolo attiva nella memoria una rappresentazione di quello stesso stimolo. A questo punto, l'attivazione si diffonde alle risposte che vi sono associate, in proporzione alla forza della loro associazione con lo stimolo. Quando una risposta è sufficientemente attivata, verrà agita. Se ci sono più risposte, in genere verrà emessa quella che raggiunge più rapidamente la soglia. Ma se è più appropriata una risposta più debole, si può ricorrere all'inibizione per reprimere le risposte più forti. Si pensa che l'inibizione riduca il livello di attivazione per una determinata risposta, impedendole di arrivare alla soglia. In tal modo si possono emettere risposte più deboli ma più appropriate, il che consente un comportamento flessibile e adeguato al contesto. È quello che si definisce controllo inibitorio.

Data l'importanza del controllo inibitorio nella gestione del comportamento manifesto, potremmo chiederci se anche le azioni interne possono essere influenzate da meccanismi del genere. Esistono delle analogie tra il controllo dell'azione e il controllo della memoria. Appena uno stimolo può diffondere l'attivazione a una forte risposta motoria, un segnale di recupero può attivare nella memoria un *item* strettamente associato che porta al suo recupero. Tale recupero delle risposte associate non è sempre desiderabile; a volte ci accade di voler recuperare un ricordo associato al segnale, ma altre volte desideriamo evitare del tutto il recupero, sia perché il ricordo è spiacevole, sia perché vogliamo mantenerci concentrati proprio sul segnale. Spesso recuperiamo cose che non avevamo intenzione di recuperare, ma possiamo controllare questa tendenza; possiamo ricordare l'evento di cui andiamo in cerca, nonostante l'interferenza di altri eventi più forti, e possiamo smettere di pensare ai ricordi indesiderati. Date queste analogie tra il comportamento motorio e il recupero, possiamo ricorrere ai meccanismi di controllo dei ricordi non voluti. Se le cose stanno così, dovremmo trovare prove del controllo inibitorio in situazioni mnemoniche che probabilmente coinvolgono il controllo della risposta.

A mio avviso, esistono prove decisive di queste analogie, e lo illustrerò con una breve rassegna delle prove relative all'inibizione nella selezione e nel blocco dei ricordi. La selezione dei ricordi è necessaria quando ci proponiamo di ricordare un evento o un fatto in presenza di interferenze provenienti da tracce collegate attivate da segnali che guidano il recupero. La necessità di arrestare il recupero sorge quando ci troviamo di fronte a un segnale e desideriamo impedire che un ricordo associato acceda alla consapevolezza. In entrambi i casi, si è scoperto che i tentativi di limitare l'influenza dei ricordi fuorvianti danneggiano la ritenzione successiva, mettendo in luce un importante legame tra dimenticanza e controllo del recupero.

Recupero selettivo e dimenticanza indotta dal recupero

La necessità di selezionare una risposta più debole a uno stimolo, di fronte all'interferenza di un altro stimolo più forte, si presta a un'analogia con la memoria nella situazione del recupero selettivo. Qui lo scopo è recuperare un determinato ricordo in presenza di uno o più segnali.

Tipicamente, un segnale sarà associato anche ad altri ricordi. E alcuni ricordi possono essere associati più al segnale che al ricordo che si desidera recuperare. È noto che quando allo stesso segnale sono associate più tracce, esse sono in competizione per avere accesso alla coscienza [1, 2]. Questa forma di competizione pone un problema di controllo, perché non possiamo basarci sul segnale per accedere al ricordo che desideriamo recuperare: la presenza di un forte stimolo concorrente potrebbe continuare a distrarci da quel ricordo. Se ricorriamo al controllo inibitorio per bloccare risposte prepotenti, queste possono essere usate anche per bloccare ricordi prepotenti. Nella misura in cui persiste l'inibizione, situazioni che richiedono il recupero selettivo di un ricordo desiderato dovrebbero produrre un danno permanente della memoria riguardo agli stimoli concorrenti. Dunque l'atto di ricordare dovrebbe causare la dimenticanza dei ricordi associati.

Negli ultimi dieci anni abbiamo verificato questa ipotesi con una procedura che abbiamo denominato paradigma della pratica del recupero [3]. Nello studio tipico, i soggetti codificano liste di coppie esemplari di una categoria (per esempio frutto-arancia, drink-whisky, frutto-banana). Poi eseguono una pratica di recupero su metà degli esemplari di metà delle categorie, completando dei test di recupero della categoria segnalata (per esempio frutto-arancia). Per esaltare l'effetto della pratica di recupero sugli item collegati, ogni item viene testato più volte. Dopo un intervallo, i soggetti vengono testati su tutti gli esemplari studiati. La prestazione a questo test di ricordo guidato di categorie può essere misurata per tre tipi di item: incontrati (per esempio "arancia"), non incontrati appartenenti a categorie incontrate (per esempio "banana"), di base non incontrati appartenenti a categorie non incontrate (per esempio "whisky"). La figura 2 illustra alcuni dati tipici. Come si vede, il ricordo di esemplari già incontrati migliorava in relazione alla prestazione sugli item di base. È più importante il fatto che il ricordo degli esemplari non incontrati appartenenti alle categorie incontrate (per esempio "banana") era peggiore del ricordo degli item appartenenti alle categorie di base (per esempio "drink"). In un test differito, il fatto di ricordare alcuni item durante la pratica del recupero portava i soggetti a dimenticare gli item collegati. Definiamo questo fenomeno *dimenticanza indotta dal recupero* [3], per mettere in luce il ruolo cruciale del recupero nel generare questo effetto. La dimenticanza indotta dal recupero è in accordo con l'idea che si ricorre al controllo inibitorio per contrastare l'interferenza mediante l'inibizione, che nel test finale si manifesta come danneggiamento del ricordo per gli stimoli concorrenti.

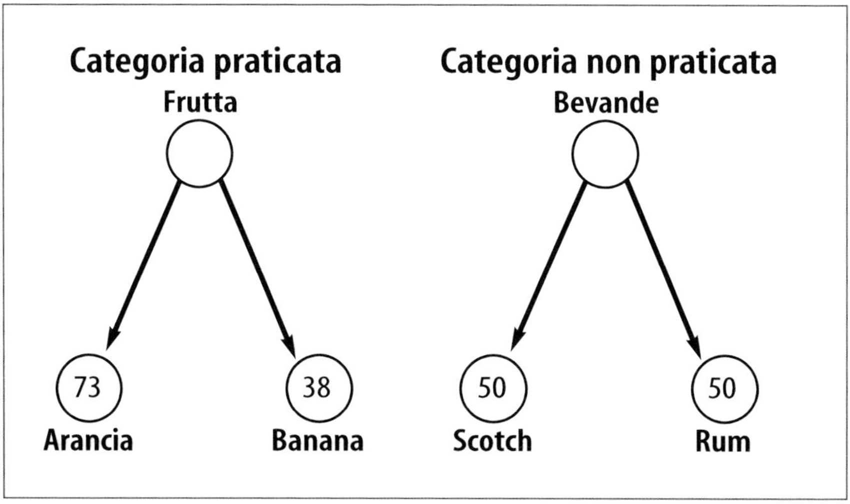

Fig. 2. Un tipico studio per categorie sulla dimenticanza indotta dal recupero, eseguito da Anderson e Coll. [3]. L'esempio illustra due item di ciascuna delle categorie studiate dai soggetti (in genere 6 item in 8 categorie). I soggetti hanno eseguito la pratica di richiamo su *frutta-arancia* ma non su *frutta-banana* (antagonista non praticato) o su membri della categoria *bevande* (categoria di base non praticata). Come si vede, la pratica facilita il ricordo dell'item praticato e danneggia il ricordo dell'antagonista non praticato, rispetto alla prestazione sulle categorie di base

Sebbene il dato fondamentale della dimenticanza indotta dal recupero sia compatibile con l'inibizione, questo effetto può essere spiegato anche da altri meccanismi, come la classica teoria dell'interferenza di McGeoch [4] relativa alla competizione fra risposte. Secondo questa teoria, la probabilità di richiamare un ricordo desiderato dovrebbe diminuire sia quando una nuova risposta si associa al segnale usato per recuperarlo, sia quando viene rinforzata una risposta alternativa già esistente. In ogni caso, il target risentirà dell'accresciuta competizione causata dalle risposte alternative. Queste dinamiche competitive sono state formalizzate in alcune teorie della memoria che stabiliscono leggi di forza relativa del recupero (vedi per esempio [5, 6]). In questi modelli la probabilità di richiamare un ricordo desiderato è determinata dall'associazione dell'item a un segnale, che dipende dalla forza dell'associazione di quell'item con quel segnale. Quando viene rinforzata una risposta alternativa, per esempio con la pratica di recupero, diminuisce la forza relativa di tutti gli item non incontrati. In seguito, quando il soggetto tenta di richiamare il ricordo desiderato, lo stimolo concorrente rinforzato sarà avvantaggiato dal recupero, il che lo porterà a inserirsi in modo così persistente che il soggetto abbandonerà il tentativo di recuperare gli esemplari non incontrati (vedi anche [7]). Questo approccio non richiede inibizione; piuttosto, gli item incontrati si legano così strettamente al segnale incontrato da bloccare gli altri esemplari. Si tratta di una spiegazione plausibile, visto il rinforzo di cui godono gli item incontrati (ma vedi più avanti la trattazione delle proprietà della dimenticanza indotta dal recupero). Altri meccanismi possono contribuire a questo fenomeno. Per esempio, la pratica di recupero può danneggiare l'associazione che lega la categoria all'esemplare in questione, oppure modificare il significato del segnale di categoria incontrato (per esempio se "frutta" diventa "agrumi"), così che l'etichetta della categoria non è più un segnale funzionale al recupero del ricordo alternativo non incontrato. Tutti questi meccanismi sono stati proposti come teorie dell'interferenza (per una rassegna delle fonti non inibitorie di danno, vedi [8]). Può apparire difficile distinguere queste alternative, ma esperimenti focalizzati hanno fornito prove delle proprietà della dimenticanza indotta dal recupero che sono a favore della teoria dell'inibizione. Le passeremo brevemente in rassegna.

Proprietà della dimenticanza indotta dal recupero

Gli studi sulla dimenticanza indotta dal recupero hanno rivelato proprietà che supportano in modo peculiare l'ipotesi del controllo inibitorio e suggeriscono che i modelli alternativi basati sul rinforzo possano non essere corretti (vedi [9]). Anzitutto, parecchi dati dimostrano che rinforzare gli item incontrati danneggia molto poco il recupero degli item concorrenti, visto che tutte le fonti di dimenticanza indotta dal recupero vengono eliminate dal processo di rinforzo e dalla misurazione del danno. Per esempio, la dimenticanza indotta dal recupero sembra essere ricordo-specifica: la pratica di recupero danneggia il ricordo differito degli item concorrenti, ma lo stesso numero di esposizioni sperimentali ripetute non lo fa (visto che l'interferenza viene controllata al test finale), anche se le due procedure rinforzano nella stessa misura gli item incontrati. Il fatto che il rinforzo può verificarsi con un lieve danno associato indica che è la pratica di recupero, non il rinforzo, a causare l'effetto. In accordo con tutto ciò, quando viene eseguita la pratica di recupero spesso l'ammontare del danno non è in relazione con l'entità del rinforzo osservato sugli item incontrati: vale a dire la dimenticanza indotta dal recupero appare *indipendente dalla forza*. Tuttavia il danno appare *dipendente dall'interferenza*: la pratica del recupero danneggia o meno un item collegato a seconda che l'item sia o meno causa di interferenza durante la pratica di recupero. Gli esemplari ad alta frequenza delle diverse categorie sono soggetti a dimenticanza indotta dal recupero, diversamente dagli esemplari a bassa frequenza; analogamente, i significati dominanti degli omografi sono soggetti a una significativa dimenticanza indotta dal recupero, diversamente dai significati subordinati. Il danno dipendente dall'interferenza è esattamente quello che ci si aspetterebbe se si ricorresse al controllo inibitorio per impedire il recupero degli item fuorvianti. Infine, la dimenticanza indotta dal recupero presenta una proprietà teorica cruciale difficilmente spiegabile in base alle concezioni tradizionali dell'interferenza associativa: l'*indipendenza dal segnale*. Tale indipendenza riguarda la tendenza della dimenticanza indotta dal recupero a generalizzarsi a nuovi segnali diversi da quelli usati per eseguire la pratica di recupero. La pratica di recupero su "frutto-arancia" danneggia il successivo ricordo di "banana" non solo quando viene testato con il segnale "frutto" ma anche quando viene testato con un nuovo segnale indipendente come "scimmia-banana". Questi dati vanno contro le interpretazioni della dimenticanza indotta dal recupero come un blocco associativo o un cambiamento di segnale che stabilisce meccanismi specifici per i segnali che guidano la pratica di recupero. Essi sono invece in accordo con l'idea che sono gli stessi ricordi concorrenti a essere repressi da un processo inibitorio, allo scopo di recuperare il ricordo che si desidera recuperare.

Nel loro insieme, le proprietà summenzionate indicano che probabilmente il danno che è alla base della dimenticanza indotta dal recupero non viene prodotto dai tradizionali meccanismi di interferenza associativa. Piuttosto, è probabile che esso rifletta l'azione di un processo di controllo inibitorio che opera sul recupero indesiderato degli item concorrenti, contribuendo a ottenere un recupero selettivo. Ciò conferma che il recupero della memoria selettiva può essere considerato un caso particolare di controllo della risposta che sorge nel recupero della memoria a lungo termine.

Interruzione del recupero

Il controllo della risposta è coinvolto anche quando abbiamo bisogno di interrompere la risposta. Nel recupero, la capacità di interrompere una risposta potrebbe rivelarsi utile nell'impedire a un ricordo di accedere alla coscienza. A volte ci troviamo di fronte a cose a cui preferiremmo non pensare: la vista di un'automobile può ricordarci un incidente che abbiamo avuto o una persona significativa del nostro passato che guidava quel tipo di macchina; oppure la vista delle torri del World Trade Center in un film può portarci a interrompere la naturale progressione dai segnali ai ricordi. Altre volte possiamo desiderare di concentrarci su un pensiero senza lasciar vagare la mente. Si può ricorrere ai meccanismi inibitori per questi scopi? Anderson e Green [10] hanno affrontato il problema studiando come l'interruzione del recupero influenzava i ricordi da recuperare. A tale scopo, hanno ideato una procedura modellata sul compito "vado/non vado", usato per misurare la capacità di arrestare una prepotente risposta motoria e studiarne le basi neurali nell'essere umano [11, 13]. In una versione di questo compito si presentano una alla volta delle lettere, e i soggetti premono un pulsante il più rapidamente possibile quando vedono una lettera, *tranne* quando la lettera è una *x*. In questo caso non devono premere il pulsante. La maggior parte delle prove richiedono di premere il pulsante, così che quando appare una *x* i soggetti hanno difficoltà a trattenere la risposta. La capacità di trattenere la risposta viene assunta come misura del controllo inibitorio.

Per studiare la capacità di interrompere il recupero, Anderson e Green [10] hanno adattato il compito "vado/non vado" creando il paradigma "penso/non penso". In questa procedura i soggetti esaminano coppie di parole collegate debolmente (per esempio "bandiera-spada", "traversia-scarafaggio" e poi vengono istruiti a fornire la seconda parola (per esempio "scarafaggio", che d'ora in poi chiameremo parola risposta) ogni volta che viene somministrata loro come segnale la prima parola (per esempio "traversia"). I soggetti allora entrano nella fase "penso/non penso", in cui si richiede loro di esercitare un controllo sul recupero. Per la maggior parte delle prove il compito era lo stesso che durante l'addestramento: ricordare e pronunciare ad alta voce il più rapidamente possibile la parola associata alla vista del suo segnale. Ma per certi segnali si raccomandava loro di non pensare alla risposta. Si sottolineava che non bastava evitare di *dire* la parola risposta, ma era essenziale evitare assolutamente che il ricordo penetrasse nella *consapevolezza conscia*. Così i soggetti dovevano controllare non solo la risposta vocale ma anche l'atto cognitivo del recupero. Sarebbero stati in grado di ricorrere ai meccanismi di controllo inibitorio per impedire l'ingresso del ricordo nella coscienza?

Naturalmente Anderson e Green non potevano misurare direttamente se i soggetti controllavano la consapevolezza. Ma se erano ricorsi al controllo inibitorio, il successivo recupero del ricordo escluso doveva risultare danneggiato. Per verificarlo, immediatamente dopo la fase "penso/non penso" i soggetti ricevevano i segnali per tutte le coppie e si chiedeva loro di ricordare la risposta relativa a ciascuna coppia. Come previsto, si verificò una dimenticanza: le parole risposta che i soggetti escludevano dalla consapevolezza erano danneggiate in confronto alle coppie di base che avevano studiato all'inizio ma non avevano visto durante la fase "penso/non penso". Più spesso i soggetti cercavano di interrompere il recupero, più peggiorava il ricordo (Fig. 3a). È interessante che le parole evitate fossero più difficili da ricordare, benché durante la fase "penso/non penso" i soggetti avessero visto fino a *16 richiami* (cioè segnali). Normalmente i richiami facilitavano il ricordo, come lo facevano per gli item ai quali i soggetti continuavano a rispondere (Fig. 3a). Anderson e Green [10] riscontrarono ulteriormente che questo danno era indipendente dal segnale, riecheggiando i risultati di Anderson e Spellman [14]: la dimenticanza si verifica indipendentemente dal fatto che i soggetti vengano esaminati con la parola segnale studiata (per esempio "traversia") o con un nuovo segnale mai studiato nell'esperimento (per esempio "insetto s..." per "scarafaggio" (Fig. 3b). Ciò indica che la dimenticanza non è causata solo dall'interferenza associativa, ma che il danno riflette la repressione del ricordo escluso. In un esperimento di controllo si chiese ai soggetti semplicemente di evitare di dire la risposta ad alta voce, e non si accennò all'impedire alla parola di accedere alla consapevolezza. Non si osservò alcuna inibizione, il che indica che i deficit di memoria non erano dovuti semplicemente alla repressione della risposta vocale nel caso delle parole evitate. Questi risultati limitano la dimenticanza, nel paradigma "penso/non penso", ai processi intesi a mantenere il ricordo indesiderato fuori dalla consapevolezza, e dimostrano che questo atto cognitivo ha effetti duraturi sui ricordi evitati.

Il danneggiamento della memoria osservato da Anderson e Green [10] indica che si può ricorrere ai meccanismi di controllo inibitorio per regolare la consapevolezza dei ricordi intrusivi. In particolare, ogni volta che l'ambiente è tale da presentare inevitabilmente dei richiami a qualcosa a cui preferiremmo non pensare, possiamo ricorrere a un controllo della memoria invece di risolvere questo conflitto. Il risultato finale può essere un danneggiamento della memoria per le cose a cui si evita di pensare. Questo indica che il paradigma "penso/non penso" di Anderson e Green (10) può costituire un utile modello sperimentale della rimozione proposta da Freud [15]. Se le cose stanno così, i risultati ottenuti con questo paradigma e con altri paradigmi affini, come la procedura della dimenticanza guidata, possono influire sulla nostra comprensione dei fenomeni clinici relativi alla dimenticanza motivata [10, 16, 20] (vedi [21] per una rassegna sulla dimenticanza guidata).

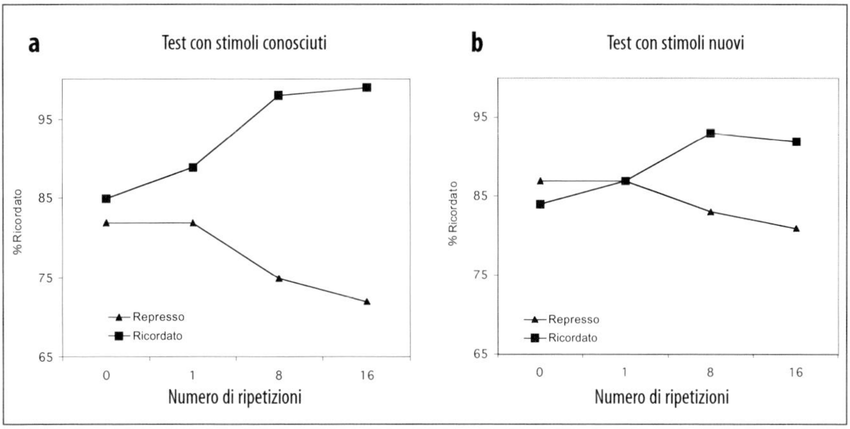

Fig. 3. Prestazione finale di ricordo nell'esperimento 1 di Anderson e Green [10] eseguito con la procedura "penso"/"non penso". Il grafico rappresenta la percentuale di item che i soggetti ricordavano al test finale come funzione del numero di volte in cui avevano represso l'item (*Suppress*) o avevano tentato di ricordarlo (*Respond*). **a** Prestazione finale verificata sull'Indizio appreso ("allenamento") **b** Prestazione finale verificata su un nuovo indizio indipendente che non faceva parte dell'elenco degli indizi

Sistemi neurali alla base della repressione volontaria dei ricordi

Gli studi summenzionati sul recupero selettivo e sull'interruzione del recupero indicano alcune analogie funzionali tra il controllo del recupero e il controllo di risposte prepotenti, suggerendo l'interessante possibilità che la capacità di controllare i ricordi indesiderati poggi in parte sui sistemi neurali che sono essenziali nel controllo del comportamento manifesto. Si potrebbero ottenere prove più dirette di questa relazione se si sapesse di più sui sistemi anatomici alla base del controllo della memoria. Recentemente abbiamo eseguito studi di neuroimaging per identificare i sistemi neurali alla base di questa capacità. Se il controllo della memoria e il controllo della risposta sono collegati, dovevamo aspettarci che l'interruzione del recupero richiedesse il ricorso a sistemi neurali noti per essere coinvolti nel controllare risposte prepotenti allo scopo di controllare le strutture coinvolte nella memoria.

La ricerca sulle basi neurali del controllo esecutivo e della memoria dichiarativa indica che almeno due regioni cerebrali possono avere un ruolo importante nelle basi neurobiologiche del controllo della memoria: l'ippocampo e la corteccia prefrontale laterale. L'ippocampo è essenziale per la formazione della memoria dichiarativa [22], e una sua accresciuta attivazione è associata all'esperienza soggettiva di ricordare consciamente un evento recente [23]. La repressione della memoria richiede di interrompere il recupero per impedire il ricordo conscio. La corteccia prefrontale laterale è coinvolta nel controllo di risposte motorie prepotenti [24-26], nel cambiamento di serie di compiti e nel contrastare l'interferenza in una gamma di compiti cognitivi [27-29]. Abbiamo perciò ipotizzato che le persone reprimano la consapevolezza dei ricordi indesiderati facendo ricorso alla corteccia prefrontale laterale per eliminare il processamento ippocampale che supporta il ricordo.

Di recente Anderson e Coll. [30] hanno esaminato questa ipotesi fronto-ippocampale con la procedura "penso/non penso". Anzitutto, i soggetti appresero delle coppie di parole. Poi vennero sottoposti a prove in cui veniva fornito il primo membro di una coppia di parole e si chiedeva loro (se la parola compariva in verde) di pensare alla risposta corrispondente (condizione Risposta), oppure (se la parola compariva in rosso) di reprimere la consapevolezza della risposta (condizione Repressione). I soggetti eseguivano questo compito mentre venivano sottoposti a risonanza magnetica funzionale legata all'evento. Terminata questa fase, si interrompeva lo scanning, e veniva testato il ricordo di tutte le coppie di parole che i soggetti avevano studiato. Replicando l'esperimento precedente, i soggetti ricordavano repressioni (cioè risposte alle parole "rosse") significativamente meno numerose che non gli item di base (le risposte alle coppie apprese nella fase iniziale dell'esperimento ma che non comparivano nella fase "penso/non penso"), mostrando che c'era stata repressione.

Per esaminare i sistemi neurali alla base della repressione, abbiamo messo a confronto l'attivazione durante la repressione e le prove di risposta della fase "penso/non penso". In entrambi i tipi di prove si è presentata ai soggetti per 4 secondi una parola segnale che in precedenza era stata associata a una parola risposta; l'unica differenza era che i segnali presentati in rosso avevano orientato i soggetti a reprimere la consapevolezza del ricordo indesiderato, mentre le parole presentate in verde li avevano orientati a ricordare e mantenere la risposta corrispondente. Si ottennero parecchi dati interessanti. Anzitutto, una rete di regioni, tra le quali la corteccia prefrontale dorsolaterale, ventrolaterale, bilaterale e la corteccia anteriore del cingolo, era più attivata durante la repressione che durante il recupero attivo. Questa rete si sovrapponeva notevolmente alle reti coinvolte nei compiti di repressione della risposta motoria (come i compiti del tipo "vado/non vado"), anche se non veniva richiesta alcuna risposta motoria. Questi dati supportano l'ipotesi che per controllare il recupero vengano attivati i sistemi neurali coinvolti nel controllo di risposte prepotenti. Più in generale, indicano che la regolazione della consapevolezza dei ricordi indesiderati è un processo attivo, e non si limita al semplice non innescare i meccanismi di recupero.

È interessante il fatto che Anderson e Coll. [30] abbiano anche trovato che la repressione di un ricordo riduce in misura significativa l'attivazione bilaterale dell'ippocampo relativa al recupero. Poiché l'attivazione dell'ippocampo è stata collegata al ricordo conscio, questo dato suggerisce che i soggetti possano controllare la consapevolezza delle esperienze passate disattivando strategicamente il sistema ippocampale della memoria, che altrimenti potrebbe supportare il ricordo conscio.

Potremmo chiederci fino a che punto le zone di repressione osservate nell'analisi complessiva sono coinvolte funzionalmente nel reprimere i ricordi indesiderati. Si avrebbe una conferma più decisiva di questo ruolo se si potesse dimostrare che queste regioni predicono gli effetti successivi della repressione della memoria. Abbiamo valutato questo aspetto utilizzando la regressione per esaminare quali regioni cerebrali predicono le differenze individuali nell'inibizione della memoria. L'attivazione della corteccia prefrontale dorsolaterale e della corteccia premotoria laterale, regioni spesso coinvolte nell'esecuzione del compito "vado/non vado", è cruciale nel predire il successivo danno alla memoria per gli item di repressione (Fg. 4*a*). Più queste regioni venivano attivate, più i soggetti manifestavano repressione (Fig. 4*b*). Anderson e Coll. hanno poi mostrato che l'attivazione dell'ippocampo predice successivi deficit di memoria per gli item repressi, e che queste variazioni sono correlate all'attivazione della corteccia prefrontale dorsolaterale. Questi dati indicano che la corteccia prefrontale dorsolaterale interagisce con le strutture del lobo temporale mediale nel diminuire l'attività riducendo il ricordo ed eliminando la ritenzione.

Questi studi indicano con forza che alcuni dei sistemi neurali coinvolti nel controllo di risposte prepotenti possono essere chiamati in causa anche per portare a termine azioni interne quale il recupero. Questi sistemi sembrano avere come obiettivo le regioni temporali mediali, che supportano la memoria dichiarativa piuttosto che le rappresentazioni motorie. Poiché le idee e i ricordi vengono portati alla consapevolezza dal recupero, la capacità di arrestare il recupero fornisce uno specifico fondamento cognitivo e neurobiologico alla regolazione della coscienza dei ricordi indesiderati nell'essere umano. Questa ricerca, e altre ricerche collegate, sulla dimenticanza indotta dal recupero e sulla dimenticanza guidata [16, 17] forniscono un ulteriore modello di come avviene la dimenticanza motivata: un modello che potrebbe essere utilizzato per comprendere l'adattamento della memoria di fronte a esperienze traumatiche.

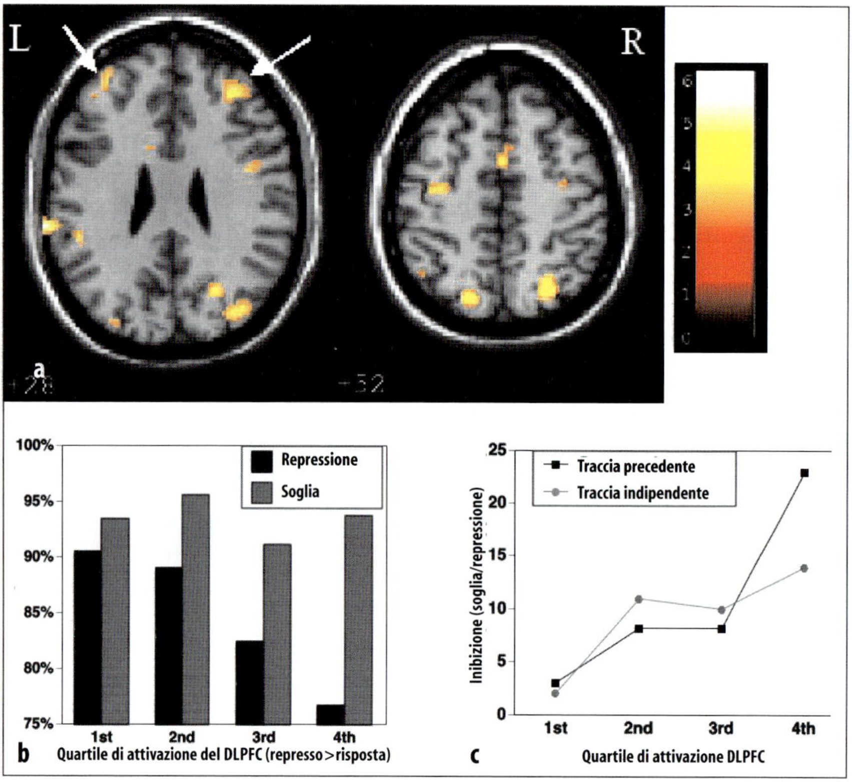

Fig. 4. Rapporto tra le attivazioni collegate a repressione e l'inibizione della memoria. **a** Aree per le quali l'attivazione durante le prove di repressione predice le differenze nell'inibizione sottosoglia ($N = 24$). Le *frecce bianche* indicano le zone della corteccia prefrontale dorsolaterale (DLPFC) in base alla nostra analisi della regressione, che predicono anch'esse l'attività ippocampale per gli item di repressione. **b** Effetti di inibizione della memoria per quattro gruppi di soggetti accoppiati in modo da bilanciare gli effetti delle manipolazioni, e diversi rispetto al grado di attivazione della DLPFC. Si noti che un incremento dell'attivazione della DLPFC predice una prestazione inferiore alla prova di repressione ma non modifica la prestazione di base. **c** Effetti di inibizione della memoria in 4 gruppi DLPFC individuati in base a testi diversi

Relazioni con la rimozione freudiana

Il quadro di riferimento e il paradigma sviluppati negli esperimenti summenzionati possono fornire un valido modello sperimentale della rimozione. Ci sono sorprendenti corrispondenze tra la situazione studiata in questi esperimenti e la descrizione della rimozione da parte di Freud. Consideriamo per esempio la seguente breve definizione della rimozione, la cui "essenza consiste semplicemente nell'espellere e nel tener lontano qualcosa dalla coscienza" ([31], p. 37 ed. it.). È chiaro che, se è questa l'essenza della rimozione, come indica Freud, la ricerca eseguita con la procedura "penso/non penso" si riferisce direttamente a quanto egli aveva in mente. Nella nostra procedura, i soggetti confrontano i richiami con un'esperienza che vengono istruiti a respingere fuori dalla coscienza per tutta la durata di ogni prova di repressione. Dai numerosi esperimenti da noi condotti con questa procedura risulta che questo atto cognitivo riduce l'accessibilità del ricordo escluso. All'interno di un accurato disegno sperimentale, si stabilisce dunque uno stretto collegamento fra i tentativi di regolare la consapevolezza dei ricordi indesiderati e la loro accessibilità successiva. Non è più possibile affermare che non esiste un meccanismo che potrebbe supportare la rimozione.

Ma sono possibili svariate obiezioni alla procedura "penso/non penso" come modello della rimozione freudiana. Presenterò le principali nella parte finale del capitolo. La prima riguarda la distinzione tra repressione e rimozione, e se l'oggetto del nostro lavoro non sia meglio definibile come repressione. La seconda riguarda l'interrogativo se il danno prodotto dalla procedura "penso/non penso" non trascuri alcune caratteristiche essenziali, proposte da Freud, che lo rendono irrilevante come modello di rimozione.

Sulla distinzione tra repressione e rimozione

Agli esperimenti sull'inibizione della memoria come prova della rimozione si potrebbe obiettare che i fenomeni da noi studiati si adattano meglio all'idea freudiana della repressione piuttosto che della rimozione. Si sostiene che Freud distingueva nettamente la repressione, un processo conscio e intenzionale, dalla rimozione, un processo inconscio e non intenzionale. Secondo questo punto di vista, il fatto che noi davamo ai nostri soggetti l'istruzione di escludere intenzionalmente dalla consapevolezza i ricordi indesiderati rende il paradigma "penso/non penso" un metodo che è valido per studiare la repressione intenzionale ma che non ha alcun rapporto con il processo inconscio di rimozione. Si afferma che il processo inconscio di rimozione è in grado di escludere rapidamente i contenuti mentali indesiderati, senza alcuna intenzione conscia e senza che il soggetto abbia consapevolezza che il pensiero escluso si sia mai presentato, o addirittura che sia mai avvenuto l'atto di rimozione. Se si riconosce che Freud aveva in mente questa netta distinzione, il lavoro con la procedura "penso/non penso" non andrebbe considerato rimozione. In verità, che Freud avesse in mente questa distinzione è una credenza convenzionale tra gli psicoanalisti, illustrata da quanto possiamo leggere nei manuali, dove abitualmente la rimozione è definita un meccanismo di difesa inconscio.

Ma non tutti gli studiosi sono convinti che per Freud la rimozione fosse un processo esclusivamente, e neppure prevalentemente, inconscio. Per esempio, Erdelyi presenta un dotto esame degli scritti di Freud che demolisce questa opinione, da lui ritenuta una deformazione storica della teoria freudiana [32-34]. Sebbene molti, nell'ambito della psicoanalisi (e certamente tutti coloro che cercano di criticarla), presumono che Freud intendesse la rimozione come un processo inconscio, Erdelyi sostiene che è stata la figlia di Freud, Anna, a imporre questo requisito, e ci mostra in modo convincente che quanto Sigmund Freud scrive sulla rimozione consente di concepirla come un processo intenzionale attivo, esattamente come appare dal lavoro sperimentale qui descritto. Si consideri la seguente citazione, una delle tante presentate da Erdelyi [34] a sostegno di quanto afferma:

> Si trattava di cose che il malato voleva dimenticare, e che perciò intenzionalmente rimuoveva dal suo pensiero cosciente, inibendole e reprimendole ([35] p. 181 ed. it.).

È chiaro che qui Freud usa il termine "rimozione" in un'accezione che è in accordo con la repressione intenzionale da noi presa in esame. Potremmo avere lo scrupolo che questa sia solo una citazione isolata, un lapsus che smentirebbe la distinzione, altrimenti coerente, tra rimozione e repressione; ma Erdelyi sostiene che non è così.

> Sebbene quello che Freud scrisse per cinquant'anni sulla rimozione non sia esente da ambiguità e da contraddizioni, l'inconfutabile evidenza testuale è che Freud usò "rimozione" e "repressione" in modo intercambiabile, dai suoi primi scritti (per esempio quello del 1893 [35]) fino agli ultimi (per esempio [36, 37]).

Secondo Erdelyi è stata Anna Freud [38], nel tentativo di mettere ordine nell'"opera caotica" di suo padre, ad affermare che la rimozione è inconscia e la repressione ne è il corrispettivo conscio, ma in realtà questa distinzione forzata è profondamente discrepante rispetto a un concetto costantemente ribadito da Freud, la "continuità della vita psichica". Per come Erdelyi legge Freud, i processi mentali complessi possono essere consci o inconsci, e non diventano qualcosa d'altro se attraversano un'ipotetica soglia della coscienza. A conferma, egli cita Freud:

> Sarebbe ingiustificato e quanto mai inopportuno spezzare l'unità della vita psichica in omaggio a una definizione ([39] p. 644 ed. it.).

Dunque, secondo Erdelyi, l'idea recente della rimozione come meccanismo fondamentalmente inconscio riflette una grave distorsione del pensiero di Freud riguardo a questo concetto. La distorsione è stata perpetuata, da una parte, da analisti che si sono formati secondo l'interpretazione della teoria psicoanalitica proposta da Anna Freud, e dall'altra da chi non credeva nella rimozione e desiderava togliere importanza a questo concetto ribadendone la forma estrema e meno intuitiva (per i profani) come sua unica definizione legittima.

Se facciamo fede alla dottrina di Erdelyi e alla sua analisi storica, forse la psicoanalisi dovrebbe riconsiderare la distinzione tra rimozione e repressione, almeno nella misura in cui si pensa che essa rifletta il punto di vista freudiano. L'analisi di Erdelyi indica inoltre che il lavoro sperimentale con la procedura "penso/non penso" si adatta bene alle idee di Freud sulla rimozione, come appare dalle affermazioni dello stesso Freud. Se le cose stanno così, il nostro è un buon metodo per valutare scientificamente l'esistenza e le proprietà della rimozione, gettando le basi di una sintesi teorica di questo concetto per mezzo di costrutti ormai consolidati della psicologia cognitiva e delle neuroscienze.

L'oggetto del nostro lavoro sperimentale manca di una caratteristica essenziale della rimozione

Si potrebbe non essere d'accordo sul definire "rimozione" il nostro lavoro sperimentale, perché esso trascura alcune qualità considerate essenziali per soddisfare la definizione freudiana. Per esempio, nei nostri esperimenti utilizzavamo stimoli neutri non emozionali, e i materiali erano semplici coppie di parole. Si potrebbe sostenere che la rimozione riguarda interamente la difesa psicologica ed è relativa, per definizione, al trauma personale o al disagio psicologico, e dunque una ricerca che non comprenda questi elementi cruciali, per quanto interessante, non ha molto a che fare con la rimozione freudiana. Questo punto di vista riflette l'idea che la rimozione sia un particolare meccanismo intenzionale mirato ad aiutare l'individuo ad affrontare con successo conflitti psichici, ansia o dolore. Ma si potrebbe controbattere che i contenuti rimossi continuano a influenzare il comportamento dopo che sono stati relegati nell'inconscio, oppure che i contenuti rimossi si possono recuperare nel tempo. Considero queste obiezioni una alla volta.

Rimozione come meccanismo di difesa specializzato

Freud ha chiaramente sottolineato il ruolo della rimozione nel ridurre i conflitti psichici e l'ansia, e dunque ha anche sottolineato il contenuto emozionale dei ricordi che vengono rimossi. Si potrebbe perciò sostenere che, poiché i nostri esperimenti non presentano materiale psichicamente minaccioso, i loro risultati non possono riferirsi a una vera rimozione. Ma è importante distinguere il meccanismo sottostante alla rimozione dall'intenzione secondo la quale questo meccanismo viene impiegato, cioè la difesa psichica. Ho sostenuto [10] che il meccanismo sottostante alla rimozione, poiché agisce sulle rappresentazioni mnemoniche presenti nel cervello, va considerato un processo cognitivo, e come tale potrebbe riflettere meccanismi generali utilizzati in un'ampia gamma di circostanze. In particolare, può riflettere l'azione dei processi di controllo esecutivo diretti alla memoria dichiarativa. Se le cose stanno così, è possibile scindere lo studio del meccanismo cognitivo (controllo sul recupero della memoria) dai particolari usi psicologici di questo processo. È possibile voler controllare i ricordi indesiderati per una varietà di ragioni: aumentare la concentrazione, aggiornare conoscenze superate, ridurre l'imbarazzo, diminuire la rabbia, controllare l'ansia, concentrarsi su un determinato processo di recupero, e persino ingannare se stessi o gli altri. Anche se l'intenzione è diversa in ciascuno di questi casi, possono essere impegnati i medesimi meccanismi di calcolo: sarebbe certamente antieconomico ricorrere ogni volta a un meccanismo diverso. Se si separa il meccanismo dall'intenzione per la quale esso viene utilizzato, la rimozione può essere considerata l'uso del controllo esecutivo per controllare i ricordi indesiderati allo scopo di ridurre conflitti, ansie o dolore psichico.

Questa definizione della rimozione presenta alcuni significativi vantaggi. Anzitutto, si potrebbe sostenere che se in più di cent'anni non si è raggiunto un accordo sulla rimozione ciò è dovuto in parte all'equiparazione indebita tra la difesa psichica e il meccanismo cognitivo sottostante che mette in atto questa difesa. Se si considera imprescindibile che la rimozione sia un processo che riguarda in modo peculiare i traumi o i conflitti psichici intollerabili, si limita la possibilità di indagarne scientificamente le proprietà. Per motivi etici, non si può indurre sperimentalmente un trauma o un conflitto psichico intollerabile, e se invece si studiano i pazienti alle prese con queste condizioni ci si limita a studiare ricordi, sentimenti e pensieri che naturalmente sono estremamente difficili da valutare in modo obiettivo (chi può sapere che cosa una persona esperisce in realtà, e quanto è preciso un ricordo rimosso?). Se si ammette che il meccanismo sottostante alla rimozione è un processo generale utilizzato a fini difensivi, è possibile studiare la rimozione in laboratorio utilizzando procedure che non richiedono di indurre un trauma o un conflitto psichico. Se questo meccanismo può essere determinato in un contesto emozionale così blando, possiamo immaginare che sarà assolutamente efficace quando un individuo è fortemente motivato a impegnarsi nel controllo della memoria. Inoltre, questo approccio consente di integrare la rimozione con le conoscenze cognitive e neurobiologiche che si sono accumulate riguardo ai meccanismi della memoria e dell'emozione. Nondimeno, rimane importante procedere dallo studio di stimoli neutri e contesti emozionali blandi a stimoli e motivazioni più simili a quelli che probabilmente rendono necessaria la rimozione in contesti non sperimentali.

Per fortuna, i dati attuali sono stati generalizzati a materiali emozionali. Numerosi ricercatori hanno manipolato la valenza dei ricordi sottoposti a repressione. Nel nostro lavoro sperimentale abbiamo compiuto un passo piccolo ma importante: abbiamo fatto in modo che la parola risposta da reprimere fosse negativa o neutra mentre la parola stimolo era sempre neutra (per esempio "telefono-campanello", "corda-stupro"), mantenendo costanti tutti gli altri attributi verbali della risposta (per esempio lunghezza, numero di sillabe, concretezza, frequenza). Abbiamo trovato quantità notevoli e pressoché identiche di inibizione per entrambe le classi di stimoli; ciò indica che i soggetti erano in grado di reprimere tanto il materiale a valenza negativa quanto il materiale neutro. Altri ricercatori hanno eseguito esperimenti analoghi con coppie di parole, riscontrando una maggiore inibizione della memoria per le parole risposta negative che per quelle neutre [40]. Ma forse l'aspetto più interessante è una recente dimostrazione con l'uso di coppie composte da volti e da scene. Depue e Coll. [41] hanno fatto in modo che un volto venisse accoppiato a una scena negativa (per esempio l'immagine di un incidente stradale) o a una scena neutra. Si potrebbe pensare che rappresentazioni vivide di scene emozionalmente avversive assicurino una più forte manipolazione della valenza, rispetto a presentazioni di parole negative, fornendo così un'importante verifica del fatto che le esperienze negative possano essere represse. Depue e Coll. [41] hanno riscontrato una ritenzione danneggiata per il materiale represso, con un danno maggiore per le scene negative che per quelle neutre. Questi dati indicano che i meccanismi studiati da Anderson e Green [10] forniscono un modello valido di come gli individui reprimono i ricordi a contenuto affettivo. È chiaro che nel regolare l'accessibilità di esperienze più intensamente traumatiche saranno coinvolti ulteriori meccanismi: meccanismi di estinzione e rivalutazione, e altri processi di regolazione affettiva [42, 43].

Influenza inconscia e recuperabilità come aspetti necessari della rimozione

Anche se la repressione intenzionale può essere considerata rimozione, e anche se questo processo può essere utilmente studiato fuori dal contesto della difesa psichica, si potrebbe ancora sostenere che i ricordi che vengono autenticamente rimossi devono: a) esercitare un'influenza inconscia sul comportamento; b) essere recuperabili. Freud si è occupato del "ritorno del rimosso", e ha affermato di considerare importanti per questo fenomeno le influenze inconsce. Poiché le influenze inconsce e il recupero non sono stati ancora dimostrati con la procedura "penso/non penso", potremmo chiederci se il fenomeno studiato con questa procedura è davvero una rimozione.

È vero che le influenze inconsce e il recupero dei ricordi non sono stati dimostrati per gli item repressi nel paradigma "penso/non penso", ma questo non deve farci concludere che il fenomeno non ha a che fare con la rimozione. Ci sono quantomeno delle ragioni per sospendere il giudizio. Sono necessari ulteriori esperimenti per valutare queste possibilità, e questo lavoro è assolutamente possibile con i metodi da noi sviluppati. L'inibizione della memoria ha molto probabilmente queste caratteristiche. Anzitutto, il fatto che questi effetti sono collegati alla modulazione dell'attivazione ippocampale indica che la repressione colpisce la memoria dichiarativa degli eventi repressi. Se l'effetto si verifica prevalentemente nella memoria dichiarativa, potremmo vedere preservata la memoria implicita degli aspetti non dichiarativi delle esperienze represse, compreso il *priming* percettivo, e anche l'apprendimento affettivo, visto che è disponibile un adattamento della procedura "penso/non penso". In secondo luogo, si è riscontrato che altri effetti di inibizione (per esempio la dimenticanza indotta dal recupero) si dissolvono con il tempo, consentendo il recupero dei ricordi [44]. Questa memoria implicita e gli effetti di recupero sono simili a quelli osservati in altri fenomeni collegati, come l'interferenza retroattiva e la dimenticanza guidata ([45-47]; vedi anche [34], per una discussione dei rispettivi risultati). Se questi fenomeni sono davvero collegati, con la procedura "penso/non penso" sarebbe possibile ottenere il recupero dei ricordi. Dunque, con esperimenti appropriati, si potrebbe riscontrare che i fenomeni studiati oggi hanno la maggior parte delle caratteristiche essenziali della rimozione previste da Freud.

Considerazioni conclusive

In questo capitolo ho presentato alcuni tentativi di comprendere la rimozione nell'ambito di processi oggi ampiamente studiati dalle neuroscienze cognitive. Questi tentativi hanno prodotto procedure e risultati che confermano decisamente l'esistenza di un processo di dimenticanza attiva con parecchie delle caratteristiche fondamentali previste da Freud. Concettualizzando la rimozione in termini di attenzione e di controllo esecutivo, abbiamo cominciato a demistificarne il funzionamento. Si può desiderare di sospendere il giudizio sul fatto che il processo in questione sia lo stesso processo proposto da Freud, ma un punto va sottolineato: qualunque cosa si possa decidere, è innegabile la rilevanza dei problemi incontrati nel lavoro sul controllo della memoria rispetto alle situazioni che dobbiamo affrontare quando siamo alle prese con esperienze spiacevoli. Molto spesso, nella vita, ci troviamo di fronte al ricordo di cose a cui preferiremmo non pensare, e spesso in questi casi operiamo in modo da impedire al materiale indesiderato di accedere alla consapevolezza. La capacità di compiere questo processo è essenziale per sopravvivere a esperienze traumatiche [48]. La ricerca attuale affronta direttamente questa situazione funzionale, e può gettare luce sui meccanismi coinvolti nell'esercitare un controllo sulla memoria. In fin dei conti, se questo lavoro soddisfa la definizione originale freudiana della rimozione non è l'interrogativo più importante: dobbiamo domandarci piuttosto se questo lavoro, attraverso uno studio attento e sistematico, può determinare qualcosa che va oltre le asserzioni iniziali, pur esatte, di Freud, e se queste nuove conoscenze possono esserci utili nella vita. Tuttavia, noi siamo convinti che questo lavoro si riferisca all'idea che Freud aveva della rimozione. Concettualizzando come controllo esecutivo il meccanismo che mette in atto la rimozione, noi possiamo, dopo decenni di incertezza, dare forza a un'ipotesi inutilmente contestata sulla mente umana.

Bibliografia

1. Postman L (1971) Transfer, interference, and forgetting. In: J. Kling W, Riggs LA (eds)Woodworth and Schlosberg's: Experimental Psychology, 3rd edn. Holt, Rinehart & Winston, New York, pp 1019-1132
2. Anderson MC, Neely JH (1996). Interference and inhibition in memory retrieval. In: Bjork EL, Bjork RA (eds) Memory. Handbook of perception and cognition, 2nd edn. Academic Press, San Diego, CA, pp 237-313

3. Anderson MC, Bjork EL, Bjork RA (1994). Remembering can cause forgetting: retrieval dynamics in long-term memory. J Exp Psychol Learn Mem Cogn 20:1063-1087
4. McGeoch JA (1942) The psychology of human learning: an introduction. Longmans, New York
5. Raaijmakers JW, Shiffrin RM (1981) Search of associative memory. Psychol Rev 88:93-134
6. Anderson JR (1983) The architecture of cognition. Harvard University Press, Cambridge, MA
7. Rundus D (1973) Negative effects of using list items as retrieval cues. Journal of Verbal Learning and Verbal Behavior 12:43-50
8. Anderson MC, Bjork RA (1994) Mechanisms of inhibition in long-term memory: a new taxonomy. In: Dagenbach DT, Carr T (eds) Inhibitory processes in attention, memory and language. Academic Press, San Diego, pp 265-326
9. Anderson MC (2003) Rethinking interference theory: executive control and the mechanisms of forgetting. J Mem Lang 49:415-445
10. Anderson MC, Green C (2001) Suppressing unwanted memories by executive control. Nature 410:131-134
11. Casey BJ, Trainor RJ, Orendi JL et al (1997) A developmental functional MRI study of prefrontal activation during performance of a Go-No-Go task. J Cogn Neurosci 9:835-847
12. Caravan H, Ross TJ, Stein EA (1999) Right hemispheric dominance of inhibitory control: an event-related functional MRI study. Proc Natl Acad Sci USA 96:8301-8306
13. Sakagam M, Niki H (1994) Spatial selectivity of go/no-go neurons in the monkey prefrontal cortex. Exp Brain Res 100:165-169
14. Anderson MC, Spellman BA (1995) On the status of inhibitory mechanisms in cognition: memory retrieval as a model case. Psychol Rev 102:68-100
15. Freud S (1966) A case of successful treatment by hypnotism: with some remarks on the origin of hysterical symptoms through counterwill. In: Strachey J (ed) The standard edition of the complete psychological works of Sigmund Freud. Hogarth Press, London, pp 117-128
16. Anderson MC (2001) Active forgetting: evidence for functional inhibition as a source of memory failure. Journal of Aggression, Maltreatment, & Trauma, 4:185-210.
17. Bjork EL, Bjork RA, Anderson MC (1998) Varieties of goal-directed forgetting. In: Golding JM, MacLeod MC (eds) Intentional forgetting: interdisciplinary approaches. Lawrence Erlbaum Associates, Mahwah, NJ, pp 103-137
18. Conway MA, Harries K, Noyes J et al (2000) The disruption and dissolution of directed forgetting: inhibitory control of memory. J Mem Lang 43:429-430
19 Deprince AP, Freyd JJ (2001) Memory and dissociative tendencies: the roles of attentional context and word meaning in a directed forgetting task. J Trauma Dissociation 2:67-82
20. Myers LB, Brewin CR, Power MJ (1998) Repressive coping and the directed forgetting of emotional material. J Abnorm Psychol 107:141-148
21. Golding JM, MacCleod CM (eds) (1998) Intentional forgetting: interdisciplinary approaches. Lawrence Erlbaum, Mahwah, NJ
22. Squire LR (1992) Memory and the hippocampus: a synthesis from findings with rats, monkeys, and humans. Psychol Rev 99:195-231
23. Eldridge LL, Knowlton BJ, Furmanski CS et al (2000) Remembering episodes: a selective role for the hippocampus during retrieval. Nat Neurosci 3:1149-1152

24. Garavan H, Ross TJ, Murphy K et al (2002) Dissociable executive functions in the dynamic control of behavior: inhibition, error detection, and correction. Neuroimage 17:1820-1830
25. Menon V, Adleman NE, White CD et al (2001) Error-related brain activation during a Go/NoGo response inhibition task. Hum Brain Mapp 12:131-143
26. Aron AR, Fletcher PC, Bullmore ET et al (2003) Stop-signal inhibition disrupted by damage to right inferior frontal gyrus in humans. Nat Neurosci 6:115-117
27. Knight RT, Staines WR, Swick D, Chao LL (1999)Prefrontal cortex regulates inhibition and excitation in distributed neural networks. Acta Psychol (Amst) 101:159-178
28. Shimamura AP (2000) The role of the prefrontal cortex in dynamic filtering. Psychobiology 28:207-218
29. Aron AR, Robbins TW, Poldrack RA (2004) Inhibition and the right inferior frontal cortex. Trends Cogn Sci 8:170-178
30. Anderson MC, Ochsner K, Kuhl B et al (2004) Neural systems underlying the suppression of unwanted memories. Science 303:232-235
31. Freud S (1915) Repression (CM Baines Trans). In: Rieff P (ed) Freud: general psychological theory. Collier, New York, 1963, pp 104-115 [OSF 8]
32. Erdelyi MH (1990) Repression, reconstruction, and defense: history and integration of the psychoanalytic and experimental frameworks. In: Singer (ed) Repression and dissociation: implications for personality theory, psychopathology, and health. Chicago University Press, Chicago, pp 1-31
33. Erdelyi MH (2001) Defense processes can be conscious or unconscious. Am Psychol 56:761-762
34. Erdelyi MH (2006) The unified theory of repression. Behav Brain Sci (in press)
35. Breuer J, Freud S (1895) Studies on hysteria. In: Strachey J (ed and trans) The standard edition of the complete psychological works of Sigmund Freud, vol 2. Hogarth Press, London, 1955
36. Freud S (1892-1893) A case of successful treatment by hypnotism: with some remarks on the origin of hysterical symptoms through "counter-will". In: Strachey J (ed)The standard edition of the complete psychological works of Sigmund Freud, vol 1. Hogarth Press, London, 1966
37. Freud S (1940) An outline of psycho-analysis. In: Strachey J (ed) The standard edition of the complete psychological works of Sigmund Freud, vol. 23. Hogarth Press, London, 1964
38. Freud A (1936) The ego and the mechanisms of defense (CM Baines Trans). International Universities Press, New York
39. Freud S (1938) Some elementary lessons in psycho-analysis. In: Strachey J (ed) The standard edition of the complete psychological works of Sigmund Freud, vol 23. Hogarth Press, London, 1964
40. Joorman J, Hertel PT, Brozovich F, Gotlib IH (2005) Remembering the good, forgetting the bad: intentional forgetting of emotional material in depression. J Abnorm Psychol 114:640-648
41. Depue BE, Banich MT, Curran T (2006) Suppression of emotional and non-emotional content in memory: effects of repetition on cognitive control. Psychol Sci (in press)
42. Phelps EA, LeDoux JE (2005) Contributions of the amygdala to emotion processing: from animal models to human behavior. Neuron 48:175-187
43. Ochsner KN, Bunge SA, Gross JJ, Gabrieli JD (2002) Rethinking feelings: an fMRI study of the cognitive regulation of emotion. J Cogn Neurosci 14:1215-1229

44. MacLeod MD, Macrae CN (2001) Gone but not forgotten: the transient nature of retrieval-induced forgetting. Psychol Sci 12:148-152
45. Bjork EL, Bjork RA (2003) Intentional forgetting can increase, not decrease, residual influences of to-be-forgotten information. J Exp Psychol Learn Mem Cogn 29:524-531
46. Goernert PN, Larson ME (1994) The initiation and release of retrieval inhibition. J Gen Psychol 121:61-66
47. Wheeler MA (1995) Improvement in recall over time without repeated testing: Spontaneous recovery revisited. J Exp Psychol Learn Mem Cogn 21:173-184
48. Dougall AL, Craig KJ, Baum A (1999) Assessment of characteristics of intrusive thoughts and their impact on distress among victims of traumatic events. Psychosom Medi 61:38-48

Capitolo 14

Il sogno: un punto di vista neurologico

Claudio L. Bassetti, Matthias Bischof e Philipp Valko

Introduzione

Teorie del sogno prima del 1953

Nell'antichità i sogni erano spesso considerati di origine soprannaturale e si riteneva che, consentendo una comunicazione diretta con gli dèi, potessero comunicare suggerimenti riguardo all'immediato futuro (sogni profetici e premonitori). Presso gli Egizi, i Greci e i Romani gli interpreti dei sogni, che operavano in luoghi come quello dell'oracolo di Delfi, erano personaggi apprezzati e potenti. Gli Egizi (il più antico libro dei sogni di cui si abbia conoscenza risale alla 12ª dinastia, 2000 a.C.) quando soffrivano di malattie o sterilità erano soliti andare ai cosiddetti luoghi di incubazione, per esempio il tempio di Menfi, il tempio di Toth a Khimunu o il tempio di Hathor sul monte Sinai, per poter fare sogni significativi e auspicabilmente utili. L'idea dei sogni profetici compare anche nella Bibbia, per esempio nel libro della Genesi, in cui Giuseppe interpreta correttamente i sogni del Faraone.

Erano meno comuni le teorie naturali del sogno. Ippocrate e soprattutto Aristotele (III-IV sec. a.C.) individuarono nel sogno elementi psicologici e fisiologici. Aristotele differenziò tra sogno e ricordo del sogno, e si chiese "se è vero che i dormienti sognano sempre ma non sempre ricordano i sogni". Platone anticipò alcune delle idee di Freud, riconoscendo che spesso vengono incorporati nei sogni vari desideri, tra i quali i desideri sessuali. Lucrezio (I sec. a.C.) osservò movimenti clonici delle zampe in un cane dormiente, e li collegò a un presunto sogno di essere inseguito. Sempre nel I secolo a.C. Petronio (l'autore del *Satyricon*) era incaricato di interpretare i sogni terrificanti dell'imperatore Nerone; lo confortava spiegandogli che i sogni non erano inviati dagli dèi, ma semplicemente avevano origine nel sognatore stesso. Cicerone era della stessa opinione. Nel II secolo d.C. Artemidoro presentò nell'*Oneirocriticon* una descrizione dettagliata e una prima classificazione dei sogni, a supporto dell'idea di un loro valore profetico. Galeno scrisse che i sogni possono avere un carattere di premonizione ma sono anche il riflesso di processi naturali, di modificazioni negli "umori" del corpo.

Nel Medioevo le teorie naturali e le teorie soprannaturali del sogno vennero spesso considerate alla stessa stregua. Agostino riconobbe l'esistenza di fonti corporee, intellettuali e spirituali dei sogni. Come altri filosofi cristiani, da Tertulliano a Isidoro di Siviglia (autore del *De tentamentis somniorum*), Agostino condannò la pratica dell'interpretazione dei sogni a causa della difficoltà di differenziare tra contenuti e fonti del sogno interni ed esterni, corporei e non corporei (*revelatio divina* oppure *illusio demonica*) [1].

Gerolamo Cardano (1501-1576), pur riferendosi decisamente alle teorie di Artemidoro, sviluppò ulteriormente punti di vista laici e scientifici sul sogno, e descrisse quelli che oggi denominiamo sogni lucidi ("rendersi conto di stare sognando indica forza mentale", "vegliare nel sonno") [2]. L'opera di Haller *Elementa physiologie* (1769) contiene 36 pagine sul sonno e sul sogno. Egli credeva che i sogni fossero dovuti a una stimolazione che interrompeva il sonno calmo, e che il sonno senza sogni fosse perciò più riposante [3].

La ricerca sperimentale sul sogno ebbe inizio in Francia nella seconda metà del XIX secolo. Alfred Maury (1817-1892) registrò sistematicamente i propri sogni, facendosi svegliare dal suo assistente; riscontrò che la presentazione di specifici stimoli sensoriali, visivi o acustici durante il sonno tendeva a essere incorporata nei sogni. Nel 1848 fu tra i primi a descrivere le allucinazioni all'addormentamento (ipnagogiche) [4]. Hervé de Saint-Denis (1822-1892) scrisse un diario dei sogni in 22 volumi, diventando ben presto un "sognatore lucido". Sia Maury che Saint-Denis erano convinti che i sogni scaturissero da stimoli esterni che producevano un parziale risveglio durante il sonno. Frederick Greenwood registrò per tutta la vita delle visioni ipnagogiche, soprattutto di volti umani. Affermò che questi volti, diversamente da quanto accade solitamente nelle allucinazioni ipnagogiche, apparivano solo quando le palpebre erano chiuse. Hermann von Helmholtz (1821-1894) formulò l'ipotesi che la percezione dei movimenti in sogno fosse collegata a un'attivazione della corteccia motoria durante il sonno. Un concetto analogo venne espresso dal suo allievo Wilhelm Wundt (1832-1920), fondatore della psicologia sperimentale, il quale individuò nei sogni la coesistenza di eccitazione ("autoattivazione" delle cortecce sensoriali e soprattutto della corteccia visiva) e inibizione (della "volizione" e dell'"attenzione") delle aree corticali. Maria Manasseina (1843-1903), una delle prime donne russe medico, scrisse che il cervello è attivo durante il sonno. Considerava i sogni come la prova di una vita psichica che si svolge nel sonno, generata dal cervello [6]. Si deve a Mary Calkins (1863-1930) la prima analisi quantitativa dei contenuti onirici, che sottolinea la prevalenza di esperienze visive [6].

Nel 1838 G. Heermann e poi nel 1888 Joseph Jastrow raccolsero resoconti di sogni di soggetti ciechi, riscontrando una minor frequenza di sogni in confronto ai vedenti e una completa assenza di sogni visivi nei soggetti che avevano perso la vista prima dei cinque anni. I loro sogni erano occupati in prevalenza da stimoli uditivi e motori, ma contenevano anche immagini tattili e gustative e altre immagini sensoriali [7, 8].

Johannes Müller (1801-1858) e Jan Purkynje (1787-1869) furono tra i primi a studiare le immagini mentali peculiari dell'addormentamento, che sono più marcate nei giovani. Weir Mitchell (1829-1914) osservò che fin dall'infanzia era stato in grado di procurarsi delle visioni prima di addormentarsi, ma che una volta presenti esse diventavano incontrollabili, e inoltre si modificavano e sparivano spontaneamente.

Le prime osservazioni su soggetti umani dormienti protratte per un'intera notte vennero eseguite dal medico francese Nicholas Vaschide (1874-1907), che notò una periodica attivazione motoria associata al sognare. Descrisse anche periodi alterni di vasocostrizione e vasodilatazione durante la notte, e periodi mutevoli di buon ricordo oppure scarso ricordo dei sogni all'interruzione del sonno [9]. Alla fine del XIX secolo numerose osservazioni documentano gli effetti di diverse droghe, soprattutto mescalina, nell'influenzare il sogno, con produzione di visioni simili ad allucinazioni ipnagogiche [10]. William Gowers (1845-1915) studiò le sensazioni visive che si verificano all'inizio di attacchi epilettici o durante la fase di aura dell'emicrania, attribuendole a scariche spontanee della corteccia visiva.

Lasègue fu il primo a descrivere piccoli animali e forme fantastiche che apparivano come allucinazioni visive nei sogni di alcolizzati con delirium tremens [11]. De Sanctis differenziò tra visioni microzooscopiche e macrozooscopiche, le prime prevalentemente nei sogni e nelle allucinazioni degli alcolizzati, le seconde nei casi di isteria. La Manasseina riteneva che i sogni risultassero dai medesimi processi che producono le allucinazioni.

Fin dal 1868, Griesinger osservò in soggetti animali e umani contrazioni delle palpebre durante il sonno, e postulò un'associazione con il sognare. De Sanctis nel 1899 e De Lisi negli anni trenta del ventesimo secolo descrissero anch'essi le tipiche scosse agli arti del sonno REM. Nel 1944 Ohlmeyer e Coll. [12] descrissero periodiche erezioni peniene collegate al sonno. In seguito alle prime registrazioni elettroencefalografiche di Hans Berger, numerosi autori, fra i quali Loomis e Coll., notarono negli anni trenta che il sonno è associato a un rallentamento dell'attività elettroencefalografica [13]. Nel 1953 Hess, Koella e Akert descrissero l'attivazione elettroencefalografica in sonno REM del gatto, ma interpretarono erroneamente questa osservazione, in assenza di dati sui movimenti oculari e il tono muscolare [14].

Sonno REM e suo controllo da parte del tronco encefalico: l'"equazione sonno REM-sogno"

In cerca di una misura oggettiva del processo di addormentamento, e motivati da un articolo sull'ammiccamento nella transizione dalla veglia al sonno [15], nel 1953 Kleitman e Aserinsky descrissero la presenza di movimenti oculari rapidi (REM) nel sonno profondo [16, 17]. Osservarono che questi movimenti appaiono approssimativamente 90 minuti dopo l'inizio del sonno, sono associati a un'attività elettroencefalografica corticale desincronizzata rapida e a basso voltaggio, a un significativo aumento e a instabilità dei ritmi cardiaco e respiratorio; appaiono a intervalli regolari durante tutta la notte. Per verificare l'ipotesi che il sonno REM sia collegato al sognare, utilizzarono dieci soggetti sperimentali che venivano risvegliati durante periodi REM e non-REM. Nel 74 per cento dei casi i soggetti riferirono sogni vividi al risveglio durante la fase REM, ma solo nel 17 per cento dei casi in assenza di movimenti oculari rapidi.

Michel Jouvet, neurochirurgo e neurofisiologo, scoprì nel 1959 l'atonia muscolare in sonno REM [18]. La combinazione di movimenti oculari rapidi, attivazione elettroencefalografica e atonia muscolare suggerì il termine "sonno paradossale" come sinonimo di sonno REM. Jouvet dimostrò inoltre che, perché si generi il sonno REM, il tegmento pontino deve essere intatto [19], e che l'atonia in sonno REM è dovuta a inibizione dei centri motori della medulla oblongata. I gatti con lesioni nei pressi del locus pericœruleus presentano durante il sonno REM una varietà di comportamenti complessi, fra i quali configurazioni motorie indicanti attacco, difesa ed esplorazione [20].

Dement, un altro collaboratore di Kleitman, lavorò ulteriormente sulla relazione tra sonno REM e sogno. Convinto che i sogni avvenissero solo durante il sonno REM, indicò una connessione diretta tra contenuto onirico, movimenti oculari rapidi e attività motoria durante il sonno REM [21, 22]. Indicò anche, in accordo con la teoria freudiana e in base a uno studio sulla deprivazione di sonno REM (uno studio che in seguito venne fortemente criticato), che il sonno REM è essenziale per la salute psichica [23].

Negli anni settanta, in seguito al lavoro pionieristico di Jouvet, Hobson e Coll. gettarono ulteriore luce sul funzionamento neurofisiologico e neurochimico del tronco encefalico in sonno REM. Descrissero neuroni colinergici "REM-*on*" e neuroni monoaminergici (che producono noradrenalina e serotonina) "REM-*off*" nel tegmento pontino, sostenendo che il sonno REM risulta dalla loro interazione (Fig. 1) [24]. Svilupparono una

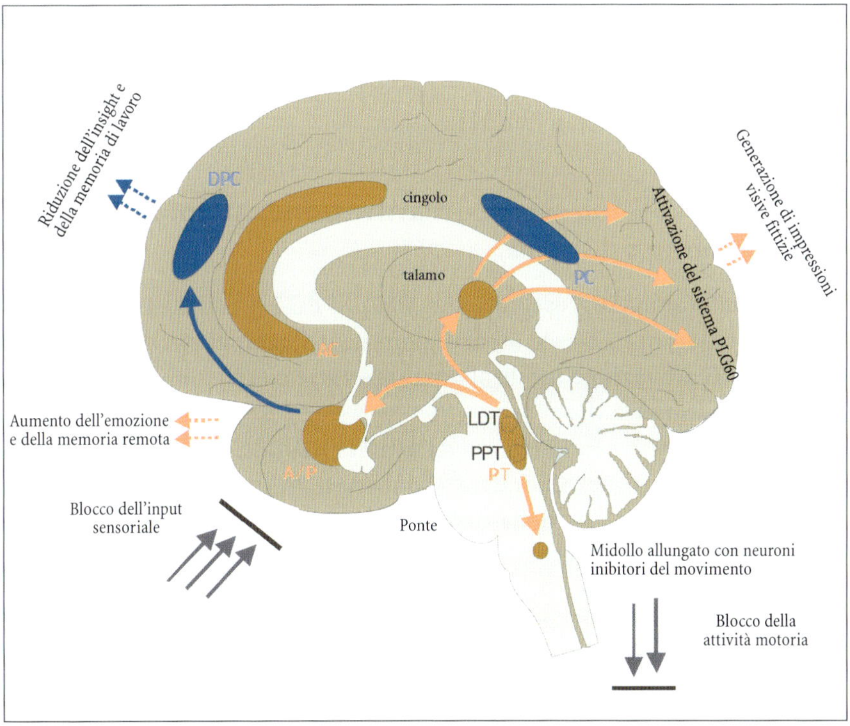

Fig. 1. Attivazione e disattivazione subcorticale durante tomografia a emissione di positroni in sonno REM. Dati neurofisiologici: *rosso* = attivato; *azzurro* = disattivato. Aree cerebrali: PT, tegmento pontino, A/P, amigdala e corteccia paraippocampale; AC, cingolo anteriore; PC, cingolo posteriore; DPC, corteccia prefrontale dorsolaterale. Nuclei: LDT, nuclei tegmentali dorsolaterali; PPT, nuclei peduncolopontini

nuova teoria del sogno, l'"ipotesi dell'attivazione-sintesi", in base alla quale i sogni sono il risultato di un'attivazione casuale e non specifica fornita dal tronco encefalico, e di una successiva interpretazione (sintesi) più o meno coerente da parte del cervello anteriore [25].

Sonno non-REM e sogno

Gli studi di Aserinsky e Kleitman sul risveglio hanno mostrato che anche soggetti risvegliati dal sonno non-REM possono riferire sogni o esperienze onirosimili. Questa osservazione fu confermata da parecchi altri autori, e di conseguenza mise in discussione l'"equazione REM-sogno" [26-28]. La persistenza di esperienze oniriche nonostante la completa soppressione farmacologica del sonno REM supporta ulteriormente l'esistenza di un'attività mentale onirosimile in sonno non-REM [29]. Da parte loro, Aserinsky e Kleitman riscontrarono che i cosiddetti non-sognatori hanno delle fasi REM così come i soggetti che ricordano frequentemente i propri sogni.

I resoconti di sogni di pazienti risvegliati da sonno REM sono più frequenti, più reali, più emozionali e più bizzarri, e il loro contenuto è più spesso visivo e/o motorio [30, 31].

Metabolismo cerebrale: attivazione durante il sonno e il sogno

Studi di neuroimaging eseguiti con PET, SPECT e fMRI [32-35] hanno mostrato, in accordo con le osservazioni neurofisiologiche, configurazioni diverse di attivazione cerebrale durante varie condizioni (veglia, sonno non-REM, sonno REM).

Il sonno REM è caratterizzato da attività neurale prolungata e da alto fabbisogno di energia cerebrale e abbondante flusso ematico al cervello. In confronto alla veglia, nella maggior parte degli studi si è riscontrata deattivazione della corteccia prefrontale dorsolaterale e delle aree parietali associative durante il sonno sia non-REM che REM, e attivazione del tegmento pontino, del talamo, delle strutture limbiche e paralimbiche (compresa l'amigdala) e delle aree temporo-occipitali (esclusa la corteccia visiva primaria) in sonno REM. Ma la corteccia prefrontale mediale rimaneva attiva sia durante il sonno REM che durante la veglia, mentre lo era molto meno durante il sonno non-REM [36, 37].

Si ritiene che questi profili di attivazione e deattivazione spieghino le caratteristiche dell'attività mentale durante la veglia, l'addormentamento, il sonno non-REM e il sonno REM. La deattivazione della corteccia prefrontale può spiegare la mancanza di insight e la diminuzione del controllo della volizione, che sono tipiche delle esperienze oniriche in generale. D'altra parte, l'attivazione delle strutture limbiche e paralimbiche (compresi l'amigdala, il cingolo anteriore e la corteccia orbito-frontale) e delle cortecce temporo-occipitali potrebbe spiegare il carattere intensamente emozionale e visivo dei sogni in sonno REM e la frequente traduzione di vecchi e nuovi ricordi in sogni. La corteccia prefrontale mediale, che rimane attivata durante il sonno REM, è coinvolta nella capacità di attribuire intenzioni, pensieri e sentimenti a sé e agli altri, e questo può rendere conto della residua "rappresentazione della mente" durante il sogno. La connettività funzionale associata al sonno (attivazione neurale coerente) dei neuroni del lobo mesotemporale potrebbe essere all'origine della variabilità - nei soggetti normali e forse anche nei pazienti - nella capacità di ricordare le esperienze oniriche [38].

Resta per ora sostanzialmente ignoto l'esatto profilo di attivazione (e deattivazione) cerebrale sottostante alle diverse attività mentali nelle diverse condizioni (pensiero, sogni a occhi aperti, addormentamento, allucinazioni, sogni in sonno non-REM e REM, allucinazioni alla fine del sonno). Inoltre, sappiamo poco del metabolismo cerebrale durante i sogni in sonno non-REM.

Il sogno nei pazienti neurologici

La frequenza e l'ampiezza delle modificazioni del sogno nei pazienti neurologici sono state poco studiate in modo sistematico. I dati disponibili in letteratura suggeriscono nondimeno una frequenza relativamente alta di modificazioni dei sogni in presenza di disturbi neurologici.

I meccanismi cerebrali coinvolti nelle modificazioni del sogno sono sostanzialmente ignoti, a eccezione del comportamento in sonno REM (vedi oltre). In generale, è possibile postulare modificazioni neurochimiche[1] e/o strutturali nei "circuiti del sogno" talamo-limbico-temporo-occipitali già menzionati. In molti casi la sintomatologia clinica può essere

[1] La trasmissione colinergica e monoaminergica (dopaminergica, serotoninergica, noradrenergica) che, com'è noto, regola le funzioni sonno-veglia, probabilmente è implicata anche nella modulazione delle esperienze oniriche.

intesa come uno "stato dissociato" che sorge dalla perdita del confine fisiologico tra le diverse condizioni (veglia, sonno non-REM, sonno REM).

Si ritiene che la precisa patofisiologia dipenda dalla specifica forma di alterazione del sogno. Nei pazienti con narcolessia e sindrome di Parkinson le allucinazioni visive possono rappresentare, almeno in alcuni casi, l'intrusione nella veglia dell'attività mentale propria del sonno REM [39]. Nelle "esperienze extracorporee" è stata ipotizzata una disfunzione del processamento del proprio corpo e della propria persona alla giunzione temporo-parietale [40]. Oltre alle disfunzioni cerebrali, possono influenzare il sogno nei pazienti neurologici altri fattori quali età, personalità, umore, condizioni fisiche e psichiche attuali, stress, febbre, assunzione di farmaci (per esempio antidepressivi, betabloccanti, inibitori della acetilcolinesterasi), alcool e presenza di disturbi del sonno [41].

Diminuzione/cessazione del sognare

Nel 1883 Charcot descrisse una paziente che aveva perso la capacità di ricordare le immagini mentali visive dei suoi sogni, in concomitanza con un deficit della rivisualizzazione durante la veglia ("irreminiscenza visiva") [42]. Nel 1887 Wilbrand presentò un caso di cessazione globale del sognare associata a prosopagnosia (incapacità di riconoscere volti familiari) dopo infarto nella regione temporo-occipitale (Fig. 2) [43]. I termini "sindrome di Charcot-Wilbrand" (CWS) e "anoneiria" descrivono la cessazione del sognare come conseguenza di un danno cerebrale focale. Grünstein osservò che la CWS è associata ad agnosia visiva e a irreminiscenza ma non a cecità corticale, indicando correttamente un ruolo delle cortecce visive extrastriate nel sognare normale (Fig. 3) [44]. Studi successivi hanno confermato la forte associazione (nel 91% dei casi passati in rassegna da Solms) tra CWS e irreminiscenza [45].

Una diminuzione, che può arrivare alla (temporanea) cessazione del sognare, si riscontra spesso come sintomo aspecifico di disturbi neurologici acuti, in particolare del sistema nervoso centrale.

Si è riscontrata CWS dopo lesioni focali (per esempio ictus, trauma cerebrale) nelle aree parietale inferiore, temporo-occipitale mediale o bifrontale [45-49]. In uno studio su 53 pazienti con lesioni cerebrali unilaterali acute (ictus, neoplasia), quelli con lesioni posteriori presentavano spesso perdita del ricordo del sogno, che si riscontrava raramente nei pazienti con lesioni anteriori (rispettivamente il 61-75% contro l'11-15%).

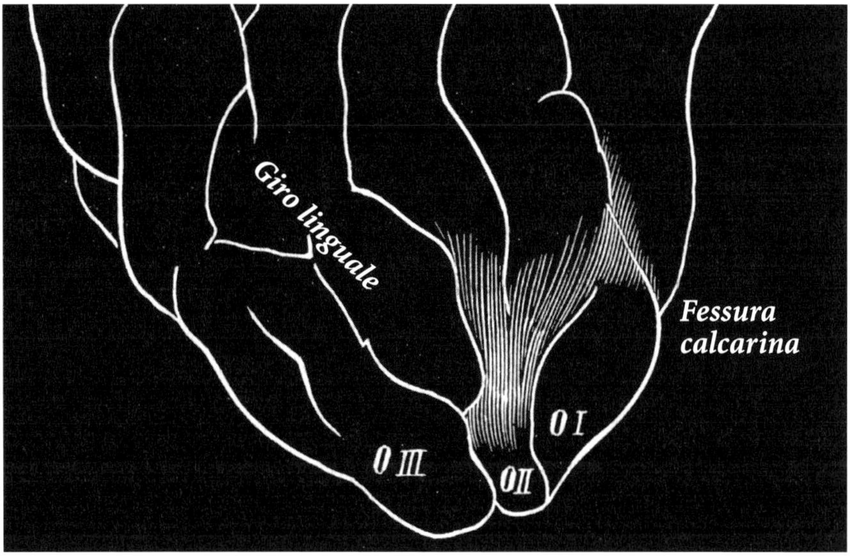

Fig. 2. Autopsia del cervello del paziente descritto da Wilbrand nel 1887, con perdita del sogno visivo in seguito a infarto cerebrale associato a prosopagnosia. L'immagine mostra l'area infartuata del lobo occipitale profondo di destra, dietro il giro linguale inferiore.

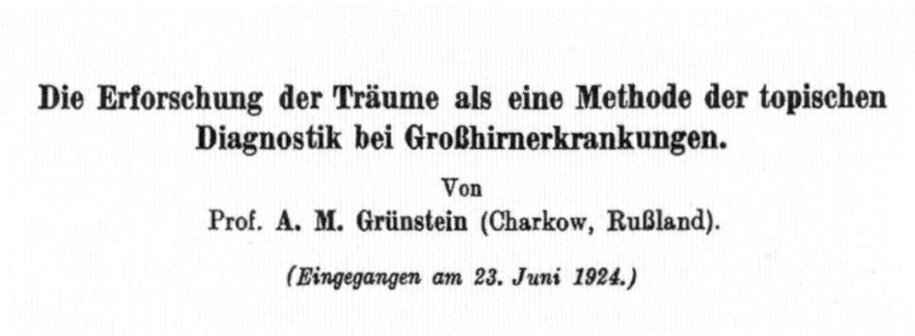

Die Erforschung der Träume als eine Methode der topischen Diagnostik bei Großhirnerkrankungen.

Von

Prof. **A. M. Grünstein** (Charkow, Rußland).

(Eingegangen am 23. Juni 1924.)

Fig. 3. Articolo di Grünstein (1924) intitolato *Die Erforschung der Träume als eine Methode der topischen Diagnostik bei Grosshirnerkrankungen* (Lo studio del sogno come metodo per la diagnosi topica delle patologie cerebrali)

La perdita del ricordo del sogno era associata a prestazioni deficitarie in test delle funzioni visuopercettive. Non c'erano differenze tra destra e sinistra, mentre i pazienti afasici appartenevano al gruppo dei non reminiscenti più spesso dei pazienti non afasici (rispettivamente l'83% contro il 33%) [48].

Le sindromi demenziali e amnesiche possono portare a una riduzione della frequenza e dell'espressione verbale dei sogni [50, 51]. È degno di nota il fatto che anche in presenza di una profonda amnesia dichiarativa i pazienti con danno esteso al lobo temporale mediale bilaterale riportano all'addormentamento – così come i soggetti normali di controllo – immagini visive stereotipate intrusive dopo una prolungata attività con il videogioco Tetris [52].

Aumento dei sogni

Un aumento dell'attività onirica si osserva in presenza di danno limbico anteriore [45], e raramente come fenomeno epilettico negli attacchi a carico del lobo temporale (sogni epilettici, vedi oltre). Spesso, ma non sempre, un aumento dei sogni è accompagnato da esperienze onirosimili durante la veglia e da difficoltà a differenziare tra sogni e realtà.

Cambiamenti nei contenuti del sogno: circostanze concomitanti

Sogni con una forte componente ansiosa (sogni terrificanti) si osservano come parasonnia collegata a sonno REM (incubo) e in patologie cerebrali neurodegenerative (per esempio sindrome di Parkinson); si osservano raramente come equivalenti epilettici.

Sogni vividi con contenuto violento o aggressivo e attività motoria accresciuta o incontrollata (sogni agiti) indicano la presenza di un disturbo del comportamento in sonno REM (RBD). Questa diagnosi è confermata dal riscontro polisonnografico di perdita dell'atonia fisiologica, e da un incremento dell'attività motoria fasica durante il sonno REM. Il RBD può essere osservato in patologie neurodegenerative, lesioni del tronco encefalico, narcolessia, abuso di alcool e di droghe, e nella cosiddetta sindrome da "overlap" della parasonnia.

Cessazione della produzione di immagini oniriche visive ("sogni non visivi") è stata riferita in seguito a lesioni temporo-occipitali mediali [45]. È stato riferito che pazienti con lesioni temporo-occipitali mediali unilaterali hanno un'attività onirica meno espressiva, e i loro sogni si svolgono in ambienti deformati [53].

Occasionalmente sono stati riferiti in pazienti con narcolessia sogni con percezione inalterata di sé come osservatore critico dell'esperienza onirica, e una peculiare capacità di influenzarne i contenuti (sogni lucidi).

Esperienze onirosimili durante la veglia (allucinazioni)

Allucinazioni visive nello stato di veglia, all'addormentamento (allucinazioni ipnagogiche) e al risveglio (allucinazioni ipnopompiche) possono verificarsi in soggetti normali ma anche in pazienti con emicrania, epilessia, lesioni talamiche (allucinosi peduncolare), lesioni che causano deficit visivi (sindrome di Charles Bonnet), paralisi del sonno, narcolessia, sindrome di Parkinson [54]. Le allucinazioni visive possono essere molto complesse e colorate ("come un film"), come illustra il seguente episodio (audioregistrato) riportato da un uomo di 48 anni con allucinosi peduncolare causata da ictus tegmentale messo in luce da una coronarografia (Fig. 4).

> Ho perso improvvisamente il senso del mio peso corporeo. Di fronte a me vedevo – sulla parte destra della parete – una sfilata di persone vecchie e giovani che non riuscivo a riconoscere. Di fronte c'era una bambina che attirò la mia attenzione. Portava un vestito molto vivace con fiori arancioni, come in un quadro di Gauguin. Ero pronto a partire per un'avventura [...] quando all'improvviso venni risvegliato dalla voce del cardiologo.

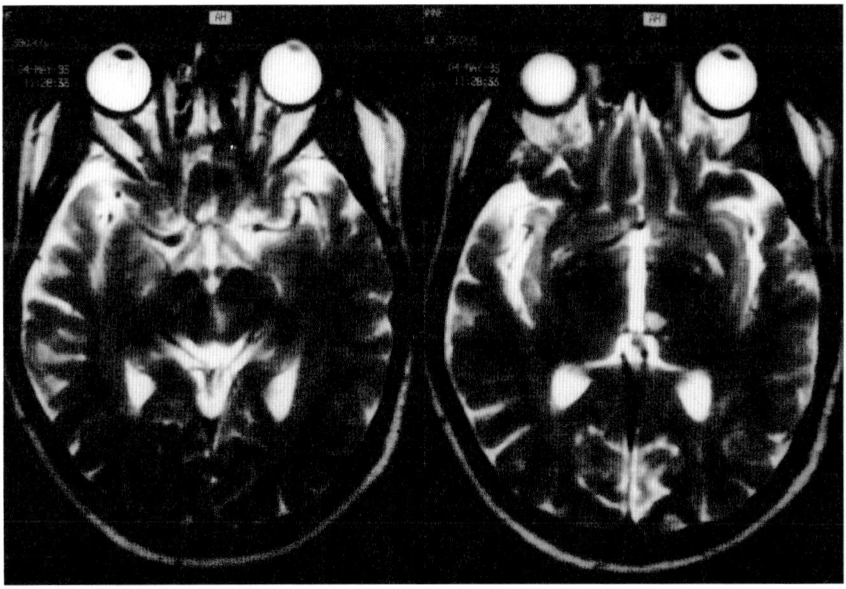

Fig. 4. Risonanza magnetica cerebrale (RMN) di un uomo di 48 anni con allucinosi peduncolare dovuta a ictus mesencefalico-subtalamico unilaterale riscontrata con arteriografia coronarica (vedi testo)

Spesso i pazienti si rendono conto che questi fenomeni allucinatori non sono reali. Possono restare indifferenti, come pure possono esserne divertiti o disturbati. Ma alcuni riferiscono difficoltà nel differenziare i sogni dalle allucinazioni. È anche possibile che si verifichino sia allucinazioni che un aumento dei sogni [55]. L'esistenza di un simile continuo era stata già ipotizzata da Lasègue ("il delirio alcolico non è un delirio, ma un sogno" [11].

Allucinazioni acustiche semplici e complesse possono verificarsi come complicazione di una perdita periferica o centrale dell'udito. Sono state riferite allucinazioni somatoestesiche dopo amputazione di un arto o dopo gravi perdite sensoriali (sindrome dell'arto fantasma). Le allucinazioni polimodali sono tipiche del delirium tremens, ma si osservano anche in caso di danno cerebrale focale, come riferisce un paziente di 49 anni con ictus del tegmento pontino (e una storia di alcolismo).

> Vidi improvvisamente alla mia sinistra, per circa un minuto, il volto di una madonna, come sulla vetrata di una chiesa [...] Di fronte a me c'era una grande palla di neve bianca [...] a destra il volto di una madonna [...] ho udito per ore dei suoni all'orecchio sinistro e il canto di un uccello.

Tra le allucinazioni non collegate a una falsa percezione (le cosiddette allucinazioni psichiche di cui parla Baillarger) c'è il senso della presenza di persone (spesso parenti che stanno in piedi nella stanza oppure siedono accanto al letto). Allucinazioni di questo tipo ("presenza percepita") sono particolarmente comuni nei pazienti con narcolessia, paralisi del sonno e sindrome di Parkinson [56, 57]. Meno comunemente, i pazienti possono proiettare/sentire l'immagine del proprio corpo e/o della propria persona nello spazio esterno (esperienze "extracorporee" e autoscopiche) [40].

Attività onirica inalterata

L'attività onirica può restare inalterata nonostante lesioni prefrontali dorsolaterali, emisferotomia destra [58], interventi di commessurotomia [59] e lesioni del tronco encefalico [45] con o senza modificazioni del sonno REM [45].

Modificazioni del sogno in disturbi neurologici specifici

Disturbi del sonno

Narcolessia

La narcolessia è un disturbo cronico debilitante caratterizzato da notevole sonnolenza diurna, cataplessia, allucinazioni e paralisi del sonno [56]. Si ritiene che sia causata da una distruzione autoimmune dei neuroni ipotalamici produttori di ipocretina [60].

Allucinazioni, sogni, incubi, disturbi del risveglio e RBD sono più frequenti nei narcolettici che nella popolazione normale (Fig. 5). In due recenti studi sistematici si è riscontrato che in questi soggetti incubi (54%) e allucinazioni costanti (81%) sono più comuni che nei soggetti normali di controllo (rispettivamente 5% e 37%) [56, 61]. Abbastanza spesso i pazienti esperiscono una varietà di allucinazioni e di esperienze onirosimili, come illustra il racconto di un paziente di 19 anni.

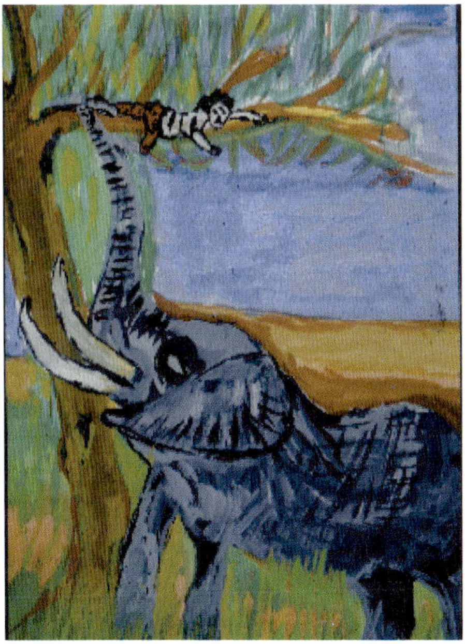

Fig. 5. Dipinto eseguito da un uomo di 56 anni con narcolessia, che rappresenta allucinazioni visive molto vivide e angosciose. Riprodotto con il permesso dell'autore.

> Spesso durante la giornata sentivo come se qualcuno mi tenesse la gamba sinistra mentre attraversavo un corridoio buio [...] Nell'addormentarmi vedevo a destra del letto una finestra nera buia e silenziosa, che svaniva immediatamente appena accendevo la luce [...] Spesso, mentre dormivo, facevo strani sogni. Mi vedevo agire nell'azione del sogno, e nello stesso tempo me ne sentivo separato e "fluttuavo" sulla scena rendendomi conto del carattere illusorio del sogno.

Nei narcolessici, allucinazioni e sogni possono accompagnare o seguire attacchi di cataplessia e di paralisi del sonno. I sogni possono verificarsi all'addormentamento, durante il giorno (*napping*), di notte e anche al risveglio (sindrome di Rosenthal). È tipica dei sogni dei narcolettici la presenza di elementi della normale attività mentale diurna nella forma di controllo volontario dell'attività mentale con una certa consapevolezza dell'ambiente. Sono possibili sogni fantastici e assurdi con elementi religiosi, misteriosi o sessuali. Le allucinazioni sono spesso visive, meno comunemente somatosensoriali, vestibolari, gustative-olfattive o vegetative. Sono tipicamente associate a paralisi del sonno allucinazioni della presenza di qualcuno vicino (persone, intrusi, animali, "presenza percepita"), di un'oppressione al petto con difficoltà di respiro (*incubus/succubus*) e di sensazioni di fluttuare o di volare con esperienze extracorporee [62].

Lee e Coll. hanno confrontato dati polisonnografici e resoconti di sogni in 24 pazienti con insonnia e in 16 pazienti con narcolessia; entrambe le patologie sono associate a sogni disturbanti [63]. In confronto agli insonni, i narcolessici presentavano sogni ricorrenti più terrificanti e fasi REM più brevi. Non si trovò alcuna correlazione tra il contenuto onirico e i dati polisonnografici riguardo alla lunghezza di un segmento REM o alla densità dei movimenti oculari rapidi.

Dahmen e Coll. hanno sottolineato occasionali difficoltà nel differenziare tra allucinazioni narcolessiche e schizofreniche [61]. Hanno studiato i diversi aspetti delle allucinazioni in 148 pazienti con narcolessia, 21 pazienti con schizofrenia acuta aggravata e 128 soggetti normali di controllo. Le allucinazioni uditive avevano una frequenza doppia nel gruppo degli schizofrenici rispetto ai narcolettici, mentre l'83 per cento dei narcolettici riferivano allucinazioni visive, in confronto al 29 per cento degli schizofrenici.

In uno studio su 15 pazienti narcolettici e 9 soggetti di controllo, Fosse e Coll. hanno riscontrato che le emozioni erano più comuni e più intense nei periodi di inizio del sonno REM narcolettico (SOREM) che nei periodi REM notturni sia dei pazienti narcolettici che dei soggetti normali, con il massimo incremento di uno stato di ansia/paura, seguito da gioia/euforia. Confrontando il sonno REM notturno dei pazienti narcolettici e dei soggetti normali, si riscontrò anche che i narcolettici avevano più intensi sentimenti di ansia/paura e di gioia/euforia, ma avevano esperienze meno frequenti di sorpresa e di rabbia [64].

Sturzenegger e Bassetti hanno raccolto resoconti di sogni di 57 pazienti narcolettici con cataplessia e li hanno confrontati con pazienti con ipersonnia non narcolettica e con soggetti normali di controllo [56]. I sogni dei narcolettici presentavano più spesso contenuti quali volare, essere inseguiti, strisciare in un tubo, mostri, e persone presenti nella stanza ("presenza percepita"). Inoltre, i resoconti dei pazienti narcolettici contenevano più emozioni negative quali tristezza, rabbia, paura, colpevolezza, disgusto e disprezzo. Non venne riscontrato alcun legame fra le emozioni esperite in sogno e gli attacchi di cataplessia con scatenamento di emozioni.

La possibilità che le emozioni presenti nei sogni dei pazienti narcolettici precipitino i sintomi al risveglio è stata prospettata nel 1928 da Wilson. Uno dei suoi pazienti fece un sogno terrificante su un assassino, e immediatamente dopo si svegliò con una paralisi del sonno insolitamente pronunciata [65].

Attarian e Coll. riferiscono di un caso di RBD in un paziente narcolessico che scatenò cataplessia e sogni in stato di veglia, probabilmente favoriti dall'uso di antidepressivi triciclici per il trattamento della cataplessia [66].

Spesso la paralisi del sonno (SP) si verifica anche in soggetti non narcolettici. La sua prevalenza è stimata tra il 25 e il 40 per cento [62]. Sturzenegger e Bassetti hanno trovato una prevalenza di SP del 49 per cento in pazienti narcolettici, del 18 per cento in pazienti con ipersonnia e del 5 per cento in soggetti sani di controllo [56]. La SP è quasi sempre accompagnata da attività allucinatoria. In 387 soggetti con SP solo l'1,6 per cento non riferirono l'esperienza di allucinazioni di qualche tipo [67]. Nella narcolessia le allucinazioni legate a SP possono essere particolarmente terrificanti e portare a un'ansia estrema con paura di morire, specialmente all'inizio della malattia, quando il paziente non si è ancora familiarizzato con la propria condizione. In particolare, le allucinazioni ipnopompiche possono essere percepite in modo estremamente realistico.

Ipersonnia idiopatica

L'ipersonnia idiopatica (IH) è una condizione rara caratterizzata da eccessiva sonnolenza diurna, periodi prolungati di sonno non riposante e difficoltà di risveglio ("ebbrezza da sonno"). La frequenza delle allucinazioni ipnagogiche, della paralisi del sonno e del sognare abituale nei pazienti con IH è stimata attorno al 40 per cento: una percentuale vicina a quella riscontrata nei pazienti narcolessici senza cataplessia (narcolessia monosintomatica) [68]. Ma i sogni e le allucinazioni dei pazienti con IH sono meno vividi, meno bizzarri, meno terrorizzanti e meno emozionali che nei narcolessici. Bassetti e Coll. hanno riferito di una paziente di 22 anni con IH che presentava frequenti allucinazioni sia all'addormentamento che al risveglio, ma in assenza di paralisi da sonno, di periodi REM all'addormentamento e di cataplessia [69].

Sindrome di Kleine-Levin

La sindrome di Kleine-Levin (KLS) è un raro disturbo di eziologia incerta, caratterizzato da ricorrenti episodi di ipersonnia che si prolungano per giorni o settimane e da un comportamento bulimico e varie anomalie psicopatologiche quali ipersessualità, irritabilità o apatia. Allucinazioni visive o uditive, deliri e derealizzazione sono stati riferiti dal 14-24 per cento dei pazienti con KLS, mentre cataplessia e paralisi del sonno non erano mai menzionate come sintomi in comorbilità [70]. Tipicamente, la maggior parte dei pazienti con KLS riferiscono che durante l'attacco percepiscono le cose che appaiono attorno a loro con un senso di irrealtà, "con il senso di sognare" o "con un senso di ossessione per ciò che mi circonda" [70]. È interessante il fatto che questa percezione onirosimile è spesso seguita da amnesia degli eventi accaduti durante l'attacco. Merriam ha descritto un caso di KLS postencefalitica in un giovane paziente che vedeva fantasmi e celebri attori della televisione e credeva di essere perseguitato da aggressori armati [71]. La frequenza delle allucinazioni e dei deliri in 18 pazienti con KLS secondaria era addirittura più alta (44%) [70].

Terrori notturni e sonnambulismo (parasonnie del sonno non-REM e disturbi del risveglio)

I terrori durante il sonno (pavor nocturnus) e il sonnambulismo sono parasonnie della prima parte della notte. Queste parasonnie sono disturbi cosiddetti dell'arousal, perché rappresentano un'attivazione improvvisa ma incompleta del sonno a onde lente (stati 3 e 4 del sonno non-REM) [72]. Per lungo tempo i disturbi del risveglio sono stati erroneamente considerati espressioni comportamentali di sogni in corso [73, 74]. L'attività onirica di solito è assente, o consiste in una breve serie di immagini frammentarie [75, 76]. La possibilità di indurre stati di terrore con risvegli forzati durante il sonno a onde lente è un altro fatto che smentisce la vecchia idea che i terrori notturni siano scatenati da sogni paurosi.

Soprattutto negli adulti, può essere riferita un'esperienza onirica accompagnata da sonnambulismo, e l'amnesia per questi episodi può essere incompleta [77]. La presenza di esperienze oniriche nel sonnambulismo è suggerita anche dal comportamento imitativo di lotta o fuga che si osserva a volte nei sonnambuli [78].

Nei terrori notturni i soggetti si mettono improvvisamente a sedere emettendo un forte urlo associato a un'espressione facciale di estrema paura. Gli attacchi sono accompagnati da un incremento improvviso e pronunciato del ritmo cardiaco e respiratorio e del tono muscolare. L'aspetto più caratteristico è che di solito i genitori, estremamente preoccupati, non riescono a risvegliare e consolare il bambino. La combinazione di caratteristiche di disturbo del risveglio e di disturbo comportamentale in sonno REM è denominata "parasonnia da overlap".

I terrori notturni e il sonnambulismo sono più comuni nei bambini, ma possono essere presenti in una piccola percentuale della popolazione adulta. Non sono associati a specifiche caratteristiche fisiche. Possono contribuire al loro verificarsi fattori evolutivi genetici, psicologici e organici. Circa un terzo degli individui con frequenti incubi hanno una storia familiare di positività, ed è stata suggerita un'associazione con l'HLA aplotipo DQB1*05. Il sonnambulismo può essere scatenato da febbre, stress, deprivazione di sonno, disturbo cerebrale acuto (ictus, trauma) o interruzione di trattamenti farmacologici.

Incubi e disturbo post-traumatico da stress

Gli incubi sono parasonnie della parte centrale della notte o del primo mattino, quando il sonno REM è più comune. Sono tipicamente sogni di pericolo fisico (per esempio essere inseguiti) o di minaccia psicologica (per esempio essere infastiditi). I contenuti tipici comprendono mostri, fantasmi, animali e persone cattive. Tipicamente, vocalizzazioni, movimento e sintomi vegetativi sono ridotti al minimo. Se risvegliati, i soggetti si orientano rapidamente, possono essere tranquillizzati e di solito ricordano i dettagli del sogno. Queste caratteristiche differenziano gli incubi dai terrori notturni (vedi sopra) e dal disturbo del comportamento in sonno REM (vedi oltre).

Gli incubi sono più comuni nei bambini, e non sono associati a specifici dati fisici. Circa il 10 per cento degli individui con frequenti incubi hanno una storia familiare di incubi. Gli incubi sono più comuni in soggetti con ritardo mentale, alcolismo cronico, depressione e patologie del sistema nervoso centrale, e anche in associazione con febbre e interruzione di trattamenti farmacologici. Possono risultare da un grave evento traumatico e indicare un disturbo post-traumatico da stress.

Attacchi di panico notturni

Gli attacchi di panico notturni vanno distinti dagli incubi. Sorgono tipicamente in sonno non-REM, sono accompagnati da una decisa attivazione del sistema nervoso autonomo con tachicardia e ipertensione arteriosa; di solito manca un racconto dettagliato del sogno. Questi pazienti spesso presentano anche attacchi di panico diurni, ma questi possono anche non esserci, o comparire solo dopo alcuni anni [79].

Sogni epici e allucinazioni visive notturne complesse

I sogni epici sono stati descritti da Schenck e Mahowald nel 1995 e sono un disturbo caratterizzato da sogni interminabili e spossanti associati a stanchezza mattutina e affaticamento cronico durante la giornata [80]. Questa condizione presenta una forte predominanza femminile (85%). Il contenuto onirico consiste tipicamente in un'attività fisica incessante, per lo più banale, che ricompare ogni notte nel 90 per cento dei pazienti colpiti. Una caratteristica importante è lo scarso tono affettivo dei sogni e l'assenza di attivazione emozionale. Le registrazioni polisonnografiche non rivelano particolari anomalie, e il disturbo sottostante a questa patologia resta sconosciuto.

Recentemente Silber e Coll. hanno riferito di una serie di 12 pazienti (11 dei quali donne) nei quali si presentavano dopo il risveglio e scomparivano con l'aumentare della luce immagini vivide, silenziose e spesso deformate di persone e di animali. Sono fattori associati l'ipersonnia idiopatica, l'uso di betabloccanti, la demenza con corpi di Lewy, la degenerazione maculare e l'ansia [81].

Disturbo comportamentale in sonno REM (RBD)

Questo disturbo è stato riconosciuto formalmente nel 1986 [82], ma alcune delle sue caratteristiche erano state già descritte in precedenza. Il RBD si manifesta con comportamenti motori vistosi e spesso violenti che si verificano durante il sonno, associati a sogni vividi e spaventosi. Poiché si verifica in sonno REM, il RBD compare tipicamente nella seconda metà della notte, quando predomina il sonno REM. Lesioni e assalti al compagno di letto sono stati riferiti rispettivamente fino al 32 e al 64 per cento dei pazienti (Fig. 6) [83]. In uno studio su 49 pazienti con RBD la cui diagnosi era stata confermata polisonnograficamente, Fantini e Coll. hanno riscontrato che i sogni di questi pazienti erano caratterizzati da un'alta percentuale di contenuti aggressivi, nonostante livelli normali di aggressività diurna [84].

La polisonnografia mostra un tono muscolare eccessivo durante il sonno REM (per esempio nell'elettromiografia sottomentoniera), che può rappresentare il primo segno di RBD [85], un'aumentata attività muscolare fasica con concomitante comportamento motorio e vocalizzazioni eccessive/anormali. I pazienti con RBD idiopatico presentano un incremento del sonno a onde lente e del *delta power*, e un'aumentata frequenza di movimenti periodici degli arti in tutte le fasi del sonno [86, 87]. La diagnosi differenziale di RBD comprende attacchi durante il sonno, risvegli confusionali, sonnambulismo, terrori notturni, incubi, attacchi di panico e risvegli collegati ad apnea ostruttiva durante il sonno.

La patofisiologia dell'RBD corrisponde, come si è riscontrato sperimentalmente la prima volta nel gatto ad opera di Jouvet [19], a una disfunzione dei meccanismi REM ponto-bulbari dell'atonia. Circa il 60 per cento degli RBD sono idiopatici. Di solito l'RBD idiopatico si presenta nel sesto o settimo decennio della vita, prevalentemente nei maschi. Sono stati riferiti disturbi cognitivi (visuospaziali, costruttivi), rallentamento dell'attività elettroencefalografica occipitale e diminuzione della disponibilità dopaminergica striatale nello stato di veglia [88-91]. Una percentuale significativa dei pazienti con RBD idiopatico sviluppano in seguito una sindrome di Parkinson [92]. In circa il 40 per cento dei casi l'RBD è dovuto a narcolessia o a disturbi neurodegenerativi quali sindrome di Parkinson, atrofia multisistemica, malattia dei corpi di Lewy, e meno comunemente disfunzione del tronco encefalico di altra origine (per esempio sclerosi multipla, ictus, encefalite limbica). Secondo la teoria di Braak, l'apparire della comune caratteristica delle alfa-sinucleinopatie, i corpi di Lewy, segue un percorso definito e prevedibile nel sistema

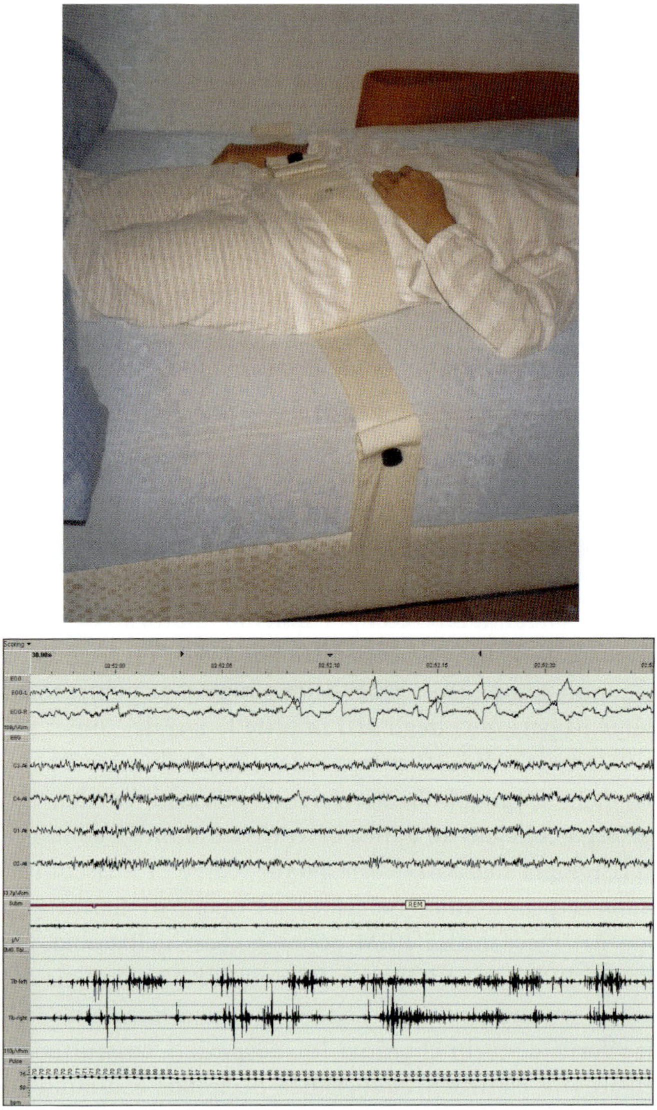

Fig. 6. (*Sopra*) Donna di 65 anni con disturbo idiopatico in sonno REM che per anni si era legata al letto con delle corde per evitare di cadere. (*Sotto*) La polisonnografia mostra il caratteristico incremento dell'attività muscolare durante una fase di sonno REM

nervoso centrale, dal tronco encefalico inferiore fino alla corteccia [93]. Poiché nelle fasi precoci di questa condizione non sembra manifestarsi alcun sintomo evidente, i clinici non hanno la possibilità di identificare tempestivamente questi pazienti. I sintomi precoci potrebbero essere rappresentati da RBD insieme con disturbi olfattivi [94]. Una forma acuta/transitoria di RBD si osserva nei pazienti che interrompono il consumo di alcool e di farmaci con azione soppressiva del sonno REM (per esempio, antidepressivi). La maggior parte dei casi di RBD risponde a piccole dosi di clonazepam, che di solito è efficace nel controllare sia il comportamento motorio che le modificazioni nei sogni. Ciò supporta l'ipotesi di un generatore neurale comune delle configurazioni motorie e oniriche. Altre opzioni terapeutiche sono melatonina, farmaci dopaminergici e donepezil.

Insonnia

L'insonnia, il più comune tra i disturbi del sonno, colpisce fino al 47 per cento dei pazienti che si rivolgono al medico di base [95]. Numerose indagini hanno indicato che negli individui sani esiste una correlazione significativa tra la frequenza del ricordo del sogno, la frequenza dei risvegli notturni e la bassa qualità del sonno [96-98]. Schredl e Coll. hanno recentemente confermato che nell'insonnia la frequenza dei ricordi di sogni è elevata e i resoconti di sogni sono più lunghi [99]. I sogni degli insonni sono caratterizzati da più emozioni negative, da temi frequentemente legati alla salute, alla depressione e all'aggressività, con riduzione della percezione visiva esplicita.

Se da una parte l'insonnia può aumentare la frequenza dei ricordi di sogni, d'altra parte potrebbe esserci un tipo di insonnia prodotta esplicitamente dal sognare. Questa condizione è chiamata "insonnia da interruzione del sogno" [100]. I pazienti lamentano ripetuti risvegli notturni, e tipicamente menzionano frequenti episodi di incubi prima dell'inizio dell'insonnia.

Disturbo del respiro durante il sonno (SDB)

Schredl e Coll. hanno riscontrato un'alta frequenza di ricordi di sogni in pazienti con disturbo del respiro durante il sonno (SDB), ma senza alcuna correlazione con la frequenza dei risvegli notturni [101]. È stata riscontrata una forte correlazione negativa tra la frequenza degli eventi respiratori e la bizzarria dei sogni, il che indica che i risvegli indotti da apnea interrompono il processo sonno REM-sogno.

Gross e Lavie hanno riportato che i sogni dei pazienti con SDB erano completamente privi di qualunque senso di soffocamento e non contenevano segni peculiari di paura o ansia [102]. Ma i pazienti con SDB possono avere risvegli notturni improvvisi e ansiosi, e ricordare i sogni. In questi casi, può essere difficile differenziare gli incubi dagli attacchi di panico notturni, tanto da rendere necessaria una valutazione polisonnografica. Iranzo e Santamaria hanno recentemente riportato il verificarsi di sogni violenti e agitati con comportamenti motori anomali che imitano l'RBD in pazienti con grave SDB [103].

Sindrome delle gambe senza riposo

Nei pazienti con sindrome delle gambe senza riposo non si è riscontrata una maggiore frequenza di sogni in confronto ai soggetti sani di controllo [104].

Ictus e altre patologie cerebrali focali

Dopo i lavori fondamentali di Charcot e di Wilbrand sulla cessazione dell'attività onirica [42, 43], alcuni autori hanno riferito sulle caratteristiche dei sogni di pazienti con ictus [44, 46, 48, 105-107]. Più di recente, Hobson ha dato un resoconto in prima persona dei "percetti visivi anomali" associati a insonnia totale e a soppressione dei sogni in seguito a ictus bulbare laterale [108].

Le ricerche più estese sul sogno nei pazienti cerebrolesi sono quelle di Solms [45]. Dei 332 pazienti con lesioni cerebrali compresi nella sua analisi sistematica, 83 ricevettero la diagnosi di disturbo cerebrovascolare, e 79 quella di neoplasia. Le quattro principali modificazioni dell'attività onirica erano le seguenti: *a*) cessazione globale del sognare (35% dei casi), di solito con lesioni parietali o frontali, e persistenza per oltre un anno, in particolare con lesioni a destra; *b*) cessazione del sognare visivo (1%), di solito con lesioni temporo-occipitali mediali; *c*) confusione tra sogno e realtà (5%), di solito con lesioni limbiche anteriori; *d*) incubi ricorrenti (8%) senza una specifica associazione topografica.

Un esempio di incremento dei sogni e degli incubi è il seguente resoconto di una donna di 68 anni vista nel nostro Dipartimento; la paziente aveva subìto un grave ictus emisferico destro nella distribuzione dell'arteria media cerebrale.

> Vedevo piccoli cani Appenzeller che entravano nella mia stanza attraverso la finestra, mentre la mia suocera sedeva accanto al mio letto. Io cercavo di toccarla con la mano destra [...] Vedevo un serpente nero [...] e poi all'improvviso un mazzo di fiori di vari colori che mi veniva offerto da uno scimpanzé.

Il lavoro di Solms è di immenso valore, ma ha alcuni limiti. Anzitutto, Solms non ha eseguito alcun risveglio da sonno REM. Non è stata perciò esclusa la possibilità che in alcuni casi la CWS sia dovuta ad amnesia. In secondo luogo, i dati anatomici sono prevalentemente basati su scan CT, che non sempre – e in particolare nella fossa posteriore – permettono di determinare con precisione l'estensione della lesione sottostante. In terzo luogo, i pazienti soffrivano di una varietà di patologie e venivano esaminati a intervalli diversi dopo l'instaurarsi della patologia; questi fattori possono influenzare in modo significativo le esperienze oniriche.

In un'osservazione personale di un caso di CWS abbiamo tentato di renderci conto di questi limiti [49]. Una donna di 73 anni, in precedenza sana, era stata ricoverata a causa di una repentina perdita della vista e di una debolezza del lato sinistro del corpo. La risonanza magnetica mostrò un infarto ischemico acuto di entrambi i lobi occipitali (compreso il giro linguale destro), e del talamo posterolaterale destro (Fig. 7). L'esame clinico rivelò un'emianopsia omonima sinistra, una quadrantanopsia inferiore destra, acromatopsia e diminuzione bilaterale dell'acuità visiva. La terza notte dopo l'ictus la paziente riferì un sogno insolito, molto vivido e colorato.

> Una persona che non conoscevo mi dava una grande pezza di cotone con disegnati molti gnomi vestiti in colori brillanti [...] Poi la stessa persona mostrò un'altra [...] pezza di cotone più grande con sopra centinaia di omini. Cerco di trovare il primo gruppo di gnomi, ma non ci riesco. Sono sfinita. A questo punto, l'infermiera mi sveglia.

In seguito a questo sogno insolito, la paziente – che prima dell'ictus era solita riferire sogni tre o quattro volte alla settimana – non sognò più per mesi. Un dettagliato esame neuropsicologico non rivelò nulla. In particolare, la paziente era in grado di immaginare i dintorni della sua casa e luoghi noti, riconosceva i volti familiari e mostrava un normale orientamento topografico. Nelle indagini sul sonno non si riscontrava pratica-

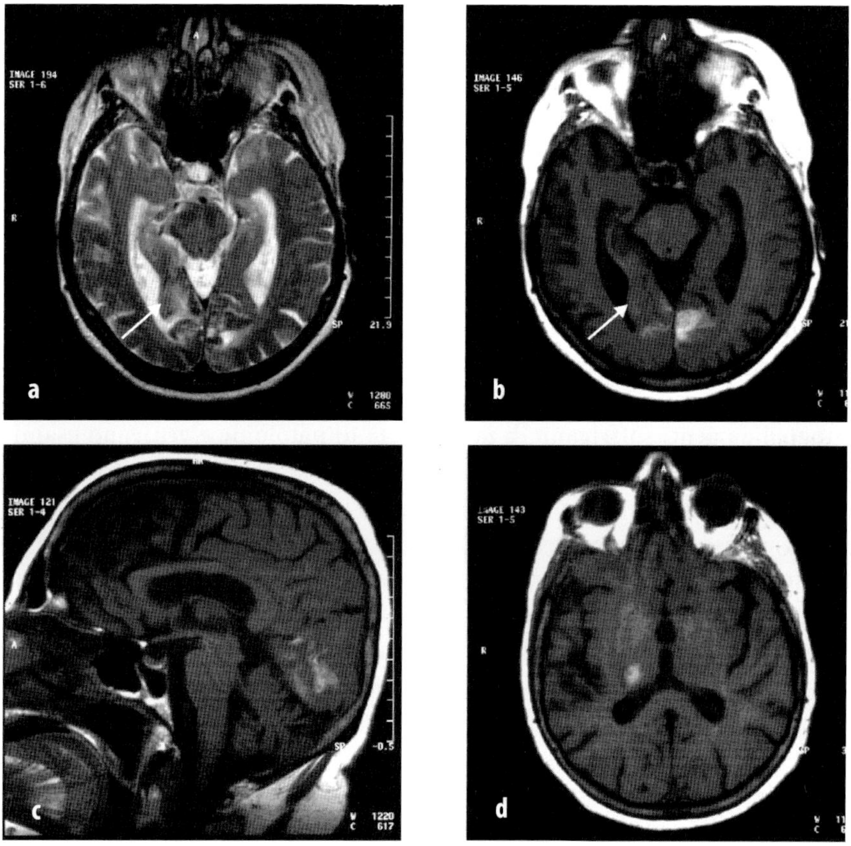

Fig. 7. RMN cerebrale di una donna di 73 anni con perdita completa dell'attività onirica, eseguita a un giorno di distanza dall'instaurarsi dell'ictus (vedi testo). **a** Immagine spontanea T_2. **b-d** Immagini spontanee T_1. Le immagini mostrano un infarto subacuto di entrambi i lobi occipitali e del talamo posterolaterale destro (**d**) con un leggero sanguinamento nell'area infartuata. Si osserva a destra il coinvolgimento del giro linguale inferiore (indicato con le frecce)

mente nulla, soprattutto riguardo a quantità, densità e latenza del sonno REM. Le esperienze oniriche venivano negate dopo quattro risvegli da sonno REM eseguiti durante una registrazione polisonnografica. Questo caso è interessante perché dimostra i tre punti seguenti: *a*) la possibile associazione dei vividi sogni iniziali con la CWS (abbiamo postulato in questa paziente un fenomeno di *release* delle aree visive parzialmente danneggiate come responsabile dell'episodio di sogno vivido); *b*) l'esistenza della CWS come distinta disfunzione neuropsicologica in assenza di altri deficit cognitivi (e in particolare della cosiddetta irreminiscenza, vedi sopra); *c*) l'indipendenza del sogno e dei generatori del sonno REM.

Trauma cerebrale

Il trauma cerebrale può produrre allucinazioni visive, sogni d'ansia e disturbo post-traumatico da stress [109-111]. In uno studio sistematico si sono riscontrate, in generale, soltanto piccole differenze nei sogni tra i periodi pre- e post-traumatico [112].

A seconda della presenza e della localizzazione del danno cerebrale sottostante, è stato dimostrato che il trauma cerebrale è causa di modificazioni del sogno (vedi anche sopra) [45, 48]. È degno di nota che dei 361 pazienti inclusi nell'analisi sistematica di Solms, 108 avevano una diagnosi di trauma cranico. In particolare, le lesioni situate nelle aree parieto-occipitali o temporali, indipendentemente dal lato colpito, sono spesso associate a diminuzione del ricordo dei sogni nella fase acuta del danno cerebrale e durante il successivo graduale miglioramento [113]. Non è stata riscontrata alcuna correlazione tra la perdita dell'attività onirica in seguito a trauma cerebrale e un'analoga riduzione o perdita del sonno REM [109]. La fase di guarigione dal trauma cerebrale è spesso complicata dalla comparsa di allucinazioni che si ritiene riflettano intrusioni del sonno REM nella veglia [114]. Sono stati riferiti alcuni casi di narcolessia post-traumatica e di sindrome di Kleine-Levin con comparsa di allucinazioni e alterazioni dell'attività onirica [115-117].

Sindrome di Parkinson

Modificazioni della frequenza e dei contenuti del sogno, comparsa di incubi, allucinazioni e RBD (vedi sopra) si osservano spesso nei pazienti con sindrome di Parkinson. È stata riconosciuta una correlazione con la presenza di altri disturbi sonno-veglia, modificazioni cognitive, sintomi motori assiali e assunzione di farmaci (dopaminergici, anticolinergici) [55, 118, 119].

Il 25-50 per cento dei pazienti con sindrome di Parkinson riferiscono allucinazioni visive che sono predittive di una patologia da corpi di Lewy con interessamento delle cortecce parieto-occipitale e limbica [57, 119]. Nella sindrome di Parkinson (PD) le allucinazioni si verificano tipicamente nella seconda metà del corso della malattia, mentre possono verificarsi all'inizio della demenza con corpi di Lewy (DLB). Compaiono di solito alla fine della giornata in assenza di uno stimolo scatenante o di uno sforzo volontario, e persistono per alcuni secondi o minuti, abitualmente senza compromissione dell'insight. Le allucinazioni visive nel PD sono state collegate a un più alto rischio di istituzionalizzazione [120]. La riduzione dei farmaci dopaminergici e la prescrizione di neurolettici atipici (per esempio clozapina e quietiapina) e di inibitori della acetilcolinesterasi può migliorare le allucinazioni [121, 122].

Il disturbo comportamentale in sonno REM si riscontra nel 25-50 per cento dei pazienti con PD e in più del 50 per cento dei pazienti con DLB e atrofia multisistemica (MSA) [83, 85, 123-126]. Al contrario, il RBD è raro nelle non-sinucleinopatie (paralisi progressiva sopranucleare, degenerazione corticobasale). Può precedere di anni e anche di decenni l'instaurarsi di queste condizioni, e spesso, dopo l'inizio, presenta un decorso fluttuante.

Demenza

Le allucinazioni visive sono comuni nella sindrome di Alzheimer (in circa il 20% dei casi) e nella demenza con corpi di Lewy (in più del 50% dei casi) [119, 127, 128]. Sono correlate al declino cognitivo e a una prognosi infausta (istituzionalizzazione, mortalità) [129].

La sindrome di Alzheimer può anche causare una riduzione della frequenza e dei contenuti del sogno [50, 51]. Si è osservato che alcuni pazienti mostrano durante il sonno abilità linguistiche migliorate rispetto alla veglia [130]. Il trattamento con inibitori della acetilcolinesterasi può indurre sogni vividi [41].

Recentemente è stata riferita una sindrome di demenza con ipersonnia, sogni agiti e perdita del sonno a onde lente [131].

Epilessia

Le allucinazioni epilettiche sono solitamente brevi, semplici, stereotipate e frammentarie, e sono associate ad altri attacchi con alterazione della consapevolezza, attività motoria e automatismi [54]. Meno comunemente le allucinazioni epilettiche sono complesse ("onirosimili") o consistono di esperienze autoscopiche, durante attacchi di origine temporale o parietale [132].

Incubi epilettici ricorrenti sono stati riferiti nell'epilessia del lobo temporale, e anche come evento successivo a un ictus [133, 134]. Scheffer e Coll. hanno descritto un paziente con epilessia del lobo frontale autosomica dominante notturna; il paziente soffriva di incubi ricorrenti [135]. Epstein ha riferito di un paziente con attacchi parziali ricorrenti in forma di sogni dolorosi di morire [136]. Occasionalmente i pazienti riferiscono contenuti simili nei sogni e negli attacchi epilettici diurni [137]. Nel 1954

Penfield e Jasper hanno presentato nel volume *Epilepsy and the Functional Anatomy of the Brain* il resoconto di esperienze onirosimili in un paziente sottoposto a stimolazione corticale (temporo-parietale) [138].

I pazienti con attacchi complessi parziali hanno una più alta frequenza di ricordo dei sogni rispetto ai pazienti con attacchi generalizzati [139]. In uno studio sperimentale sul sogno, la frequenza del ricordo dei sogni era minore nei pazienti con attacchi complessi parziali dopo il risveglio dallo stadio 2 del sonno non-REM rispetto al sonno REM, indipendentemente dal lato del focus epilettico, mentre la lunghezza e l'organizzazione strutturale dei sogni non differivano significativamente nel sonno REM e nel sonno non-REM [140]. Vercueil ha riferito di una donna di 74 anni che soffriva di epilessia del lobo temporale dovuta a displasia dell'amigdala di sinistra e che sognava un tipico attacco accompagnato da intensa emozionalità [141].

Emicrania e cefalea a grappolo

L'aura dell'emicrania è stata accertata come causa di allucinazioni visive semplici; sono invece meno comuni le allucinazioni visive complesse di tipo onirico. Si riscontrano più spesso nel coma emicranico e nell'emicrania emiplegica familiare. Raramente le allucinazioni associate a emicrania sono di natura puramente uditiva, riflettendo forse una disfunzione del lobo temporale dovuta a ischemia [142, 143]. Sono state riferite allucinazioni olfattive e gustative, e altre allucinazioni più complesse, come distorsioni temporali-visive [144, 145]. Podoll e Robinson hanno descritto un caso insolito di sinestesia uditiva-visiva durante attacchi di emicrania: le allucinazioni visive consistevano in una figura geometrica colorata indotta dal suono della sveglia, che scompariva quando la sveglia si fermava [146]. Sono stati anche riferiti casi di allucinazioni lillipuziane ricorrenti durante attacchi di emicrania, ma allucinazioni di questo tipo sono spesso associate a lesioni mesencefaliche e/o talamiche (allucinosi peduncolare) [147].

Levitan e Coll. hanno analizzato il contenuto di ventitré sogni immediatamente precedenti ad attacchi di emicrania, riscontrando una significativa predominanza di intense emozioni negative [148]. Sono stati riferiti sogni e incubi ricorrenti come equivalenti di aura [149].

Alcuni pazienti con cefalea a grappolo riferiscono a volte di un'aura visiva spesso caratterizzata da lampi di luce bianco-neri prima degli attacchi. È stato riportato il caso di un paziente che aveva allucinazioni olfattive ("cattivo odore di agrumi") che precedevano l'attacco di 3-4 minuti [150].

Malattia di Creutzfeldt-Jacob

L'insonnia familiare fatale (FFI) è un disturbo ereditario e occasionalmente sporadico con notevoli modificazioni neurodegenerative, che colpisce soprattutto i nuclei talamici anteroventrale e mediodorsale; è stata descritta per la prima volta nel 1986 [151]. Le sue caratteristiche cliniche consistono in progressiva insonnia, attivazione del simpatico (sudorazione, tachicardia, ipertensione, febbre serale) e disturbi motori (disartria, mioclono, disturbi della coordinazione). I pazienti presentano tipicamente episodi peculiari di sogni vividi agiti che possono spontaneamente intrudere nello stato di veglia, durante il quale si trovano in uno stato stuporoso ("stato stuporoso onirico") ed eseguono complessi movimenti scattanti che corrispondono al contenuto onirico poi riferito [152, 153]. La polisonnografia rivela profonde modificazioni elettroencefalografiche del sonno con progressiva scomparsa dei segni distintivi del sonno non-REM, compresi i fusi del sonno, i complessi K e il sonno a onde lente [154]. Recentemente Landolt e Coll. hanno descritto analoghi disturbi sonno-veglia in sette pazienti con sporadici episodi di malattia di Creutzfeldt-Jacob (sCJD); tre pazienti presentavano anche confusione tra sogno e realtà e allucinazioni visive e/o uditive [155].

Encefalite e altre infezioni del sistema nervoso centrale

Allucinazioni onirosimili possono essere osservate in pazienti con encefalite da herpes e altre infezioni del sistema nervoso centrale che interessano le aree mesotemporali (osservazione personale).

Delirium tremens e altre sindromi da astinenza

Il delirium tremens è una complicazione dell'abbandono improvviso dell'assunzione di alcolici dopo un periodo di abuso cronico, e ha una mortalità del 5-15 per cento [156]. I sintomi principali sono agitazione, tremore, accresciuta attività vegetativa e uno stato confusionale acuto con allucinazioni polimodali e sogni agiti.

La polisonnografia mostra un'efficacia del sonno decisamente ridotta, una riduzione o assenza di sonno non-REM e lunghi periodi di veglia alternati all'improvviso presentarsi di periodi di sonno REM senza atonia [157]. Nel caso riportato in questo studio, il paziente presentò ripetutamente un intenso agito dei sogni con un comportamento violentemente aggressivo, movimenti a scatti e un parlare per tutta la notte e anche durante episodi diurni di sonnolenza. Ogni volta che veniva risvegliato riferiva un vivido contenuto onirico.

Anche l'astinenza acuta dell'assunzione di barbiturici e benzodiazepine può avere come complicazioni allucinazioni visive e sogni vividi.

Disturbi autoimmuni

Corea fibrillare di Morvan

Questa è una patologia rara collegata ad autoanticorpi contro i canali del potassio voltaggio-dipendenti [158]. Una grave agripnia perdura solo per alcune settimane nel 90 per cento circa dei casi, ma occasionalmente può persistere e condurre alla morte; nella maggior parte dei casi è associata a intensa ansia e delirio, e spesso a un intenso comportamento allucinatorio con sogni agiti [159]. Inoltre, i pazienti presentano sintomi di ipertensione vegetativa e peculiari disturbi motori con agitazione, crampi, scatti mioclonici e fascicolazioni ("corea fibrillare").

Encefalite limbica

Questo raro disturbo è stato collegato ad autoanticorpi contro i canali del potassio voltaggio-dipendenti, e alla presenza di disturbo comportamentale in sonno REM [160, 161].

Sindrome di Guillain-Barré (GBS)

In una serie di 139 pazienti con sindrome di Guillain-Barré (GBS) si riscontrarono nel 31 per cento dei pazienti cambiamenti di stato mentale tra cui sogni vividi (19%), illusioni (30%), compresa un'inclinazione illusoria del corpo, allucinazioni (60%, prevalentemente visive) e deliri (70%, prevalentemente paranoidi). Questi fenomeni si presentavano in media nove giorni dopo l'inizio della patologia e duravano in media otto giorni. Disfunzioni vegetative, ventilazione assistita e alti livelli di proteine CSF erano significativi fattori di rischio di uno stato mentale anomalo, mentre erano normali i livelli di CSF-ipocretina-1 [162]. L'origine di questi disturbi è a tutt'oggi oggetto di congetture.

Altre patologie

I pazienti con deficit motori, cecità o afasia acquisite spesso sognano di muoversi, di vedere e di parlare normalmente (osservazione personale). Sono presenti differenze intraindividuali riguardo alla latenza dell'"incorporazione" dei deficit diurni nelle esperienze oniriche.

Modificazioni della frequenza e dei contenuti dei sogni sono state invece osservate anche in pazienti con disturbi del sistema nervoso periferico come la miastenia grave [163]. Spesso i pazienti con arto fantasma hanno nei sogni esperienze simili ma non dolorose [164].

Effetti dovuti ad alcool e farmaci

L'assunzione di alcolici prima di coricarsi ha come effetto un'abbreviata latenza del sonno, un aumento del sonno non-REM e una riduzione del sonno REM durante le prime ore di sonno. Poiché l'alcool ha un'emivita relativamente breve, i sintomi collegati all'abbandono dell'assunzione di alcolici si verificano nella seconda metà della notte: distruzione del sonno profondo, attivazioni del simpatico e aumento del sonno REM con sogni e incubi più vividi. Negli alcolisti possono presentarsi sintomi analoghi durante le settimane successive alla astinenza. Hershon riporta che il 29 per cento di un gruppo di cento alcolisti riferirono di aver ricominciato a bere nel tentativo di alleviare i disturbi del sonno e dei sogni [165].

Numerose classi di farmaci sono state associate a incubi: sedativi/ipnotici, betabloccanti, amfetamine e agonisti della dopamina [166]. La soppressione del sonno REM, con conseguente accresciuta intensità degli episodi REM, è considerata il meccanismo farmacologico responsabile degli incubi indotti da betabloccanti [166]. La stimolazione dei recettori della dopamina può essere un altro meccanismo comunemente coinvolto nella generazione di allucinazioni e di incubi causati da agonisti delle amfetamine e della dopamina quali levodopa, pergolid e cabergolina.

Conclusioni

Le modificazioni del sogno nei pazienti con patologie neurologiche sono state poco studiate, anche se la loro frequenza è tutt'altro che trascurabile (per esempio nella sindrome di Parkinson, nell'ictus e nella narcolessia). Nonostante la scarsa attenzione che tipicamente i neurologi prestano ai resoconti di sogni, la loro valutazione può avere un interesse diagnostico (per esempio, disturbo del comportamento in sonno REM, allucinazioni visive) e implicazioni prognostiche (per esempio, allucinazioni visive nella sindrome di Parkinson), e può essere fonte di grave angoscia per i pazienti e per i loro compagni di letto (incubi, RBD). Una gestione specifica ed efficace dei "sogni d'ansia" e delle "esperienze onirosimili" disturbanti poggia sulla conoscenza della loro diagnosi differenziale fenomenologica ed eziologica (Tabelle 1, 2). Infine, si spera che studi sistematici delle esperienze oniriche permettano di ottenere conoscenze insostituibili sul cervello, sulla mente e sulle emozioni dei pazienti neurologici.

Tabella 1. Diagnosi differenziale dei sogni ansiosi/violenti

Incubi
Risveglio rapido e completo da sonno REM, minimi sintomi vegetativi concomitanti (tachicardia, palpitazioni, dispnea, sudorazione), buon ricordo dell'attività onirica.
Gli episodi si verificano nella seconda parte della notte.

Terrori notturni (pavor nocturnus), sonnambulismo
Risveglio rapido ma incompleto da sonno non-REM, sintomi vegetativi concomitanti e occasionalmente intensi, solitamente ricordo cattivo/parziale dell'attività onirica.
Un unico episodio o alcuni episodi (di solito 1 o 2) nella prima parte della notte.

Attacchi di panico notturni
Risveglio rapido e completo da sonno non-REM leggero, sintomi vegetativi concomitanti variabili e occasionalmente intensi, solitamente nessun ricordo dell'attività onirica.

Disturbo comportamentale in sonno REM
Attività motoria eccessiva durante il sonno REM, senza risveglio, tipicamente assenza di sintomi vegetativi concomitanti, ricordo (il giorno successivo) di un'attività onirica violenta.
Gli episodi si verificano nella seconda parte della notte.

Crisi epilettiche (morfeiche)
Risveglio da sonno REM o non-REM, sintomi motori e vegetativi concomitanti variabili, solitamente nessun ricordo dell'attività onirica.
Tipicamente, più episodi per notte (spesso più di 5).

Risvegli in conseguenza di disturbi del respiro durante il sonno
Risveglio variabile da tutte le fasi del sonno, nessun sintomo motorio o minimi sintomi motori concomitanti, ma spesso intensi sintomi vegetativi, solitamente nessun ricordo dell'attività onirica.

Disturbo post-traumatico da stress

Sogni epici

Allucinazioni visive notturne

Tabella 2. Cause neurologiche delle allucinazioni onirosimili

Perdita dell'udito periferico
Perdita della visione periferica (sindrome di Charles Bonnet)
Infarto emisferico/troncoencefalico (per esempio nell'allucinosi peduncolare)
Altre lesioni cerebrali focali (per esempio encefalite erpetica)
Sindrome di Parkinson
Demenza con corpi di Lewy
Demenza di Alzheimer
Emicrania
Narcolessia
Epilessia
Encefalopatia metabolica/tossica
Sindromi da sospensione (per esempio sindrome di Korsakov)

Bibliografia

1. Kruger SE (1992) Dreaming in the Middle Ages. Cambridge University Press, Cambridge
2. Cardano G (1989) Sul sonno e sul sognare (a cura di M. Mancia e A. Grieco). Marsilio, Venezia
3. Von Haller A (1996) First lines of physiology. 1786. Translated from the Latin. Reprinted, Johnson Reprint Company, New York
4. Maury A (1848) Les hallucinations hypnagogiques ou les erreurs des sens dans l'état intermédiaire entre la veille el le sommeil. Ann Med Psychol 11:26-40
5. De Manacéïne M, Manasseina M (1897) Sleep: its physiology, pathology, hygiene, and psychology. Walter Scott Ltd, London
6. Calkins MW (1893) Statistics of dreams. Am J Psychol 5:311-343
7. Heermann G (1838) Beobachtungen und Betrachtungen über die Träume der Blinden, ein Beitrag zur Physiologie und Psychologie der Sinne. Monatsschr Med 3:116-180
8. Jastrow J (1888) Dreams of the blind. New Princeton Review 5:18-34
9. Vaschide N (1920) Le sommeil et les rêves. Ernest Flammarion, Paris
10. Mitchell SW (1896) Remarks on the effects of Anhelonium lewinii (the mescal button). Br Med J 1625-1629
11. Lasègue C (1881) Délire alcoolique n'est pas un délire, mais un rêve. Arch Gen Med 88:513-536
12. Ohlmeyer P, Brilmayer H, Hüllstrung H (1944) Periodische Vorgänge im Schlaf. Pflügers Arch 248:559-560
13. Loomis AL, Harvey EN, Hobart G (1935) Potential rhythms of the cerebral cortex during sleep. Science 81:597-598
14. Hess R, Koella WP, Akert K (1953) Cortical and subcortical recordings in natural and artificially induced sleep in cats. Electroencephalogr Clin Neurophysiol Suppl 5:75-90

15. Lawson RW (1950) Blinking and sleep. Nature 165:81-82
16. Aserinsky E, Kleitman N (1953) Regularly occurring periods of eye motility, and concomitant phenomena, during sleep. Science 118:273-274
17. Aserinsky E, Kleitman N (1955) Two types of ocular motility occurring in sleep. J Appl Physiol 8:11-18
18. Jouvet M, Michel F (1959) Corrélations éléctromyographiques du sommeil chez le chat decortiqué et mésencéphalique chronique. C R Séances Soc Biol Fil 153:422-425
19. Jouvet M, Michel F (1960) Release of the "paradoxal phase" of sleep by stimulation of the brain stem in the intact and chronic mesencephalic cat. C R Soc Biol 154:636-641
20. Jouvet M, Delorme F (1965) Locus coeruleus et sommeil paradoxal. C R Soc Biol 159:895-899
21. Dement W, Kleitman N (1957) The relation of eye movements during sleep to dream activity: an objective method for the study of dreaming. J Exp Psychol 53:339-346
22. Dement W, Wolpert EA (1968) The relation of eye movements, body motility, and external stimuli to dream content. J Exp Psychol 55:543-553
23. Dement W (1960) The effect of dream deprivation. Science 131:1705-1707
24. Hobson JA, McCarley RW, Wyzinski PW (1975) Sleep cycle oscillation: reciprocal discharge by two brainstem neuronal groups. Science 189:55-58
25. Hobson JA, McCarley RW (1977) The brain as a dream state generator: an activation-synthesis hypothesis of the dream process. Am J Psychiatry 134:1335-1348
26. Foulkes D (1962) Dream reports from different stages of sleep. J Abnorm Soc Psychol 65:14-25
27. Rechtschaffen A, Verdone P, Wheaton J (1963) Reports of mental activity during sleep. Can Psychiatr Assoc J 257:409-414
28. Cavallero C, Cicogna P, Natale V et al (1992) Slow wave sleep dreaming. Sleep 15:562-566
29. Landolt HP, de Boer LP (2001) Effect of chronic phenelzine treatment on REM sleep: report of three patients. Neuropsychopharmacology 25:S63-S67
30. Antrobus JS (1983) REM and NREM sleep reports. Psychophysiology 20:562-568
31. Antrobus JS (1991) Dreaming: cognitive processes during cortical activation and high afferent thresholds. Psychol Rev 98:96-121
32. Braun AR, Balkin TJ, Wesensten NJ et al (1997) Regional cerebral blood flow throughout the sleep-wake cycle. An H2(15)O PET study. Brainb 120:1173-1197
33. Maquet P, Peters J, Aerts J et al (1996) Functional neuroanatomy of human rapid-eye-movement sleep and dreaming. Nature 383:163-616
34. Braun AR, Balkin TJ, Wesensten NJ et al (1998) Dissociated pattern of activity in visual cortices and their projections during human rapid eye movement sleep. Science 279:91-95
35. Lövblad KO, Remonda I, Heid O et al (1999) Silent functional magnetic resonance imaging demonstrates focal activation in rapid eye movement sleep. Neurology 53:2193-2195
36. Maquet P, Ruby P, Maudoux A et al (2005) Human cognition during REM sleep and the activity profile within frontal and parietal cortices. A reappraisal of functional neuroimaging data. Prog Brain Res 150:219-227
37. Maquet P, Degueldre C, Delfiore G et al (1997) Functional neuroanatomy of human slow wave sleep. J Neurosci 17(8):2807-2812
38. Fell J, Fernandez G, Lutz MT et al (2006) Rhinal-hippocampal connectivity determines memory formation during sleep. Brain 129:108-114
39. Arnulf I, Bonnet AM, Damier P et al (2000) Hallucinations, REM sleep, and

Parkinson's disease: a medical hypothesis. Neurology 55:281-288
40. Blanke O, Landis T, Spinelli L, Seeck M (2004) Out-of-body experience and autoscopy of neurological origin. Brain 127:243-258
41. Singer M, Romero B, Koenig E et al (2005) Nightmares in patients with Alzheimer's disease caused by donepezil. Therapeutic effect depends on the time of intake. Nervenarzt 76:1127-1129
42. Charcot JM (1883) Un cas de suppression brusque et isolée de la vision mentale des signes et des objets (formes et couleurs). Progr Med 2:568-571
43. Wilbrand H (1887) Ein Fall von Seelenblindheit und Hemianopsie mit Sectionsbefund. Dtsch Z Nervenheilkd 2:361-387
44. Grünstein AM (1924) Die Erforschung der Träume als eine Methode der topischen Diagnostik bei Grosshirnerkrankungen. Zeit Ges Neurol Psychiatr 93:416-420
45. Solms M (1997) The neuropsychology of dreams. Erlbaum, Mahwah, NJ
46. Humphrey M, Zangwill O (1951) Cessation of dreaming after brain injury. JNNP 14:322-325
47. Cathala HP, Laffont F, Siksou M et al (1983) Sleep and dreams in patients with parietal and frontal lobe lesions. Rev Neurol (Paris) 139:497-508
48. Murri I, Arena R, Siciliano G et al (1984) Dream recall in patients with focal cerebral lesions. Arch Neurol 41:183-185
49. Bischof M, Bassetti CL (2004) Total dream loss: a distinct neuropsychological dysfunction after bilateral PCA stroke. Ann Neurol 56:583-586
50. Greenberg R (1968) Cerebral cortex lesions: the dream process and sleep spindles. Arch Gen Psychiatry 18:203-209
51. Cathala HP, Laffont F, Esnault S et al (1988) Sleep and dreams in Korsakoff 's amnesia due to alcoholism. Neurophysiol Clin 18:173-186
52. Stickgold R, Malia A, Maguire D et al (2000) Replaying the game: hypnagogic images in normals and amnesics. Science 90:350-353
53. Peralta R, Gomes A, Costa A et al (2005) Dream recall and dream content in posterior cerebral artery (PCA) stroke patients. Sleep Med S207-S208
54. Manford M, Andermann F (1998) Complex visual hallucinations. Clinical and neurobiological insights. Brain 121:1819-1840
55. Goetz CG, Wuu J, Curgian LM, Leurgans S (2005) Hallucinations and sleep disorders in PD: six-year prospective longitudinal study. Neurology 64:81-86
56. Sturzenegger C, Bassetti C (2004) The clinical spectrum of narcolepsy with cataplexy: a reappraisal. J Sleep Res 13:395-406
57. Fenelon G, Mahieux F, Huon R, Ziegler M (2000) Hallucinations in Parkinson's disease: prevalence, phenomenology and risk factors. Brain 123:733-745
58. McCormick L, Nielsen T, Ptito M et al (1997) REM sleep dream mentation in right hemispherectomized patients. Neuropsychologia 35:695-701
59. Greenwood P, Wilson DH, Gazzaniga MS (1977) Dream report following commissurotomy. Cortex 13:311-316
60. Bassetti C (2005) Narcolepsy: selective hypocretin (orexin) neuronal loss and multiple signaling deficiencies. Neurology 65:1152-1153
61. Dahmen M, Kasten N, Mittag K, Muller MJ (2002) Narcoleptic and schizophrenic hallucinations. Implications for differential diagnosis and pathophysiology. Eur J Health Econ 3 Suppl 2:S94-S98
62. Cheyne JA, Rueffer SD, Newby-Clark IR (1999) Hypnagogic and hypnopompic hallucinations during sleep paralysis: neurological and cultural construction of the nightmare. Consc Cogn 8:319-337
63. Lee JH, Bliwise DL, Lebret-Bories E et al (1993) Dream-disturbed sleep in insomnia

and narcolepsy. J Nerv Ment Dis 181:320-324
64. Fosse R, Stickgold R, Hobson JA (2002) Emotional experience during rapid-eyemovement sleep in narcolepsy. Sleep 25:724-732
65. Wilson SAK (1928) The narcolepsies. Brain 51:63-109
66. Attarian HP, Schenck CH, Mahowald MW (2000) Presumed REM sleep behavior disorder arising from cataplexy and wakeful dreaming. Sleep Med 1:131-133
67. Spanos NP, DuBreuil C, McNulty SA et al (1995) The frequency and correlates of sleep paralysis in a university sample. J Res Personality 24:285-305
68. Bassetti C, Aldrich MS (1997) Idiopathic hypersomnia. A series of 42 patients. Brain 120:1423-1435
69. Bassetti CL, Pelayo R, Guilleminault C (2005) Idiopathic hypersomnia. In: Kryger MH, Roth T, Dement WC (eds) Principles and practice of sleep medicine, 4th edn. WB Sanders, Philadelphia
70. Arnulf I, Zeitzer JM, File J et al (2005) Kleine-Levin syndrome: a systematic review of 186 cases in the literature. Brain 128:2763-2776
71. Merriam AE (1986) Kleine-Levin syndrome following acute viral encephalitis. Biol Psychiatry 21:1301-1304
72. Broughton RJ (1968) Sleep disorders: disorders of arousal? Enuresis, somnambulism, and nightmares occur in confusional states of arousal, not in "dreaming sleep." Science 159:1070-1078
73. Roger H (1932) Les troubles du sommeil - hypersomnies, insomnies, parasomnies. Masson, Paris
74. Seashore CE (1916) The frequency of dreams. Sci Monthly 2:467-474
75. Gastaut H, Broughton RJ (1965) A clinical and polygraphic study of episodic phenomena during sleep. Biol Psychiatry 7:197-221
76. Jacobson A, Kales A, Lehmann D, Zweizig JR (1965) Somnambulism: all-night electroencephalographic studies. Science 148:975-977
77. Bassetti C, Vadilonga D, Tafti M, Hess CW (2002) Adult sleepwalking: a study of 74 patients. Neurology 58[Suppl 3]:509-510
78. Schenck CH, Mahowald MW (1995) A polysomnographically documented case of adult somnambulism with long-distance automobile driving and frequent nocturnal violence: parasomnia with continuing danger as a noninsane automatism? Sleep 18:765-772
79. Rosenfeld DS, Furman Y (1994) Pure sleep panic: two case reports and a review of the literature. Sleep 17:462-465
80. Schenck CH, Mahowald MW (1995) A disorder of epic dreaming with daytime fatigue, usually without polysomnographic abnormalities, that predominantly affects women. Sleep Res 24:137
81. Silber MH, Hansen MR, Girish M (2005) Complex nocturnal visual hallucinations. Sleep Med 6:363-366
82. Schenck CH, Bundlie SR, Ettinger MG, Mahowald MW (1986) Chronic behavioral disorders of human REM sleep: a new category of parasomnia. Sleep 9:293-308
83. Olsen EJ, Boeve BF, Silber MH (2000) Rapid eye movement sleep behaviour disorder: demographic, clinical and laboratory findings in 93 cases. Brain 123:331-339
84. Fantini ML, Corona A, Clerici S, Ferini-Strambi L (2005) Aggressive dream content without daytime aggressiveness in REM sleep behavior disorder. Neurology 65:1010-1015
85. Gagnon JF, Bedard MA, Fantini ML et al (2002) REM sleep behavior disorder and REM sleep without atonia in Parkinson's disease. Neurology 59:585-589
86. Massicotte-Marquez J, Carrier J, Decary A et al (2005) Slow-wave sleep and delta

power in rapid eye movement sleep behavior disorder. Ann Neurol57:277-282
87. Fantini ML, Michaud M, Gosselin N et al (2005) Periodic leg movements in REM sleep behavior disorder and related autonomic and EEG activation. Neurology 59:1889-1894
88. Ferini-Strambi L, Di Gioia MR, Castronovo V et al (2004) Neuropsychological assessment in idiopathic REM sleep behavior disorder (RBD): does the idiopathic form of RBD really exist? Neurology 62:41-45
89. Fantini ML, Gagnon JF, Petit D et al (2003) Slowing of electroencephalogram in rapid eye movement sleep behavior disorder. Ann Neurol 53:774-780
90. Eisensehr I, Linke R, Noachtar S et al (2000) Reduced striatal dopamine transporters in idiopathic rapid eye movement sleep behaviour disorder. Comparison with Parkinson's disease and controls. Brain 123:1155-1160
91. Eisensehr I, Linke R, Tatsch K et al (2003) Increased muscle activity during rapid eye movement sleep correlates with decrease of striatal presynaptic dopamine transporters. IPT and IBZM SPECT imaging in subclinical and clinically manifest idiopathic REM sleep behavior disorder, Parkinson's disease, and controls. Sleep 26:507-512
92. Schenck CH, Bundlie ST, Mahowald MW (1996) Delayed emergence of a parkinsonian disorder in 38% of 29 older men initially diagnosed with idiopathic rapid eye movement sleep behaviour disorder. Neurology 46:388-393
93. Braak H, Del Tredici K, Rub U et al (2003) Staging of brain pathology related to sporadic Parkinson's disease. Neurobiol Aging 24(2):197-211
94. Stiasny-Kolster K, Doerr Y, Moller JC et al (2005) Combination of "idiopathic"REM sleep behaviour disorder and olfactory dysfunction as possible indicator for alphasynucleinopathy demonstrated by dopamine transporter FP-CIT-SPECT. Brain 128:126-137
95. Hohagen F, Rink K, Kappler C et al (1993) Prevalence and treatment of insomnia in general practice. A longitudinal study. Eur Arch Psychiatry Clin Neurosci 242:329-336
96. Cory TL, Ormiston DW (1975) Predicting the frequency of dream recall. J Abnorm Psychol 84:261-266.
97. Halliday G (1988) Relationship of spontaneous awakenings to dreams and nightmares. Assoc Stud Dreams Newslett 5:4
98. Schredl M, Montasser A (1996/97) Dream recall: state or trait variable? Part II: state factors, investigations, and final conclusions. Imagination Cogn Pers 16:231-261
99. Schredl M, Schafer G, Weber B, Heuser I (1998) Dreaming and insomnia: dream recall and dream content of patients with insomnia. J Sleep Res 7:191-198
100. Greenberg R (1967) Dream interruption insomnia. J Nerv Ment Dis 144:18-21
101. Schredl M, Kraft-Schneider B, Kröger H, Heuser I (1999) Dream content of patients with sleep apnea. Somnologie 3:319-323
102. Gross M, Lavie P (1994) Dreams in sleep apnea patients. Dreaming 4:195-204
103. Iranzo A, Santamaria J (2005) Severe obstructive sleep apnea/hypopnea mimicking REM sleep behavior disorder. Sleep 28:203-206
104. Schredl M (2001) Dream recall frequency and sleep quality of patients with restless legs syndrome. Eur J Neurol 8:185-189
105. Adler A (1959) Course and outcome of visual agnosia. J Nerv Ment Dis 111:41-51
106. Gloning K, Sternbach I (1953) The dreams in case of cerebral focal lesions.Wien Z Nervenheilkd Grenzgeb 6:302-329
107. Greenberg R (1996) Cerebral cortex lesions: the dream process and sleep spindles. Cortex 2:357-366

108. Hobson JA (2002) Sleep and dream suppression following a lateral medullary infarct: a first-person account. Conscious Cogn 11:377-390
109. Prigatano GP, Stahl ML, Orr WC, Zeiner HK (1982) Sleep and dreaming disturbances in closed head injury patients. J Neurol Neurosurg Psychiatry 45:78-80
110. Askenasy JJ, Gruskiewicz J, Braun J, Hackett P (1986) Repetitive visual images in severe war head injuries. Resuscitation 13:191-201
111. Glaesser J, Neuner F, Lutgehetmann R et al (2004) Posttraumatic stress disorder in patients with traumatic brain injury. BMC Psychiatry 4:5
112. Benyakar M, Tadir M, Groswasser Z, Stern MJ (1988) Dreams in head-injured patients. Brain Inj 2:351-356
113. Murri L, Mancino M, Massetani R et al (1989) Effect of acute and chronic brain damage on dreaming. Res Comm Psychol Psychiatry Behav 14:121-142
114. Mahowald MW, Woods SR, Schenck CH (1998) Sleeping dreams, waking hallucinations, and the central nervous system. Dreaming 8:89-102
115. Maccario M, Ruggles KM, Meriwether MW (1987) Posttraumatic narcolepsy. Military Med 152:370-371
116. Pelin Z, Öztürk L, Bozluolcay M (2004) Posttraumatic Kleine-Levin syndrome: a case report. Eur Psychiatry 19:521-522
117. Will RG, Young JP, Thomas DJ (1988) Kleine-Levin syndrome: report of two cases with onset of symptoms precipitated by head trauma. Br J Psychiatr 152:410-412
118. Levy G, Tang MX, Cote LJ et al (2000) Motor impairment in PD: relationship to incident dementia and age. Neurology 55:539-544
119. Williams DR, Lees AJ, Bassetti C (2005) Visual hallucinations in the diagnosis of idiopathic Parkinson's disease: a retrospective autopsy study. Lancet Neurol 4:605-610
120. Goetz CG, Leurgans S, Pappert EJ et al (2001) Prospective longitudinal assessment of hallucinations in Parkinson's disease. Neurology 57:2078-2082
121. The French Clozapine Parkinson Study Group (1999) Clozapine in drug-induced psychosis in Parkinson's disease. Lancet 353:2041-2042
122. Emre M, Aarsland D, Albanese A et al (2004) Rivastigmine for dementia associated with Parkinson's disease. N Engl J Med 351:2509-2518
123. Comella CL, Nardine TM, Diederich NJ, Stebbins GT (1998) Sleep-related violence, injury, and REM sleep behavior disorder in Parkinson's disease. Neurology 51:526-529
124. Plazzi G, Cortelli P, Montagna P et al (1998) REM sleep behaviour disorder differentiates pure autonomic failure from multiple system atrophy with autonomic failure. J Neurol Neurosurg Psychiatry 64:683-685
125. Boeve BF, Silber MH, Ferman TJ et al (1998) REM sleep behavior disorder and degenerative dementia: an association likely reflecting Lewy body disease. Neurology 51:363-370
126. Scaglione C, Vignatelli L, Plazzi G et al (2005) REM sleep behaviour disorder in Parkinson's disease: a questionnaire-based study. Neurol Sci 25:316-321
127. Cummings JL, Kaufer D (1996) Neuropsychiatric aspects of Alzheimer's disease: the cholinergic hypothesis revisited. Neurology 47:876-883
128. Ropacki SA, Jeste DV (2005) Epidemiology of and risk factors for psychosis of Alzheimer's disease: a review of 55 studies published from 1990 to 2003. Am J Psychiatry162:2022-2030
129. Scarmeas N, Brandt J, Albert M et al (2005) Delusions and hallucinations are associated with worse outcome in Alzheimer disease. Arch Neurol 62:1601-1608
130. Fisher CM (1988) Neurologic fragments. Clinical observations in demented patients. Neurology 8:1868-1873

131. Cibula JE, Eisenschenk S, Gold M et al (2002) Progressive dementia and hypersomnolence with dream-enacting behavior: oneiric dementia. Arch Neurol 59:630-634
132. Maillard L, Vignal JP, Gavaret M et al (2004) Semiologic and electrophysiologic correlations in temporal lobe seizure subtypes. Epilepsia 45:1590-1599
133. Silvestri R, Bromfield E (2004) Recurrent nightmares and disorders of arousal in temporal lobe epilepsy. Brain Res Bull 63:369-376
134. Boller F, Wright DG, Cavalieri R, Mitsumoto H (1975) Paroxysmal "nightmares." Sequel of a stroke responsive to diphenylhydantoin. Neurology 5:1026-1028
135. Scheffer IE, Bhatia KP, Lopes-Cendes I et al (1995) Autosomal dominant nocturnal frontal lobe epilepsy. A distinctive clinical disorder. Brain 118:61-73
136. Epstein AW (1979) Effect of certain cerebral hemispheric diseases on dreaming. Biol Psychiatry 14:77-93
137. Reami DO, Silva DF, Albuquerque M, Campos CJ (1991) Dreams and epilepsy. Epilepsia 32:51-53
138. Penfield WG, Jasper H (1954) Epilepsy and the functional anatomy of the human brain. Churchill, London
139. Bonanni E, Cipolli C, Iudice A et al (2002) Dream recall frequency in epilepsy patients with partial and generalized seizures: a dream diary study. Epilepsia 43:889-895
140. Cipolli C, Bonanni E, Maestri M et al (2004) Dream experience during REM and NREM sleep of patients with complex partial seizures. Brain Res Bull 63:407-413
141. Vercueil L (2005) Dreaming of seizures. Case report. Epilepsy Behav 7:127-128
142. Rubin D, McAbee GN, Feldmann-Winter LB (2002) Auditory hallucinations associated with migraine. Headache 42:646-648
143. Baloh RW (1997) Neurotology of migraine. Headache 37:615-621
144. Morrison DP (1990) Abnormal perceptual experiences in migraine. Cephalalgia 10:273-277
145. Blau JN, Solomon F (1985) Smell and other sensory disturbances in migraine. J Neurol 232:275-276
146. Podoll K, Robinson D (2002) Auditory-visual synaesthesia in a patient with basilar migraine. J Neurol 249:476-477
147. Podoll K, Robinson D (2001) Recurrent Lilliputian hallucinations as visual aura symptom in migraine. Cephalalgia 21:990-992
148. Levitan H (1984) Dreams which culminate in migraine headaches. Psychother Psychosom 41:161-166
149. Podoll K, Topper R, Robinson D, Sass H (2000) Recurrent dreams as migraine aura symptoms. Fortschr Neurol Psychiatr 68:145-149
150. Silberstein SD, Niknam R, Rozen TD, Young WB (2000) Cluster headache with aura. Neurology 54:219-221
151. Lugaresi E, Medori R, Montagna P et al (1986) Fatal familial insomnia and dysautonomia with selective degeneration of thalamic nuclei. N Engl J Med 315:997-1003
152. Tinuper P, Montagna P, Medori R et al (1989) The thalamus participates in the regulation of the sleep-waking cycle. A clinico-pathological study in fatal familial thalamic degeneration. Electroencephalogr Clin Neurophysiol 73:117-123
153. Montagna P (2005) Fatal familial insomnia: a model disease in sleep physiopathology. Sleep Med Rev 9:339-353
154. Ferrillo F, Plazzi G, Nobili L et al (2001) Absence of sleep EEG markers in fatal familial insomnia healthy carriers: a spectral analysis study. Clin Neurophysiol 112:1888-1892

155. Landolt HP, Glatzel M, Blatter T et al (2006) Sleep-wake disturbances in sporadic Creutzfeldt-Jakob disease. Neurology 66:1418–1424
156. Erwin WE, Williams DB, Speir WA (1998) Delirium tremens. South Med J 91:425-432
157. Plazzi G, Montagna P, Meletti S, Lugaresi E (2002) Polysomnographic study of sleeplessness and oneiricisms in the alcohol withdrawal syndrome. Sleep Med 3:279-282
158. Liguori R, Vincent A, Clover L et al (2001) Morvan's syndrome: peripheral and central nervous system and cardiac involvement with antibodies to voltage-gated potassium channels. Brain 124:2417-2426
159. Provini F, Lombardi C, Lugaresi E (2005) Insomnia in neurological diseases. Semin Neurol 25:81-89
160. Lee EK, Maselli RA, Ellis WG, Agius MA (1998) Morvan's fibrillary chorea: a paraneoplastic manifestation of thymoma. J Neurol Neurosurg Psychiatry 65:857-862
161. Iranzo A, Graus F, Clover L et al (2006) Rapid eye movement sleep behavior disorder and potassium channel antibody-associated limbic encephalitis. Ann Neurol 59:178-181
162. Cochen V, Arnulf I, Demeret S et al (2005) Vivid dreams, hallucinations, psychosis and REM sleep in Guillain-Barre syndrome. Brain 128:2535-2545
163. Happe S, Klosch G, Zeitlhofer J (2004) Perception of dreams and subjective sleep quality in patients with myasthenia gravis. Neuropsychobiology 50:21-27
164. Frank B, Lorenzoni E (1989) Experiences of phantom limb sensations in dreams. Psychopathology 22:182-187
165. Hershon HI (1977) Alcohol withdrawal symptoms and drinking behavior. J Stud Alcohol 38:953-971
166. Koella WP (1985) CNS-related (side-) effects of b-blockers with special reference to mechanisms of action. Eur J Clin Pharmacol 28[Suppl]:55-63

Parte 4
Il feto e il neonato

Capitolo 15

Sull'inizio del comportamento fetale umano

ALESSANDRA PIONTELLI

Introduzione

Nella pratica quotidiana, gli psicoanalisti possono trovarsi di fronte ad adulti che sembrano essere regrediti a una fase fetale. In questi casi l'analista viene spesso trattato come un "contenitore" che deve soddisfare tutti i bisogni e le funzioni del paziente, compresi il pensiero e la comunicazione verbale. Questi pazienti eccessivamente passivi si aspettano semplicemente che l'analista "faccia tutto", come un utero iperidealizzato. Alcuni dei pazienti più regrediti sembrano vivere come se fossero ancora in uno stato prenatale, chiusi dentro un "utero psichico" che li rende quasi totalmente impenetrabili alla vita nel mondo esterno. Gli aspetti negativi di questa regressione estrema possono anche manifestarsi in sentimenti claustrofobici: il paziente si sente intrappolato in un contenitore trasformato in un oggetto persecutorio che lo deruba di tutto, compreso il funzionamento dell'Io. Numerosi altri tratti caratterizzano questo tipo di "transfert fetale". Ma anche pazienti meno regrediti possono riferire sogni e fantasie che sembrano chiaramente collegati alla vita intrauterina. Tutto ciò produce inevitabilmente nell'analista un interesse retrospettivo per la realtà della vita fetale, ma nello stesso tempo lo porta a rendersi conto di quanto questi pazienti siano lontani dalla realtà concreta del passato intrauterino e di come è difficile districare questo passato da sentimenti ed eventi di ogni sorta che appartengono soltanto a fasi successive [1].

Gli analisti infantili, specialmente quando lavorano con bambini molto piccoli (cioè fra i due e tre anni), incontrano quotidianamente vivide fantasie sulla vita uterina e sulla nascita. I bambini piccoli sono ancora vicini nel tempo all'evento reale della loro nascita, e per loro il passato intrauterino non è così remoto. È probabile che i presunti ricordi che portano all'analista siano relativamente meno deformati e meno caricati di tanti elementi che appartengono alla vita successiva. Inoltre, gli analisti infantili hanno la fortuna di conoscere direttamente i genitori del bambino, e possono formarsi un'impressione di prima mano dei genitori stessi e di quelle che possono essere state le prime relazioni oggettuali del bambino. Di solito i genitori descrivono volentieri l'effettiva storia prenatale e perinatale del loro bambino [1]. Tuttavia gli analisti quando tentano di ricostruire il passato intrauterino di questi bambini attraverso le loro manifestazioni attuali nel transfert – poiché si tratta di ricostruzioni e non di fatti reali –si scontrano con gli stessi limiti dell'analisi degli adulti.

La ricerca infantile riguarda da vicino la vita prenatale. Tuttavia, il neonato non è un feto. Anche il prematuro, pur cronologicamente "fedele alla sua fetalità" [2], è stato catapultato in un ambiente completamente diverso a cui deve adattarsi. Nel bambino piccolo e anche nel prematuro si possono ancora osservare alcuni tratti che appartengono alle fasi fetali, ma altri sono stati sostituiti, modificati o cancellati. La ricerca sul comportamento fetale umano, comprensibilmente, è stata guidata soprattutto da considerazioni cliniche. I ricercatori si sono concentrati perlopiù sulle ultime fasi della gestazione, ricercando possibili indicatori di compromissione e/o di benessere fetale. Si è prestata perciò un'attenzione relativamente scarsa al feto non ancora in grado di sopravvivere al di fuori dell'utero.

Questo lavoro, che descrive l'inizio del comportamento fetale umano durante la prima metà della gestazione, può interessare gli psicoanalisti, gli analisti infantili e i ricercatori infantili, e anche quei neuroscienziati che desiderano approfondire la loro conoscenza del comportamento reale del feto, del suo inizio e della sua evoluzione fino a metà della gestazione. Partendo dall'inizio, è possibile chiarire i fatti successivi e definire una "storia naturale" del nostro sviluppo.

Complessi avanzamenti tecnologici hanno rivoluzionato l'approccio medico alla gestazione. La medicina fetale è oggi un campo autonomo e in rapida espansione; il feto è diventato a tutti gli effetti un paziente. Grazie agli ultrasuoni, gli studi sul comportamento fetale umano cominciano a uscire dalla nebulosità dei resoconti aneddotici. È oggi disponibile una quantità di dati sulle competenze del feto, e ulteriori dati si vanno rapidamente accumulando; ma, per evidenti ragioni, un approccio sperimentale è difficile, e spesso decisamente impossibile.

La visibilità del feto, unita alla sua inaccessibilità alla ricerca sperimentale, ha spesso incoraggiato in ricercatori appartenenti ad altre discipline, compresi gli psicoanalisti, una tendenza a usarlo come una sorta di lavagna su cui proiettare le ipotesi più cervellotiche. Spesso i movimenti fetali vengono interpretati come disturbi iperattivi o stati ansiosi. Inoltre, si è postulata e considerata verità una continuità tra la vita prenatale e quella postnatale, che si immagina manifestarsi in ogni possibile comportamento, in sentimenti complessi, "relazioni oggettuali", difese, ipotetici programmi genetici e altro ancora [3].

Questo lavoro presenta anzitutto alcune considerazioni generali che possono dissolvere alcuni dei numerosi miti che gravano sulla vita fetale. Verranno riferiti in dettaglio i principali eventi comportamentali che caratterizzano le prime fasi della gravidanza, e la loro evoluzione con l'avanzare dell'età gestazionale, e ne verrà proposta un'interpretazione possibile, ma non definitiva. Verranno poi discusse alcune ipotesi di natura più speculativa che collegano il comportamento precoce con il possibile inizio del sonno. Infine, dati derivati dall'osservazione del comportamento intrauterino di feti gemelli illustreranno come tali dati possono accrescere le nostre conoscenze sulla vita prenatale. Poiché i gemelli sono doppiamente esposti a un'infinità di miti, verrà nuovamente operata una distinzione tra miti e fatti.

Miti

L'immagine del feto a cui la maggior parte delle persone pensa immediatamente è quella di un feto nei primi tre mesi della vita intrauterina. La visualizzazione del corpo del feto nella sua interezza è possibile solo fino alla 19ª-20ª settimana. Oltre questa età gestazionale si possono osservare solo parti del corpo fetale. Un feto negli ultimi tre mesi, visibile solo per segmenti, è chiaramente meno affascinante e si presta meno a essere illustrato in pubblicazioni non specialistiche. Come vedremo, nei primi mesi il feto si muove molto, e questa vivacità è anche più interessante da osservare per un pubblico profano, che troverebbe noiosi periodi di immobilità relativamente lunghi.

Nella vita fetale la crescita e lo sviluppo sono estremamente concentrati e accelerati. Noi spesso parliamo di giorni e di settimane, piuttosto che di mesi e di anni come nella vita postnatale. Ciò che è appropriato ascrivere a una certa età gestazionale può non essere altrettanto pertinente a una fase precedente o successiva. La tendenza a considerare tutti i fenomeni evolutivi come un processo continuo in cui gli eventi precoci sono collegati agli eventi posteriori da una successione di relazioni di causa ed effetto è molto diffusa. È implicita in questo punto di vista l'idea che l'unico obiettivo dello sviluppo sia l'evoluzione verso un organismo maturo. Il feto abita un ambiente profondamente diverso da quello del neonato, e ancora più diverso da quello dell'adulto. Inoltre, il feto si modifica rapidamente durante la crescita. Come dice Oppenheim, "nel diventare adulto, l'organismo in via di sviluppo deve anche adattarsi alle speciali condizioni ecologiche che incontra a ogni tappa della sua progressione; cioè deve possedere adattamenti ontogenetici" [4]. Questi adattamenti possono comportare la formazione di strutture e di processi fatti apposta per funzionare in una data fase, ma non necessari e non adeguati alle esigenze delle fasi successive. Strutture e funzioni usate in modo adattativo per una data fase evolutiva possono essere perdute e abbandonate, o riorganizzate e incorporate in caratteristiche delle fasi successive. Questo non significa che gli "adattamenti ontogenetici" sono soltanto manifestazioni imperfette, immature, inadeguate o embrionali di tratti pienamente sviluppati. Gli adattamenti ontogenetici sono perfettamente funzionali e adeguati a ogni determinata fase, anche se breve.

Nonostante questi rapidi cambiamenti evolutivi, la maggior parte delle persone parlano del "feto" in generale, prescindendo completamente dall'età gestazionale. Riferendosi al "feto" in generale parlano sia del feto attivo dei primi tre mesi sia del feto maturo nell'imminenza della nascita.

La vivacità del feto dei primi tre mesi è troppo spesso interpretata come uno stato di veglia, e "di conseguenza" la si considera equivalente a intenzionalità e coscienza. In realtà, un feto precoce in fase di attività non è affatto sveglio. Lo stato di veglia viene acquisito in una fase successiva della vita prenatale [5]. Brevi periodi di veglia sono stati notati solo verso la fine della gestazione. Inoltre, sebbene lo stato di veglia sia una precondizione dello stato di coscienza, i due stati non necessariamente coincidono [6]. Feti malformati nati senza il cervello, il cervelletto e le ossa piatte del cranio – i cosiddetti anencefali – possono essere svegli a intermittenza e presentare parecchie configurazioni comportamentali tipiche dei neonati sani [7].

Gli ultrasuoni ci hanno permesso di scoprire quanto veniva nascosto dalla natura durante i nove mesi di gravidanza, e hanno aperto una dimensione visiva che abitualmente aveva inizio solo dopo il parto. Questa rivelazione precoce ha tra l'altro inaugurato l'abitudine di applicare il fenomeno dell'"attribuzione di significato" ai movimenti fisiologicamente nascosti del feto. L'attribuzione di significato è un meccanismo fondamentale per la vita postnatale, ci aiuta a prenderci cura dei nostri neonati e ad affrontare le complesse sfumature dell'interazione sociale in generale [8, 9]. Attribuire al comportamento del feto, e specialmente del feto precoce, il significato associato alle manifestazioni del neonato o addirittura dell'adulto non è appropriato né funzionale.

All'altro estremo dello spettro troviamo coloro i quali assumono che il feto (o anche il neonato) non abbia alcun senso dei confini con il proprio ambiente. È stata postulata l'esistenza di una fase "fusionale" [10].

Probabilmente, nelle fasi prenatali precoci ha inizio un qualche senso corporeo. Spesso i feti si girano e rigirano, e così facendo toccano continuamente le pareti dell'utero. Di solito il corpo del feto, in stato di riposo, poggia su una parte dell'utero, e ciò assicura un ulteriore contatto corporeo con questa superficie esterna. Inoltre, spesso i feti toccano il cordone ombelicale e altre parti del loro ambiente uterino, creando l'occasione per una quantità di contatti con elementi estrinseci e abbondanti feedback sensomotori. Il feto tocca regolarmente il proprio corpo. Spesso si copre il viso e lo sfrega con le mani, si tocca le gambe, i piedi, i genitali e altre parti, e dunque è possibile che stia emergendo un qualche senso corporeo o proto-Sé [11]. Senso corporeo non significa una forma complessa di consapevolezza o addirittura di percezione. Nel feto il sentire, cioè il ricevere informazioni sull'ambiente esterno, e il percepire, un'operazione più complessa che coinvolge l'interpretazione delle sensazioni attribuendo loro un significato, possono non coincidere [12]. È possibile che sotto questo aspetto un feto precoce sia del tutto diverso da un feto maturo. È probabile che un feto precoce in stato di attività possa soltanto "provare la sensazione" di ciò che un feto maturo prossimo alla nascita è ormai in grado di percepire.

Anche gli organismi semplici sono capaci di movimenti piuttosto complessi, di allontanarsi oppure avvicinarsi a vari tipi di stimoli ed esserne condizionati. Precisamente questo è stato dimostrato, tra gli altri, dal lavoro di Kandel e Coll. sul mollusco chiamato Aplysia [13].

I cosiddetti gatti spinali, animali il cui sistema nervoso è stato sezionato immediatamente sopra il midollo spinale, sono in grado di camminare (se sostenuti) su una pedana mobile con movimenti simili al camminare normale. Se i loro arti vengono a contatto con un ostacolo, mostrano una "reazione correttiva all'ostacolo" che permette loro di aggirarlo [14]. I feti precoci possono essere considerati una sorta di creature "spinali", poiché funzionano prevalentemente al livello del midollo spinale e del tronco encefalico. Le configurazioni motorie vengono generate all'interno di queste strutture e sono modulate da input sensoriali.

Solo il senso corporeo è forse presente già in un'epoca molto precoce della gestazione, e permetterebbe all'organismo di adattarsi al continuo mutare delle condizioni interne e ambientali. In fasi successive della gestazione il senso corporeo potrebbe evolvere in un "Sé nucleare" o in un "Sé percettivo e motorio" embrionali [11]. Ma queste sono semplici ipotesi, e non è possibile fare un "salto quantico" a partire semplicemente dal comportamento osservabile.

Fatti

Descriveremo anzitutto le principali manifestazioni comportamentali del feto che caratterizzano la prima metà della gestazione, e le loro variazioni nel periodo successivo. I dati presentati sono tratti da studi appositi eseguiti ciascuno su 30 feti sani osservati settimanalmente tra le dieci e le venti settimane di gestazione in sedute ultrasonografiche di un'ora. Tutte le osservazioni sono state videoregistrate e poi analizzate da ricercatori indipendenti.

L'emergere di fenomeni comportamentali

Una forma di movimento corporeo diffuso, i cosiddetti "movimenti appena discernibili", ha inizio dalle sette settimane e mezzo [15], ma solo a circa dieci settimane appaiono fenomeni comportamentali chiaramente identificabili.

Fra le dieci e le tredici settimane sono predominanti tre eventi comportamentali: *startles* (scatti o sussulti spontanei e improvvisi di tutto il corpo fetale, della durata di un secondo); *movimenti generali* (accessi di attività diffusa di tutto il corpo); *singhiozzo* (contrazioni spasmodiche del diaframma che durano meno di un secondo e in genere si presentano in successione regolare).

I seguenti eventi comportamentali cominciano pure ad apparire sporadicamente nel periodo tra le dieci e le tredici settimane, ma diventano cospicui in seguito: *movimenti parziali* (movimenti meno diffusi e relativamente "finalizzati" che interessano soltanto alcuni segmenti del corpo); *movimenti respiratori fetali* (movimenti respiratori discontinui, irregolari e cosiddetti "paradossali", che comprendono simultanei movimenti all'ingiù del diaframma, movimenti verso l'interno del torace e movimenti verso l'esterno dell'addome); *respiro fetale superficiale* (una forma di “respirazione” superficiale e regolare caratterizzata da minime escursioni sinergiche del torace e dell'addome); *movimenti di deglutizione* (episodi ritmici di apertura e chiusura regolare e della durata di circa un secondo della mascella, accompagnati da spostamento della lingua e della laringe) [15].

Tendenze evolutive

Come mostra la figura 1a, gli *startles* sono il fenomeno comportamentale prevalente fino a tredici settimane. In seguito il loro ritmo diminuisce notevolmente, con una prima contrazione fra le tredici e le quattordici settimane e una caduta ancora più vistosa a diciassette settimane. In seguito il numero degli startles si mantiene più o meno invariato. I *movimenti generali* sono particolarmente evidenti fino a tredici settimane, decrescono in modo regolare ma non così vistosamente fino a quindici settimane, poi anch'essi continuano con un andamento a plateau. I *movimenti parziali* sono poco frequenti tra le dieci e le dodici settimane; successivamente, a partire dalle tredici settimane, superano rapidamente i movimenti generali e continuano ad aumentare fino a quattordici settimane, per poi stabilizzarsi.

Come mostra la figura 1b, i *movimenti respiratori fetali* appaiono a dieci settimane e in seguito continuano ad aumentare nettamente e progressivamente. Gli episodi di *singhiozzo* sono più numerosi dei movimenti respiratori fetali fino a dodici settimane, continuano a crescere fino a tredici settimane e in seguito si osservano ancora ma sono scarsamente frequenti. I *movimenti di deglutizione* sono estremamente sporadici prima delle dodici settimane. Successivamente aumentano, ma in modo meno marcato rispetto ai movimenti respiratori fetali [16]. Tuttavia gli episodi di deglutizione non possono essere costantemente visualizzati, poiché se il feto sposta la testa in una posizione sfavorevole non si possono vedere. Perciò la loro incidenza è probabilmente sottostimata.

La figura 1c mostra un confronto fra la tendenza evolutiva dei movimenti respiratori fetali e dei movimenti di respiro fetale superficiale. Questi ultimi movimenti cominciano a essere notati a dodici settimane, crescono fino a sedici settimane e in seguito mantengono una tendenza stabile. Mentre i movimenti respiratori fetali mostrano un incremento in rapida ascesa, la frequenza del respiro fetale superficiale, nell'ora di osservazione, continua a essere bassa fino a metà della gestazione.

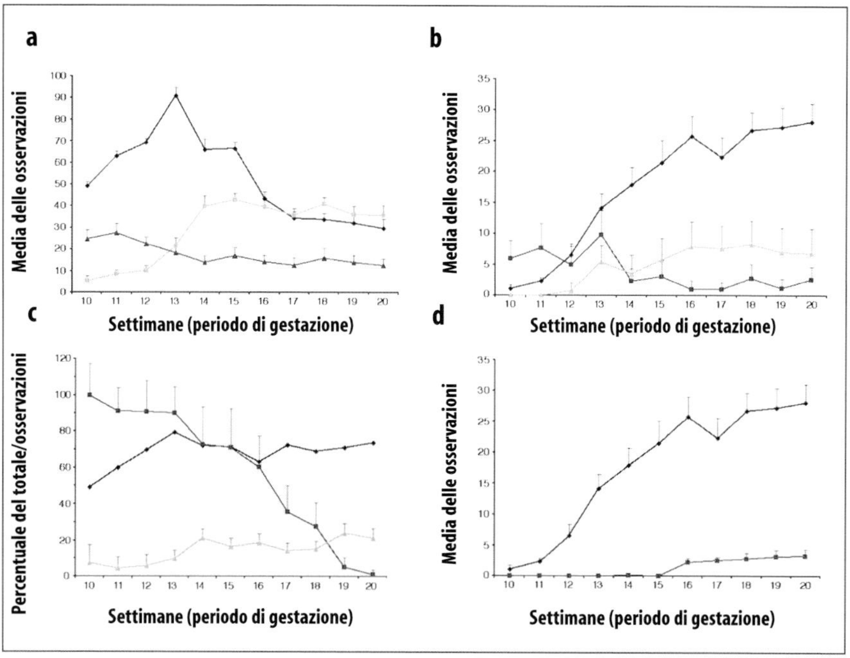

Fig. 1. a Confronto fra le tendenze comportamentali degli startle (◆), dei movimenti parziali (■) e dei movimenti generali (■) in un periodo di 10-20 settimane di gestazione. Ogni punto rappresenta la media ± la deviazione standard (barra verticale sopra ciascun punto) del numero degli eventi comportamentali menzionali calcolato per 3 casi osservati per un'ora alla settimana. **b** Confronto tra le tendenze comportamentali dei movimenti respiratori fetali (◆), dei singhiozzi (■) e degli sbadigli (▲) nel periodo di 10-20 settimane di gestazione. **c** Confronto tra le tendenze comportamentali dei movimenti respiratori fetali (◆, come in **b**) e dei movimenti respiratori leggeri (■) in un periodo di 10-20 settimane di gestazione. **d** Percentuale di movimenti generali (■) e movimenti parziali (▲) attivati dagli startle. Un evento veniva classificato come attivato se era seguito da uno startle entro 2 sec. Gli startle erano considerati non-attivatori (startle non-attivatori) ogni volta che si manifestavano senza dare origine ad alcun evento entro 2 sec. Gli startle non-attivatori (◆) sono indicati come percentuale del numero complessivo di startle per ogni osservazione

Sequenza temporale degli eventi comportamentali

L'analisi della sequenza temporale dei fenomeni comportamentali menzionati rivela alcune caratteristiche interessanti. La figura 2a rappresenta graficamente come sono state analizzate le sedute di osservazione. Tutti gli eventi comportamentali sono stati identificati e ne è stata calcolata la durata in secondi. Si è così stabilita la loro precisa sequenza temporale comprendente anche i periodi di completo riposo. Un fenomeno comportamentale veniva considerato attivato da un altro fenomeno quando il suo inizio seguiva regolarmente la comparsa del precedente entro 1-2 secondi [17].

Come mostra la figura 1d, fino a tredici settimane i movimenti generali mostrano un'assoluta dipendenza dagli startles per quanto riguarda il loro inizio. La dipendenza dell'attivazione dagli startles continua a essere cospicua fino a sedici settimane. In seguito i movimenti generali acquisiscono una progressiva autonomia. La dipendenza non è reciproca: gli startles possono verificarsi senza produrre alcun movimento generale. Movimenti parziali occasionali vengono iniziati da startles, e ciò accade sempre più spesso dopo le tredici settimane. Tuttavia i movimenti parziali non mostrano mai una dipendenza assoluta o cospicua dagli startles per attivarsi [17].

Con il procedere della gestazione i movimenti respiratori fetali si modificano, passando da episodi isolati a episodi che si susseguono regolarmente. Aumenta la durata degli episodi, ma aumenta anche la lunghezza delle "pause di apnea" (periodi di completa inattività fra due episodi successivi di movimenti respiratori fetali). Fino a metà della gestazione i movimenti respiratori fetali sono indipendenti dai movimenti di deglutizione e non sincronizzati con essi.

Da questo tipo di analisi emerge prontamente anche l'esistenza di aggregati comportamentali (Fig. 2a). I movimenti generali appaiono reciprocamente incompatibili rispetto ai movimenti respiratori fetali, al respiro fetale superficiale e ai movimenti di deglutizione. In altri termini, quando il feto "respira" e/o deglutisce non esegue alcun movimento generale. Gli aggregati comportamentali (clusters) sono stati denominati cluster A (presenza di movimenti generali) e cluster B (presenza di movimenti respiratori fetali, respiro fetale superficiale e deglutizione).

Questa ipotesi è stata convalidata statisticamente come segue. Un cluster è stato considerato tale quando era composto da almeno due episodi successivi di eventi appartenenti al medesimo aggregato. Si è calcolato il numero medio degli episodi appartenenti ai cluster A e B (Fig. 2b) e lo si è confrontato con il numero medio degli ultimi eventi che contrassegnavano la transizione da un cluster al successivo (da A a B da B a A). Gli eventi comportamentali all'interno di ciascun cluster superavano notevolmente quelli che contrassegnavano la transizione tra i cluster. I dati indicano fortemente che la distribuzione temporale di questi fenomeni comportamentali è tutt'altro che casuale. La figura 2c illustra le tendenze dei cluster A e B con il procedere della gestazione. Gli eventi che costituiscono il cluster A decrescono progressivamente, mentre si evidenzia una opposta tendenza alla crescita per gli eventi che costituiscono il cluster B. Queste tendenze opposte risultano in accordo con le tendenze evolutive delle componenti comportamentali di ogni singolo cluster: i movimenti

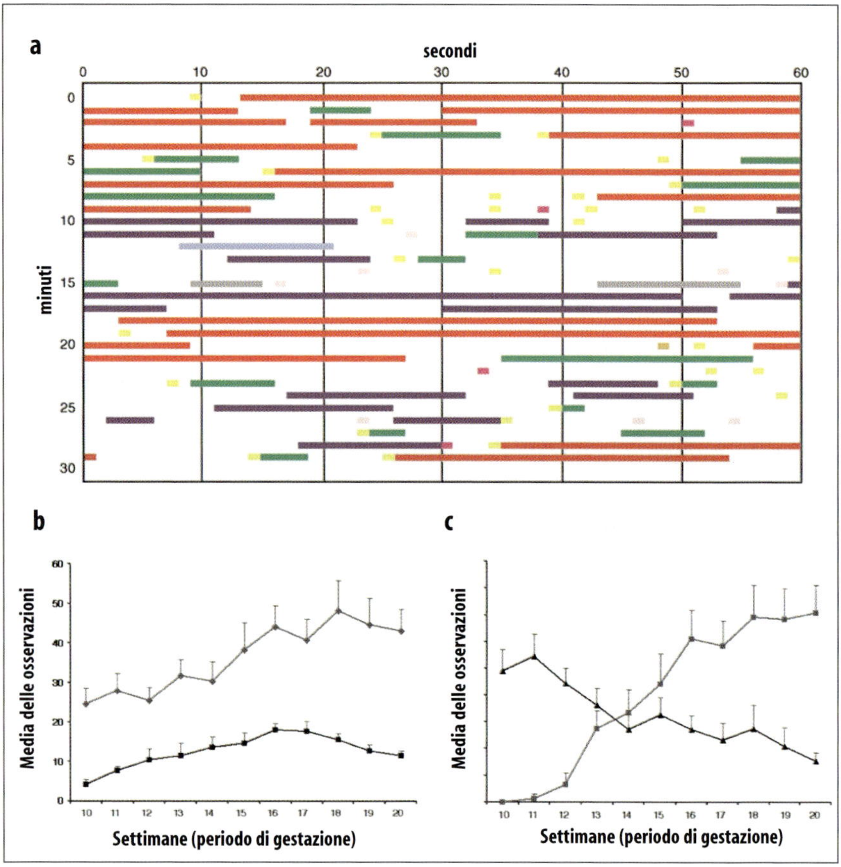

Fig. 2. a Esempio di come veniva rappresentata graficamente una seduta di osservazione. È visibile l'andamento che corrisponde ai primi 30 minuti di un'osservazione tipica registrata a 15 settimane di gestazione. L'asse verticale rappresenta i 30 minuti di osservazione, con il tempo indicato progressivamente dall'alto in basso. L'asse orizzontale rappresenta i 60 sec di ciascun minuto, da sinistra a destra. Ogni movimento fetale viene rappresentato da una barra di colore diverso. La lunghezza di ciascuna barra rappresenta la durata di ogni movimento fetale in secondi. I movimenti generali sono rappresentati in *rosso*, i movimenti parziali in *verde*, gli startles in *giallo*, i movimenti respiratori fetali in *blu scuro*, i movimenti respiratori superficiali in *azzurro*, i movimenti di deglutizione in *grigio*, i singhiozzi in *rosso porpora*. L'assenza di barre colorate indica un periodo di riposo completo del feto osservato. **b** Raggruppamenti di fenomeni comportamentali. Il numero di volte in cui ogni singolo episodio comportamentale nel cluster A (presenza di movimenti generali) e nel cluster B (presenza di movimenti respiratori fetali, movimenti respiratori superficiali e movimenti di deglutizione) è seguito direttamente da un episodio appartenente allo stesso cluster (◆) o all'altro o (■). Ogni punto rappresenta la media ± la deviazione standard (barra verticale sopra ciascun punto) del numero degli eventi menzionati calcolato su 30 casi osservati per un'ora alla settimana. **c** Confronto tra il numero complessivo di fenomeni comportamentali appartenenti al cluster A (▲) e al cluster B (■) durante la gestazione. Ogni punto rappresenta la media ± la deviazione standard (barra verticale sopra ciascun punto) del numero degli eventi menzionati calcolato per 30 casi osservati per un'ora alla settimana.

generali (cluster A) decrescono progressivamente, mentre i movimenti respiratori fetali, il respiro fetale superficiale e i movimenti di deglutizione aumentano con il procedere della gestazione.

Riposo

Anche il riposo è un fenomeno comportamentale. A partire dalle dieci settimane è stato possibile notare due diversi tipi di assenza di movimenti. Tutti i fenomeni comportamentali erano inframmezzati da brevi periodi di riposo (1-60 sec). Il feto interrompeva qualunque attività stesse eseguendo, e poi riprendeva rapidamente la stessa attività o ne iniziava un'altra. Accanto a queste brevi fasi di inattività, si notavano periodi più lunghi, di durata superiore a due minuti, di completo riposo.

Anche il riposo andava incontro a modificazioni evolutive con il procedere della gestazione. Fino alle undici settimane la quota globale di riposo, comprendente i periodi brevi e quelli più lunghi, era particolarmente elevata (più del 75% del tempo di osservazione). Tra le dodici e le diciassette settimane il tempo totale di riposo diminuiva assestandosi su un plateau che andava dal 69 al 63 per cento del tempo di osservazione. A diciotto settimane i tempi di riposo e di attività erano all'incirca equivalenti. In seguito il riposo continuava a decrescere leggermente, fino a rappresentare il 48 per cento del tempo di osservazione a venti settimane.

I periodi di assoluto riposo seguivano una tendenza opposta. A dieci-undici settimane avevano una durata media di 3 minuti. Fra le dodici e le diciassette settimane la media cresceva fino a 4 minuti, e dalle diciotto settimane fino a 11 minuti. Con il crescere dell'età gestazionale i feti erano in grado di muoversi di più, ma potevano anche entrare in periodi più lunghi di riposo assoluto.

Possibile significato del comportamento fetale precoce

Le idee espresse in questo paragrafo sono tutte di natura ipotetica, e vanno verificate con metodi validi di piena pertinenza della fisiologia e della neurologia. Il comportamento fetale può fornire soltanto un'indicazione macroscopica di ciò che il feto fa o non fa. Nondimeno, una conoscenza precisa del funzionamento comportamentale è importante per comprendere la fisiologia, che a sua volta è invariabilmente una precondizione per comprendere la patologia.

Startles

Fino a tredici settimane gli startles spontanei sono il comportamento predominante nel feto umano. In seguito questi diminuiscono vistosamente, ma si possono ancora osservare nel neonato, e occasionalmente anche nell'adulto nelle fasi iniziali del sonno [18]. In genere gli startles sono stati considerati un semplice effetto dell'immaturità del sistema nervoso, e spesso sono stati confusi con le risposte di evitamento che si possono riscontrare anche negli organismi inferiori e che li aiutano ad allontanarsi da stimoli potenzialmente nocivi. Ne sono un esempio i classici studi di Kandel, che dimostrano le risposte di sussulto-evitamento nell'Aplysia [13]. Nel feto umano gli startles sono generati in modo endogeno [19], e hanno un'importante funzione transitoria.

Gli startles sembrano essere adattamenti ontogenenici temporanei che nella prima parte della gestazione attivano i movimenti generali. Come abbiamo visto, fra le dieci e le tredici settimane i movimenti generali sono totalmente dipendenti dagli startles per la loro attivazione. Un esame dell'evoluzione e delle modificazioni del corpo fetale, e di come vengono eseguiti i movimenti fetali nelle diverse fasi, può aiutare a chiarire le ragioni per cui sono necessari gli startles. Le proporzioni del corpo fetale si modificano rapidamente. Nel periodo fra le dieci e le tredici settimane, la testa costituisce quasi la metà del corpo, poi la sua crescita rallenta e a tredici settimane è ridotta ad approssimativamente un terzo del corpo. Inizialmente i muscoli toracici sono più sviluppati in confronto a quelli degli arti, e gli arti sono corti. Alla fine della tredicesima settimana gli arti superiori hanno quasi raggiunto le proporzioni definitive, mentre quelli inferiori sono ancora corti [20]. In questa fase i movimenti generali vengono eseguiti tramite una rotazione e uno spostamento del torace seguiti da una rotazione parziale del capo e da ultimo da uno spostamento passivo degli arti. Gli startles causano un pronunciato spostamento verso l'alto del corpo del feto con una successiva ricaduta variabile favorendo uno spostamento del torace e consentendo in tal modo l'avvio dei movimenti generali. Tra le quattordici e le sedici settimane la dipendenza dei movimenti generali dagli startles diminuisce, pur rimanendo significativa. Intorno alle quattordici settimane le articolazioni del bacino e delle spalle acquisiscono un'indipendenza motoria dai muscoli del tronco, i muscoli del tronco e del collo non sono più strettamente collegati, e lo scheletro – finora soltanto cartilagineo – comincia a diventare più duro e solido [20]. Tuttavia gli arti sono ancora troppo deboli e corti per essere in grado da soli di girare il corpo del feto, ormai notevolmente ingrandito. In seguito gli startles perdono progressivamente la capacità di causare uno spostamento pronunciato del corpo del feto, ma la dipendenza da questa modalità "propulsiva" è ancora notevole. Verso le diciassette settimane il corpo del feto ha acquisito sufficiente forza, indipendenza comportamentale e proporzioni adeguate per eseguire autonomamente i movimenti generali. La dipendenza dagli startles cessa verso le venti settimane. A questo punto gli startles non agiscono più come "propulsori" ma, come nel neonato, si limitano a causare una pronunciata estensione o flessione degli arti, spesso associata all'estensione del capo. Tuttavia, anche se molto diminuiti di numero, gli startles continuano a verificarsi, e potrebbero avere altre funzioni ancora sconosciute. Per esempio, a volte appaiono durante i movimenti generali. È interessante osservare che occasionalmente gli startles agiscono anche come "perturbatori". A partire dalle dieci settimane di età gestazionale, si alternano periodi in cui il feto è reattivo agli startles, e cicli di non-reattività caratterizzati da relativa quiete e da assenza di movimenti generali. I periodi di non-reattività alla stimolazione brusca e massiccia causata dagli startles potrebbero essere considerati come forti "attrattori" verso i quali il feto si sposta spontaneamente dopo un ciclo in cui sono presenti i movimenti generali. Solo verso l'inizio o la fine di questi cicli di riposo, caratterizzati da una refrattarietà a metà ciclo, gli startles diventano sempre più efficaci come "perturbatori", nel precipitare il passaggio a un altro stato [21, 22].

Movimenti generali

I movimenti generali sono particolarmente pronunciati fino a tredici settimane, quando vengono superati dai movimenti parziali, ma continuano a essere presenti nelle fasi successive della vita fetale, e nel neonato durante il sonno attivo. Questo fenomeno comportamentale associato al sonno diminuisce progressivamente in frequenza e in intensità durante i primi sei mesi di vita postnatale [23]. Tale continuità non significa necessariamente che i movimenti generali svolgano le stesse funzioni nelle fasi precoci e in quelle successive. I movimenti generali possono avere funzioni sia adattative che preparatorie. Nel periodo tra le dieci e le dodici settimane rappresentano quasi l'unica forma di movimento manifestata dal feto. Sono state avanzate due ipotesi principali sulla loro funzione durante la prima fase della vita prenatale: 1) i frequenti cambiamenti di posizione impedirebbero l'adesione e la stasi locale del sangue nel feto precoce, la cui pelle è molto sottile; 2) i movimenti generali sarebbero inoltre essenziali per lo sviluppo muscolare e scheletrico. Potrebbero essere vere entrambe le ipotesi. I movimenti generali non sono stereotipati. Mentre li esegue il feto si adatta costantemente alle condizioni ambientali interne ed esterne. È quindi anche possibile considerarli come intense "raffiche" di stimolazione sensomotoria dirette al cervello nascente, di cui potrebbero alimentare lo sviluppo.

Movimenti parziali

I movimenti parziali sembrano essere diversi dai movimenti generali, in quanto sono segmentali e apparentemente più "finalizzati". Per esempio, il feto esegue una quantità di contatti mani-faccia, tocca la parete uterina con i piedi, comincia a muovere le gambe in alternanza e verso le quindici-sedici settimane mostra movimenti di marcia automatica, ruota il capo e distende la colonna vertebrale. Anche i movimenti parziali forniscono al feto abbondanti stimolazioni sensomotorie, e potrebbero quindi alimentare lo sviluppo del cervello embrionale. Tuttavia il loro carattere relativamente "finalizzato" potrebbe anche indicare una funzione anticipatoria. Diversamente dai movimenti generali, i movimenti parziali potrebbero costituire i primi segnali provvisori di movimenti volontari molto successivi. Nel feto precoce sono assenti la volizione e la vera finalizzazione, ma il feto potrebbe prepararvisi attraverso i movimenti parziali.

Singhiozzo

Si tratta di un fenomeno in gran parte ancora non spiegato. Nel neonato il singhiozzo tende ad apparire prevalentemente dopo i pasti, quando lo stomaco pieno può stimolare la parete diaframmatica, e in particolare il nervo frenico. Tuttavia il singhiozzo può apparire anche quando l'addome non è disteso. Nel feto precoce, il singhiozzo è un fenomeno cospicuo. Finché il feto non comincia a deglutire in modo consistente – e ciò accade non prima delle quattordici settimane – è difficile che abbia lo stomaco disteso. Alcuni autori hanno formulato l'ipotesi che il singhiozzo sia un precursore della respirazione fetale [24, 25]. Va notato che il singhiozzo comincia a diminuire proprio quando i movimenti respiratori aumentano, raggiungendo il punto di incrocio a dodici settimane. Si potrebbe postulare che il singhiozzo, causando ripetute contrazioni del diaframma, faciliti lo sviluppo dei successivi movimenti diaframmatici necessari per la respirazione fetale. Tuttavia, sebbene questa coincidenza sia interessante, una risposta sulla funzione o le funzioni del singhiozzo durante la vita prenatale potrebbe esserci fornita soltanto dalla sperimentazione animale.

Movimenti respiratori fetali

La respirazione aerea ha inizio solo alla nascita, ma oggi è ampiamente riconosciuto che questa ha una lunga preparazione durante i nove mesi che precedono il parto. Parecchi autori omettono di proposito l'espressione idiomatica "primo respiro", e parlano del passaggio da una respirazione periodica allo stabilirsi di una respirazione continua nel descrivere i cambiamenti che si verificano alla nascita. Oltre alle funzioni preparatorie essenziali per il passaggio alla respirazione aerea continua al momento della nascita, gli studi sugli animali hanno dimostrato che i movimenti respiratori fetali svolgono anche un ruolo fondamentale nello sviluppo anatomico e funzionale dei polmoni [26, 27].

Fino a metà della gestazione il respiro può essere considerato un evento di tipo "o/o". Il feto o "respira", oppure si muove, deglutisce e ha il singhiozzo. Durante la prima metà della gestazione la respirazione e la deglutizione non sono collegate. Questo fenomeno fisiologico assume un significato patologico nel neonato prematuro, che deve affrontare le nuove esigenze della vita extrauterina. A metà della gestazione non si è ancora instaurato il fine abbinamento di queste attività, necessario perché il neonato possa alimentarsi.

La crescita è associata alla crescente capacità del feto di sostenere episodi prolungati di respirazione, che gradualmente diventano meno frammentari. Anche gli intervalli fra gli episodi di respirazione diventano più lunghi: a partire dalla metà della gestazione lunghi intervalli di apnea diventano un'importante caratteristica della respirazione fetale. È accertato che i movimenti respiratori sono i primi a scomparire nei feti a rischio e con ritardo di crescita, nei quali l'energia e il consumo di ossigeno devono essere risparmiati per aree più delicate e "nobili" [28]. In questi casi si osserva di solito un concomitante aumento del flusso ematico al cervello, al cuore e alle ghiandole surrenali, e questo è considerato un segnale di compromissione fetale [28]. Il prolungamento degli intervalli tra gli episodi di respirazione potrebbe acquisire un significato patologico nel prematuro, e occasionalmente anche nel neonato. Un bambino prematuro è per moltissimi aspetti un feto venuto alla luce troppo presto. In particolari circostanze il prematuro, ma anche il neonato, potrebbero tornare a una forma fetale di "respirazione" con lunghi intervalli di apnea tra un respiro e l'altro. Nella fase fetale le apnee e la soppressione del respiro durante l'ipossia sono funzionali, e rappresentano un efficace metodo per risparmiare ossigeno ed energia. Questo risparmio potrebbe avere conseguenze funeste se esercitato durante una fase successiva e non appropriata. L'ipossia di qualunque origine potrebbe esporre il prematuro e alcuni neonati vulnerabili al pericolo di tornare a una forma fetale di respirazione, con lunghi periodi di apnea che a loro volta potrebbero accrescere l'ipossia causando la cessazione del respiro. Si sostiene che l'ipossia e l'ostruzione delle vie aeree superiori (con conseguente ipossia) possano essere alla base di alcuni casi di "morte in culla".

Deglutizione

All'inizio della vita prenatale la deglutizione è sia preparatoria che funzionale. È preparatoria nel senso che il neonato non è più passivamente dipendente, come il feto, dal nutrimento materno che lo raggiunge attraverso la placenta e il cordone ombelicale, ma deve essere capace di ingerire attivamente il cibo. È funzionale, nel senso che la deglutizione è uno dei principali regolatori del volume del liquido amniotico, insieme con il flusso dell'urina e con l'assorbimento dei fluidi nel sangue fetale attraverso la superficie fetale della placenta (il cosiddetto assorbimento intramembranoso) [28].

Respiro fetale superficiale

I movimenti respiratori fetali cominciano a dieci settimane, mentre il respiro fetale superficiale appare a sedici settimane. Sei settimane rappresentano un notevole divario temporale per lo sviluppo estremamente accelerato del feto. Inoltre, il respiro fetale superficiale continua a essere fino a metà della gestazione un evento decisamente sporadico se confrontato alla crescente evidenza dei movimenti respiratori fetali. Questi ultimi potrebbero dunque rappresentare una forma precedente e "vitalmente" più importante di respiro durante lo sviluppo. Essendo lieve e sporadico, il respiro fetale superficiale è difficile che abbia un ruolo cruciale nello sviluppo dei polmoni.

Riposo

La proporzione molto alta di riposo osservata nel periodo tra le dieci e le undici settimane potrebbe essere spiegata con la scarsità dei fenomeni comportamentali presenti in questa fase. Startles, movimenti generali e singhiozzo sono le forme quasi esclusive di motilità manifestata dal feto in questo periodo. Tranne il respiro fetale superficiale, tutti gli altri fenomeni comportamentali appaiono a partire dalle dodici settimane. Tuttavia fattori energetici legati al metabolismo potrebbero, tra gli altri, essere importanti sia in questo periodo che nel successivo periodo fra le dodici e le diciassette settimane. Tutti i movimenti fetali comportano un dispendio di energia. Il feto precoce cresce rapidamente soprattutto in lunghezza, e la crescita richiede un consumo metabolico non eccessivo. È interessante notare che il feto comincia a "mettere su peso" soprattutto dopo le prime sedici-diciassette settimane [28]. A questo punto la massa corporea notevolmente accresciuta potrebbe essere in grado di sostenere un "esercizio fisico" più faticoso senza che questo si accompagni a perdita di peso.

Periodi di riposo assoluto si aggregano in periodi più lunghi proprio quando i movimenti generali diminuiscono, e di conseguenza gli eventi comportamentali che appartengono al cluster B diventano più numerosi di quelli contenuti nel cluster A. Respirazione, deglutizione e movimenti parziali comportano chiaramente un consumo minimo di energia in confronto ai tumultuosi movimenti generali. Nel complesso, il feto si muove di più, ma il suo movimento è "leggero", e dunque favorisce l'aumento di peso.

Inizio del sonno

Il bambino a termine presenta fasi di sonno chiaramente individuabili e ben sviluppate, che hanno ricevuto varie denominazioni. In questo lavoro parleremo di sonno attivo e di sonno quieto [29, 30, 31]. Nel feto maturo il sonno attivo è accompagnato dall'apparire di attività somatica. Inoltre, prima della nascita il sonno attivo è decisamente preponderante.

Con le tecniche a ultrasuoni sono state identificate nel feto umano chiare fasi di sonno a partire da trentaquattro-trentasei settimane di gestazione [29, 30]. I parametri usati per individuare queste fasi non sono applicabili agli stadi precoci della gestazione, in cui i movimenti oculari sono assenti o estremamente sporadici, e i pattern del ritmo cardiaco non si modificano con il movimento. Prima delle trentaquattro-trentasei settimane gli autori parlano di cicli di attività-riposo. I cicli di attività sono considerati comprendere ogni tipo di attività comportamentale. I cicli di riposo ne sono considerati completamente privi [31]. Tuttavia il sonno è considerato un "istinto" primario [32-34], ed è difficile postulare che l'organizzazione delle sue fasi divenga operante senza una preparazione preliminare. I dati discussi nelle pagine precedenti indicano che i cosiddetti cicli di attività-riposo non sono disorganizzati. Vari fenomeni comportamentali mostrano un'organizzazione, anche se mutevole, a partire da fasi molto precoci della vita prenatale. Si formano cluster comportamentali reciprocamente incompatibili, e i cicli di riposo sembrano guidati da un regolatore innato.

Le manifestazioni comportamentali e le loro variazioni possono fornirci importanti indicazioni sul substrato neurale che le governa. Anche i dati neurofisiologici possono chiarire il legame tra varie manifestazioni comportamentali. Gli studi sull'ontogenesi del cervello si sono focalizzati prevalentemente sulla formazione della corteccia e del diencefalo. Tuttavia, le strutture vitali del tronco encefalico, e specificamente il bulbo e il ponte, sono le prime a organizzarsi [35-38].

A partire dalla decima settimana di gestazione, il feto presenta segni di funzionamento del tronco encefalico. È risaputo che gli startles hanno origine nel tronco encefalico e possono essere considerati espressione di una massiccia depolarizzazione dei neuroni reticolari, che a loro volta controllano i motoneuroni spinali [39, 40]. Questo potrebbe spiegare l'iniziale dipendenza dei movimenti generali dagli startles per la loro attivazione.

Tra le dieci e le dodici settimane il feto mostra altri segni di funzionamento del tronco encefalico. Cominciano ad apparire i movimenti respiratori fetali e altre attività non spinali come la deglutizione. In particolare, è ampiamente riconosciuto che il respiro è legato inestricabilmente alle stesse strutture reticolari del tronco encefalico che controllano il sonno [41, 42].

Fra le tredici e le quindici settimane i cicli di attività-riposo presentano analogie con il sonno attivo del feto maturo [29, 30]. Durante il sonno attivo sono presenti i movimenti generali, e questi appaiono quando non sono presenti né il respiro fetale né la deglutizione, come nella composizione dei cluster osservata nel feto precoce. Con il proseguire della gestazione, questo sonno attivo di tipo primordiale assume un'integrazione somatosensoriale progressivamente più complessa. Tuttavia, date le analogie tra i primi cluster e quelli successivi osservati nel sonno attivo, si potrebbe postulare che l'organizzazione iniziale del sonno abbia inizio verso le tredici settimane.

D'altra parte, verso la fine della gestazione il sonno quieto è a malapena sviluppato, e la sua quota continua a rimanere bassa [43]. Le strutture talamiche che regolano i processi di sincronizzazione del sonno quieto maturano tardi. In particolare, il nucleo reticolare del talamo, da cui dipende la sincronizzazione, non è ancora pienamente sviluppato alla nascita. Ciò spiega la bassa percentuale di sonno quieto/sincronizzato anche nel bambino a termine [44].

Durante il sonno quieto il feto maturo non presenta movimenti. La respirazione è regolare e superficiale, ed emerge in episodi isolati. Analogamente a quanto è stato osservato nel feto maturo, l'apparire del respiro fetale superficiale intorno alle sedici settimane potrebbe essere interpretato come il primo segno precursore del sonno quieto. Il respiro fetale superficiale, l'unica manifestazione comportamentale che forse indica l'inizio del funzionamento del sonno quieto nella prima metà della gestazione, è un fenomeno sporadico [44, 45]. Si potrebbe dunque postulare che fino a metà della gestazione il sonno quieto abbia un ruolo meno cruciale, se paragonato al sonno attivo [44].

Come il nucleo reticolare del talamo, che ha funzioni esclusivamente inibitorie, altre strutture subcorticali inibitorie non sono mature nella prima metà della gestazione [37, 38]. Ciò spiega l'intensa attività corporea che accompagna il sonno attivo. L'aggregarsi di cicli di riposo in periodi più lunghi potrebbe indicare un funzionamento iniziale delle strutture inibitorie.

Oltre a proiezioni neurali discendenti, il tronco encefalico controlla anche proiezioni ascendenti, che a loro volta esercitano un controllo sinaptogenico e maturazionale sulle strutture del cervello anteriore e della corteccia [46-48] (Fig. 3).

L'intensa attività del feto precoce potrebbe essere considerata un'importante stimolazione sensomotoria del cervello. I movimenti fetali non sono stereotipati, e il feto si adatta costantemente al mutare delle esigenze dell'ambiente interno ed esterno. Questi movimenti potrebbero rappresentare un "risveglio" vitale nei confronti dell' ambiente, e il sonno attivo potrebbe essere considerato un elemento essenziale dell'"apprendimento" e dello sviluppo prenatali.

I primi episodi di veglia non appaiono prima delle trentasei settimane. Lo stato di veglia è un'acquisizione tardiva che probabilmente sorge per poter soddisfare le diverse esigenze dell'ambiente fisico e sociale postnatale. Ciò nonostante, il feto non viene al mondo come una *tabula rasa*, impreparato ad affrontarlo. Diversamente da ciò che avviene nella vita postnatale, il feto probabilmente è in grado di "conoscere" e dominare il proprio ambiente durante il sonno attivo. Verso i tre-quattro mesi il neo-

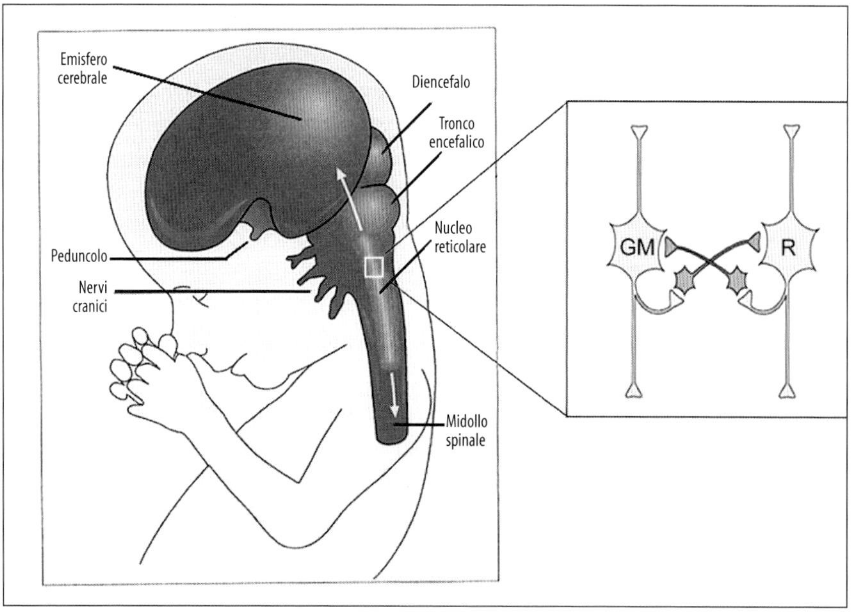

Fig. 3. Il cervello fetale a 15 settimane di gestazione. Le proiezioni ascendenti e discendenti che hanno origine nel tronco encefalico sono rappresentate con delle *frecce*. L'inserto mostra un circuito di inibizione reciproca tra i neuroni che controllano i movimenti generali (GM) e quelli coinvolti nella «respirazione» (R), che potrebbe spiegare i raggruppamenti osservati

nato resta sveglio per periodi di tempo abbastanza prolungati da consentirgli una notevole interazione con l'ambiente, e comincia ad apprendere da esso. Un sufficiente tempo di veglia è necessario anche perché all'interno dei periodi di riposo si sviluppi il sonno quieto/sincrono che diventa la funzione fisiologica che permette l'elaborazione delle esperienze.

Tutti i parametri qui discussi possono essere considerati una prova indiretta che il sonno attivo comincia a organizzarsi e rappresenta la fase fisiologica principale e predominante nella prima parte della gestazione. Esso rappresenta anche l'inizio seppur embrionale del sonno.

I feti gemellari. Quello che possono insegnarci sulla vita prenatale precoce

Oltre a tutta la mitologia che si è accumulata sui feti singoli, i feti gemellari sono oggetto di miti specifici. Del resto, il comportamento dei feti gemellari può chiarire alcune interessanti caratteristiche della vita prenatale. Ci occuperemo anzitutto di confutare i "miti dei gemelli", per poi esporre i "fatti dei gemelli".

Miti

I gemelli sono aperti alla comunicazione reciproca

Spesso si ritiene che l'unione "mistica" così frequentemente attribuita ai gemelli nella vita postnatale risalga alla vita intrauterina. La stimolazione reciproca - indubbiamente limitata ai feti gemellari - viene interpretata come un indice di vari tipi di comunicazione. I feti gemellari sono considerati compagni particolarmente interattivi che si rapportano tra loro in modi complessi e sofisticati. Persino baci e litigi sono stati "scientificamente" descritti verificarsi all'interno dell' utero [49]. Al di là di ogni altra considerazione, è difficile immaginare in che modo complessi pattern comportamentali ed emotivi come il baciarsi possano essere attuati attraverso le membrane che nel 99 per cento delle gravidanze gemellari separano i due diversi sacchi amniotici in cui sono contenuti i feti [50]. È chiaro che queste attività, come tutti i pattern emotivi complessi, appartengono soltanto a fasi successive della vita postnatale.

Sebbene il feto si prepari rapidamente e progressivamente a entrare in un mondo sociale, questo preludio è conformato per adattarsi ai diversi stimoli e agli esseri umani più "maturi" che il feto incontrerà nell'ambiente extrauterino. Il feto semplicemente non è equipaggiato per interazioni sociali complesse con un altro feto. La comunicazione umana è aliena e non funzionale ai nove mesi di gestazione solitamente vissuti in solitudine, e a maggior ragione è aliena ai primi mesi di gravidanza. Sembra che la stimolazione all'interno della coppia, che è una caratteristica delle gravidanze gemellari, sia considerata rilevante solo per accreditare l'idea che i feti gemellari siano partner altamente comunicativi. Di conseguenza, tutti i feti sono considerati potenzialmente aperti alla comunicazione.

Per molti aspetti, il bambino prematuro è semplicemente un feto rimosso dal suo ambiente naturale. Il bambino prematuro non è certamente insensibile a varie forme di stimolazione, compreso il contatto umano, ma chiaramente non gode di una vita "sociale" intensa e vivace. Per la maggior parte del tempo i bambini prematuri giacciono inerti e ipotonici, oppressi dalla gravità, assopiti e scarsamente reattivi a tutta l'agitazione che li circonda. A maggior ragione i feti gemellari in epoche in cui sono ancora incapaci di vivere autonomamente fuori dell'utero non possono assolutamente essere considerati capaci di comunicare tra loro [3].

Le emozioni materne e la loro influenza sui feti gemellari

L'impatto delle emozioni materne sul feto è un argomento "caldo" tra gli psicologi e gli psicoanalisti, che si concentrano specialmente su emozioni "negative" quali ansia e stress. La ricerca sull'impatto delle emozioni materne sul feto è carica di enormi problemi metodologici probabilmente insolubili, almeno per ora. Accenneremo solo ad alcuni di questi problemi. Le nostre conoscenze sui substrati fisici delle emozioni sono ancora scarse, sappiamo poco sul funzionamento della placenta come barriera, e non sappiamo praticamente nulla sui meccanismi che regolano il comportamento fetale. Eppure i gemelli sono stati considerati un possibile "modello ideale" per valutare l'impatto delle emozioni materne sul feto [49]. Secondo questo modello, poiché entrambi i gemelli sarebbero ugualmente e sistematicamente oggetto della stessa emozione materna o delle stesse conseguenze di un'emozione, ciò dimostrerebbe che le modificazioni comportamentali sono causate dall'emozione stessa. L'assunto è che i gemelli condividano esattamente il medesimo ambiente uterino. Anche supponendo che "stressori" materni di qualsivoglia origine e natura possano raggiungere il feto, i feti gemellari riceverebbero comunque soltanto la stessa qualità, ma mai la stessa quantità di tali sostanze.

L'ipertensione è una complicazione frequente nelle gravidanze gemellari [51]. Tuttavia non è mai stata dimostrata alcuna relazione causale tra l'ipertensione indotta dalla gravidanza e l'ansia materna. Potrebbe anche essere vero l'opposto. Inoltre, l'ipertensione indotta dalla gravidanza non influirebbe allo stesso modo sui due gemelli. I feti gemellari hanno due diversi cordoni ombelicali e una distribuzione disuguale della massa placentare, galleggiano in quantità diverse di liquido amniotico e ricevono dei flussi ematici non equivalenti. Il loro ambiente, compresi i potenziali "stressori" materni, può a malapena essere considerato "uguale".

Nelle gravidanze gemellari la contrattilità uterina è particolarmente elevata [51]. Anche le contrazioni uterine sono state ipotizzate essere una conseguenza di ansia e stress materni. Secondo questa ipotesi, le contrazioni uterine, esercitando una pressione sul sacco amniotico, produrrebbero un aumento di tensione nel liquido amniotico. Questa pressione verrebbe percepita come "disagio" dal feto, che di conseguenza comincerebbe a muoversi di più. Ma anche facendo fede all'ipotesi dell'"aumento di pressione", non bisogna dimenticare che la grande maggioranza dei gemelli sono contenuti in sacchi amniotici separati, con una conseguente distribuzione disuguale di liquido amniotico. La pressione su sacchi amniotici diversi uno dall'altro agirebbe comunque in modo diverso su ciascuno dei gemelli. Inoltre, i vivaci movimenti fetali vengono per lo più confusi con stati di iperattività di origine ansiosa, stati che si presentano solo dopo la nascita [3].

A causa delle varie complicazioni e dei molti disagi che vi si associano, le gravidanze gemellari sono ansiogene. Alle future madri di gemelli, già iperansiose, dovrebbe essere risparmiato il peso aggiuntivo di dover cercare di reprimere emozioni spesso incontrollabili e di incerta pericolosità.

Il lutto nel feto gemellare

Si va accumulando una serie di prove aneddotiche in cui bambini e adulti riferiscono un senso di perdita spiegabile da loro soltanto con il desiderio di riunirsi al gemello morto in epoca fetale. Di conseguenza, proliferano i gruppi terapeutici dedicati ai "lutti prenatali". È comunque impossibile determinare quanto di questo desiderio e senso di perdita possa derivare da vere reminiscenze di sensazioni provate nell'utero, e quanto invece derivi da costruzioni successive appartenenti soltanto alla vita postnatale. L'evento di una perdita fetale, specialmente se la perdita si verifica verso la fine della gestazione, ha sempre un profondo impatto sui genitori [52]. Non è difficile immaginare come questo possa riverberarsi in moltissimi modi sul gemello sopravvissuto. Il feto gemellare di cui si sentirebbe la mancanza può diventare un comodo contenitore in cui proiettare tutto ciò che è stato perduto nella vita e le inevitabili insoddisfazioni a essa connesse.

Il fenomeno del cosiddetto "gemello che svanisce" [53], il riscontro non infrequente di un secondo sacco amniotico vuoto durante un'ecografia fatta nel primo trimestre di gravidanza, è stato ingigantito a dismisura per le sue possibili ripercussioni psicologiche sul gemello sopravvissuto. È difficile immaginare che un feto precoce possa "sentire la mancanza" di qualcosa che non ha mai percepito. Come spiegheremo, la stimolazione reciproca all'interno delle coppie di feti gemellari ha inizio soltanto quando il "gemello che svanisce" ha già cessato di esistere.

Solo quando la stimolazione all'interno della coppia è diventata una componente importante dell'ambiente intrauterino si potrebbe ipotizzare che un gemello sopravvissuto possa provare un qualche senso di "perdita". Ancora una volta però, non va dimenticato che la maggior parte dei gemelli vivono in ambienti separati. Quello di cui un feto gemello potrebbe "sentire la mancanza" non sarebbe, chiaramente, una persona intera distinta, ma soltanto la stimolazione, pur forte, proveniente dall'altro gemello. Sebbene la stimolazione all'interno della coppia sia un fattore cospicuo nella vita intrauterina dei gemelli, le prove, almeno per ora, sono troppo scarse e troppo poco convincenti per consentirci di stabilire se essa possa restare incorporata per sempre nell'inconscio del gemello sopravvissuto [54].

Fatti

Le informazioni presentate nelle pagine che seguono derivano da due diversi studi sulla prima metà della gravidanza. Il primo studio aveva messo a confronto il comportamento di gemelli dizigoti e monozigoti. Il secondo si era occupato degli inizi e dell'evoluzione del comportamento evocato in feti gemellari.

L'individualità comportamentale comincia a formarsi in utero

I gemelli monozigoti (o cosiddetti identici) hanno in comune tutti i geni, mentre a livello genetico i gemelli dizigoti sono come due normali fratelli. I gemelli dizigoti hanno sempre due placente distinte e due sacchi amniotici. Anche i gemelli monozigoti possono avere due placente distinte, a seconda di quando si verifica la divisione che dà inizio al fenomeno gemellare. La maggior parte (70%) dei gemelli monozigoti condividono la stessa placenta, ma sono contenuti in due diversi sacchi amniotici. Tali gemelli sono chiamati monocorionici-diamniotici. Metodi diagnostici sempre più perfezionati permettono di determinare con buona precisione il tipo di placenta negli stadi precoci della gravidanza. È dunque possibile mettere a confronto il comportamento in utero di due popolazioni di gemelli: i gemelli monocorionici-monozigoti e i gemelli dizigoti di sesso opposto [55], calcolandone i livelli di attività sia spontanea che reattiva.

Sebbene i gemelli monozigoti presentino inizialmente una maggiore somiglianza all'interno della coppia riguardo ai livelli di attività sia spontanea che reattiva, tuttavia fin dall'inizio il loro comportamento non è mai identico e le differenze comportamentali tendono ad aumentare con il procedere della gestazione. A metà della gravidanza i gemelli monozigoti raggiungono già lo stesso livello di individualità comportamentale dei gemelli dizigoti. Tuttavia, quando si analizzano i singoli movimenti, le differenze comportamentali riscontrate inizialmente nei confronti di gemelli dizigoti riguardo a caratteristiche macroscopiche quali i livelli di attività e reattività non si notano più. Se esaminati in dettaglio e per quanto attiene ai singoli comportamenti, i due gruppi tendono a fondersi e a diventare indistinguibili. Alcuni feti muovono di più le braccia, altri le gambe, alcuni il capo, alcuni si coprono o si sfregano il volto quasi di continuo, altri si toccano spesso le cosce. Ogni feto, monozigote o dizigote, ha il proprio modo caratteristico di agire e di reagire.

Come nella vita postnatale, a un livello macroscopico i gemelli monozigoti possono apparire "uguali" dal punto di vista comportamentale, ma non possono mai essere considerati identici a un esame dettagliato. Durante la gravidanza si possono già distinguere tendenze individuali nella varietà sia di movimenti fetali ripetuti che di posizioni e attività preferite. Anche se possiamo solo parlare di tendenze e di inclinazioni, e non di caratteristiche ben determinate, ciò nondimeno l'individualità e l'unicità si formano già durante la gestazione e sono evidenti al momento della nascita. Tutti i gemelli, compresi i gemelli monozigoti, emergono dal periodo travagliato della gestazione con una precisa individualità, e con inclinazioni e manifestazioni comportamentali abbastanza distinte.

I feti gemellari come "esperimento in natura"

I gemelli possono essere utilizzati come un perfetto "esperimento naturale" per dimostrare il funzionamento nell'utero di due modalità sensoriali che altrimenti sarebbero impossibili da verificare nel feto singolo. La stimolazione all'interno della coppia provoca risposte ai toccamenti e alle pressioni provenienti dall'altro gemello. Ciò dimostra di per sé che le cosiddette sensibilità tattile e propriocettiva (cioè il tatto e il senso muscolare del corpo) sono già presenti in utero [56]. Queste modalità sensoriali erano state indagate precedentemente solo da Minkowski, Hooker e Humphrey [57-59] in feti singoli e pre-agonici al di fuori dell'utero. Prima dell'undicesima settimana la stimolazione all'interno della coppia è un evento piuttosto eccezionale, ma a partire dall'undicesima-tredicesima settimana è sempre più frequente nei gemelli monocorionici. Presumibilmente la vicinanza prodotta dalla condivisione della placenta e la sottigliezza delle membrane che dividono i due sacchi amniotici favoriscono un contatto più precoce.

Dalla tredicesima settimana in poi la stimolazione all'interno della coppia comincia a osservarsi anche nelle gravidanze dicorioniche in cui le due placente distinte possono impiantarsi in siti diversi e distanti. Anche le membrane che separano i sacchi amniotici sono notevolmente più spesse, rendendo abbastanza improbabile un contatto precoce sufficientemente forte.

Con il procedere dell'età gestazionale, i gemelli crescono rapidamente di dimensioni e i loro movimenti diventano più vigorosi, il che rende più probabili i contatti fra loro. Verso le quindici settimane la stimolazione all'interno della coppia è una caratteristica costante e crescente di tutte le gravidanze gemellari e i movimenti reattivi arrivano a costituire quasi un terzo di tutti i movimenti fetali. Perciò la stimolazione all'interno della coppia sembra essere un determinante importante, cospicuo e singolare del comportamento di tutti i gemelli a partire dalla fine del primo trimestre. Costituisce pure una parte attiva e importante dell'ambiente intrauterino del feto gemellare.

La stessa varietà osservata nei movimenti spontanei si riscontra anche nelle risposte reattive dovute alla stimolazione all'interno della coppia. Tuttavia, i movimenti evocati cambiano man mano che procede la gestazione. Fino a undici settimane, i movimenti generali sono le uniche risposte evocate. In seguito si possono osservare reazioni sempre più complesse e variabili in cui i movimenti parziali diventano predominanti.

I feti gemellari possono costituire un importante "esperimento naturale" anche sotto un altro aspetto. Fin da quando si comincia a osservare la stimolazione all'interno della coppia, i feti gemellari non sempre reagiscono alla stimolazione. Si possono anche notare dei periodi in cui essi sembrano essere impenetrabili a qualunque stimolazione anche intensa da parte dell'altro gemello. Durante questi periodi, è evidente che un feto è stato stimolato dall'altro, ma il suo corpo viene spostato passivamente all'interno del liquido amniotico senza che appaia alcuna risposta. Come con gli startles, la stimolazione all'interno della coppia può fungere da "perturbatore". I cicli di riposo appaiono caratterizzati da una refrattarietà a metà ciclo. Solo in periodi di "instabilità", verso l'inizio o la fine dei cicli di riposo, la stimolazione all'interno della coppia diventa un "perturbatore" sempre più efficace in grado di precipitare il passaggio a un altro stato. In altri termini, un'analisi accurata della perturbazione costituita dalla stimolazione reciproca dei feti gemellari potrebbe anche accrescere le nostre conoscenze sul sonno fetale e sul suo inizio.

Conclusioni

La ricerca sul comportamento del feto richiede molto tempo. In genere gli ostetrici sono piuttosto restii a dedicarsi a tale tipo di ricerca, vuoi per mancanza di interesse o più semplicemente perché costantemente presi da problemi clinici più urgenti. Osservazioni pazienti, prolungate, dettagliate e ripetute appartengono più alla mentalità dei ricercatori sulla vita infantile che quella degli psicoanalisti. La mia formazione come neurologo, psicoanalista e ricercatore nel campo infantile mi ha certamente aiutata nello studio del comportamento fetale.

La ricerca sul comportamento fetale è ancora incompleta. Un confronto con quanto sappiamo sul neonato rende tale incompletezza ancora più evidente. In sostanza, non sono state ancora stabilite le cosiddette "pietre miliari evolutive" del comportamento fetale. Questi indicatori potrebbero a loro volta costituire la base per un esame neurologico completo in utero. Solo dopo aver adeguatamente descritto il funzionamento fisiologico sarà possibile distinguere con precisione le deviazioni dalla norma.

Tuttavia per raggiungere questo importante obiettivo rimane ancora un lungo cammino in cui sarebbero necessari i seguenti passi. Anzitutto, si dovrebbero osservare campioni molto ampi. In secondo luogo, sarebbe necessario eseguire un prolungato follow-up postnatale sia comportamentale, che psicologico e neurologico di tutti i soggetti osservati nel periodo prenatale. In terzo luogo, l'osservazione di casi patologici riconoscibili, tipo anencefali e altri feti con varie malformazioni del cervello oppure con difetti genetici noti che colpiscono il sistema nervoso centrale contribuirebbe molto alla nostra conoscenza delle variazioni rispetto alla norma. È indubbio che questa impresa potrà essere compiuta solo grazie a un impegno multicentrico congiunto. Spero tuttavia che questo lavoro possa stimolare un interesse a proseguire la ricerca sulle origini del comportamento umano in altri ricercatori, come i neuroscienziati, che desiderino distinguere pazientemente la patologia dalla fisiologia, mettendo insieme le tessere del puzzle di come tutti noi un tempo funzionavamo nel mondo intrauterino.

Ringraziamenti
Desidero ringraziare tutti i colleghi del Dipartimento di Medicina Materno-Fetale dell'Università di Milano per la loro consulenza e per tutto l'aiuto che mi hanno dato nella raccolta dei dati ultrasonografici. Sono particolarmente riconoscente a queste persone, senza le quali il presente lavoro non sarebbe stato possibile: Umberto Nicolini, Alessandra Kustermann, Laura Villa, Elena Caravelli, Cinzia Zoppini, Chiara Boschetto, Luisa Bocconi e Chiara Salmona. Sono particolarmente grata al Prof. Mauro Mancia per aver discusso con me alcuni aspetti di questo lavoro e per il suo contributo fondamentale alla mia comprensione del sonno fetale. Ringrazio infine il Dott. Filippo Mancia il cui contributo alla composizione delle figure e alle elaborazioni statistiche è stato inestimabile.

Bibliografia

1. Piontelli A (1992) From fetus to child. Routledge, London
2. Gesell A (1945) The embryology of behavior. MacKeith Press, London
3. Piontelli A (2002) Twins: from fetus to child. Routledge, London
4. Oppenheim RW (1984) Ontogenetic adaptations in neural development. In: Prechtl HFR (ed) Continuity of neural functions from prenatal to postnatal life. MacKeith Press, London, pp 16-30
5. Parkes MJ (1991) Sleep and wakefulness do they occur in utero? In: Hanson MA (ed) Fetal and neonatal brainstem. Cambridge University Press, Cambridge, UK, pp 230-256
6. LeDoux J (1966) The emotional brain. Simon and Schuster, New York [trad. it.: Il cervello emotivo. Baldini e Castoldi, Milano, 1998]
7. Peiper A (1963) Cerebral functions in infancy and childhood. Consultants Bureau, New York
8. Trevarthen CB (1979) Communication and cooperativity in early infancy: a description of primary intersubjectivity. In: Bullowa M (ed) Before speech. Cambridge University Press, Cambridge, UK, pp 64-78
9. Stern DN (1985) The interpersonal world of the human infant. Basic Books, New York [trad. it.: Il mondo interpersonale del bambino. Bollati Boringhieri, Torino, 1987]
10. Malher MS, Pine F, Bergman A (1975) The psychological birth of the human infant. Hutchinson, London
11. Damasio AR (1999) The feeling of what happens: body and emotion in the making of consciousness. Harcourt Brace, New York [trad. it.: Emozione e coscienza. Adelphi, Milano, 2000]
12. Hepper PG (1992) Fetal psychology, an embryonic science. In: Nijhuis JG (ed) Fetal behavior, developmental and perinatal aspects. Oxford University Press, Oxford, pp 129-156
13. Kandel ER et al (1983) Classical conditioning and sensitization share aspects of the same molecular cascade in the Aplysia. Quant Biol 48:821-830
14. Grillner S, Shik ML (1973) On the descending control of the lumbosacral spinal cord. Acta Phsysiol Scand 87:320-333
15. Vries JIP de, Visser GHA, Prechtl HFR (1982) The emergence of fetal behavior: I qualitative aspects. Early Hum Dev 7:301-322
16. Vries JIP de, Visser GHA, Prechtl HFR (1984) The emergence of fetal behavior: II quantitative aspects. Early Hum Dev 16:85-103
17. Piontelli A et al (2001) Startles: activators during early prenatal life. In: Einspieler C, Wolff P, Prechtl HFR (eds) Acts of the International Symposium on Time and Timing in Developmental Neurology. University of Graz, Graz, pp 11-12
18. Wollf PH (1966) The causes, controls and organization of behaviour in the neonate. Psychol Issues 5:1-105
19. Prechtl HFR (1984) Continuity and change in early neural development. In: Prechtl HFR (ed) Continuity of neural functions from prenatal to postnatal life. MacKeith Press, London, pp 1-15
20. Moore KL (1998) The developing human. Clinically oriented embryology. Saunders, Philadelphia
21. Kelso JAS, Scholz JP, Schoner G. (1986) Non-equilibrium phase transitions in coor-

dinated biological motion: critical fluctuations. Phys Lett 118:279-284
22. Thelen E, Smith LB (1994) A dynamic system approach to the development of cognition and action. MIT Press, Cambridge, MA
23. Parmelee AH, Stern E (1972) Development of states in infants. In: Clemente CD, Purpura DP, Mayer FR (eds) Sleep and the maturing nervous system. Academic Press, New York, pp 85-98
24. Hofer MA (1988) On the nature and function of prenatal behavior. In: Smootherman WP, Robinson S (eds) Behavior of the fetus. Telford Press, Caldwell, NJ, pp 45-59
25. Pillai M, James D (1990) Hiccups and breathing in human fetuses. Arch Dis Child 65:1072-1075
26. Rigatto A, Moore M, Cates D (1986) Fetal breathing and behavior measured through a double-wall Plexiglas window in the sheep. J Appl Physiol 61:160-164
27. Harding R (1994) Fetal breathing: relation to postnatal breathing and lung development. In: Hanson MA, Spencer JAD, Rodeck CH (eds) Fetus and neonate: physiology and clinical applications, vol 2: breathing. Cambridge University Press, Cambridge, UK, pp 63-84
28. Manning FA (1995) Fetal medicine: principles and practice. Appleton and Lange, Norwalk, NJ
29. Nijhuis JG, Prechtl HFR, Martin CB (1982) Are there behavioral states in the human fetus? Early Hum Dev 6:177-195
30. Arduini D et al (1986) The development of fetal behavioural states: a longitudinal study. Prenat Diagn 6:117-124
31. Robertson SS et al (1982) Human fetal movement: spontaneous oscillations near one cycle per minute. Science 218:1327-1330
32. Tinbergen N (1951) The study of instinct. Oxford University Press, Oxford, UK
33. Moruzzi G (1969) Sleep and instinctive behaviour. Arch Ital Biol 107:175-216
34. Mancia M (1975) Sleep and instinct: an interdisciplinary approach. In: Levin P, Koella WP (eds) Sleep. Karger, Basel, pp 5-13
35. Purpura DP (1974) Introductory remarks on sleep ontogenesis. In: Petre-Quadrens O, Schlag JD (eds) Basic sleep mechanisms. Academic Press, New York, pp 150-174
36. Spreafico R (1994) Some developmental aspects of telecephalic structures involved in motor control. In: Fedrizzi E, Avanzini G, Crenna P (eds) Motor development in children. John Libbey, London pp 5-66
37. Joseph R (1996) Neuropsychiatry, neuropsychology and clinical neuroscience. Williams and Wilkins, Baltimore
38. Siegel SJ (1999) La mente relazionale. Neurobiologia dell'esperienza interpersonale. Cortina, Milano
39. Alajouanine TH, Gastaut H (1955) La syncinésie-sursaut et l'épilepsie-sursaut a déclanchement sensorial ou sensitive inopiné. Rev Neurol 93:29-41
40. Llinàs RR, Terzuolo CA (1964) Mechanisms of supraspinal actions upon spinal cord activities. J Neurophysiol 27:579-591
41. Jouvet M (1962) Recherches sur les structures nerveuses et les mécanismes responsables des différentes phases du sommeil physiologique. Arch Ital Biol 100:125-206
42. Lydic R, Baghdoyan AH (2002) Neurochemical evidence for cholinergic modulation of sleep and breathing. In: Carley D, Radulovacki M (eds) Sleep related breathing disorders. Marcel Dekker, New York, pp 57-91
43. Dreyfus-Brisac C (1968) Sleep ontogenesis in early human prematurity from 24 to 27 weeks of conceptional age. Dev Psychobiol 1:162-169

44. Mancia M (1980) Neurofisiologia e vita mentale. Zanichelli, Bologna
45. Peterson BW (1980) Participation of pontomedullary reticular neurons in specific motor activity. In: Hobson JH, Brazier MBA (eds) The reticular formation revisited. Raven Press, New York, pp 171-192
46. Rakic P (1988) Specification of cerebral cortical areas. Science 241:170-176
47. Marin-Padilla M (1995) Prenatal development of fibrous (white matter), protoplasmatic (grey matter), and layer I astrocytes in the human cerebral cortex: a Golgi study. J Comp Neurol 357:554-572
48. Mancia M (1981) On the beginning of mental life in the foetus. Int J Psychoanal 62:351-357
49. Arabin B, Gembruch U, van Eyck J (1995) Intrauterine behavior. In: Keith LG et al (eds) Multiple pregnancy: epidemiology, gestation and perinatal outcome. Parthenon, New York pp 331-349
50. Baldwin VJ (1994) Pathology of multiple pregnancy. Springer, New York
51. Kochenour NK (1992) Obstetric management in multiple gestation. In: Fanaroff AA, Martin RJ (eds) Neonatal-perinatal medicine. Mosby Year Book, St Louis MO, pp 225-229
52. Piontelli A (2000) Is there something wrong? The impact of technology in pregnancy. In: Raphael-Leff J (ed) Perinatal loss and breakdown. IPA Publications, London, pp 39-52
53. Landy H et al (1986) The vanishing twin. Ultrasonographic assessment of fetal disappearance in the first trimester. Am J Obstet Gynecol 155:14-19
54. Piontelli A (1999) Twins in utero. In: Sandbank A. (ed) Twin and triplet psychology. Routledge, London, pp 7-18
55. Piontelli A et al (1999) Differences and similarities in the intrauterine behaviour of monozygotic and dizygotic twins. Twin Res 2:264-273
56. Piontelli A et al (1997) Patterns of evoked behaviour in twin pregnancies during the first 22 weeks of gestation. Early Hum Dev 50:39-46
57. Minkowski M (1928) Neurobiologische Studien am menschlichen Fetus. In: Handbuch der biologischen Arbeitsmethoden. ABT, Teil 5B, pp 511-618
58. Hooker D (1952) The prenatal origin of behaviour. University of Kansas Press, Lawrence KS
59. Humphrey T (1970) Function of the nervous system during prenatal life. In: Stave U (ed) Perinatal physiology. Plenum Press, New York, pp 651–683

Sull'organizzazione mentale precoce del bambino: il contributo della neurofisiologia dell'allattamento

JOHANNES LEHTONEN

Il modo in cui la psiche scaturisce dall'organismo biologico all'inizio della vita è necessariamente un fenomeno dai molti aspetti e dalle molte dimensioni. Le conoscenze assodate in quest'area del primo sviluppo umano sono ancora scarse. Si è fatto ricorso a parecchi approcci concettuali ed empirici per studiare la mente precoce nel periodo che va dalla fase fetale alle successive tappe dello sviluppo postnatale. Lavori come quello della Piontelli [1] hanno gettato una prima luce sull'impatto delle esperienze sensoriali durante la vita intrauterina. Nei contributi di René Spitz [2, 3], Donald W. Winnicott [4], Margaret Mahler e il suo gruppo [5], Stern [6], Tyson e Tyson [7] e Fonagy e Coll. [8] sono combinati approcci teorici ed empirici diversi. Il metodo della derivazione retrospettiva da materiale clinico di adulti o di bambini è quello utilizzato da molti ricercatori nel campo della psicoanalisi, i più importanti dei quali sono Melanie Klein [9] e Wilfred Bion [10].

Negli ultimi decenni sono state espresse numerose critiche all'approccio metapsicologico, ma il quadro di riferimento che esso fornisce ha ancora un'importante funzione nel collegare i diversi aspetti della clinica e della teoria psicoanalitica. Il contributo di Freud allo studio del primo sviluppo psichico infantile è stato limitato, e fa parte della sua metapsicologia generale. In *L'Io e l'Es* [11] egli afferma che la base di tutto lo sviluppo dell'Io è l'Io corporeo, e ne definisce l'origine come proiezione psichica della superficie del corpo. Questa formulazione è estremamente condensata, ed è stato difficile coglierne il significato e individuare gli importanti fenomeni clinici ed evolutivi che vi sono adombrati.

Durante le prime settimane e i primi mesi di vita postnatale la relazione madre-bambino è basata su un'interazione corporea a cui fa da complemento il loro dialogo comunicativo. L'interazione corporea ha il suo culmine nell'allattamento al seno, che produce intensi scambi superficiali durante la suzione e altri contatti di pelle, e nello stesso tempo fornisce al bambino il soddisfacimento dei suoi bisogni istintuali vitali. Sembra più che naturale che queste prime esperienze determinino un quadro evolutivo entro il quale possiamo definire come l'Io corporeo si forma e comincia a funzionare, costituendo la base del successivo sviluppo dell'Io.

Secondo Spitz [2], le esperienze sensoriali legate alle prime cure e all'allattamento sono di carattere cenestesico, vale a dire che non possono essere pienamente differenziati i contributi delle esperienze sensoriali provenienti dall'interno dell'organismo e dagli organi sensoriali. Non sono state ancora acquisite le abilità basate sull'esercizio dei sistemi sensoriali, poiché il comportamento motorio volontario non è ancora disponibile al bambino, che risponde in modo riflesso e con reazioni totali dell'organismo; anche se gli organi di senso uno o due giorni dopo la nascita sono già in grado di registrare e differenziare stimoli quali la voce della madre rispetto ad altre voci [12], e se esiste un'interazione tra l'attività di suzione del bambino e il linguaggio della madre che la rinforza [13].

Gli affetti corporei primitivi di soddisfacimento che sorgono dalle cure ricevute e dall'allattamento si fondono con le corrispondenti sensazioni del bambino, dando origine a esperienze istintuali intense e totalizzanti tanto da modificarne lo stato psicofisiologico. Nella sua forma nascente, l'Io corporeo deve avere la struttura di una matrice indifferenziata che connette le diverse fonti di stimoli esterni e interni e le risposte a essi in una rete che regola complessivamente lo stato dell'organismo. In questo capitolo, considereremo alcuni aspetti della neurofisiologia infantile in relazione alla metapsicologia, nell'intento di illustrare l'ipotesi di un Io corporeo come matrice primordiale delle relazioni.

L'impatto della nascita

Al momento del parto, quando ha termine la vita intrauterina, si producono fondamentali modificazioni psicofisiologiche. Si interrompe l'alimentazione biologica continua attraverso il cordone ombelicale, che ha consentito la sopravvivenza passiva del feto nell'utero. Il bambino deve sforzarsi attivamente di sopravvivere cominciando a respirare e a succhiare. In caso contrario, la vita del piccolo mammifero umano non potrebbe continuare. Perciò i soddisfacimenti forniti dalla nutrizione e da tutte le cure che vi si accompagnano non hanno soltanto un significato edonistico, ma sono d'importanza vitale. I soddisfacimenti allontanano la morte imminente a cui il bambino sarebbe destinato in assenza di accudimento; dunque il prendersi cura dei suoi bisogni fondamentali ha lo scopo non solo di soddisfare la sua fame e le sue pulsioni orali ma anche di neutralizzare la minaccia che incombe sulla sua vita.

Nella seconda metà del ventesimo secolo, Isakower [14] e Lewin [15] hanno riferito allucinazioni ipnagogiche e sogni di copertura. Le loro osservazioni riguardavano bambini in fase di addormentamento, particolarmente in situazioni di malattie febbrili, e anche pazienti adulti regrediti con gravi psicopatologie. Ne hanno concluso che entrambi i fenomeni, a volte individuabili dietro le immagini oniriche degli adulti, rappresentano ricordi sensoriali aventi origine nell'esperienza di allattamento al seno. Queste osservazioni sono la prima conferma clinica della nozione freudiana che le prime esperienze di accudimento comportano elementi di proiezione psichica, vale a dire la formazione di una memoria sensoriale attraverso la stimolazione della superficie del corpo.

Gli elementi strutturali contenuti specialmente nella concezione dello schermo onirico dovuta a Lewin [15] sono passati inosservati, anche se sembrano avere implicazioni per la definizione freudiana dello sviluppo precoce dell'Io corporeo. In comunicazioni precedenti si è sostenuto che lo schermo onirico è la prima organizzazione proto-psichica dell'Io, cioè l'Io corporeo emergente [16, 17], nonostante Lewin ritenga che non sia ancora presente una struttura. Lewin [15] ha fatto notare tuttavia che nel fenomeno dello schermo onirico sono presenti sia l'appagamento di desiderio sia l'aspirazione a un mortifero Nirvana, insieme al soddisfacimento della pulsione orale e alla riduzione dell'eccitazione prodotta dagli stimoli (barriera agli stimoli). Il concetto di schermo onirico implica così la fusione di pulsioni di vita e di morte, indicando che durante la sua formazione si formano anche i primi elementi strutturali. Questa concezione è condivisa da Spitz [2]. Oltre alla fusione pulsionale, nel contatto tra bocca e capezzolo e nella stimolazione cutanea reciproca tra il bambino e la madre si verifica la fusione tra il Sé e l'oggetto. L'allattamento fornisce dunque un'esperienza insostituibile e totalizzante di soddisfacimento che pone le condizioni per la trasformazione dei bisogni dell'Es nelle funzioni proto-psichiche dell'Io corporeo.

Neurofisiologia dell'allattamento

Dagli studi sperimentali eseguiti dal nostro gruppo interdisciplinare di ricerca presso il Dipartimento psichiatrico dell'ospedale universitario di Kuopio (Finlandia) risulta che all'allattamento e alle altre cure materne si accompagnano alcuni meccanismi neurofisiologici [18, 19]. Nel periodo neonatale l'allattamento è collegato a una modificazione di ampiezza delle aree corticali posteriori, più evidente nell'area parietale destra. Lo si è osservato registrando l'elettroencefalogramma di un neonato affamato prima dell'allattamento, dopo l'allattamento (al seno o al biberon) e immediatamente dopo che la poppata si era conclusa in modo soddisfacente, mentre il bambino era ancora sveglio e tranquillo.

La modificazione dell'ampiezza, specialmente nelle aree corticali posteriori di destra, era lievemente maggiore durante l'allattamento al seno che durante l'allattamento al biberon, mentre non si riscontrava alcuna variazione durante la suzione non nutritiva (al succhiotto). Questi dati indicano che il soddisfacimento pulsionale, insieme con la relativa stimolazione sensoriale implicata dall'allattamento al seno, può modificare l'attività corticale del neonato lasciando una traccia nel suo funzionamento neurofisiologico, soprattutto perché le procedure di nutrizione vengono ripetute centinaia di volte durante le prime settimane e i primi mesi di vita.

All'età di tre mesi, usando il medesimo protocollo sperimentale, non si osservavano più significative modificazioni di ampiezza durante l'allattamento. Ma quando gli stessi bambini venivano seguiti fino ai sei mesi l'EEG mostrava una nuova forma di significativo incremento dell'attività theta ritmica durante la poppata (Fig. 1) [19].

Un'attività elettroencefalografica ritmica organizzata nello stato di veglia non è possibile prima dei tre o quattro mesi, e la sua comparsa segnala un nuovo livello di maturazione neurofisiologica del bambino. Sotto questo aspetto, l'incremento dell'attività theta ritmica durante la poppata indica che nel bambino di sei mesi l'allattamento può attivare la rete neurale che connette le fonti di attività corticali e subcorticali. È chiaro che nel periodo neonatale l'allattamento coinvolge anche strutture subcorticali connesse con la regolazione dell'appetito, la suzione e il soddisfacimento della fame, ma il rinforzo dell'attività ritmica a sei mesi mostra esplicitamente che la connettività tra aree subcorticali e corticali è ormai maturata per creare la base di una *rete neurale organizzata* che consenta la registrazione corticale degli eventi sensoriali connessi con

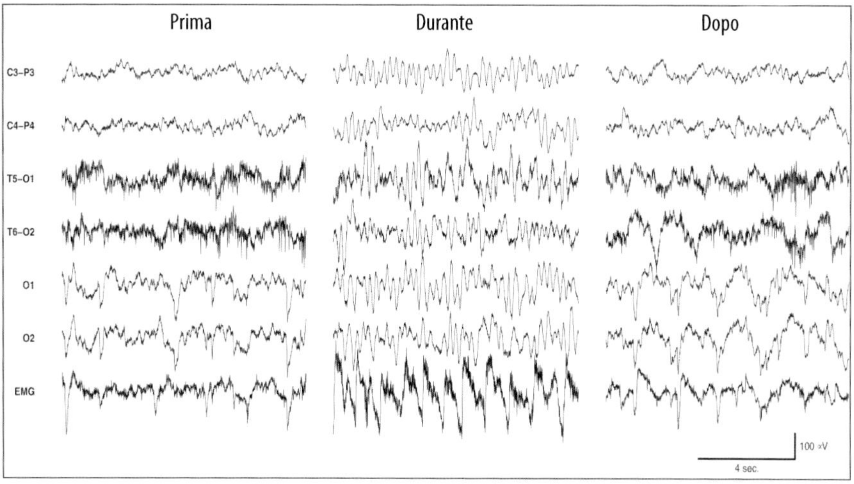

Fig. 1. Elettroencefalogramma di una bambina di 6 mesi da sei diversi canali che riflettono l'attività cerebrale dalle corrispondenti aree corticali prima, durante e dopo l'allattamento. Tracciati, *dall'alto*: C3-P3, centroparietale sinistro; C4-P4, centroparientale destro; T5-01, temporo-occipitale sinistro; T6-02; temporo-occipitale destro; 01, occipitale sinistro; 02, occipitale destro. L'allattamento è associato a un netto incremento dell'attività theta ritmica da 3 a 5 Hz nei canali EEG. Il canale EMG (il tracciato *più basso*) mostra l'attività di suzione

l'allattamento e l'attivazione di centri subcorticali di regolazione del comportamento nutritivo.

L'esperienza dell'allattamento comporta anche l'attivazione del sistema nervoso autonomo. Il monitoraggio del ritmo cardiaco del bambino durante l'allattamento ha rivelato un regolare incremento durante la suzione. La sua accelerazione significa che mentre succhia al seno della madre il bambino deve compiere un lavoro cardiovascolare e che il soddisfacimento non viene ottenuto passivamente [18]. La frequenza dei movimenti di suzione, che avvengono a raffiche di 15-20 secondi, è tra 1 e 2 Hz (60-120 al minuto), cioè quasi uguale a quella del battito cardiaco (Fig. 2).

Neurofisiologia dell'allattamento: sua integrazione con la psicoanalisi

La neurofisiologia dell'allattamento, collegata agli inizi dell'organizzazione mentale del bambino, comporta tre elementi principali: 1) il ruolo

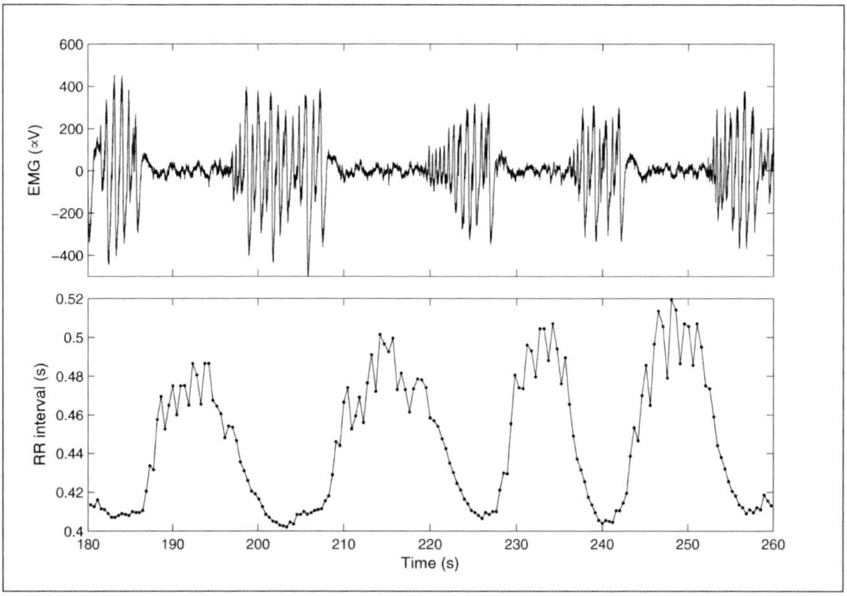

Fig. 2. Elettromiogramma di superficie misurato sotto la mandibola. È visibile l'attività ritmica di suzione (*sopra*). A ogni segmento di attività muscolare corrisponde immediatamente una risposta nel ritmo cardiaco, il cui incremento si manifesta nella diminuzione della distanza tra i picchi R consecutivi dell'elettrocardiogramma, cioè in una deflessione negativa del tracciato (*in basso*)

regolativo dei centri subcorticali; 2) la capacità di lavorare attivamente con i muscoli della bocca (prima in via riflessa, e in seguito volontariamente); 3) un'incipiente immagine mentale, a livello corticale, delle procedure di allattamento. Sembra plausibile che la formazione delle connessioni neurofisiologiche tra diversi nuclei sottocorticali e aree corticali abbia inizio subito dopo la nascita. Ma poiché l'attività elettroencefalografica del neonato è indifferenziata e di basso livello, i dati finora ottenuti devono essere considerati preliminari e richiedono ulteriori conferme.

Quando si è avviata come unità funzionale l'organizzazione del tronco encefalico e dell'attività striatale e corticale, molto probabilmente l'Io protomentale che ne deriva comincia a funzionare come modello delle interazioni più mature fra il soggetto in via di sviluppo e il suo oggetto. L'età fra i due e i tre mesi è fondamentale nel processo di sviluppo dalla fase neonatale scarsamente organizzata ai primi segni di comportamento finalizzato e di coordinazione sensomotoria, che coincide con la comparsa del sorriso sociale e la scomparsa del pianto tipo colica come segnale [20, 21]. Spitz [2, 3], Mahler e Coll. [5], Stern [6], Gaddini [22] e Greenspan [23] hanno considerato questo periodo un'età di passaggio a una nuova organizzazione evolutiva. I meccanismi che favoriscono lo sviluppo dell'interazione madre-bambino sono stati ampiamente studiati da Fonagy e Coll. [8].

Le modificazioni comportamentali che compaiono in questo periodo sono accompagnate dai segni elettroencefalografici di una nuova organizzazione neurofisiologica, dimostrata dall'emergere di un'attività EEG ritmica che non è ancora presente nel neonato [24]. La formazione di un modello neurale organizzato per il processamento degli stimoli forniti dalla madre è stata confermata anche attraverso le risposte corticali uditive, in uno studio che ha registrato i potenziali evocati (ERP) di bambini di 4 mesi in risposta alla voce della madre, mettendoli poi a confronto con quelli relativi alle voci di donne estranee [25].

Si devono ad altri ricercatori, come Maulsby [26], Paul e Coll. [27] e Futagi e Coll. [28], analoghe osservazioni degli effetti neurofisiologici del comportamento di allattamento, ottenendo dati che confermano i precedenti risultati. Maulsby [26] ha individuato in un bambino di nove mesi un'attività theta ritmica mentre il bambino veniva alimentato al biberon, ma anche mentre stava osservando immagini piacevoli, e ha chiamato questo ritmo "attività theta edonica". Anche Futagi e Coll. [28] sono riusciti a registrare un'attività theta ritmica quando il bambino era manipolato e guardato, e anche quando piangeva.

È plausibile che l'attività theta ritmica sia connessa non solo a una stimolazione affettiva piacevole ma anche a una spiacevole, cioè che possa funzionare come un modello neurofisiologico per le prime esperienze affettive sia di piacere che di dispiacere, come aveva già indicato Walter [29] in base ai suoi classici studi su bambini più grandi.

L'attività theta ritmica è anche presente nel cervello durante il sogno [30]. Si genera grazie all'ippocampo e alle sue funzioni di mappaggio dello spazio corporeo, ambientale e temporale [31, 32]. Si può supporre che l'attività theta durante il sogno possa supportare la trasformazione di una mappa neurofisiologica delle funzioni corporee in uno spazio mentale, poiché si ritiene che le immagini spaziali e mentali abbiano origine nelle stesse aree corticali sensoriali e associative, specialmente nell'emisfero destro [33, 34].

L'idea di Freud [35] delle funzioni dell'inconscio non rimosso, cioè il ruolo di un inconscio sistemico ma non ancora rimosso dinamicamente, può così essere collegata a fenomeni neurofisiologici. Mancia [36, 37] ha ipotizzato un'origine infantile dell'inconscio non rimosso, in relazione all'emergente capacità del neonato di formarsi memorie implicite non verbali a partire dalle interazioni con la madre. Questo punto di vista è in accordo con i dati e le interpretazioni esposti nel presente capitolo riguardo all'impatto dell'allattamento. Non si deve pensare che le componenti pulsionali insite nell'accudimento dei bisogni vitali del bambino e i processi sensoriali alla base della memoria e delle funzioni cognitive costituiscano delle linee evolutive separate. Sono piuttosto processi che interagiscono e si influenzano a vicenda, creando la base delle prime immagini mentali del Sé corporeo del bambino e l'immagine emergente della figura materna di accudimento.

Le duplici radici dell'Io corporeo

In un'ottica neurobiologica, la connettività neurale che struttura il cervello è determinata, da una parte, da norme genetiche interne che disegnano l'architettura del cervello e dall'altra da esperienze reali di meccanismi di soddisfacimento o di ricompensa [38]. In termini psicologici e interazionali, la prima matrice della mente scaturisce da due fonti, l'organismo del bambino e la madre. È la loro interazione che stimola l'organizzazione emergente del mondo esperienziale e gradualmente porta a una formazione protomentale *interna al bambino*, quando vengono replicate e consolidate le tracce dei processi neurofisiologici collegati alla nutrizione. L'affermazione di Winnicott che il bambino non esiste, ma che all'inizio esiste un'unità madre-bambino, riceve così una significativa conferma dagli effetti neurofisiologici dell'allattamento.

Questa matrice protomentale sembra anche in relazione con l'idea della griglia proposta da Bion [10] per descrivere la trasformazione protopsicologica che ha luogo attraverso l'appagamento procurato dall'allattamento e risulta in un processo che trasforma gli elementi somatici beta in un'organizzazione di elementi alfa capaci di rappresentazione. L'età fra i due e i tre mesi sembra coincidere anche con l'emergere dell'identificazione primaria del bambino con la madre [39], che conferisce una forma relazionale alle incipienti organizzazioni mentali: secondo Salonen [40], un prerequisito di un'esperienza organizzata del Sé.

Le duplici radici dell'organizzazione mentale precoce – nel bambino e nella madre – hanno alcune implicazioni cliniche. Boyer [41] ha concluso dal trattamento di pazienti adulti gravemente regrediti che la struttura dello schermo onirico ha un ruolo terapeutico. Numerosi altri autori hanno sostenuto che l'attivazione dello schermo onirico o della sua matrice equivalente rappresenta un punto di svolta nel trattamento clinico, e può rivitalizzare la relazione tra il Sé e l'oggetto, favorendo una nuova integrazione clinica nel trattamento psicoanalitico o psicoterapeutico di pazienti adulti [17, 42-45].

Il primo oggetto del bambino assume la natura di un investimento di cosa, caratteristico della fase che precede la capacità di comunicazione verbale simbolica. L'investimento di cosa non verbale costituisce, secondo Freud [35], il primo autentico investimento oggettuale del bambino. Ferrari [46] presenta lo stesso fenomeno evolutivo in termini leggermente diversi, quando sostiene che il significato psicologico originario del corpo è quello di funzionare come un concreto oggetto originario della mente. Una posizione analoga è quella di Gaddini [22], che ha descritto in modo molto efficace la relazione del bambino con il suo corpo e lo sviluppo di questa relazione come conseguenza dell'interazione madre-bambino, indipendentemente dal fatto che sia promotrice di crescita o scarsamente adattativa.

Secondo Hägglund e Piha [47] le esperienze corporee sono essenziali per la formazione dello spazio interno dell'immagine corporea, cioè per la creazione di un'immagine mentale delle funzioni del corpo. Analogamente, per Damasio [48-50], da una prospettiva neurologica, l'immagine creata nella corteccia rappresenta le funzioni dei vitali processi cerebrali omeostatici ed è cruciale per il sorgere dell'esperienza di sé. Questo autore ritiene che il processo di formazione dell'immagine di sé abbia luogo in specifiche attivazioni neurofisiologiche tra i diversi livelli del funzionamento cerebrale.

Il ruolo attivo di mediazione delle immagini mentali nascenti

Nella catena di eventi neurofisiologici che va dall'input sensoriale alla risposta motoria, le immagini mentali nascenti assumono la funzione di una variabile intermedia tra gli estremi della catena sensomotoria. Le immagini mentali nascenti, e in seguito le immagini mentali vere e proprie, forniscono al bambino strumenti nuovi e più ricchi per rispondere attraverso i comportamenti alle richieste che provengono da fonti interne ed esterne. Le immagini mentali precoci svolgono così nel ciclo percettivo-motorio una funzione centrale di mediazione che corrisponde alle funzioni che Freud attribuisce alla mente nel modello schematico contenuto nell'*Interpretazione dei sogni* [51].

L'Io corporeo, come organizzazione della prima immagine (proto)mentale del Sé non è soltanto una struttura passiva ma è un protagonista attivo nel suo lavoro volto a ottenere i soddisfacimenti vitali. L'incremento del ritmo cardiaco durante la suzione rivela la correlazione tra l'attività di suzione e lo sforzo fisiologico. Osservazioni cliniche su neonati incapaci di succhiare indicano che la suzione è un elemento importante nell'organizzazione mentale precoce dell'Io corporeo. In bambini che nel periodo neonatale non riuscivano a succhiare a causa di un'atresia dell'esofago si è poi scoperto un ritardo dello sviluppo mentale. Questa scoperta è stata fatta anzitutto da Spitz [2] nel caso di Monica, e poi da Dowling [52] nel suo studio su una serie di sette bambini con atresia esofagea. Se non veniva eseguita abbastanza presto una correzione chirurgica, si sviluppava un ritardo motorio, mentale e sociale, indicando che l'attività di suzione è uno stimolo per lo sviluppo del cervello e probabilmente rafforza l'intenzionalità del bambino nella sua relazione con l'oggetto-madre. Gaddini [22] ha sostenuto che la compensazione della perdita oggettuale con atti incorporativi patologici come la ruminazione è seguita da un ritardo nello sviluppo mentale.

Conclusioni

Il lavoro clinico degli psicoanalisti è incentrato sugli aspetti metaforici e simbolici della mente all'interno di relazioni oggettuali pienamente sviluppate. Il significato del corpo e dei primissimi strati della personalità è spesso insufficientemente integrato nel lavoro clinico degli psicoanalisti, a causa della natura preverbale e inconscia degli strati precoci della mente. Recentemente, tuttavia, sono stati pubblicati articoli [36, 37, 53-57] e libri [33, 58-61] di psicoanalisti che sottolineano il ruolo del corpo e del cervello in psicoanalisi. Una crescente comprensione degli aspetti psicofisiologici e neuroscientifici dell'organizzazione di base della mente ha parecchie implicazioni per la ricerca sullo sviluppo e anche per il lavoro clinico, cioè come ascoltare, concettualizzare e rispondere nella situazione clinica a questi strati precoci della personalità umana [17, 33, 36, 37, 62-65].

L'integrazione evolutiva e clinica del significato del corpo in psicoanalisi può essere collegata a principi del funzionamento cerebrale relativi ai soddisfacimenti pulsionali e alle interazioni madre-bambino. Le funzioni neurofisiologiche attivate dalle interazioni madre-bambino possono supportare lo sviluppo della prima organizzazione mentale fino a diventare un Io corporeo che riunisce i diversi elementi delle risposte del bambino in una matrice primordiale della mente.

Ringraziamenti
La ricerca sperimentale presentata in questo capitolo è stata finanziata dalla Signe and Ane Gyllenberg Foundation di Helsinki. Si ringraziano Minna Valkoven-Korhonen e Juha-Pecca Niskanen per l'esecuzione delle figure.

Bibliografia

1. Piontelli A (1988) Prenatal life and birth as reflected in the analysis of a 2-year-old psychiatric girl. Int Rev Psycho-Anal 15:73-81
2. Spitz RA (1957) No and yes. International Universities Press, New York
3. Spitz RA (1959) A genetic field theory of ego formation. International Universities Press, New York
4. Winnicott DW (1958) Through paediatrics to psycho-analysis. Hogarth Press, London [trad. it.: Dalla pediatria alla psicoanalisi. Martinelli, Firenze, 1975]
5. Mahler M, Pine F, Bergman A (1975) The psychological birth of the human infant. Basic Books, New York
6. Stern DN (1985) The interpersonal world of the infant. A view from psychoanalysis and developmental psychology. Raven Press, New York, pp 93-104 [trad. it.: Il mondo interpersonale del bambino. Bollati Boringhieri, Torino, 1987]
7. Tyson P, Tyson RL (1990) Psychoanalytic theories of development. An integration. Yale University Press, New Haven
8. Fonagy P, Gergely G, Jurist EL, Target M (2004) Affect regulation, mentalization, and the development of the self. Karnac, London
9. Klein M (1975) Love, guilt and reparation and other works. Hogarth Press, London
10. Bion WR (1963) Elements of psycho-analysis. Karnac, London
11. Freud S (1923). L'Io e l'Es. OSF 8
12. Fifer WP, Moon CM (1994) The role of mother's voice in the organization of brain function in the newborn. Acta Paediatr 397(Suppl):86-93
13. Mehler J, Bertoncini J, Barrière M, Jassik-Gerschenfeld D (1978) Infant recognition of mother's voice. Perception 7:491-497
14. Isakower O (1938) A contribution to the patho-physiology of phenomena associated with falling asleep. Int J Psychoanal 19:331-345
15. Lewin B (1946) Sleep, the mouth, and the dream screen. Psychoanal Q 15:119-134

16. Lehtonen J (1991) The body ego from the point of view of psychophysical fusion. Psychother Psychosom 56:30-35
17. Lehtonen J (1997) On the origins of the body ego and its implications to psychotic vulnerability. In: Volkan V and Akhtar S (ed) The seed of madness: constitution, maternal environment, and fantasy in the organization of the psychotic core. International Universities Press, New York, pp 19-57
18. Lehtonen J, Könönen M, Partanen J et al (1998) The effect of nursing on the brain activity of the newborn. J Pediatr 132:646-651
19. Lehtonen J, Könönen M, Partanen J, Saarikoski S (2002). The effects of feeding on the electroencephalogram in 3- and 6-month-old infants. Psychophysiology 39:73-79
20. Soltis J (2004) The signal functions of early infant crying. Behav Brain Sci 27:443-490
21. Lehtonen J (2004) From a undifferentiated cry towards a modulated signal. Behav Brain Sci 27:467
22. Gaddini E (1987) Notes on the mind-body question. Int J Psychoanal 68:315-329
23. Greenspan SI (1992) Infancy and early childhood. International Universities Press, Madison, CT
24. Scher MS (1989) Pediatric electroencephalography and evoked potentials. In: Swaiman KF (ed) Pediatric neurology: principles and practice, vol 1. Mosby, St Louis, pp 67-103
25. Purhonen M, Kilpeläinen-Lees R, Valkonen-Korhonen M et al (2005) Four-month-old infants process own mother's voice faster than unfamiliar voices - electrical signs of sensitization in infant brain. Brain Res Cogn Brain Res 24:627-633
26. Maulsby RL (1971) An illustration of emotionally evoked theta rhythm in infancy. Hedonic hypersynchrony. Electroencephalogr Clin Neurophysiol 31:157-165
27. Paul K, Dittrichová J, Paposek H (1996) Infant feeding behaviour: development in patterns and motivation. Dev Psychobiol 29:563-576
28. Futagi Y, Ishihara T, Tsuda K et al (1998) Theta rhythms associated with sucking, crying, gazing, and handling in infants. Electroencephalogr Clin Neurophysiol 106:392-399
29. Walter WG (1968) The living brain. Penguin Books, Harmondsworth, pp 171-199
30. Winson J (2002) The meaning of dreams. Sci Am 12:54-61
31. Bland BH, Oddie SD (2001) Theta band oscillation and synchrony in the hippocampal formation and associated structures: the case for its role in sensorimotor integration. Behav Brain Res 127:119-36
32. Yamaguchi Y, Aota Y, Sato N et al (2004) Synchronization of neural oscillations as possible mechanism underlying episodic memory: a study of theta rhythm in the hippocampus. J Integr Neurosci 3:143-157
33. Solms M, Turnbull O (2002)The brain and the inner world. Karnac, London New York
34. Schore AN (2003) The seventh annual John Bowlby memorial lecture. In: Corrigall J, Wilkinson H (eds) Revolutionary connections. Psychotherapy and neuroscience. Karnac, London New York, pp 7-51
35. Freud S (1915). L'inconscio. OSF 8
36. Mancia M (2003) Dream actors in the theatre of memory: their role in the psycho analytic process. Int J Psychoanal 84:945-952
37. Mancia M (2006) Implicit memory and early unrepressed unconscious: their role in the therapeutic process. (How the neuroscience can contribute to psychoanalysis.) Int J Psychoanal 87: 83-103

38. Kandel E (1998) A new intellectual framework for psychiatry. Am J Psychiatry 155:457-469
39. Hoffer W (1966) Infant observations and concepts related to infancy. In: Hoffer W, Early development and education of the child. The International Psycho-Analytical Library. Hogarth Press, London, pp 75-90
40. Salonen S (1989) The restitution of primary identification in psychoanalysis. Scand Psychoanal Rev 12:102-115
41. Boyer LB (1960) A hypothesis regarding the time of appearance of dream screen. Int J Psychoanal 41:114-22
42. Rycroft C (1951) A contribution to the study of the dream screen. Int J Psychoanal 32:178-1884
43. Volkan VD (1975) Cosmic laughter: a study of primitive splitting. In: Giovannini PL (ed) Tactics and techniques of psychoanalytic psychotherapy, vol 2. Jason Aronson, New York, pp 425-440
44. Quinodoz JM (1999) 'Dreams that turn over the page'. Integration dreams with paradoxical regressive content. Int J Psychoanal 80:225-238
45. Saarinen PI, Lehtonen J, Joensuu M et al (2005) An outcome of psychodynamic psychotherapy: a case study of the change in serotonin transporter binding and the activation of the dream screen. Am J Psychother 59:61-73
46. Ferrari AB (2004) From the eclipse of the body, the dawn of thought. Free Association Books, London
47. Hägglund T-B, Piha H (1980) The inner space of the body image. Psychoanal Q 49:256-283
48. Damasio AR (1994) Descartes' error. Emotion, reason and the human brain. Putnam Books, New York [trad. it.: L'errore di Cartesio. Adelphi, Milano, 1995]
49. Damasio AR (1999) The feeling of what happens. Body, emotion and the making of consciousness.Vintage, London [trad. it.: Emozione e coscienza. Adelphi, Milano, 2000]
50. Damasio AR (2003) Looking for Spinoza: joy, sorrow and the feeling brain. Harcourt, New York [trad. it.: Alla ricerca di Espinoza. Emozioni sentimenti e cervello. Adelphi, Milano, 2003]
51. Freud S (1900) L'interpretazione dei sogni. OSF 3
52. Dowling S (1977) Seven infants with esophageal atresia: a developmental study. Psychoanal Study Child 32:215-256
53. Lehtonen J (1980) The relationship between neurophysiology and psychoanalysis. Perspect Biol Med 23:415-423
54. Lombardi R (2002) Primitive mental states and the body: a personal view of Armando B. Ferrari's concrete original object. Int J Psychoanal 83: 363-381
55. Chetrit-Vatine V (2004) Primal seduction, matricial space and asymmetry in the psychoanalytic encounter. Int J Psychoanal 85:841-856
56. Paniagua C, Hartmann E (2004) What has happened to the body in psychoanalysis? Int J Psychoanal 85:973-976
57. Mancia M (1999) Psychoanalysis and neuroscience: a topical debate on dreams. Int J Psychoanal 80:1205-1213
58. Reiser MF (1990) Memory in mind and brain.What dream imagery reveals. Basic Books, New York
59. Levin FM (1991) Mapping the mind. Analytic Press, Hillsdale, NJ, London
60. Cozolino L (2002) The neuroscience of psychotherapy. Building and rebuilding the human brain. Norton, New York London

61. Corrigall J, Wilkinson H (2003) Revolutionary connections. Psychotherapy and neuroscience. Karnac, London, New York
62. Lewin B (1955) Dream psychology and the analytic situation. Psychoanal Q 24:169-199
63. Isakower O (1992) The analyzing instrument. J Clin Psychoanalysis 2:209-215
64. Scalzone F, Zontini G (2001) The dream's navel between chaos and thought. Int J Psychoanal 82:263-282
65. Quinodoz D (2003) Words that touch. Int J Psychoanal 84:1469-1485

Indice analitico